Thomas P. Habif / James G. H. Dinulos
M. Shane Chapman / Kathryn A. Zug

SKIN DISEASE:Diagnosis and Treatment
FOURTH EDITION

皮肤疾病
诊断与治疗精要
（第4版）

托马斯·P.哈比夫

詹姆斯·G.H.迪努勒斯

编　著　〔美〕

M.沙恩·查普曼

凯瑟琳·A.祖格

主　译　陆前进　龙　海

U0324746

天津出版传媒集团
天津科技翻译出版有限公司

著作权合同登记号：图字：02 - 2018 - 370

图书在版编目（CIP）数据

　　皮肤疾病：诊断与治疗精要 ／（美）托马斯·P. 哈
比夫（Thomas P. Habif）等编著；陆前进，龙海主译.
—天津：天津科技翻译出版有限公司，2021.3
　　书名原文：Skin Disease：Diagnosis and Treatment
　　ISBN 978 - 7 - 5433 - 4056 - 5

　　Ⅰ. ①皮…　Ⅱ. ①托…　②陆…　③龙…　Ⅲ. ①皮肤病
- 诊疗　Ⅳ. ①R751

中国版本图书馆 CIP 数据核字（2020）第 191108 号

ELSEVIER

Elsevier(Singapore)Pte Ltd.

3 Killiney Road,

#08 - 01 Winsland House 1,

Singapore 239519

Tel：(65)6349 - 0200；Fax：(65)6733 - 1817

Skin Disease：Diagnosis and Treatment, Fourth edition

Copyright ⓒ 2018, by Elsevier Inc. All rights reserved.

First edition 2001, Second edition 2005, Third edition 2011

ISBN - 13：9780323442220

This translation of Skin Disease：Diagnosis and Treatment, Fourth Edition by Thomas P. Habif, James G. H. Dinulos, M. Shane Chapman, Kathryn A. Zug was undertaken by Tianjin Science & Technology Translation & Publishing Co., Ltd. and is published by arrangement with Elsevier(Singapore)Pte Ltd.

Skin Disease：Diagnosis and Treatment, Fourth Edition by Thomas P. Habif, James G. H. Dinulos, M. Shane Chapman, Kathryn A. Zug 由天津科技翻译出版有限公司进行翻译，并根据天津科技翻译出版有限公司与爱思唯尔(新加坡)私人有限公司的协议约定出版。

《皮肤疾病：诊断与治疗精要》(第 4 版)(陆前进，龙海主译)

ISBN：9787543340565

Copyright ⓒ 2020 by Elsevier(Singapore)Pte Ltd. and Tianjin Science & Technology Translation & Publishing Co.,Ltd.

All rights reserved. No part of this publication may be reproduced or transmitted in any form or by any means, electronic or mechanical, including photocopying, recording, or any information storage and retrieval system, without permission in writing from Elsevier (Singapore) Pte Ltd. and Tianjin Science & Technology Translation & Publishing Co.,Ltd.

声明

　　本译本由天津科技翻译出版有限公司完成。相关从业及研究人员必须凭借其自身经验和知识对文中描述的信息数据、方法策略、搭配组合、实验操作进行评估和使用。由于医学科学发展迅速，临床诊断和给药剂量尤其需要经过独立验证。在法律允许的最大范围内，爱思唯尔、译文的原文作者、原文编辑及原文内容提供者均不对译文或因产品责任、疏忽或其他操作造成的人身及/或财产伤害及/或损失承担责任，亦不对由于使用文中提到的方法、产品、说明或思想而导致的人身及/或财产伤害及/或损失承担责任。

Printed in China by Tianjin Science & Technology Translation & Publishing Co., Ltd. under special arrangement with Elsevier (Singapore) Pte Ltd. This edition is authorized for sale in the People's Republic of China only, excluding Hong Kong SAR, Macau SAR and Taiwan. Unauthorized export of this edition is a violation of the contract.

中文简体字版权属天津科技翻译出版有限公司。

授权单位：Elsevier(Singapore)Pte Ltd.

出　　版：天津科技翻译出版有限公司

出 版 人：刘子媛

地　　址：天津市南开区白堤路 244 号

邮政编码：300192

电　　话：(022)87894896

传　　真：(022)87895650

网　　址：www.tsttpc.com

印　　刷：天津海顺印业包装有限公司分公司

发　　行：全国新华书店

版本记录：710mm×1000mm　16 开本　43.5 印张　650 千字
　　　　　2021 年 3 月第 1 版　2021 年 3 月第 1 次印刷

　　　　　定价：240.00 元

（如发现印装问题，可与出版社调换）

主译简介

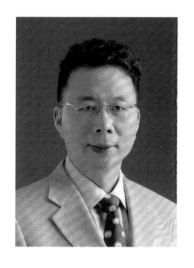

陆前进 教授,一级主任医师,博士研究生导师。中南大学皮肤性病研究所所长、湖南省皮肤重大疾病与皮肤健康临床医学研究中心主任、湖南省医学表观基因组学重点实验室主任、中南大学湘雅二医院医学美容中心主任。中南大学"湘雅名医",湖南省"芙蓉学者计划"特聘教授,国家卫生健康突出贡献中青年专家,全国卫生系统先进个人,中国侨界(创新人才)贡献奖、"国之名医"、中国医学科学家奖、北美华人皮肤科协会(NACDA)皮肤科学研究杰出成就奖、国际皮肤科联盟"杰出贡献奖"获得者。现任中华医学会皮肤性病学分会主任委员、红斑狼疮研究中心首席科学家、皮肤病人工智能发展联盟主席。受聘为皮肤科排名第一的顶级期刊 *Journal of American Academy of Dermatology*、*Nature* 子刊 *Cellular and Molecular Immunology*、*Journal of Autoimmunity*、*Clinical Immunology* 等 SCI 期刊,以及《中华皮肤科杂志》《国际皮肤性病学杂志》等多家学术期刊编委。

近 30 年来一直从事皮肤病的基础与临床研究,在红斑狼疮等自身免疫性疾病的表观遗传发病机制研究方面取得了一系列原创性成果。牵头研发出中国首个皮肤病人工智能辅助诊疗综合平台"智能皮肤",并于 2018 年 4 月正式向临床医生开放使用。先后承担国家自然科学基金重点项目、重大国际合作项目、面上项目、"973"重大研究计划课题、国家临床重点专科建设项目等研究课题 20 余项。以第一作者或通讯作者在 *Lancet*、*JAMA*、*JCI*、*Nature Communications*、*Blood* 等 SCI 期刊发表论文 140 篇,被 SCI 期刊引用 5000 余次。主编或参编著作 29 部,其中,主编英文学术专著 *Epigenetics and Dermatology* 于 2015 年 2 月正式由国际著名出版集团 Elsevier 出版发行。获得中国发明专利 5 项,美国专利 1 项,软件著作权 1 项。获得国家科学技术进步奖二等奖、湖南省科学技术进步奖一等奖、湖南省自然科学奖一等奖、教育部自然科学奖二等奖。

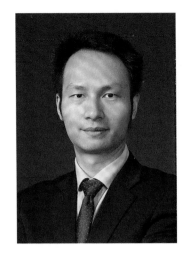

龙海 医学博士,副主任医师,硕士研究生导师。中南大学湘雅二医院皮肤性病科副主任。湖南省青年岗位能手、"湖湘青年英才"支持计划入选者、湖南省高层次卫生人才"225"工程学科骨干人才培养对象、长沙市杰出创新青年培养计划入选者。现任中华医学会皮肤性病学分会青年委员会委员兼工作秘书、免疫学组委员,中国医师协会皮肤科医师分会自身免疫学组委员、变态反应学组委员,中华预防医学会皮肤性病防控专业委员会委员,湖南省医学会皮肤病学专业委员会副主任委员、变态反应专业委员会委员等学术职务,同时还担任四大著名临床医学期刊之一 *JAMA*(美国医学会杂志,IF:44.405)等 SCI 期刊学术审稿人。

主要从事红斑狼疮等自身免疫性疾病的基础与临床研究,擅长过敏性皮肤病、重症药疹、大疱性皮肤病、成人 Still 病等疾病的诊治。曾于美国得克萨斯大学 MD 安德森癌症中心学习两年。主持国家自然科学基金课题项目 2 项、省市级课题项目 3 项,参与国家级课题项目 10 项。发表学术论文 44 篇,其中以第一作者或通讯作者在 *JAMA*(IF:51.27)、*J Autoimmun*(IF:7.543)等 SCI 期刊发表论文 14 篇,包括 IF>5 论文 9 篇,获中华医学会皮肤性病学分会 2015 年度 SCI 论文一等奖。作为执笔者起草《皮肤型红斑狼疮诊疗指南(2019 版)》,参编《中国荨麻疹诊疗指南(2018 版)》,参编医学教材及专著 7 部。应邀参加国际性、全国性学术会议并做报告 20 余场次,获全国青年医生授课比赛二等奖。作为核心成员完成的科研项目成果获国家科学技术进步奖二等奖、湖南省科学技术进步奖一等奖、教育部自然科学奖二等奖。

译校者名单

主　译

陆前进　中南大学湘雅二医院

龙　海　中南大学湘雅二医院

秘　书

贺丽婷　中南大学湘雅二医院

彭　婕　中南大学湘雅二医院

译校者（按姓氏汉语拼音排序）

安金刚　西安交通大学第二附属医院

陈　瑾　重庆医科大学附属第一医院

丁　澍　中南大学湘雅三医院

董励耘　华中科技大学同济医学院附属协和医院

樊建勇　中国人民解放军南部战区总医院

付思祺　中南大学湘雅二医院

纪　超　福建医科大学附属第一医院

李　捷　中南大学湘雅医院

李　凯　空军军医大学西京皮肤医院

李厚敏　北京大学人民医院

刘　红　山东第一医科大学附属皮肤病医院

刘　洁　中国医学科学院北京协和医院

刘栋华　广西医科大学第一附属医院

罗勇奇　湖南省儿童医院

马　寒　中山大学附属第五医院

满孝勇　浙江大学附属第二医院

齐瑞群　中国医科大学附属第一医院

乔建军　浙江大学附属第一医院

冉　昕　四川大学华西医院

粟　娟　中南大学湘雅医院

唐　慧　复旦大学附属华山医院

王明悦　北京大学第一医院

徐　丹　昆明医科大学第一附属医院

徐浩翔　中国医学科学院皮肤病医院

薛汝增　南方医科大学皮肤病医院/广东省皮肤病医院

杨　青　山东第一医科大学附属皮肤病医院

尹　恒　中南大学湘雅二医院

尹志强　南京医科大学第一附属医院(江苏省人民医院)

于世荣　新疆维吾尔自治区人民医院

张　韡　中国医学科学院皮肤病医院

张成锋　复旦大学附属华山医院

张慧明　中南大学湘雅二医院

张江安　郑州大学第一附属医院

赵作涛　北京大学第一医院

周　城　北京大学人民医院

周　婧　哈尔滨医科大学附属第二医院

庄凯文　四川大学华西医院

编者简介

Thomas P. Habif, MD
Clinical Professor,
Geisel School of Medicine at Dartmouth, Hanover, NH, USA
Section of Dermatology, Department of Surgery,
Dartmouth-Hitchcock Medical Center, Lebanon, NH, USA

James G. H. Dinulos, MD
Clinical Professor,
Geisel School of Medicine at Dartmouth, Hanover, NH, USA
Section of Dermatology, Department of Surgery,
Department of Pediatrics,
Dartmouth-Hitchcock Medical Center, Lebanon, NH, USA
Clinical Assistant Professor of Dermatology,
Department of Dermatology,
University of Connecticut,
Farmington, CT, USA

M. Shane Chapman, MD
Associate Professor,
Geisel School of Medicine at Dartmouth, Hanover, NH, USA
Section of Dermatology, Department of Surgery,
Dartmouth-Hitchcock Medical Center, Lebanon, NH, USA

Kathryn A. Zug, MD
Professor,
Geisel School of Medicine at Dartmouth, Hanover, NH, USA
Section of Dermatology, Department of Surgery,
Dartmouth-Hitchcock Medical Center, Lebanon, NH, USA

中文版序言

如何为基层持续培养大批优秀的皮肤科医师，是皮肤病学界同仁们一直在思考和努力的方向，也是我们携手推进"健康中国"战略的重要基石。在几代皮肤科人的持续努力下，我国的皮肤科住院医师规范化培训制度已逐渐步入正轨，相配套的全国统编教材发挥了重要作用。然而，皮肤病多达上千种，皮损形态各异，对于"入门"阶段的广大初级学员而言，确实构成不小的挑战。

由美国托马斯·P.哈比夫等四位教授联合编著的《皮肤疾病：诊断与治疗精要》(第4版)一书，为破解这一初学者的学习难题提供了值得推荐的解决方案。该书全篇均以要点式呈现，避免了大段文字叙述，每种疾病均配以精美的临床图片以辅助理解、记忆，而且特别注意把同一疾病不同角度、不同类型、不同阶段的皮损照片进行全面展示，使初学者对疾病有一个全面、立体化的印象。该书简明扼要、提纲挈领的特点，使读者阅读学习时重点突出、印象深刻，有助于快速、高效地掌握关键知识点，尤其适合处于住院医师规范化培训阶段的初级临床医师，而且对于广大基层皮肤科医师、全科医师也同样值得推荐。

本着服务年轻医师和广大基层医师培训学习、推动基层诊疗水平不断提高的宗旨，中华医学会皮肤性病学分会主任委员陆前进教授和青年委员龙海副教授领衔组织了该书中文版的翻译工作。全国医学院校一大批活跃在临床、教学一线的中青年专家，以无私奉献的敬业精神积极参与到该书的翻译工作当中。相信本书的出版将为我国皮肤科年轻医师和广大基层医师，包括一部分涉及皮肤科业务的全科医师，提供一部实用、好用的临床诊疗参考书和工具书，也将为我国皮肤科住院医师规范化培训、基层皮肤科诊疗水平的提升发挥积极的推动作用。

中文版前言

我们在临床教学实践中发现,皮肤病学作为一门形态学较强、病种数量庞大的临床学科,如果能在教学过程中配备充足数量的高质量临床图片,辅以少而精的讲义和点拨,对于广大年轻医生和初级学员的学习往往具有事半功倍的助益,对于很多典型疾病更是能达到"一图胜过千言"的教学效果。

有没有这样一本适合广大初级学员迅速上手的工具书呢?《皮肤疾病:诊断与治疗精要》(第4版)一书的出现,让我们找到了令人欣喜的答案。该书涵盖了皮肤科临床常见的主要病种,以笔记式、要点式的文字凝练出每一种疾病的临床特点、诊治要领以及注意事项,摒弃了大段文字的教科书式"灌输"理念,同时为每一种疾病配以大量精美的临床图片,从疾病的不同角度、不同发展阶段对皮损形态特征进行多维度呈现,让人耳目一新、印象深刻。该书由美国达特茅斯Geisel医学院皮肤科具有丰富临床经验的四位教授合著,其中第一编者哈比夫教授是国际知名的皮肤病学家、皮肤病理学家、皮肤外科专家,先后主编的多部皮肤病学临床著作均已成为本专业领域的英文畅销书,包括 *Clinical Dermatology: A Color Guide to Diagnosis and Therapy*(第1~6版)、*Clinical Dermatology*(第1~5版);第二编者迪努勒斯教授曾担任皮肤科主任及临床培训项目主管,获得美国最佳医师(America's Best Doctors)等多项业界荣誉。

鉴于此,我们着手将该书翻译成中文版,以期为广大住院医师的培训学习提供一本优质的、小而精的临床皮肤病学参考书。该书将不仅适合皮肤科的住院医师和青年医师,同时也适合全科医师以及广大基层医师使用。为保证专业水准,我们邀请了在皮肤科不同亚专业领域具有专长的近40位全国知名中青年专家参与本书的翻译工作,并得到同仁们的一致支持。借此机会由衷感谢各位专家译者的无私奉献,是他们在本已十分繁重的临床、科研工作之余奉献自己宝贵的休息时间参与其中，尽心尽责，才使原著译作得以原汁原味地呈现在读者面前。

衷心感谢贺丽婷、彭婕两位研究生作为译委会秘书为本书校订所做出的辛勤劳动。衷心感谢天津科技翻译出版有限公司为稿件汇总和审阅所做的十分专业的工作。最后，还要衷心感谢中华医学会皮肤性病学分会前任主任委员、北京大学人民医院张建中教授为本书欣然作序，给予我们鞭策和激励。

值得一提的是，本书原著中对绝大部分建议用药都列举了美国国内可获取的药品（或产品）品牌以方便读者在实际诊疗工作中使用，本书翻译过程中均予以保留，以便感兴趣的读者对国外皮肤科治疗用药的具体情况有所了解。此外，原著中未提及维生素缺乏症等营养性皮肤病、移植物抗宿主病、皮肤结核以及非结核性杆菌感染等病种，故译作中亦未能涵盖这几个病种，特此说明。最后，由于时间仓促和水平有限，本书难免存在疏漏和缺陷，敬请各位同道和读者批评指正。

目　录

第 1 章
外用药治疗

James G.H. Dinulos

治疗的基本原则

皮肤屏障的维护

- 皮肤可维持体液平衡、防御感染、抗毒素及抵御紫外线的有害辐射。
- 角质层是表皮的最外层;由富含角蛋白的角质细胞紧密连接,与细胞间黏合的脂肪酸、胆固醇及神经酰胺一起构成一层不易透过的屏障,进而起到保护作用。
- 角质形成细胞通过参与构成物理屏障和皮肤的固有免疫防御(如抗微生物肽、细胞因子)及适应性免疫应答来支持皮肤的屏障功能。
- 局部或全身皮肤治疗的目的之一是修复和维持皮肤屏障的基本功能。

皮肤的清洁

- 对大多数人而言,维持健康的皮肤无须每天进行全身清洗。
- 患者应使用温和的肥皂和清洁剂,如丝塔芙、多芬、Keri、玉兰油、CeraVe 等,同时,应避免过度使用去角质磨砂膏、搓澡巾和刷子。

- 含抗菌成分和芳香剂的肥皂有一定的刺激性。
- 患者应用温水沐浴,避免用热水。

皮肤的洗浴及浸泡

- 漂白浴(半满至全满的成人浴缸中加入 1/4~1/2 杯漂白粉)具有抗菌与抗炎作用,可用于感染性皮疹患者,如特应性皮炎、淤积性皮炎。每周 2 次到每天 1 次,每次 10~20 分钟,洗浴后皮肤需保湿。
- 醋酸铝溶液(如 Dumboro)和醋酸敷布用于急性湿疹和变态反应性接触性皮炎时,可起到舒缓皮肤的作用。
- 避免使用泡沫沐浴剂与芳香型沐浴油,因为它们可能会引起皮肤刺激和过敏。
- 当给儿童沐浴时,最后再使用肥皂和洗发水以减轻皮肤干燥。
- 沐浴后,立即擦干皮肤并涂抹保湿霜以锁住水分。

皮肤的保湿

- 保湿剂是具有五大基本作用的复合

物:修复皮肤屏障,维持皮肤的完整性与外观,减少水分经皮流失,修复皮肤的液体屏障以锁住水分并完成水的重新分布,减少皮肤炎症。

- 封闭性保湿剂,如凡士林,可防止皮肤水分流失。其他封闭剂包括羊毛脂、矿物油、硅树脂(如二甲硅油)等。
- 吸湿剂,如甘油和透明质酸,可使表皮从空气中吸收更多的水分。
- 润肤霜和乳液可软化和润滑皮肤,从而改善皮肤外观。
- 洗浴后,应立即擦干皮肤并涂抹保湿剂。
- 纯凡士林是刺激性最小的保湿剂。
- 质地较厚的润肤剂(如凡士林)较油腻,且可能堵塞毛孔和分泌腺开口,少数情况下可导致痤疮和粟粒疹。
- 乳液易涂抹,但在防止水分流失和保护皮肤方面的效果不如凡士林及其他较厚重的霜剂。
- 对于某些患者,霜剂与乳液中添加的防腐剂(如异噻唑啉酮)可引起皮肤刺激及变态反应性接触性皮炎。
- 皮肤敏感的患者应使用不含染料和芳香剂的乳液。
- 没有气味的肥皂和保湿剂也可能含有芳香剂,从而导致皮肤过敏。
- 许多霜剂和乳液含"抗衰老"添加剂,如维生素 A、维生素 C 和维生素 E,其有效性仍未被证实。
- 很多霜剂和乳液中都添加了防晒成分,以延缓皮肤老化。
- 晚上应避免使用含防晒因子的保湿剂。
- 角质软化剂含乙醇酸(乳酸、水杨酸)与尿素,故可温和地为皮肤去角质。
- Sarna(樟脑和薄荷醇)和 Pramosone(普莫卡因和氢化可的松)是两种含止痒添加剂的乳液代表。
- 保湿剂通过增强皮肤屏障功能来减少皮肤炎症。
- Atopiclair (2%甘草酸和乳木果油)、MimyX(N-棕榈酰乙醇胺)及 EpiCeram(神经酰胺、胆固醇和游离脂肪酸比值 3:1:1)是非甾体霜剂,能改善皮肤炎症,如特应性皮炎。
- Eletone 采用"反相乳化"技术将 70% 的油分散在 30%的水中,使其具有霜的质地及软膏的生理效益。
- Promiseb 和 Loutrex 是具有抗炎与抗真菌作用的保湿产品,已被证实可改善脂溢性皮炎等皮肤炎症状况。
- 患者应向医师咨询具体的皮肤护理建议。

润肤霜和乳液示例

　　除了下面提到的以外,还有许多其他有效的产品。(译者注:作者推荐以下产品是基于美国临床医师的视角,并不确定是否对中国人群同样适用,因此仅供中国读者参考。)

质地较厚的霜剂和软膏

- 露得清无香型护手霜。
- Theraplex 湿疹肌肤润肤霜。
- 妙思乐思拓敏滋润霜。
- 凡士林润肤霜。
- 优色林万用软膏。
- 优色林保湿霜。
- Hydrolatum。

质地较轻薄的乳霜

- 酸性包膜霜。
- 丝塔芙润肤乳(多种剂型)。
- DML 霜。
- Moisturel 霜。
- Nutraplus 霜。
- 艾维诺湿疹肌肤润肤霜。
- CeraVe 保湿霜。
- Vanicream 保湿护肤霜。

质地较轻薄的乳液

- 丝塔芙润肤乳。
- DML 乳液。
- Nutraderm 乳液。
- Curel(珂润)乳液。
- 艾维诺乳液。
- CeraVe 乳液。
- Vanicream 保湿乳液。

外用药物的剂型

- 选择外用药物时须考虑两个主要因素:活性药物与药物传递系统或赋形剂。
- 任何外用药物起效均需足够的浓度,这有赖于赋形剂有效地将活性成分转运至皮肤内。
- 赋形剂不仅辅助药物运输,且具有治疗性。
- 软膏是可将药物分布于干燥皮肤的油性乳剂(70%的油与30%的水混合)。相对于霜剂,软膏中的药物效力有所提高(如 Elocon 软膏比 Elocon 乳霜更有效)。
- 霜剂是水包油型乳剂(50%的油与50%的水混合),具有冷却作用,封闭作用弱于软膏。

- 糊剂是含 20%~50%固体粉末成分(如氧化锌或淀粉)的软膏,如 Obtundia 炉甘石乳膏。糊剂比软膏更干燥,且不油腻,多用于干燥渗出性皮疹,如毒常春藤等生漆皮炎。
- 溶液与乳液是会在皮肤上蒸发的透明或乳白色液体,故可能较干燥。它们能有效地将药物分布于头皮、手臂及腿部等毛发较多的部位。用于开放的渗出性皮疹或黏膜时,患者可感到刺痛。
- 凝胶透明无油,接触皮肤后变干,留下一层薄膜,对于治疗痤疮和毛发较多区域的皮肤病变有效。泡沫亦不含油脂。
- 泡沫(如 Olux 泡沫)是液体或固体形成的气泡,特别适用于毛发生长区域。
- 胶带(如 Cordran 胶带)可浸渍药物,适用于治疗像银屑病与疣等的局部皮损。(译者注:此处"胶带"可理解为"硬膏"制剂。Cordran 胶带即为氟氢缩松硬膏。)
- 粉剂有干燥作用,适用于潮湿的间擦部位,是许多抗真菌药物的载体。
- 水像粉剂一样,可干燥渗出性皮损、除去鳞屑,故水疗(如燕麦浴、焦油浴)可用于治疗泛发性皮肤病。

外用方法与剂量

- 薄涂一层药物并轻轻按摩辅助吸收。厚涂并不会增加皮肤的吸收。
- 1g 霜剂可覆盖约 10cm×10cm 大小的面积,同量软膏可覆盖更大范围。
- 指尖单位(FTU)是另一种评估分配与应用乳霜量的方法。1 个 FTU 是指从直径 5mm 的管口挤出长度为示指远端皮肤折痕到指尖距离的药膏量。对于成人来说,1 个 FTU 约重 0.5g。附录1 中说明了覆盖特定身体区域所需的FTU 数。

■ 给药频率随所用药物而异,但大多数皮肤科药物使用频率为每天 1~2 次。

■ 药物穿透皮肤的能力随解剖部位的不同而有所差异(黏膜>阴囊>眼睑>面部>躯干>四肢>掌跖)。

■ 皮肤破损可增加药物吸收。随着表皮屏障功能的改善,经皮吸收减少。

■ 药物经敷料或紧身衣裤封包后更容易被皮肤吸收。

湿敷

■ 湿敷或敷布在渗出性皮肤病的治疗中非常有价值。

　　1.准备一块干净、柔软的布料,比如床单或 T 恤。布料无须是新的或消过毒的。

　　2.将布折叠,剪成比治疗区域稍大的尺寸。

　　3.将折叠好的敷料放入溶液中浸湿,然后将敷料拧到湿透(既不滴水也不仅仅微湿)的程度。

　　4.将湿敷料敷于患处。不要将溶液倾倒于湿敷料上来保持湿润,因为这种做法会增加局部溶液浓度,且可能产生刺激。移除敷料,换上新敷料。

　　5.将敷料留置 30 分钟。一天可使用 2~4 次或连续使用。当皮肤变干时,停止使用,过度干燥将导致皲裂。

■ 如需抗炎,溶液温度应较低;如需清除感染、结痂的病灶,溶液应温热。

■ 湿敷料不应用毛巾或塑料膜覆盖。毛巾或塑料薄膜会妨碍蒸发、增加局部湿度、升高皮温,这会有助于细菌生长。

湿敷的优点

■ 抑制炎症——蒸发冷却致浅表血管收缩,从而减少红斑和血清外渗。湿敷可缓解急性炎症过程,如毒常春藤所致炎症。

■ 清创——湿敷可软化水疱和痂皮,当移除敷料时可帮助清除这些皮损。

■ 干燥——湿润和干燥的循环重复可促进渗出性皮损的收敛干燥。

外用皮质类固醇

描述

■ 氢化可的松于 1952 年首次用于临床。此后,外用皮质类固醇成为治疗炎性皮肤病的主要药物,并被证实其在合理使用时是安全有效的。在皮肤科,外

👫 儿童注意事项

● 婴儿的体表面积与体重比值较大,外用药物时发生全身性副作用和毒性反应的风险较大。

● 早产儿表皮的渗透屏障作用差,可致药物甚至无害的物质(如肥皂和清洁溶液)经皮吸收,出现全身毒性。

● 暖光下的婴儿和过熟儿通常皮肤干燥、有裂纹,可使用温和的软膏和霜剂。

● 学龄儿童常过度清洁手背,导致皮肤干燥、皲裂。

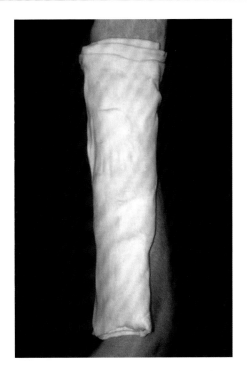

图 1.1　湿敷可舒缓皮肤,且能有效治疗渗出性炎性皮疹。

用皮质类固醇因其抗炎功效而被使用。

通用名对商品名

- 市面上存在许多外用皮质类固醇仿制药,价格实惠,可为患者节约可观的经济成本。
- 尽管仿制药物降低了经济成本,但其配方在抗炎效力与防腐剂含量方面与品牌药物存在显著差异。

皮质类固醇效力:Ⅰ~Ⅶ级

- 外用皮质类固醇按其抗炎活性分为七级(Ⅰ级最强,Ⅶ级最弱;具体请参阅附录 2)。

- 在本书所有表述中,外用皮质类固醇均按上述级别指代。

合适强度的选择

- 治疗的成败很大程度上取决于是否选择了合适强度的外用皮质类固醇。
- 需考虑的几个基本因素包括诊断、部位、年龄及患者经济能力。
- 某些皮疹,如钱币状湿疹和盘状红斑狼疮,需用Ⅰ级或Ⅱ级皮质类固醇充分控制。Ⅴ级和Ⅶ级皮质类固醇对脂溢性皮炎有效。
- 眼睑部位的皮炎应予以Ⅴ~Ⅶ级皮质类固醇治疗。掌跖部位因皮肤较厚,阻碍药物渗透,降低疗效,需使用Ⅰ~Ⅲ级皮质类固醇。
- 使用 2 周后未见明显疗效的患者应重新评估病情。
- 通常,外用皮质类固醇需每天使用 2 次,有些每天只需使用 1 次。
- 浓度可反映某一特定的皮质类固醇(0.025%、0.05%、0.1%的曲安奈德)的相对强度,但不能用来比较不同种皮质类固醇之间的强度,如 0.05% 氯倍他索丙酸酯远强于 1% 氢化可的松。
- 一些皮质类固醇添加了一个氟原子来增加效力,称氟化皮质类固醇。

外用皮质类固醇的处方

给药方案

- 这里提及的为一般准则;需对每位患者予以详细的指导,并告知相关禁忌。

超强效外用皮质类固醇(Ⅰ级)

- 患者每周不应使用超过 45~60g 的霜剂或软膏。
- 周期性给药,如皮质类固醇应用 2 周,停用 1 周,可减少副作用。
- 应用超强效外用皮质类固醇时必须限量,并进行密切监测。
- 难治性炎性疾病,如斑块状银屑病和手部湿疹,Ⅰ级外用皮质类固醇每天 2 次,连续 2 周后停用 1 周,疗效较好;重复该治疗,直到病情得到较好的控制。

Ⅱ~Ⅶ级外用皮质类固醇

- Ⅱ~Ⅶ级外用皮质类固醇每天应使用 2 次。
- 通常 2~6 周内可见明显疗效。
- 炎症明显时外用Ⅶ级皮质类固醇(氢化可的松)是常犯的错误。

使用方法(单纯应用与封包)

单纯应用

- 单纯应用指不借助封包材料,直接薄涂一层外用皮质类固醇后,按摩帮助吸收。
- 每次使用前无须清洗患处。
- 不同的皮肤表面吸收外用皮质类固醇的能力不同。
- 眼睑部位的皮炎对Ⅵ级或Ⅶ级类固醇反应快,应避免使用更强效的皮质类固醇。
- 掌跖部位皮肤较厚,需用Ⅰ~Ⅲ级皮质类固醇。
- 间擦部位(如腋窝、腹股沟、会阴和乳房下区域)对Ⅴ级和Ⅶ级皮质类固醇

反应迅速,因为湿润、封闭的环境可增加经皮吸收。
- 外用皮质类固醇易于被炎症区域的皮肤吸收,导致初期反应迅速。

封包

- 封包材料(如 Saran 包装膜)的使用使角质层水合程度提高,增加皮质类固醇吸收,因此可配合弱效皮质类固醇使用。
- 长期使用封包材料可致浅表皮肤感染(通常是金黄色葡萄球菌)和毛囊炎。如出现脓疱,应予以外用(如莫匹罗星或瑞他莫林)或全身性(如头孢氨苄、甲氧苄啶磺胺恶唑)抗葡萄球菌抗生素治疗。
- 封包材料白天最长 2 小时更换 1 次,入睡时最长 8 小时进行更换。单纯应用与封包法可配合交替使用。

封包方法

- 患处用温和的肥皂和水清洁。无须使用抗菌皂。
- 将外用皮质类固醇轻柔地涂抹于皮损处,并用塑料薄膜(如 Saran 包装膜、保鲜膜、塑料袋、乙烯基手套或乙烯基运动服)覆盖整个区域。
- 封包材料用胶带固定,紧贴于皮肤,两端密封。无须使用密封材料,塑料膜可用布织绷带或袜子固定。
- 封包 2 小时以上,效果最佳。许多患者发现睡觉时使用封包材料最为方便。
- 封包材料移除后不久,皮肤仍湿润时,补充使用药物。
- 乙烯基运动服可有效地封包身体表面大面积区域。

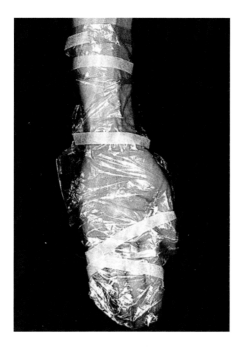

图 1.2　手部的封包。塑料袋套于手部,排出空气使之与皮肤贴合,然后将胶带紧紧缠绕在袋子上。

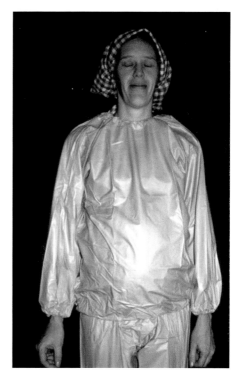

图 1.4　桑拿服可帮助皮肤保湿,提高外用皮质类固醇的功效。可从网上或主要的零售商店购买。

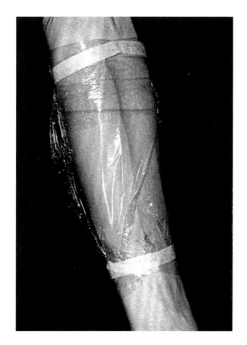

图 1.3　手臂的封包。用塑料薄膜(如 Saran 包装膜)缠绕在手臂上,两端用胶带固定。底部被剪开的塑料袋可用作袖套,使用胶带或绷带固定。

全身性吸收

▪ 合理使用外用皮质类固醇时,全身反应罕见。

▪ 长期无监管地大面积使用外用皮质类固醇可导致明显的全身性吸收。

类固醇–抗生素混合物

▪ 一些产品包含抗生素和皮质类固醇。

▪ 大多数对皮质类固醇治疗有效的皮肤病,治疗时不使用局部抗生素也有较好疗效,从而限制了这些复方产品的应用。

▪ 新霉素是引起过敏性接触性皮炎的常

见因素,应避免使用。

■ 抗真菌药与皮质类固醇的复合制剂(Mycolog、倍他米松)价格昂贵,应用有限。外用皮质类固醇倍他米松二丙酸酯(在倍他米松中发现)对于间擦部位来说作用太强,可引起永久性膨胀纹。

不良反应

■ 外用皮质类固醇有以下潜在副作用:
- 变态反应性接触性皮炎;
- 烧灼感、瘙痒、刺痛、干燥(主要由基质引起);
- 多毛症;
- 色素减退;
- 粟粒疹和毛囊炎;
- 皮肤皲裂;
- 青光眼、白内障;
- 反跳现象(如停止治疗后银屑病加重);
- 酒渣鼻、口周皮炎、痤疮;
- 皮肤萎缩伴毛细血管扩张、放射状/星状假性瘢痕(手臂)、紫癜、膨胀纹;
- 急性血管收缩性皮肤苍白;
- 全身性吸收;
- 难辨认的癣、难辨认的脓疱疮、难辨认的疥疮。

👫 儿童注意事项

- 外用皮质类固醇在儿童中已使用了40多年,正确使用时是安全的。
- 许多家长对外用皮质类固醇存在担忧,故应对家长进行关于外用皮质类固醇的潜在副作用及正确使用的教育。
- 婴儿由于体表面积与体重比值大而更易受到全身性副作用的影响。全身性副作用,如下丘脑-垂体轴抑制,可在长期使用或皮肤屏障受损(如急性皮炎、早产儿)时发生。

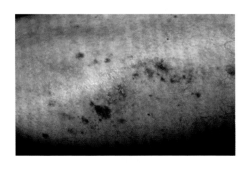

图1.5 类固醇性皮肤萎缩。长期使用Ⅰ级外用皮质类固醇氯倍他索,导致真皮萎缩、皮肤脆弱。轻微创伤即可致出血和皮肤撕裂。

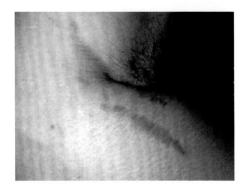

图1.6 膨胀纹。腋窝部位长期使用Ⅰ级外用皮质类固醇后出现膨胀纹,这种副作用是不可逆的。

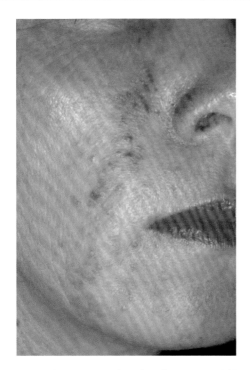

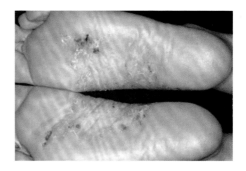

图 1.9 类固醇性萎缩。长期使用超强效外用类固醇,掌跖部位可发生萎缩。该患者使用氯倍他索 3 个月后,足弓处出现瓷白色萎缩。

图 1.7 类固醇性酒渣鼻。该患者连用了 12 周 Ⅱ 级外用类固醇,停用后,面部出现大量丘疹、脓疱。

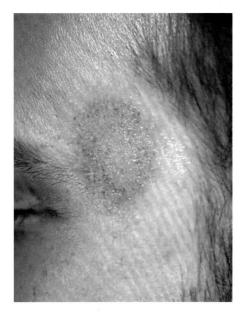

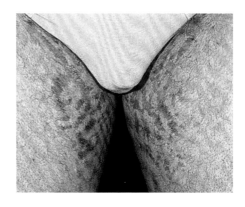

图 1.10 该患者长期使用 Ⅴ 级外用类固醇治疗瘙痒后,腹股沟出现红纹,此改变不可逆。

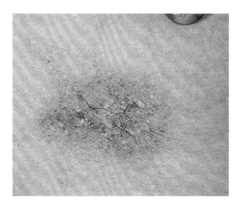

图 1.8 持续使用 Ⅱ 级外用类固醇 6 个月后,出现皮肤萎缩和毛细血管扩张。停用外用类固醇后,皮肤萎缩得到一定改善,但毛细血管扩张常持续存在。

图 1.11 类固醇性萎缩。长期每天使用 Ⅰ 级外用类固醇氯倍他索可引起表皮及真皮萎缩,伴毛细血管扩张。透过薄层皮肤可见静脉。

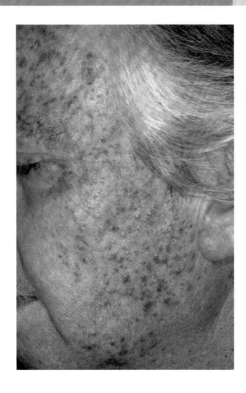

图 1.12 如图所示，面部使用外用皮质类固醇可能导致酒渣鼻。

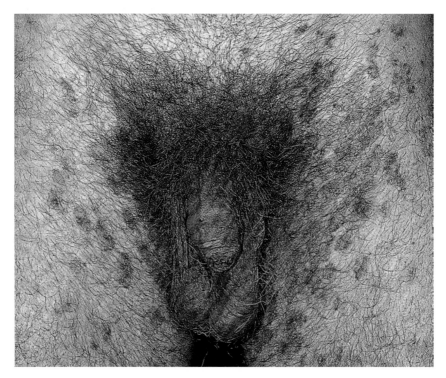

图 1.13 股癣治疗前的典型表现。此类型的真菌感染边界通常较清晰且附着鳞屑，几乎不传播扩散。

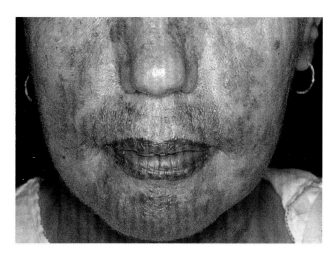

图 1.14 难辨认的癣。该患者 3 周内每天 2 次使用 Ⅱ级外用皮质类固醇后引起怪异的泛发性"炎症",其面部皮疹与图 1.13 中腹股沟处皮疹外观上相似。涂片加氢氧化钾溶液镜检可见大量真菌。

（陆前进 译 张江安 审校）

第 **2** 章
湿疹

Kathryn A. Zug

急性湿疹样皮炎

描述

- 急性湿疹样皮炎的典型临床表现为红斑、水肿和水疱。急性期往往有渗液，瘙痒剧烈。

病史

- 引起急性湿疹的病因很多，包括对特定植物变应原的变应性接触性超敏反应，例如毒常春藤、毒橡树、毒漆树等。
- 镍、外用药物(例如杆菌肽、新霉素和苯佐卡因)、香精、个人护理产品中的防腐剂、职业相关来源的化学物质和橡胶类添加剂也是急性湿疹样皮炎的常见病因。而刺激性皮炎常见于反复接触水、溶剂或洗涤剂之后，其病因倾向于接触性过敏。
- 活动性真菌感染(比如足部)可以引起"自身湿疹化"反应，从而在远离真菌感染的其他部位(比如手部)出现伴发水疱的急性湿疹(译者注:这种情况也

称为"癣菌疹")。
- 淤积性皮炎、疥疮、刺激性反应、汗疱疹和特应性湿疹都可表现为急性湿疹样皮炎。

皮肤表现

- 中重度的红斑、水肿、水疱和渗出。皮肤表面可见疱液清澈的小水疱，也可形成大疱。

实验室检查

- 如果有以下情况之一，应考虑行斑贴试验以评估迟发型超敏反应:①皮疹的分布提示有接触性致敏的可能;②皮疹反复发作或对治疗有抵抗;③有已知的因职业和个人爱好或其他情况所致的皮肤变应原的接触。
- 可用矿物油制剂检测疥虫以排查疥疮，特别是对新发或近期发作的湿疹。
- 可刮取鳞屑后用氢氧化钾湿片做镜检，以明确是否有皮肤真菌感染。血液检测对急性湿疹的病情评估几乎没有帮助。

病程及预后

- 如果去除诱发因素，一般 7~10 天后症

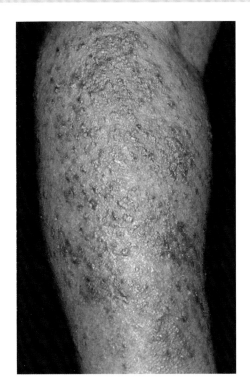

图 2.1　急性湿疹,表现为水疱、红斑、水肿和渗出。

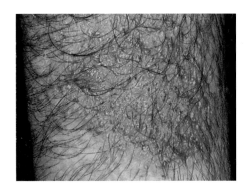

图 2.3　急性湿疹。具有特征性的瘙痒性水疱。

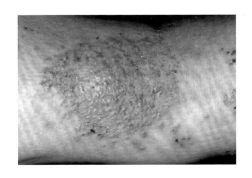

图 2.2　急性湿疹样皮炎。

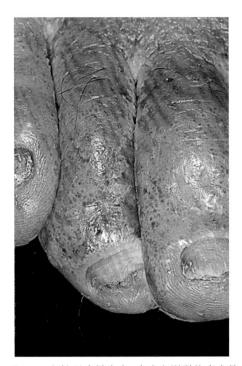

图 2.4　急性湿疹样皮炎。水疱和剧烈的瘙痒是该病的特征。此患者是对鞋子中的橡胶类变应原过敏。

状可改善,通常 3 周后可痊愈。复发则提示可能有变应原的反复接触。

■ 搔抓容易引起感染以及浆液、痂皮和脓性物质的堆积,并且可导致继发的葡萄球菌感染,加重皮炎症状和延长病程。

治疗

■ 冷水湿敷和外用皮质类固醇霜剂可以

收缩血管,抑制炎症反应和瘙痒。将干净的布浸泡在冷水或 Burow 溶液中,然后将其覆盖在受累部位,保持 30 分钟。随后局部外涂适当强度的皮质类固醇霜剂(Ⅱ级或Ⅲ级),并同时进行按摩。

- 口服皮质类固醇只用于治疗严重的或泛发的急性湿疹。初始剂量为 0.5~1mg/(kg·d),3 周后逐渐减量。疗程太短可能会导致复发和反跳。
- 口服抗组胺药,例如苯海拉明(苯那君)和羟嗪(安泰乐),可以减轻瘙痒,其镇静作用有助于睡眠。
- 如果怀疑有继发性感染,可使用有抗金黄色葡萄球菌作用的抗生素(如头孢氨苄、双氯西林),疗程 10~14 天。

小贴士

- 急性湿疹可能会与急性感染相混淆,比如蜂窝织炎。急性湿疹常有瘙痒的症状,这一标志性的特征有助于鉴别。
- 面部、双手或手臂暴露部位反复发作的急性湿疹提示有接触性过敏的可能,应进行斑贴试验以评估。新发的湿疹则应考虑有疥疮的可能。
- 停用所有的外用药物(洗剂、外用非处方药物、止痒制剂),治疗时仅外用类固醇或与温和的润肤剂联合使用,其目的是尽可能减少过敏原接触同时也能够保护皮肤。
- 如果腿部受累,应抬高腿部,这样可以减轻坠积性水肿和皮炎。

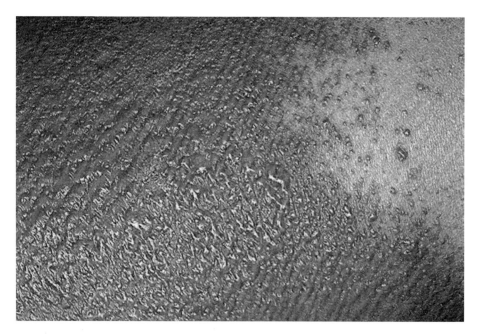

图 2.5　急性湿疹。毒常春藤可引起严重的急性湿疹样皮炎,在红色的基底上形成大小不一的水疱。水疱可以因相互融合而变得相当大。瘙痒往往难以忍受,冷湿敷可以很好地控制该症状。

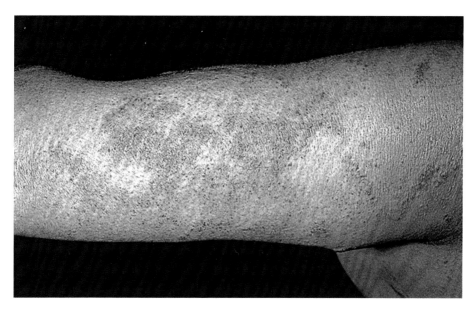

图 2.6 水疱是湿疹样皮炎急性期的特征,瘙痒往往很剧烈。

生漆皮炎(毒常春藤、毒橡树、毒漆树)

描述

- 在美国,毒常春藤、毒橡树、毒漆树(漆树科植物)及漆树种的植物是引起变应性接触性皮炎的最常见诱因;虽然上述植物在东南亚、中美洲和南美洲均有生长,但这一严重类型的接触性皮炎在欧洲却罕有报道。

- 上述植物的油树脂(脂溶性成分)中含有一类被称为漆酚的高致敏性邻苯二酚类化学混合物。漆酚一词来自树汁的日语"urushi"。

病史

- 即便是在秋冬季节,当患者接触到这些植物的叶、茎或根部后可出现瘙痒性的大疱。有既往致敏史的患者在接触后 8~72 小时内出现症状,而无既往致敏史(初次致敏)的则在接触后 12~21 天内起病。

- 初次致敏可因接触这类致敏性植物而引发,完成这一过程需要整个免疫系统的参与。当个体已经对这些植物产生变应性之后(被致敏),重复的接触即可导致迅速发疹(此过程称为诱发)。

- 约有半数美国成人在接触这类植物后可出现皮疹;30%~40%的患者则在延长接触时间后才会出现皮炎症状。

- 10%~15%的美国人不会被致敏(产生变应性)。

皮肤表现

- 临床表现与皮肤接触漆树科植物油树

脂的量、接触方式、个体易感性及不同部位皮肤的反应有关。

- 症状包括瘙痒性、水肿性的线状红色斑纹，接触部位皮肤常伴有水疱及大疱。
- 接触此类植物燃烧时所产生的悬浮微粒后可导致面部出现重度瘙痒性的红斑及明显水肿；眼睑可有明显的肿胀。
- 由此类植物引起的外伤可在皮肤上留下一过性的黑色痕迹，该痕迹提示皮肤曾接触过风干及氧化的漆酚变应原。

病程及预后

- 瘙痒性皮疹可持续 10 天至 3 周不等。
- 不宜在治疗中使用皮质类固醇短期口服（如单剂量包装剂型），突然停药可能导致症状反跳，并迅速出现水疱。
- 皮疹可痊愈，不留瘢痕。
- 患处可能因搔抓或继发细菌感染（多为金黄色葡萄球菌）而出现脓疱疮或蜂窝织炎。

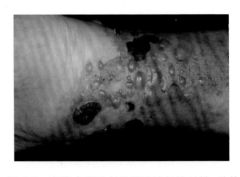

图 2.8　毒常春藤引起的严重接触性过敏。肢体处见水肿、大疱、糜烂及小水疱。瘙痒甚于疼痛表明是过敏而非感染。

- 短期劳动能力丧失和误工是显而易见的与接触性皮炎相关的职业性问题，尤其多见于消防员、护林工、园艺师和户外工作者。

讨论

- 毒常春藤的毒性不会通过疱液传播，也不在人群间传播。
- 上述有致敏性的油树脂可经由被污染的衣物、园艺工具或动物而传播。

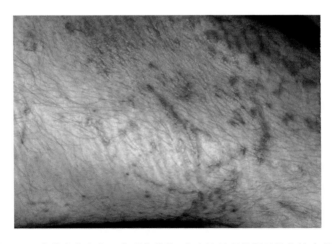

图 2.7　毒常春藤皮炎。典型的线状、水疱性的斑纹提示植物性皮炎。

- 漆树科其他植物中也存在交叉反应性
  变应原，包括杧果皮、生的腰果壳油、
  日本漆、银杏果浆。对毒常春藤敏感的
  个体接触上述植物后也可能会出现过
  敏症状。
- 毒常春藤呈灌木或藤蔓式生长。在美
  国，东毒栎(毒橡树)主要分布于东南
  地区，而西毒栎则主要分布于西海岸，
  且呈小灌木或乔木式生长。毒漆树喜
  潮湿，多见于美国东部及加拿大东南
  部的泥炭沼泽和湿地中。

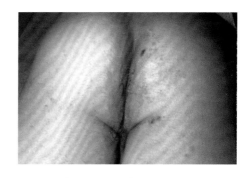

图 2.10　接触致敏性油树脂的部位所发生的毒
常春藤皮炎。将植物叶片代替卫生纸使用后造
成臀裂部位发疹。通过手将油树脂扩散到外阴
部皮肤的情况并不少见，会导致患者十分不适。

治疗

- 需用肥皂清洗皮肤，中和及去除致敏
  性的油树脂，从而防止进一步经皮渗
  透和沾染。如能在暴露后 15 分钟内完
  成冲洗则是最有效的。
- 被沾染的衣物和工具应用肥皂水清
  洗。
- 短时间的冷水盆浴，或在盆浴同时加
  入胶状燕麦(艾维诺)，可缓解瘙痒和

肿胀。
- 炉甘石洗剂可控制瘙痒，但长期使用
  会导致皮肤过度干燥。
- 由于剧烈瘙痒常影响睡眠，因此可口
  服抗组胺药(羟嗪和苯海拉明)来控制
  瘙痒。由于该类药物具有镇静作用，夜
  间服用最佳，以减少夜间搔抓，有利于
  休息。
- 在急性水疱期使用自来水或 Burow 溶

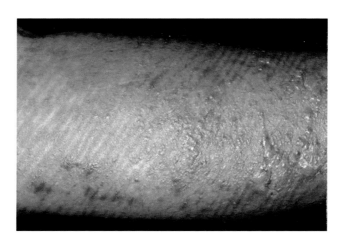

图 2.9　毒常春藤皮炎。明显的红斑，小水疱及难以忍受的瘙痒。冷水湿敷可缓解。重症毒常春藤皮
炎需进行系统治疗。

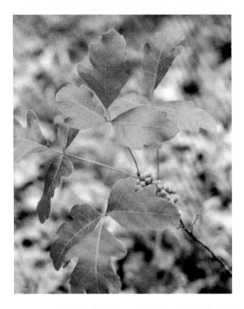

图 2.11　毒常春藤植株。注意其三瓣叶特征及所结的小浆果。

液做冷湿敷可有很好的疗效。冷敷应每天数次,每次 15~30 分钟,持续使用1~4 天,直到水疱及严重瘙痒得到控制为止。自来水冷湿敷治疗对严重的面部或眼睑水肿十分有效。

- 湿敷后应及时给予中效的外用类固醇(Ⅱ~Ⅴ级)治疗。若症状累及眶周皮肤,推荐在限定时间内(每天 2 次,使用 7 天)局部外用弱效类固醇(Ⅵ~Ⅶ级)。
- 对于外用的免疫调节药物,如吡美莫司(爱宁达)和他克莫司(普特彼),因考虑到其价格和用量,且见效不如外用类固醇迅速,故不推荐用于这类急性接触性皮炎的治疗。
- 口服类固醇用于治疗严重及泛发的炎症

反应,其剂量应从 0.5~1mg/(kg·d)开始,3 周后逐渐减量。
- 一种含有季铵盐-18 膨润土的防护软膏(IvyBlock)可有效预防此类接触性皮炎或减轻反应。但需在预期接触前至少 15 分钟使用方可起效。
- 由于存在副作用且疗效也并不确切,因此低敏性的毒常春藤油树脂的胶囊或注射制剂已从市场撤出。目前尚无对毒常春藤脱敏的方法。

小贴士

- 在接触部位的皮肤出现线状分布、大小不一的水疱或大疱是有毒植物所致接触性皮炎的典型表现。
- 一般说来,短时间内重复暴露(如夏季期间)会导致严重皮炎发作的可能性增大。
- 经口食入生的或未完全烤熟的腰果可引起由内而外的反应,这常见于对漆酚过敏的个体,可在特征性的部位出现急性瘙痒性红斑性皮炎,如臀部、大腿内侧及腋窝顶部。
- 毒常春藤、毒橡树或毒漆树引起的接触性皮炎可导致皮肤广泛受累。口服还是局部外用类固醇则取决于病情的严重程度、患者的年龄以及通过既往病史所预计到的潜在短期副反应。
- 对于严重、泛发性的毒常春藤皮炎病例,短疗程、低剂量系统使用皮质类固醇治疗尚不足以完全控制病情。

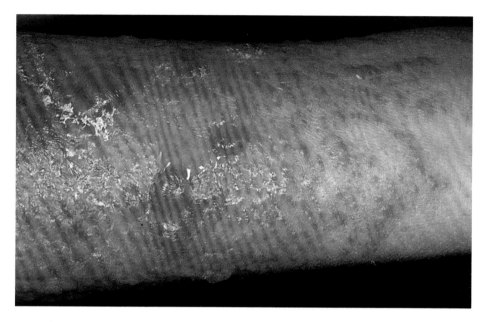

图 2.12　伴有严重的急性湿疹样皮炎及融合性大疱的毒常春藤皮炎。多数水疱已破裂。渗出到皮肤上的浆液不会引起皮疹的扩散。每天多次、每次 30 分钟的冷湿敷可有效控制炎症。

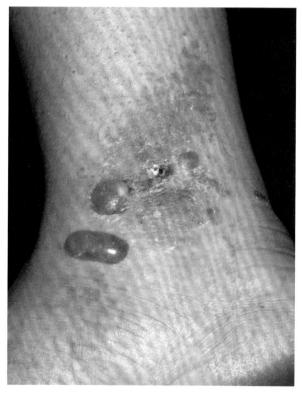

图 2.13　毒常春藤皮炎的大疱可变成血疱。

亚急性湿疹样皮炎（亚急性湿疹）

描述

- 亚急性湿疹样皮炎表现为瘙痒性、鳞屑性红色斑片、丘疹或斑块，其临床表现多样。

病史

- 可以由急性（水疱型）湿疹演变而来。
- 为特应性皮炎最常见的临床表现，也提示可能存在接触性过敏。
- 患者主诉病程超过1周。
- 瘙痒程度轻重不一。
- 当去除刺激因素或诱发加重因素后，

瘙痒和皮疹可消退且不留瘢痕。根据病情不同，也可能需要治疗。
- 搔抓或者反复接触诱发加重的因素（水、洗涤剂、刺激性物质，或者其他常见的刺激性物质或变应原）可进展为慢性湿疹。

皮肤表现

- 形态各异的鳞屑性红斑。
- 通常边界不清。
- 红斑的色泽深浅不一。

病因和临床表现

- 多种皮肤病可有亚急性湿疹样表现，如接触性过敏、接触性刺激、特应性皮炎、疥疮、淤积性皮炎、钱币状湿疹、指尖湿疹和真菌感染。
- 如果没有明确的遗传过敏史，就应考虑是否存在新的皮肤刺激物或变应原的接触史。另外，应激也可以加重和导致亚急性湿疹的发病，但通常不是唯一的病因。

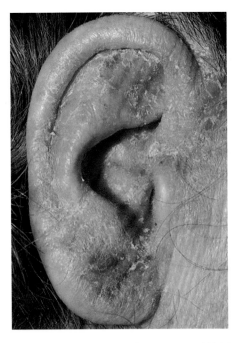

图 2.14　耳部的亚急性湿疹，可见红斑、鳞屑和结痂。

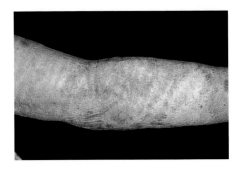

图 2.15　边界不清的红斑和鳞屑是亚急性湿疹的特征性临床表现。病程中可无水疱出现。这往往是特应性皮炎患者冬季常见的初发症状。

治疗

类固醇和非类固醇的外用疗法

- 单独外用Ⅱ~Ⅴ级类固醇乳膏,每天 2 次,或者使用塑料薄膜封包。封包可以增加外用类固醇的吸收,从而提高疗效。应限定封包的治疗时间 (2~8 小时)和疗程(3~10 天)。
- 外用类固醇软膏,每天 2 次,无须封包。
- 非类固醇类的外用免疫调节剂,如他克莫司(0.03%和 0.1%普特彼软膏)和吡美莫司(1%爱宁达乳膏)每天 2 次外涂于皮疹处,特别适用于亚急性

湿疹有面部或眶周眼睑处皮肤受累的情况。这类药膏在开始使用时会引起刺痛和烧灼感,几天后即可消失。对于表现为亚急性湿疹的特应性皮炎患者而言,这类治疗药物是其慢性病管理中的重要一环。
- 如皮疹对类固醇治疗的效果不佳,煤焦油软膏和乳膏 (许多是非处方药物)可作为替代药物,对部分患者有效。
- 应避免湿敷,以免引起皮肤的过度干燥。

保湿剂

- 保湿剂的使用是每天治疗中必不可少的一部分。
- 在外涂类固醇数小时后使用保湿剂,其效果最佳。
- 在皮炎消退后,保湿治疗仍需持续数天或数周。
- 鼓励每天多次外涂。
- 洗澡后轻轻拍干皮肤,随后再外涂保湿

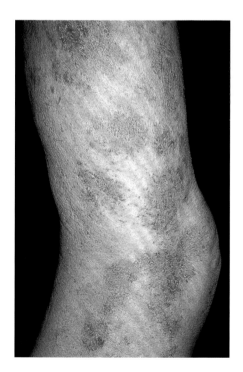

图 2.16 亚急性湿疹样皮炎。皮疹形态不一,斑块可以呈片状分布或者相互融合,可聚集成圆形或者散在分布。

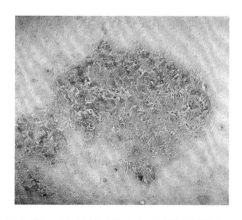

图 2.17 亚急性湿疹样皮炎。可见肥厚性的斑块,上覆鳞屑,部分边界不清。这种情况下,较难与银屑病鉴别。需要结合病史和其他部位的斑块状皮疹来明确诊断。

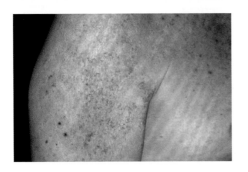

图 2.18 亚急性湿疹样皮炎。手臂和躯干部位可见边界不清的斑片状湿疹。个别丘疹伴有结痂,提示有疥疮的可能性。

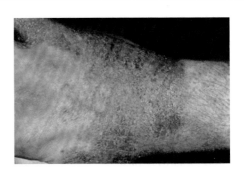

图 2.21 手背的亚急性湿疹,可见渗出、结痂、水疱和红斑。

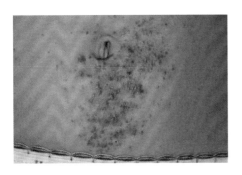

图 2.19 亚急性湿疹样皮炎。可见红色丘疹、斑片状红斑及结痂。这是对金属(镍)产生接触性过敏的典型发病部位。皮炎可以四处扩散,这一过程称为自体湿疹化。

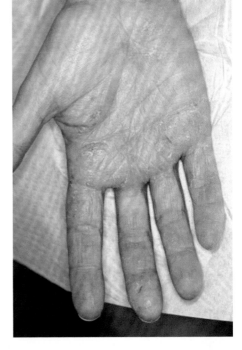

图 2.22 手部的亚急性湿疹样皮炎。在边界不清的斑片中可见裂隙、鳞屑和暗粉红色斑。这是反复洗手后导致刺激性皮炎的典型表现。

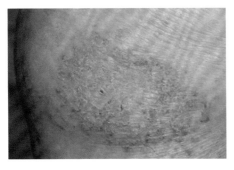

图 2.20 亚急性湿疹。皮肤表面可见裂隙、皲裂和鳞屑,亦可见表面结痂和红斑。

剂并适当按摩是最有效的使用方法。

- 霜剂相对于乳液而言更合适,前者配方简单,不含常见的与过敏相关的原料(例如,Vanicream、艾维诺、丝塔芙、DML 和 CeraVe)。纯凡士林是一种非常好的保湿剂,其优点是成分简单、不含致敏性的添加剂或刺激性的原料,但因过于油腻可能会导致患者不容易接受。椰子油也是一种非常好的、过敏性低的保湿剂。
- 低频率使用温和的固体肥皂(如多芬、丝塔芙、Keri、Purpose 和 Basis)洗澡对治疗也有帮助。

抗生素

- 抗生素(如头孢氨苄、双氯西林)可用于治疗继发性细菌感染(通常是金黄色葡萄球菌)。创面细菌培养可能是确认耐甲氧西林金黄色葡萄球菌感染的必要检查。

小贴士

- 亚急性湿疹是皮炎持续发展的一种临床表现。关注皮肤接触到的刺激物、变应原和患者的整体皮肤护理方案是明确诱因和加重因素的关键。
- 可考虑做鳞屑的氢氧化钾湿片镜检,

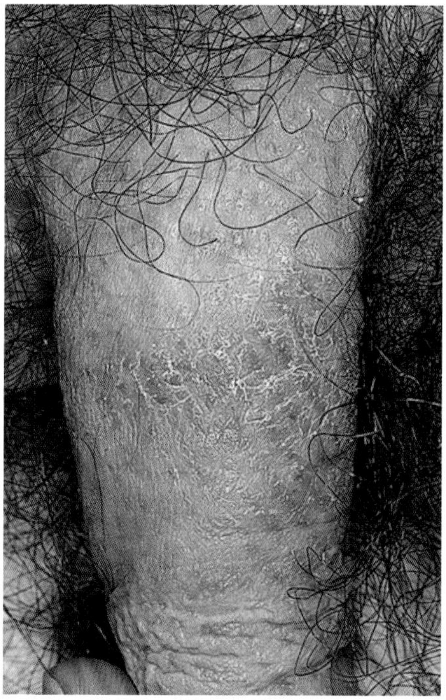

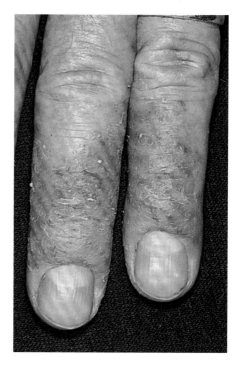

图 2.23　对新霉素软膏过敏后出现的亚急性湿疹样皮炎,可见特征性的红斑和鳞屑,无水疱。

图 2.24　手指的亚急性湿疹常见于此处长期处于潮湿状态的患者。负责清洗及清洁工作的新生儿的母亲更容易产生这种刺激性湿疹。

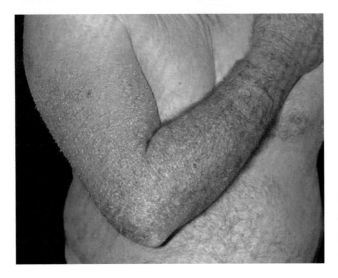

图 2.25　亚急性湿疹，有瘙痒症状，可见边界不清的红斑和鳞屑。这是长期存在接触性过敏的表现，应考虑做斑贴试验。

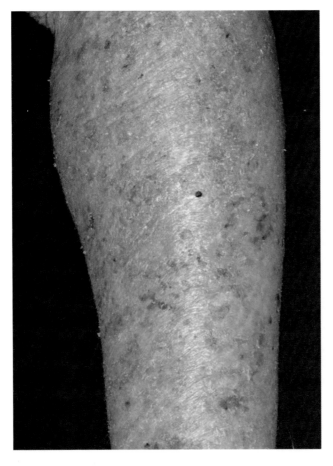

图 2.26　泛发性特应性皮炎患者的前臂。边界不清和相互融合的丘疹、糜烂、结痂、鳞屑和早期的苔藓样变是亚急性湿疹的特征。

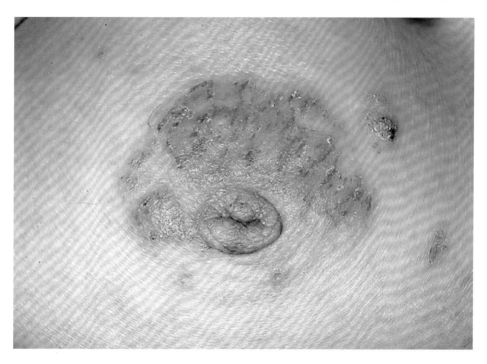

图 2.27　亚急性湿疹。在特应性皮炎的患者中,发生在乳晕和乳头处的湿疹并不少见。然而,若单侧的乳头和乳晕部位出现反复发作的湿疹,则应该做病理活检以鉴别 Paget 病。

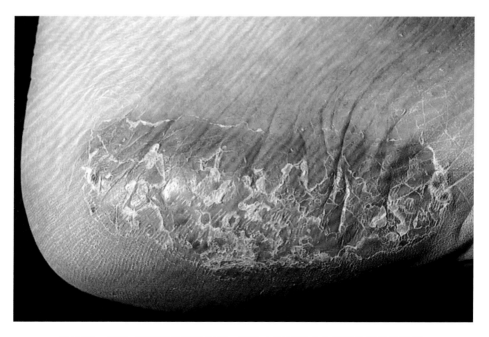

图 2.28　湿疹,其表现类似银屑病。斑片内反复形成水疱提示亚急性湿疹。

以排除皮肤真菌感染。

- 询问患者的职业、外部使用的产品、家务活动和业余爱好，因为以上这些因素都有可能导致皮肤持续受到刺激或产生接触性过敏的风险。如果手部需要反复接触水、刺激物或变应原，那么乙烯基手套可提供有效的保护屏障。乙烯基手套作为优选的理由是它不含常见的橡胶相关的变应原。

慢性湿疹样皮炎

概述

- 受累部位的皮肤红肿，伴鳞屑和增厚（苔藓样变）。

病史

- 中度至重度的长期持续的瘙痒。
- 可形成搔抓和摩擦的习惯，而且可能是下意识的。
- 形成恶性循环，因此患者常常感到沮丧，情绪上疲惫不堪。
- 搔抓可导致皮肤增厚，继而导致更加严重的瘙痒。

皮肤表现

- 严重的瘙痒可导致抓痕。
- 皮肤增厚，伴红肿和瘙痒，表面的皮纹变得更明显。

- 肥厚性的斑块，伴有深的平行排列的皮纹（苔藓样变）。
- 容易搔抓到的部位或褶皱部位是常受累的区域。
- 经常受累的部位是颈后、腘窝、踝关节、眼睑、肛门与生殖器部位的皮肤。
- 受累部位的皮肤可出现色素沉着或者色素减退。

病因和临床表现

- 以下皮肤疾病可能有慢性湿疹的表现：特应性皮炎、慢性变应性（或刺激性）接触性皮炎、瘙痒症、疥疮、神经性皮炎、足部皲裂、钱币状湿疹、干性湿疹、指尖湿疹和角化过度性湿疹。另外，皮肤 T 细胞淋巴瘤也可能表现为慢性湿疹，需要做多次的活检和分子学检测来排除。
- 其临床表现的演变呈慢性进程。

治疗

- 慢性湿疹样皮炎通常治疗效果不佳。其关键是要通过治疗和去除诱因或加重因素，从而打破瘙痒–搔抓的循环。诱因中也包括迟发型超敏反应性变应原，可以通过斑贴试验来确认。
- 皮疹处进行冷湿敷可有助于瘙痒的缓解和减轻，每次 20 分钟。该治疗对减轻夜间的瘙痒也相当有帮助。冷湿敷后应随即使用润肤剂或外用类固醇乳膏。

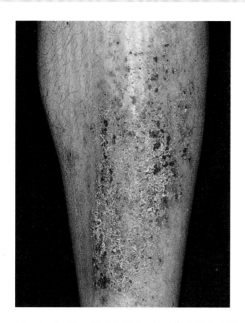

图 2.29 数周的搔抓和用脚后跟摩擦导致皮肤增厚。长期皮肤红肿、糜烂后出现感染。每天 2 次应用头孢氨苄 (500mg) 进行共 7 天的治疗后，痂皮和脓性物质得以清除。

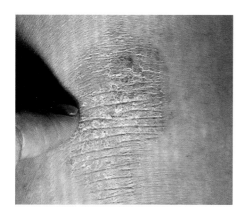

图 2.30 慢性湿疹样皮炎，可见特征性的暗粉色斑块，皮肤有增厚 (苔藓样变) 和鳞屑，斑块内可见明显的线状皮纹。

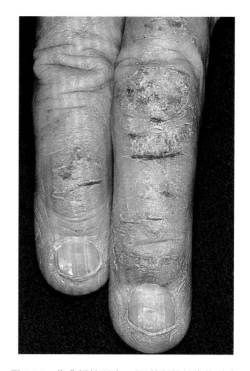

图 2.31 指背慢性湿疹，可见特征性的线状裂隙、红斑、鳞屑和肿胀，自觉疼痛。需在接触性刺激性皮炎和接触性变应性皮炎之间鉴别。如果初步的治疗效果不佳，应该做斑贴试验。

外用类固醇

- Ⅰ~Ⅱ级类固醇乳膏或软膏，每天 2 次外涂，可有一定疗效。
- Ⅱ~Ⅴ级类固醇乳膏或软膏封包治疗，每次 2~8 小时。
- 皮损内注射类固醇 [如曲安奈德 (Kenalog) 稀释至 2.5~5mg/mL] 是非常有效的治疗方法。病情顽固者可以间隔 3~4 周重复注射，但有可能会出现局部皮肤萎缩的不良反应。
- 类固醇贴膏 (如 Cordon 贴膏) 需要在皮肤上保留 12 小时。

系统治疗

- 非类固醇类药物也可以用于治疗慢性

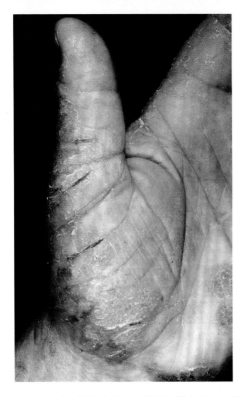

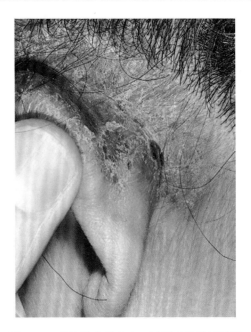

图 2.34   慢性湿疹样皮炎。耳郭后的褶皱区域可见裂隙、红斑和鳞屑。需在接触性变态反应和特应性皮炎之间鉴别。

图 2.32   手部慢性皮炎，可见特征性的红斑、裂隙、皮肤肥厚及黏着性的鳞屑(角化过度)。接触性刺激性因素和接触性变应原都是可能的诱因。病情反复发作者应考虑做斑贴试验。

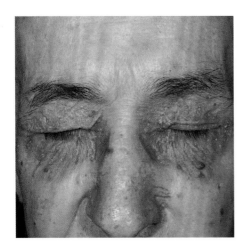

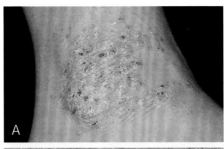

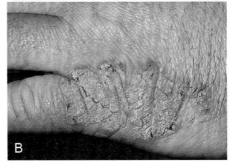

图 2.33   眼睑处的亚急性和慢性湿疹，见细小的鳞屑和红斑。刺激性、变应原及特应性皮炎的患者均可有此类表现。

图 2.35   典型的慢性湿疹，手部一侧可见苔藓样变、鳞屑和红色斑块。反复的搔抓和摩擦导致皮肤增厚。

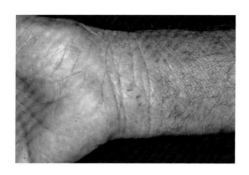

图 2.36　特应性皮炎患者的手腕内侧是常受累的区域,可见明显的线状皮纹。

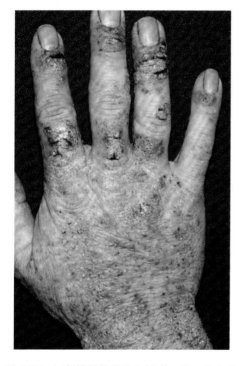

图 2.37　红色鳞屑性斑片和厚痂。渗出是急性湿疹的特征,厚痂则是手部湿疹样皮炎继发葡萄球菌感染的表现。

湿疹,包括霉酚酸酯、硫唑嘌呤、甲氨蝶呤和环孢素。Dupilumab 单抗是最新被批准用于治疗严重慢性湿疹的药物,为慢性湿疹治疗史上的重要进展,其用法为每 2 周注射 1 次。

小贴士

- 慢性摩擦或搔抓至少是发病的部分诱因,需告知患者并嘱其减少摩擦和搔抓。
- 软膏的经皮渗透强于霜剂,一般来说对苔藓样变皮疹的疗效更好。
- 应考虑和确认接触性刺激性因素和接触性变应原,斑贴试验可用于后者的鉴别。简化皮肤的洗护步骤:仅用温和的肥皂和润肤剂(凡士林、Vanicream、CeraVe 或丝塔芙)。
- 普特彼软膏(他克莫司)可有效治疗慢性湿疹的面部苔藓样变皮疹。

慢性单纯性苔藓

描述

- 由习惯性摩擦、搔抓形成的局部、慢性湿疹样斑块。
- 皮损常位于手腕、脚踝、肛门与生殖器部位的皮肤和颈部背侧。

病史

- 主要见于成年人,但在患特应性皮炎的儿童中也可见到。

皮肤表现

- 皮损包括边界清楚的、深紫红色或红色鳞屑性斑块,皮肤纹理明显(苔藓样变)。
- 尽管是慢性湿疹样疾病,但可由于对

局部治疗过敏而出现急性改变,形成水疱和渗出。

- 潮湿性鳞屑、浆液、结痂和脓疱是继发感染的信号。
- 头皮散在的小结节,通常<1cm,常见于经常搔抓头皮的患者。
- 大部分累及的区域是容易触及的部位,包括小腿的外侧、手腕和脚踝、颈后部、头皮、上眼睑、耳后褶皱区、阴囊、外阴和肛门皮肤。

实验室检查

- 应考虑用氢氧化钾刮片检查癣,癣易与慢性单纯性苔藓混淆。
- 接触性过敏可引起、导致或加重慢性单纯性苔藓,斑贴试验有助于识别变应原。

病程及预后

- 典型的斑块为局限性的,随病程延长几乎没有扩大的趋势。斑块一旦形成,其大小通常不会增加。

治疗

- 在部分患者中,病因可能与压力大有关,需要告知患者并引起重视。
- 患者需理解,完全停止搔抓后皮疹才会消退。患者行为洞察和患者教育非常关键。
- 搔抓一般发生在睡眠期间,需要遮盖会被搔抓的皮肤。
- 治疗包括5分钟的湿敷,然后局部外用中强效类固醇软膏。
- 肛周、生殖器或耳后褶皱部位通常不需要外用强效类固醇;相反,这些区域应

该用弱效类固醇软膏。

- 头皮部位皮损,可外用Ⅰ级或Ⅱ级类固醇凝胶,如氟轻松醋酸酯(Lidex),或溶液,如氯倍他索(Cormax头皮洗液)或丙酸倍他米松洗液(Diprolene),每天2次。
- 口服抗生素和外用类固醇乳液对潮湿的、继发感染的部位治疗有效。
- 格伦兹射线(浅层X线)治疗可能有效,但普及性有限。
- 搔抓头皮形成的小结节难以治疗,需要每月于皮损内注射曲安奈德(Kenalog稀释至2.5~5mg/mL)。

讨论

- 本病曾被称为局限性神经性皮炎。
- 通过搔抓缓解炎症部位的瘙痒,能使患者获得极大的快感。为了维持快感或者潜意识持续的搔抓行为是皮疹经常性复发的原因之一。
- 生殖器或肛周的慢性单纯性苔藓病程可非常漫长、复杂,引起相当大的痛苦

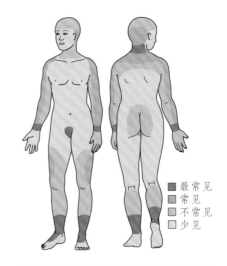

■	最常见
■	常见
■	不常见
□	少见

图2.38　慢性单纯性苔藓分布示意图。

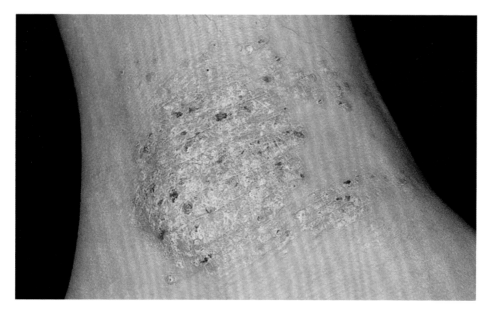

图 2.39　慢性单纯性苔藓皮损，皮损边界清楚。

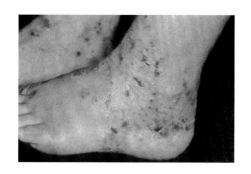

图 2.40　血痂、苔藓化斑块、红斑和鳞屑为图示慢性足部皮炎的特征性表现。

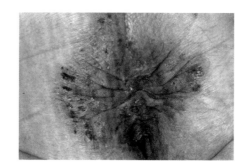

图 2.42　肛周皮肤可见红斑、鳞屑、结痂。对化学成分，如湿厕纸中的防腐剂或香料(例如婴儿湿纸巾)，或者过敏原(如香料或防腐剂)产生接触性过敏是可能的病因或诱因。

和挫败感。

小贴士

- 枕区头皮可能是焦虑诱发搔抓最易累及的区域，可形成非常厚且难以治疗的斑块，有时可合并感染。
- 虽然压力不会直接引发疾病，但它绝

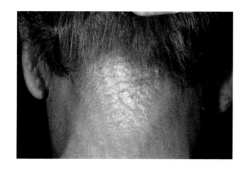

图 2.41　颈后部的慢性湿疹样皮炎在特应性皮炎患者中常见，易被误诊为银屑病。

对会加重疾病并延长病程。应询问患者压力情况,告知患者压力对疾病的影响及寻求释放压力的途径。

■ 夜间瘙痒可以通过这种常规疗法来减轻:口服抗组胺药,如苯海拉明(Benadryl)或羟嗪(Atarax);接着用冷水湿敷20分钟;

然后皮损处局部外用类固醇。

■ 考虑对累及眶周皮肤、手背或脚背或者肛周皮肤的单纯性慢性苔藓患者进行斑贴试验。

■ 依从性对于疾病治疗非常重要,应耐心向患者详细解释治疗方法及目标。

框2.1　慢性单纯性苔藓

最常见的受累区域按发生频率大致顺序如下:

• 小腿下部外侧
• 阴囊、外阴、肛周和耻骨部位
• 手腕和脚踝
• 上眼睑
• 颈背(颈项部单纯性苔藓)和颈侧
• 外耳道
• 前臂伸侧近肘部区域
• 耳后褶皱部
• 头皮搔抓所致结节部位

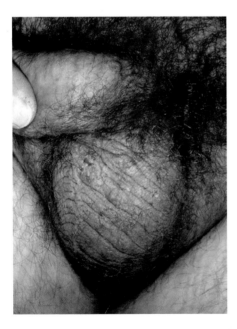

图2.43　生殖器部位慢性单纯性苔藓的发生率呈上升趋势。慢性搔抓导致阴囊红斑和苔藓样变。应去除刺激物和潜在的过敏原。

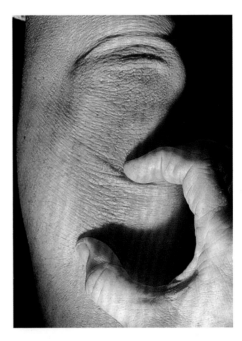

图2.44　慢性单纯性苔藓的典型表现。皮肤纹理突出,随着斑块增厚瘙痒更明显,形成恶性循环。

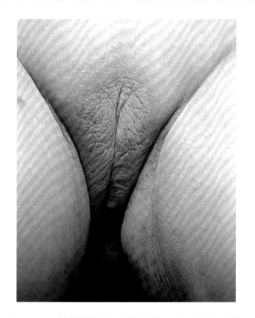

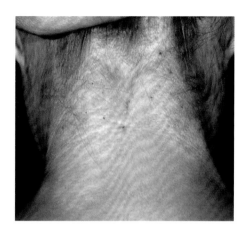

图 2.47 慢性单纯性苔藓。压力可引起长期慢性搔抓该区域皮肤。

图 2.45 外阴慢性单纯性苔藓。可见边界清楚的红斑和增多的皮肤纹理。皮肤瘙痒明显。适用的治疗是局部外用类固醇软膏,如果弱效类固醇效果不足,应于监测下适当使用中强效类固醇软膏。

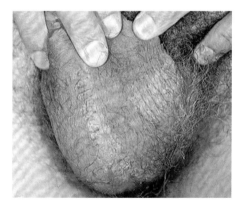

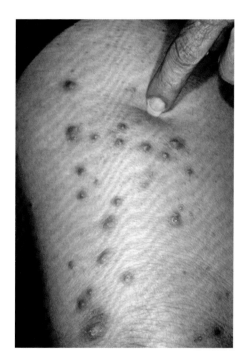

图 2.46 阴囊慢性单纯性苔藓斑块。已局部外用有效的类固醇,但斑块在习惯性搔抓后迅速再次出现,停止搔抓对于治疗非常关键。

图 2.48 结节性痒疹被认为是慢性单纯性苔藓的局部结节形式。这些皮损瘙痒剧烈,而长期搔抓又会形成皮损。结节呈圆顶、红斑样,坚硬并且表面可有结痂。

手部湿疹

描述

- 手部湿疹是一种常见的有多种诱因和影响因素的慢性疾病。
- 手部湿疹可分为以下几类：刺激性手部湿疹；剥落性角质松解症；特应性手部湿疹；指尖湿疹；变态反应性手部湿疹；角化过度手部湿疹；钱币状手部湿疹；汗疱疹（出汗障碍）；慢性单纯性苔藓；"自身湿疹化"反应。每一种手部湿疹在本书的其他部分都有单独介绍。
- 刺激性手部湿疹最常见，特应性手部湿疹其次。
- 10%~25%的手部湿疹是变应性接触性皮炎。

病史

- 女性比男性更容易患病。
- 职业风险包括接触刺激性化学物质、长期潮湿环境工作、慢性摩擦以及使用致敏（过敏）化学物质。

外源性因素

- 刺激物包括化学刺激试剂（例如，溶剂、洗涤剂、碱和酸）、摩擦、冷空气和低湿度。
- 过敏原包括职业性因素和非职业性因素。Ⅰ型超敏反应可能涉及对乳胶和食物蛋白的反应，而更常见的迟发型（Ⅳ型）超敏反应可能涉及对橡胶添加剂、镍、药物（杆菌肽、新霉素和氢化可

的松）以及个人护理产品或清洁剂（如防腐剂、香料、防晒霜和其他添加剂）中常见的化学成分的反应。摄入的过敏原（如镍）也可能起作用。
- 感染可导致"自身湿疹化"反应，手部湿疹可为对远处真菌（如皮癣菌疹）或细菌感染灶（如细菌疹）的反应。

内源性因素

- 特应性体质[花粉热（也称花粉症）、哮喘、特应性湿疹]通常是一个易感因素，尽管采取了适当的治疗和护理措施，但仍可能易感疾病和使问题慢性化。

皮肤表现

- 应该检查全身皮肤，寻找线索和影响因素，以及排除其他皮肤病（如银屑病、皮肤淋巴瘤、结缔组织病）。
- 该病病情多变，可见急性、亚急性和慢性湿疹样改变。虽然临床模式与病因学之间没有可靠的联系，但以下发现已被证实可靠：
  - 干燥、红斑，手背或手掌部灼热感多于瘙痒的感觉，应怀疑刺激性因素；
  - 钱币状湿疹、手背和指背：过敏、刺激或特应性起作用，偶尔发生接触性荨麻疹（Ⅰ型超敏反应）；
  - 指侧和手掌上复发的剧烈瘙痒的小水疱：应该怀疑汗疱疹，又称出汗障碍性湿疹。考虑行斑贴试验；
  - 指尖湿疹（干燥、裂开、压痛、无瘙痒）：怀疑刺激物、内源性因素（冬季的特应性），或摩擦性湿疹；
  - 手掌远侧（手指根部）区域的红斑、

鳞屑、瘙痒：应怀疑是特应性的。

非皮肤表现

- 特应性患者可能有个人或家族的特应性病史，包括儿童期湿疹、花粉热（也称花粉症）或哮喘。

病程及预后

- 如果早期能够鉴别和避免接触刺激物和变应原，则预后通常较好，可完全康复。
- 持续或长期接触刺激物和变应原可导致慢性皮炎。
- 避免接触刺激物和变应原及适当的护理常常可以改善病情，但有些患者可能不能完全治愈。

治疗

- 治疗包括识别并避免刺激物，如避免频繁洗手和接触水、肥皂、洗涤剂和溶剂。慢性摩擦创伤也是一种刺激，可导致持续性皮炎。
- 可以采取保护措施（例如，用于潮湿或化学物质工作的乙烯基手套）。
- 局部外用中强效皮质类固醇（Ⅱ～Ⅳ级），每天 2 次。软膏比霜剂好。除非皮炎很严重，最好不要使用超强效（Ⅰ级）药剂。局部外用类固醇治疗手部皮炎最有效的方法是间歇使用，而不是持续使用。
- 对于严重的渗出性皮炎，最初的 3~5 天，先用自来水或 Burow 溶液湿敷，再局部外用超强效皮质类固醇，每天 2 次，然后每天 2 次外用中效皮质类固醇，持续数周。

- 可考虑采取以下措施：用含 Balnetar 油的煤焦油局部浸泡手部；将 2~3 瓶盖的 Balnetar 油稀释在一盆水中，每天 2 次，浸泡 15~30 分钟，然后局部外用皮质类固醇。
- 有时需要系统使用类固醇 [泼尼松 0.5~1mg/(kg·d)，逐渐减量持续 3 周] 来控制严重的急性炎症。
- 大多数患者在避免刺激物、局部外用皮质类固醇和持续保湿的情况下有所改善。
- 如果怀疑过敏（手肿胀、水疱、瘙痒，特别是手背湿疹或复发性湿疹，对治疗无效），则应进行斑贴试验，以评估是否有致敏原。相关职业性变应原应包括在测试成分中。
- 慢性无反应的病例应咨询皮肤科医师；可以考虑的其他治疗包括局部补骨脂-紫外线 A 治疗和格伦兹射线治疗。在致残病例中，可采用每周小剂量甲氨蝶呤（每周 5~15mg）或口服小剂量环孢素（3~4mg/kg）治疗。
- 严重、难治性慢性病例在充分评估后可用 Dupilumab 单抗治疗。
- 严重病例可考虑活检。

讨论

- 慢性周期性水疱性手部皮炎（汗疱疹）是最难处理的。
- 如果简单的治疗没有改善或者解决病情，可进行职业相关和环境中变应原的斑贴试验。根据接触史，应进行包括

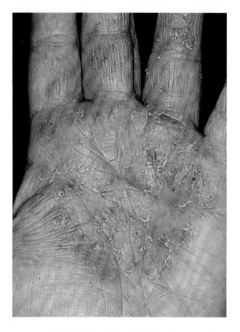

图 2.49   该女性洗手时没有手套保护，手部出现刺激性湿疹。搔抓延长了病程。

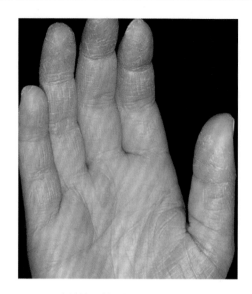

图 2.51   刺激性手部皮炎。皮肤表现为轻度红斑和干燥。这是刺激性接触性皮炎的早期阶段。原因往往是反复暴露于刺激物，如肥皂、洗涤剂和水。

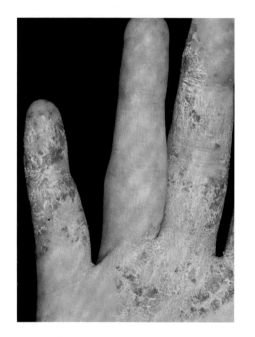

图 2.50   刺激性手部皮炎。这种小水疱的皮疹提示了接触性过敏的可能。这种情况下斑贴试验有助于确定接触性变应原。

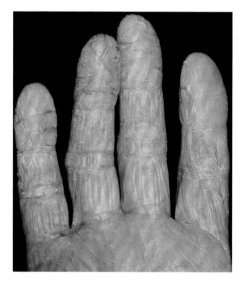

图 2.52   刺激性手部皮炎。伴有红斑、疼痛性裂纹和鳞屑的亚急性湿疹性炎症。

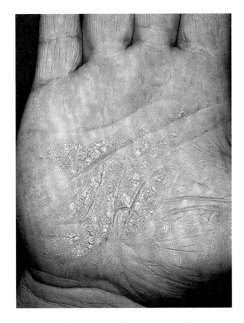

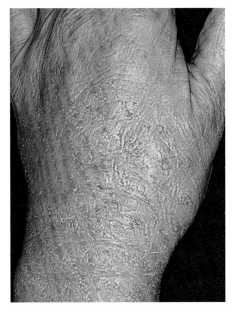

图 2.53 手部湿疹。干燥、肥厚、皲裂的角化过度的湿疹斑块治疗困难。病变持续数月或数年,难以与银屑病鉴别。

图 2.54 手部湿疹。经常洗手使这种手背上的慢性湿疹样皮炎长期存在。睡前局部外用Ⅳ级类固醇配合塑料封包治疗,7 天左右皮疹迅速消失。

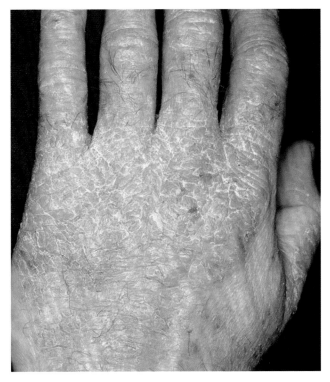

图 2.55 手部湿疹样皮炎。这种情况通常为剧烈瘙痒。不建议更换多种外用药物。作为治疗方案的一部分,应该使用温和的、不含香料的强润肤剂,一天使用数次以修复皮肤屏障。

其他潜在变应原在内的广泛筛查（斑贴试验时增加相应小室数量）。职业（如理发师、机械师）特定的小室可能较为重要。

小贴士

- 当手部湿疹在进行一系列敏感皮肤护理（包括每天使用润肤剂、进行潮湿性或接触化学物质工作时频繁使用手套，以及几周的外用类固醇治疗）后仍无效时，应推荐皮肤科医生进行评估和斑贴试验。

- 手掌银屑病可类似湿疹。如果手掌有明显边界清楚的斑块，附有银色或黄色的慢性厚层鳞屑并对称分布时，应考虑掌跖银屑病。

- 手部湿疹的病因或诱因较难明确，除非临床医生仔细了解患者手部的暴露史：应详细探讨职业、家务、爱好和手部护理情况。虽然新暴露因素可导致新发手部湿疹，但慢性接触的物质也可能导致过敏。在慢性手部湿疹中经常发现一种以上的相关变应原。

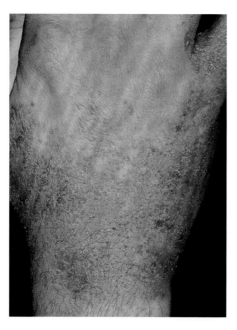

图 2.56　特应性患者手背慢性湿疹样皮炎。避免刺激物和过敏原，建议遵循敏感皮肤护理方法，每天使用温和润肤剂保湿。

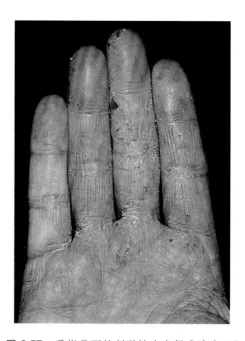

图 2.57　手指掌面的刺激性皮炎很难治疗，而且趋向于慢性。间断性局部外用类固醇、持续保湿和使用手套防护是治疗的主要措施。乙烯基手套为最优选择，因为它们避免了最常见的手套相关变应原。

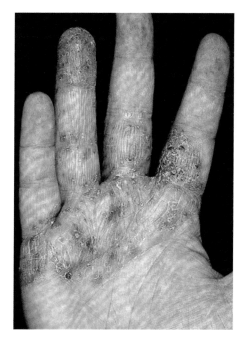

图 2.58　手掌指根部区域的红斑、水疱和指尖结痂。这种湿疹样皮炎可能是刺激性、过敏性，或内源性的。

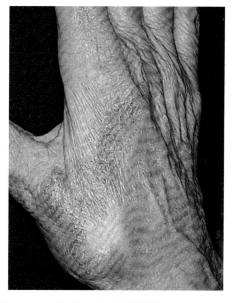

图 2.60　图示患者的刺激性接触性皮炎是由于暴露于清洁溶液而引起的。搔抓使皮疹持续存在。氢氧化钾检查真菌为阴性。银屑病可能具有相似的外观，甚至活检都可能无法区分这两种疾病。

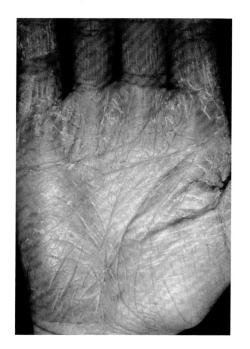

图 2.59　这种手部皮炎的特征是红斑、鳞屑和边界清楚的皮损。采用氢氧化钾检查排除手癣。

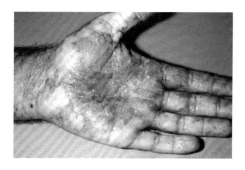

图 2.61　接触性过敏最常见于手背，但也可能累及手掌。斑贴试验对于难治性或复发的慢性手部皮炎是必不可少的。为使皮疹消退，需避免接触已明确的变应原。

表2.1　变应性手部皮炎:一些可能的病因	
致敏物质	**来源**
镍	门把手、厨房用具把手、剪刀、针织针、工业设备、美容设备
重铬酸钾	水泥、皮革制品(手套)、工业机械、油
橡胶	手套、工业设备(软管、皮带、电缆)
香料	化妆品、肥皂、润滑剂、外用药物
甲醛	快干面料、纸、化妆品、防腐液
羊毛脂	局部润滑剂和药物、化妆品
防腐剂	化妆品、保湿霜和乳液、湿巾、冷却液

乏脂性湿疹

描述

- 由皮肤过度干燥和皲裂引起的独特的湿疹样皮炎,也被称为干性湿疹。

病史

- 乏脂性湿疹是一种亚急性湿疹样皮炎,病程趋向于慢性,病情轻微,因冬季湿度低而呈现季节相关性。
- 男女均可发病,在老年人中更为常见。
- 更常见于特应性体质(见后文,特应性皮炎)的患者,特别是老年特应性患者。
- 大多数患者先前有类似的病史。
- 发病率在冬季末达到高峰,特别是在寒冷、干燥的气候条件下,在夏季有所改善。
- 尽管小腿是最常见的受累部位,但全身任何部位都可能受累。
- 早期皮肤干燥为常见主诉。
- 随着病情的发展和炎症反应,瘙痒成为最突出的症状。
- 后期有皲裂和结痂的患者可有烧灼感和刺痛感。

皮肤表现

- 临床表现为亚急性湿疹样皮炎。
- 干燥和明显的皮肤纹理从发病开始就一直存在。
- 开始炎症反应很轻微,但随病程延长变得更加明显。
- 轻微的、界限不清的红斑逐渐发展,形成鲜红色、急性湿疹样丘疹,随后相互融合形成大片斑块。
- 尽管遍布抓痕,但水疱并不明显。
- 向干性湿疹模式发展,形成干燥、薄的角质剥脱,表面有细小的裂缝,使人想起瓷器裂纹或干涸河床上的裂纹。
- 皮肤非常干燥,有裂隙、皲裂。可能感到皮肤痛。
- 随着病情进展,湿疹可向渗出、结痂和明显红斑的急性期发展。

非皮肤表现

- 发热并不常见,可提示蜂窝织炎。

实验室检查

- 临床表现已足够特异和清楚，很少需要通过皮肤活检来确定诊断。
- 皮肤活检示表皮海绵状水肿，真皮浅层血管周围浸润，常伴继发性脓疱形成。

病程及预后

- 冬季可季节性复发。
- 中度季节性发疹的瘙痒和干燥的症状，会随着气候的变暖、季节的变化，以及持续应用保湿剂、霜剂或软膏（更推荐乳液）进行皮肤保湿而得到改善。
- 通常局部外用中效皮质类固醇软膏对活动性亚急性炎症有效，并随着季节有所改善。
- 如稍后概述的，个体化的外用药物治疗对局部严重的急性病变皮损（如渗出和结痂）也有效果。

讨论

- 需与其他亚急性湿疹性皮肤病鉴别，如淤积性皮炎、刺激性接触性皮炎、特应性皮炎、过敏性接触性皮炎及可能性较小的蜂窝织炎。
- 可能存在不止一种皮炎，第二种皮炎

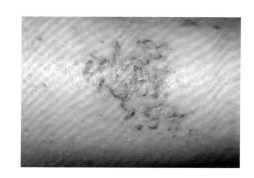

图 2.63　干性湿疹是通常发生于干燥冬季的一种湿疹。老年人最易患病。皮肤出现裂隙和炎症。

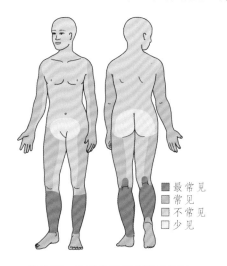

图 2.62　乏脂性湿疹分布示意图。

最常见
常见
不常见
少见

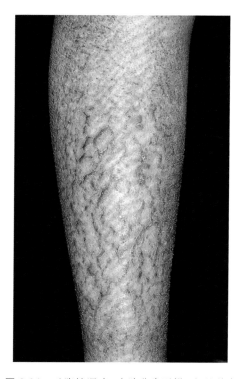

图 2.64　乏脂性湿疹。皮肤非常干燥，出现裂隙和皲裂。常见于持续过度清洁皮肤的特应性皮炎患者，可能会存在皮肤痛。

可能掩盖或加重原发性湿疹过程。

- 刺激性接触性皮炎和变应性接触性皮炎可能是患者自行不当治疗的后果。
- 应该询问患者他们在皮损区域使用了什么药物。
- 老年患者常发生下肢淤积性皮炎。该类患者通常有血管功能不全及腿部水肿史，可见皮肤含铁血黄素染色。

治疗

- 治疗取决于乏脂性湿疹的分期（急性、亚急性或慢性）和炎症程度。
- 对于干燥型，治疗包含敏感皮肤护理措施，即限制性使用温和的肥皂和积极使用润肤剂。
- 尽管患者依从性可能很差，凡士林可作为无防腐剂的润滑剂使用。
- 含有乳酸、尿素或乙醇酸的保湿剂也可能是有用的。
- 早期炎症最好外用中效皮质类固醇治疗，优先选用软膏型。
- 持续治疗直到红斑和鳞屑消失。
- 持续积极使用润肤剂作为预防复发的方法。温和、无香精的润肤剂是最好的（Vanicream、艾维诺、CeraVe、丝塔芙）。
- 局部渗出、结痂的急性湿疹样皮损首先按照急性湿疹治疗。
- 患者在此阶段需要进行密切随访，因为皮损可能泛发。
- 对于复发的急性皮损或者评估考虑可能为变应性接触性皮炎的患者，应建议患者到皮肤科就诊。
- 用自来水或 Burow 溶液湿敷，再外用中效皮质类固醇霜剂，有助于清除和减轻炎症。
- 出现蜂蜜色、黏着性结痂，提示继发脓疱形成，可口服抗生素。
- 在渗出、硬化和结痂改善后，应停止湿敷，以避免皮损区域过度干燥。
- 局部外用中效皮质类固醇软膏（Ⅱ级或Ⅳ级）应持续 2~3 周，直到红斑和脱屑消失。
- 据此，敏感皮肤护理措施，包括应用润肤剂，有助于防止复发。
- 极少使用系统性类固醇治疗乏脂性湿疹。

小贴士

- 早期受累的皮肤看上去像瓷器裂纹。此阶段常规应用润肤剂并避免使用刺激性肥皂或接触其他刺激物（例如，用溴或氯处理的泳池水），效果较好。
- 应该询问患者目前的皮炎治疗方案及皮肤护理方案。
- 居家过程中需要注意或者改善的措施可能包括避免接触家用漂白剂、收敛剂、热水、振荡剂，以及其他可能加重病情的潜在刺激物。
- 新霉素、皮质类固醇以及各种药物和外用产品中的防腐剂和香料是潜在的致敏原。
- 难治性皮炎患者应考虑被转诊至皮肤科医生处。

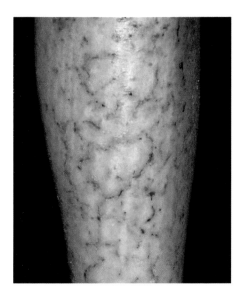

图 2.65　乏脂性湿疹。可能由于过度清洗皮肤或冬天低温和干燥，皮肤表面会出现裂隙、浅皲裂和红斑。

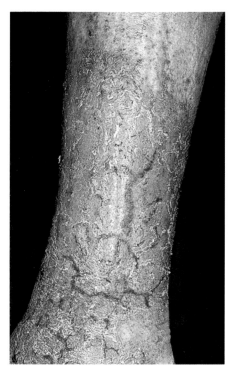

图 2.67　严重的长期存在的乏脂性湿疹。可见又大又深的皲裂和继发性感染。

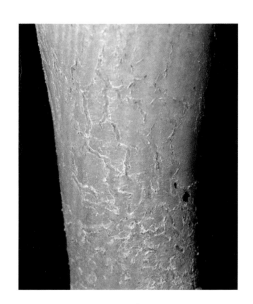

图 2.66　慢性乏脂性湿疹导致明显的红斑、鳞屑、皲裂和不适。皮肤通常瘙痒。裂隙呈现"疯狂铺路"模式。经常使用温和的润肤剂对解决这个问题非常有帮助。

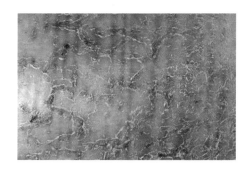

图 2.68　乏脂性湿疹。浆液从皲裂处慢慢渗出，形成线状和环形的结痂。见于亚急性湿疹样皮炎伴皲裂。

足皲裂

描述

- 皮肤表现包括鳞屑、红斑和足底细小的皲裂。
- 严重的足底皲裂趋势与年龄相关,在青春期前儿童最常见,也可发生于成人。

病史

- 足皲裂在初秋和冬季最常见,该季节天气变得寒冷,可穿着厚袜子和不透水的鞋或靴子。
- 症状包括酸痛和疼痛。
- 平均发病年龄为 7 岁,平均缓解年龄为 14 岁。

皮肤表现

- 脚底皮肤(尤其是脚趾的负重区域和跖骨区域)干燥、红斑、鳞屑、皲裂,裂隙可能很深而且皮肤较为柔嫩。
- 皲裂可延伸至脚趾侧。
- 最终整个足底区域都会累及。

讨论

- 这些患者被认为可能有特应性体质,但现在尚未被完全认可。

鉴别诊断

- 足癣感染,应进行氢氧化钾检查真菌。
- 变应性接触性皮炎。
- 银屑病。

治疗

- 足部应该保持干燥;延长保湿时间,应避免穿不透气的鞋子。
- 每天数次使用滋润性高的润肤软膏(Flexitol 足跟膏、优色林、凡士林、丝塔芙或艾维诺乳霜)。
- 如果出现瘙痒的症状,局部外用类固醇可以缓解。Ⅱ级或Ⅲ级类固醇软膏局部外用,每天 2 次,最好在睡前用塑料套封包,持续 2~3 周。
- 用焦油浴油浸泡 15 分钟(一桶水中放 2 瓶盖 Balnetar),接着外用润滑剂软膏或皮质类固醇。
- 预防措施包括:将湿靴子更换为轻皮

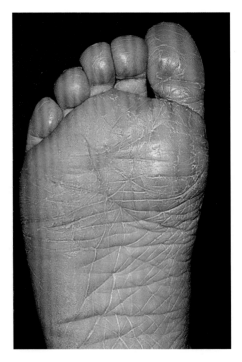

图 2.69 早期的足皲裂。足底皮肤干燥、光滑和发红。

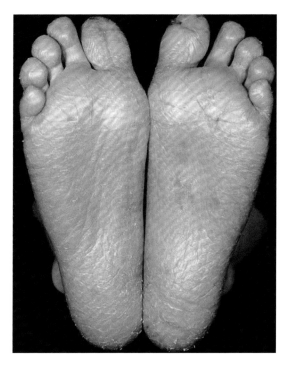

图 2.70　足部融合性的红斑、鳞屑和皲裂。冬季多次重复的潮湿-干燥循环会导致这些变化。患者需要脱掉并避免穿着潮湿的鞋袜。

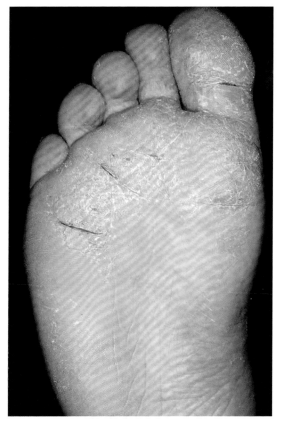

图 2.71　足皲裂。有疼痛的症状,有时是瘙痒。每天重复使用温和的润肤剂,同时避免脚上湿鞋袜的潮湿-干燥循环。Ⅰ级或Ⅱ级类固醇软膏可以用来治疗炎症,持续 2~3 周。

革鞋,更换鞋类使足部完全干燥,同时棉袜潮湿后要经常更换。

小贴士

- 足底可对称受累,但炎症反应仅限足底的部分区域。

- 儿童特应性皮炎的皮损多见于足趾背面。有皲裂的儿童会主诉酸痛和疼痛。
- 病程较长的患者可出现裂隙和皲裂。疼痛比瘙痒更强烈。
- 改善症状的关键在于频繁和持续性保湿,同时及时更换潮湿的鞋袜。

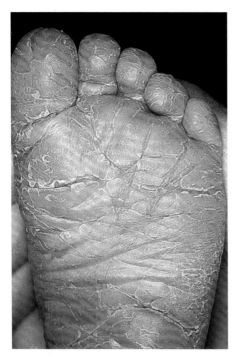

图 2.72 足皲裂。病程较长的患者会出现裂隙和皲裂。疼痛比瘙痒更剧烈。这种情况在儿童中更为常见。

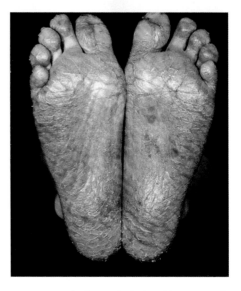

图 2.73 足皲裂。足底皮肤干燥,呈淡红色,皮肤紧绷容易出现疼痛性的皲裂。这在冬季最为常见,在特应性体质的个体中由于潮湿-干燥循环而触发,并由于潮湿的鞋袜而导致病程延长。

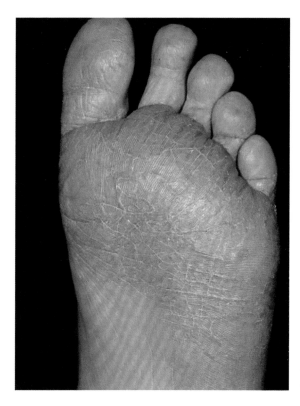

图 2.74 足皲裂。在皲裂的足部可见柔嫩、干燥的皮肤及红斑,常见于有特应性体质的患者。

变应性接触性皮炎

描述

- 变应性接触性皮炎是一种由已致敏个体皮肤接触半抗原(变应原)而引起的迟发型超敏反应,可导致湿疹样皮炎的发生。
- 致敏的过程必不可少,且过敏仅针对某种特定物质,这类物质通常是低分子量脂溶性且具有反应活性的化学物质。
- 毒常春藤、毒橡树和毒漆树导致的皮炎是变应性接触性皮炎的最初原型。
- 导致变应性接触性皮炎的常见物质包括金属(如镍、钴、铬酸盐)、手套和鞋中的橡胶添加剂(如氨基甲酸酯、秋兰姆类物质、巯基苯并噻唑)、某些产品中的防腐剂及添加剂(如爽肤水、湿巾、霜剂、乳液、防晒霜及其他化妆品和护肤品)。常见的变应原包括抗菌防腐剂甲基异噻唑啉酮、聚季铵盐-15、咪唑烷基脲和重氮烷基脲;芳香剂和香料添加剂;发泡剂、表面活性剂、甲醛类化学品和指甲油添加剂等产品添加剂;部分外用药物(如杆菌肽、新霉素、氢化可的松)。

病史

- 初次接触致敏物及首次致敏过程可导致临床炎症反应。临床炎症反应通常发生在接触致敏物的 14~21 天后。致敏过程和临床炎症反应过程均需要皮肤接触致敏物方可引起。

- 已致敏的个体发生临床炎症反应所需的时间为 12~48 小时,但也可因接触后皮疹延迟出现等原因而发生改变,时间为 8~120 小时。一次暴露后皮疹可持续长达 3 周,且再次接触即使是微量的致敏物即可导致皮疹反复出现和持续时间延长。

- 患者长期使用某产品时,也可能会对该产品(如化妆品、外用治疗药物、职业相关变应原等)或其他暴露因素产生新的过敏反应;若长期反复接触,皮疹可因此表现为反复发作。许多产品具有相同或相似化学组分,更换外用产品通常不会使湿疹性皮疹消退。某些慢性皮炎的病例中常见一种以上的接触过敏。

- 部分患者对化学组分上不相关的变应原发生多种接触性过敏(多重致敏)。

- 详细的病史采集应包括皮炎发病日期、职业相关的可能性(即周末或长时间休息时情况是否有所改善)、职业暴露的类型及具体情况、业余爱好和家庭环境中的暴露因素、使用护肤产品的类型。

- 部分过敏物质为光相关性变应原,发生此类过敏反应需要同时光暴露和化学物质暴露。防晒霜中化学物质导致的光过敏最为常见。

- 个体对外用的药物或其他变应原过敏时,可因摄入同种药物或化学物质而发展为泛发性湿疹样皮炎(内部-外部反应)。例如,患者对外用乳膏中的苯海拉明过敏时,口服苯海拉明可导致全身性皮疹反应。

皮肤表现

- 湿疹的严重程度取决于个体的敏感程度、变应原浓度和抗原接触量。

- 变应性接触性皮炎的特征皮损表现为水疱、水肿、发红,且通常伴有极度瘙痒。长期慢性接触则通常表现为亚急性或慢性湿疹。强烈的过敏原(如毒常春藤或染发剂)往往导致大疱发生。

- 变应性接触性皮炎分布通常局限于直接接触区域。如果变应原的接触是长期慢性的,则皮炎可能会扩散到直接接触以外的皮肤区域。

- 瘙痒和肿胀是病史的关键信息,往往提示存在过敏反应。烧灼感更常见于刺激性接触性皮炎,但也可见于变应性接触性皮炎。

- 植物引起的皮炎通常以线性条纹分布。变应原可能通过患者手部而在无意中进行传播。

- 面部局部应用产品导致的过敏反应可以表现为不对称分布的瘙痒性片状红斑,面部受累时很少出现囊泡样皮损。

- 强烈的致敏物(如毒常春藤)可在低浓度或少暴露条件下引起强烈的炎症反应,而弱致敏物可能仅引起瘙痒或伴有烧灼感的红斑。

- 手部、前臂和面部是变应性接触性皮炎最常见的部位。变应性接触性皮炎可以仅累及非常局限的皮肤范围(如眼睑、手背、嘴唇、脚背部或外生殖器),接触过敏也可引起全身散在泛发性皮疹。

- 空气中的颗粒物质(如燃烧的毒常春藤)可导致面部(包括眼睑、耳后皮肤)、颈部和其他暴露部位皮肤表面的炎症反应。

- 光变应性接触性皮炎通常会影响面部、颈部、前臂和手背部暴露的皮肤,通常不累及颏下、上眼睑和耳后的皮肤。

- 大多数职业性变应性接触性皮炎累及手部和前臂部位的皮肤;当存在空气传播的变应原或当变应原通过患者手部发生手–面间接转移时,可引起患者面部和眼睑部位的皮肤过敏反应。

实验室检查

- 斑贴试验应由接受过该技术培训的医生进行,适用于持续性或复发性皮炎患者,无论患者是否接受过局部治疗均可进行该项检查。

- 斑贴试验内容应包括:用于筛选的广泛变应原、职业相关的变应原、患者个人护理产品。仅使用小部分变应原进行斑贴试验或不对职业相关变应原进行测试可能会导致一些重要变应原的遗漏。

- 目前美国广泛的变应原小室斑试器和筛查系列均受限制,这对正确诊断与治疗造成了一定障碍。

- 正确的斑贴试验需要三次就诊过程:第一次就诊使用适当浓度的变应原化

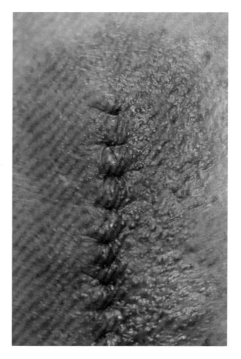

图 2.75 变应性接触性皮炎。手术伤口部位外用抗生素后产生的红斑、肿胀伴瘙痒,其鉴别诊断应考虑接触杆菌肽或其他外用抗生素(如新霉素)引起的过敏反应,易误诊为伤口感染。鉴别线索为过敏反应常伴有瘙痒,而伤口感染时常有压痛。

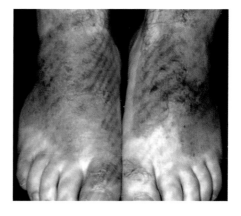

图 2.76 变应性接触性皮炎。脚背部位边界清晰的红斑,可能是由皮革成分或黏合剂导致的接触性过敏反应。

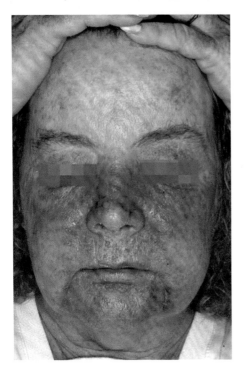

图 2.77　急性变应性接触性皮炎患者面部严重的红斑、渗出和结痂样皮损。最可疑的原因是对防腐剂(尤其是患者最近接触过的甲基异噻唑啉酮)过敏。T.R.U.E 测试可能会漏掉甲基异噻唑啉酮。

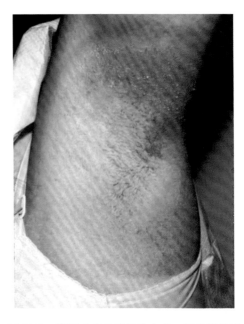

图 2.79　腋部变应性接触性皮炎。最常见的原因是接触除臭剂中添加的香料,除臭剂中的其他赋形剂也可能会产生类似的表现。

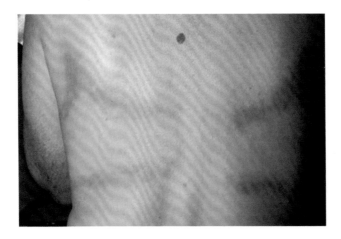

图 2.78　沿胸罩弹力肩带部位分布的红斑。内衣橡胶过敏情况并不常见,最初接触性过敏多局限于接触部位。随着炎症慢性化,皮损可逐渐扩散至接触部位之外的皮肤。

学品贴于患者皮肤;第二次就诊时去除测试物并评估结果;第三次就诊为延时评估。如果省略第三次延时评估可能会导致变应原鉴定的遗漏。

- 对于光分布性皮炎患者应进行光斑贴试验，来明确是否存在对光源的异常敏感性。

鉴别诊断

- 刺激性接触性皮炎(对刺激性接触性皮炎不宜进行斑贴试验，临床表现可能无法进行区分，尤其是当手部皮肤受累时)。
- 特应性皮炎(皮损分布特点可能有助于鉴别;特应性皮炎患者亦可以发生接触性过敏)。
- 蜂窝织炎(可发生相似的红斑与肿胀，但蜂窝织炎通常伴有疼痛而无瘙痒)。
- 结缔组织病(皮肌炎鉴别线索为持续性眼睑红斑、受累部位皮肤无瘙痒、可能发生角质层肥大)。
- 玫瑰痤疮(散发红斑、潮红和烧灼感有

助于鉴别)。
- 皮肤 T 细胞淋巴瘤(皮肤活组织检查、分子检测、皮疹分布情况可能有助于鉴别)。

治疗

- 避免接触致敏物质对恢复至关重要。
- 明确变应原具有重要意义。如果变应原不明确(通常指不典型)，应开始治疗并计划进一步的评估和斑贴试验。医生和患者很难预测患者一些特定过敏反应，斑贴试验是识别、确认接触性过敏的唯一方法。
- 治疗方案包括精简用于皮肤的产品和外用皮质类固醇。为保持皮损部位干燥，可停止所有保湿剂、乳液和外用药物(除普通的凡士林)。建议每天 2 次外用皮质类固醇软膏，持续 2~3 周以治疗皮炎。
- 皮质类固醇效力的选择取决于用药部位:面部可选择弱效药物;手臂、腿部和躯干可选择中效药物;手部和足部可选择强效药物。
- 条件允许的情况下应开具皮质类固醇

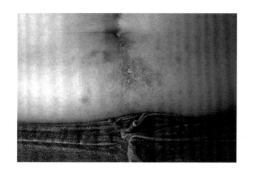

图 2.80　对金属镍的接触性过敏非常常见。打耳洞是最常见的危险因素，对金属镍过敏的风险随打耳洞数量增多而上升。这张照片显示了因裤子纽扣中的金属镍所导致的接触性过敏反应。

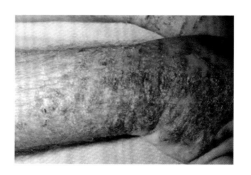

图 2.81　前臂和手背部的接触性皮炎。皮炎可表现为急性(如此图病例)、亚急性或慢性。

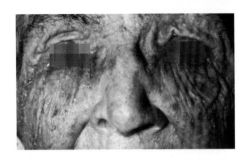

图 2.82　眼药水接触性过敏导致严重的红斑、水肿和瘙痒。所有面部产品接触史及针对患者个人护理产品和标准系列的斑贴试验对识别变应原具有重要意义。

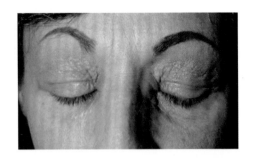

图 2.84　眼睑部皮炎。可有轻微红斑和鳞屑,眼睑部位皮炎是过敏体质个体的常见皮肤问题。

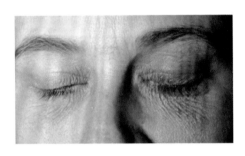

图 2.83　眼睑接触性皮炎。鉴别诊断应包括变应性皮炎、刺激性皮炎和特应性皮炎。变应性接触性眼睑皮炎可由多种原因引起,包括使用眼睑部涂抹产品、空气接触、面部和头发用品冲洗时沾染眼睑或无意中接触由手带到眼睑的变应原。

软膏而非乳膏,因为乳膏中的添加剂可能会引起患者过敏。

- 简化患者的皮肤治疗方案,避免进一步接触变应原。在治疗期间不应使用其他外用产品(除普通凡士林或处方皮质类固醇),为避免发生接触性过敏最好应避免使用氢化可的松,必要时可使用其他替代药品(如地奈德、莫米松、他克莫司)。此外,患者也可能对其他外用类固醇或成分(如曲安奈德)过敏,当

使用此药物后皮疹未见改善或进一步恶化时需考虑此种可能。

- 口服皮质类固醇治疗严重或全身性变应性接触性皮炎时,应逐渐减量,疗程达 3 周,不应反复依赖用药。
- 某些变应原(如染发剂、胶水)可能会穿透橡胶手套,仅凭手套保护可能不足以防止过敏发生。
- 某些变应原(如金属镍、铬酸盐)即使避免直接接触仍可与慢性皮炎的发病有关。
- 患者教育非常重要,应对患者详细说明可能接触的潜在的变应原。
- 通过诊断性斑贴试验明确变应原后,应进一步深入检查变应原接触列表,教育患者避免接触变应原和潜在致敏物质,并提供合适的替代用品,这些对于患者预后有重要意义。

小贴士

- 过敏症状可在多年接触产品或药品后出现和发展,新的接触史或慢性长期接触致敏物也会引起变应性接触性皮炎。
- 患有复发性手部和面部皮炎的患者应

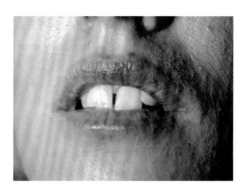

图 2.85 唇部变应性接触性皮炎可表现为红斑、轻度水肿和水疱(如图中病例)。羊毛脂、调味品、香料以及防晒化学品均可能成为潜在的致病原因。

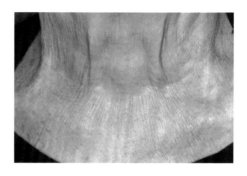

图 2.88 颈部及上胸部亚急性变应性接触性皮炎。图中病例面部亦受到累及。某些常见成分(特别是某些香料、防腐剂、保湿剂和其他护肤产品)可能含有变应原,可导致这种类型的斑片状湿疹样皮炎。

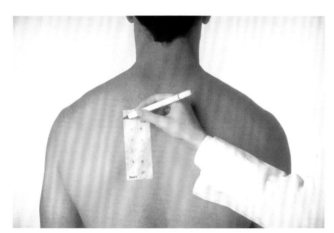

图 2.86 变应性接触性皮炎。斑贴试验在背部皮肤进行并维持 2 天,应在移除斑贴时评估皮肤状况,并在第 4 天或第 7 天再次进行评估,以防错过迟发型过敏反应。

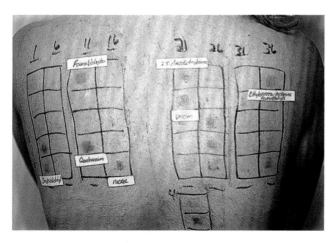

图 2.87 斑贴试验。专家根据患者病史和可疑接触情况选择变应原进行检测,检测方法为在每个标记的小室中放置一种变应原。对于疑似变应性接触性皮炎的患者,通常需要进行包括患者自己的相关产品的多种变应原测试,现有标准系列变应原可能尚且不足。

考虑进行斑贴试验。

- 谨记询问职业和接触史，有无重要刺激性或过敏性因素存在。变应性接触性皮炎高风险职业包括美发行业和牙科医生，而医护人员、清洁工、美甲师、制造业工人、打印店员工、花店员工和技师也存在较大的职业暴露风险。

- 其他因素也可能导致湿疹样皮炎（如特应性皮炎、淤积性皮炎），且接触性过敏可能会加重患者此类原有病症。患者既往出现突出的或控制不佳的湿疹样表现的皮疹时，应考虑进行斑贴试验。

刺激性接触性皮炎

描述

- 刺激性接触性皮炎是一种湿疹样皮炎，通常由反复接触轻度刺激物（如水、肥皂、高温、摩擦）引起。强刺激物（如酸、碱、湿水泥）可通过化学灼伤致急性病变。长期接触轻度刺激物是导致湿疹病情变化的常见原因。

- 炎症的强度通常与刺激物的浓度和接触时间有关。轻度刺激物可引起皮肤干燥、裂隙和红斑；强刺激性化学物质可导致以烧灼感、红斑、水肿为特征的即刻反应，甚至可能引起皮肤溃疡。

- 约80%的接触性皮炎病例涉及刺激性接触性皮炎。

- 刺激性接触性皮炎与变应性接触性皮炎不同，其不需要致敏过程参与，是非特异性反应。

病史

- 具有特应性疾病背景[如花粉热（也称花粉症）、哮喘、湿疹]的患者对皮肤刺激有较高的易感性，且不同个体对刺激物的易感性差异较大，同一个体亦可发生变化。

- 刺激性接触性皮炎是职业性皮肤病最常见的类型，约占80%。

- 职业、家务、儿童保育经历、爱好均为病史采集的关键信息。反复接触潮湿物品及潮湿环境的工作（如食品服务、健康护理、技师、儿童保育、发型设计师）更容易导致刺激性接触性皮炎的发生。

- 常见的刺激包括清洁剂、酸性及碱性化学品、油类、有机溶剂、氧化剂、还原剂及长期反复接触水或潮湿的物品及环境。

- 粗纤维（如颗粒状玻璃纤维、锯末）可引起刺激性接触性皮炎。

- 皮肤暴露可通过直接接触和空气传播途径。

- 玻璃纤维、甲醛、环氧树脂、工业溶剂、戊二醛和锯末均可通过空气传播引起刺激性接触性皮炎。

- 反复摩擦和机械刺激可导致慢性刺激性接触性皮炎。

- 持续接触轻度刺激物可能会引起刺激性湿疹样皮炎，当持续刺激达到一定阈值后，患者接触少量轻度刺激物也可能引起持续性皮炎症状。

- 环境湿度较低时可引起刺激阈值的降低。

- 持续接触潮湿环境或潮湿–干燥交替

的皮肤部位(如手、尿布区域、结肠造口周围皮肤)可能最终发展为湿疹样皮炎。

- 刺激性接触性皮炎用药时,可能因外用药物的增加而使受损部位皮肤渗入更多致敏原,引起继发过敏反应而使得疾病变得复杂。
- 具有特应性疾病背景的个体易患刺激性接触性皮炎,且皮炎症状常常较难控制。

皮肤表现

- 双手皮肤是最常受累的部位,手背部及掌侧皮肤表面均可受累。眼睑是另一个常见发病部位。此外,唇部皮肤易因反复潮湿-干燥交替刺激而产生慢性刺激性皮炎。
- 典型皮损表现为红斑、鳞屑、干燥以及带有疼痛的皲裂或裂隙。水疱可有但并不常见于刺激性接触性皮炎。
- 压痛与烧灼感为刺激性接触性皮炎的常见症状,烧灼感通常比瘙痒的感觉更甚。
- 急性刺激性皮炎可表现为红色斑片状基础上的丘疹或水疱,可伴有渗出和水肿。
- 持续性、慢性刺激性皮炎以苔藓样变、红斑、皲裂或裂隙、抓痕以及鳞屑为特征。
- 以反复鳞屑、皲裂的低度红斑为表现的过度角化可能是由于反复的机械摩擦创伤导致,例如可见于纸张操作人员。
- 裸露皮肤可能会在与外用产品接触时产生烧灼感,导致产品不耐受。

实验室检查

- 可行氢氧化钾检查以排除癣感染。
- 当患者有明确接触史(即变应原暴露史)或经过预防治疗措施干预后病情仍然迁延不愈时,应考虑行斑贴试验以明确变应性接触性皮炎是否存在。斑贴试验通常使用预先设定的变应原贴片进行检测[如薄层快速使用表皮测试(T.R.U.E.测试);http://www.truetest.com],扩展系列变应原的测试可以获得相关的变应原信息,应在最初或当 T.R.U.E.测试阴性而皮疹持续存在时考虑行此检查。
- 皮肤活检不常用于此病的诊断,镜下可表现为海绵状血管扩张、皮肤水肿和淋巴细胞为主的炎性浸润。

鉴别诊断

- 变应性接触性皮炎(相较于刺激性接触性皮炎,水疱和瘙痒更常见于变应性接触性皮炎)。
- 特应性皮炎。
- 癣感染。

治疗

- 早期诊断、治疗和预防措施可以防止慢性刺激性皮炎进展。
- 避免或减少皮肤刺激物的接触对恢复皮肤屏障功能至关重要。
- 应减少洗手次数,避免反复洗手引起皮肤潮湿-干燥交替刺激。
- 潮湿职业环境工作者,可在乙烯基手套内部加双棉手套,以减少洗手频率(手

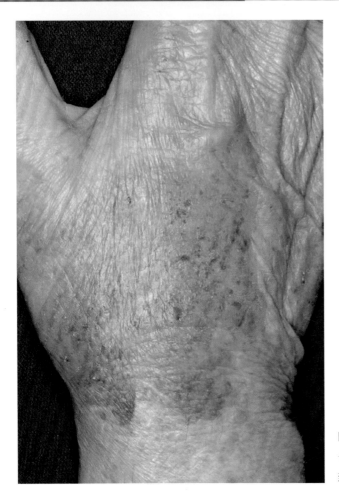

图 2.89　刺激性接触性皮炎。因长期接触肥皂、水以及反复洗手导致的手背部亚急性湿疹样皮炎。

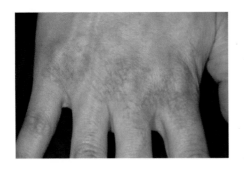

图 2.90　手背部红斑、丘疹和干燥通常是刺激性湿疹样皮炎的早期表现。

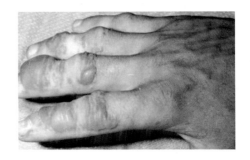

图 2.91　严重的刺激性接触性皮炎常以大疱为特征性皮损。图中病例由含碱液的肥皂引起。

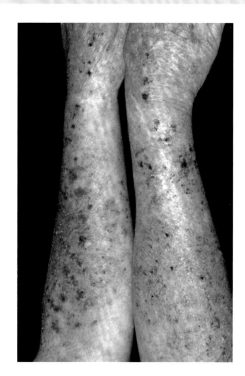

图 2.92 双侧前臂界限不清的斑片状红斑、丘疹和糜烂。这种湿疹样皮炎病因可为特应性、刺激性、接触性或混合性。

套可在 http://www.allerderm.com 在线订购）。

- 条件允许的情况下应尽量避免或减少清洁剂的使用，且更换最温和的清洁剂（如丝塔芙、多芬、CeraVe、Vani-cream）。

- 当接触特定溶剂或化学品时，应佩戴适当的防护手套。

- 当患者从事的职业与刺激性接触性皮炎相关时，请参考材料安全数据表以获取暴露和保护信息。

- 受累部位皮肤应频繁使用作用温和的润肤剂（如凡士林、丝塔芙、Vanicream 或 CeraVe）。

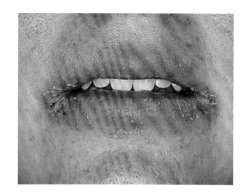

图 2.93 刺激性接触性皮炎。舔唇行为导致唇部干燥、皲裂，湿疹可因反复舔唇行为而进展。

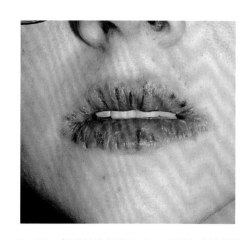

图 2.94 刺激性接触性皮炎。舔唇行为持续数周即可导致严重的唇部皲裂和疼痛性裂隙。持续使用润唇膏可能会强化唇部对保湿剂的依赖，因此不建议长期使用唇部滋润产品。普通凡士林是最合适的唇部保湿用品。

- 手部刺激性皮炎可局部外用中效或强效类固醇软膏，每天 2 次，持续使用数周，有助于减少红斑、瘙痒、肿胀和压痛症状。

- 对于医护人员来说，肥皂水反复洗涤比酒精（乙醇）更易引起皮肤刺激，故手部存在明显脏物或污染时应用抗菌肥皂水清洗,无明显污染时可使用酒精手消维持手部卫生。

小贴士

- 水疱不是刺激性接触性皮炎的典型表现,但当有强烈刺激物接触时也可出现水疱。亚急性和慢性湿疹是刺激性接触性皮炎最特征性的临床表现。
- 避免低水平刺激(如水、肥皂、洗涤剂、反复摩擦接触)的反复接触对于患者恢复至关重要。皮肤屏障的修复需要时间和人为措施干预,即避免刺激,坚持使用温和的润肤剂。
- 临床有时无法区分刺激性接触性皮炎和变应性接触性皮炎,当采取适当护理和保护措施后病情仍然长期持续时,斑贴试验可用于评估是否迟发型超敏反应(Ⅳ型)在疾病中起作用。

指尖湿疹

描述

- 指尖湿疹是湿疹的常见形式,发病部位仅限于指尖。
- 皮损可影响一根或多根手指。
- 瘙痒症状通常不明显。
- 皮损部位压痛、疼痛或烧灼感是指尖部湿疹的常见表现,患者常因疼痛而就诊。

病史

- 指尖湿疹全年均可发生,通常在冬季反复发作。

- 儿童少见,好发于成年人。

病因

- 过敏体质可能是易感因素。
- 该病可由刺激性化学物质或接触摩擦引起,反复接触摩擦纸张被认为是加重病情的因素之一。
- 植物、树脂、橡胶引起的变应性接触性皮炎是该病的少见病因。
- 职业及爱好相关变应原、高温、反复水接触、反复潮湿-干燥交替刺激以及摩擦可能与该病相关。

皮肤表现

- 指尖部湿疹的特征表现为皮肤干燥、鳞屑、皮损部位粉红色和指尖皮肤皲裂。
- 去除表皮后可显露红色娇嫩皮肤。
- 指尖通常非常干燥、光滑、发红、质脆,通常表现为慢性炎症反应。
- 水疱样皮损不常见。
- 病变范围通常不超过远端指间关节。

病程及预后

- 指尖部湿疹可持续数月至数年,可对治疗有很强的抵抗。
- 该病诱发因素通常难以避免。
- 炎症反应可从指尖部开始,但亦可逐渐扩散到手指和手掌。

讨论和鉴别诊断

- 注意排除接触性皮炎和银屑病,应仔细检查银屑病的其他体征和可能受累部位以排除该诊断。
- 特殊人群(如处理郁金香球茎的工人、花店员工、牙医、美甲师、印刷工人，以及职业接触丙烯酸酯型黏合剂、塑料、化学物品者)应考虑接触性皮炎的罕见表现。

- 对人造指甲的过敏反应也应考虑，可疑病例可进行斑贴试验。

- 如果表现为指甲与甲床分离(甲剥离)，应考虑念珠菌感染。

治疗

- 治疗措施包括避免反复干燥–潮湿交替刺激，避免接触刺激性清洁剂或溶剂，避免手部高温和摩擦。

- 该病应作为一种亚急性或慢性湿疹进行管理，避免刺激，应经常对病变皮肤进行润滑护理。

- 应经常使用温和、厚重的润肤剂，如凡士林或优色林。

- 无论能否吸收，均可给予中效的外用类固醇来暂时缓解症状。

- 夜间涂抹厚重的保湿霜并戴棉手套包裹以帮助控制这种高度治疗抵抗性的湿疹。

- 如果其他措施失败，可以每天试着使用 2 次焦油膏(如 MG217)进行治疗。

小贴士

- 氰基丙烯酸酯胶(如 Krazy Glue)通常用于缓解指尖皲裂导致的疼痛。这类化学物质也可导致接触性过敏，但并不常见。

- 反复使用凡士林和戴棉手套对保护手部和受累的皮肤非常有帮助。

- 减少反复洗手的刺激和减少接触其他刺激物是治疗的基础。在潮湿的环境工作及进行清洁工作时，应使用家用

手套以保护双手皮肤。

- 使用扩展系列变应原测试进行斑贴试验时，即使无新致敏物接触史，也应考虑胶水、黏合剂、树脂、人造美甲、化学品或植物的职业暴露(包括花店员工、牙科护理师、牙医)可能与之相关。进行扩展系列试验时应咨询斑贴试验专家。

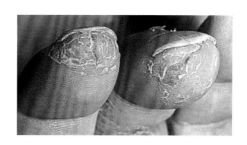

图 2.95　指尖部湿疹。患者常用绷带条保护这些较深的疼痛性裂隙。可涂抹质地厚重的保湿剂并戴棉手套以控制这种高度治疗抵抗性的湿疹。

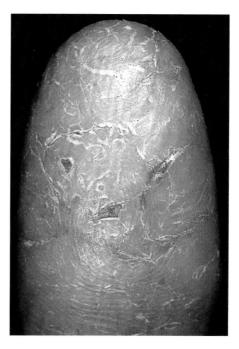

图 2.96　指尖部湿疹可因皮肤皲裂而非常疼痛，其对外用类固醇治疗反应不佳。

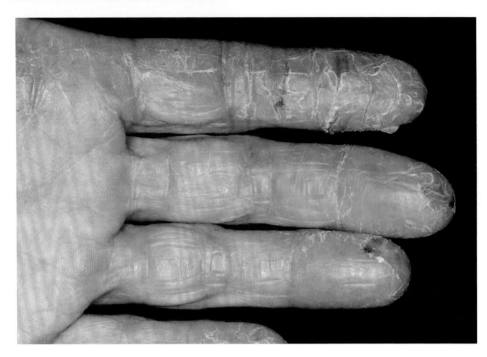

图 2.97 指尖湿疹。主要特征是疼痛而非瘙痒。变应原通常不会引起这种红斑、干燥、疼痛但不伴瘙痒的裂隙，斑贴试验通常为阴性。

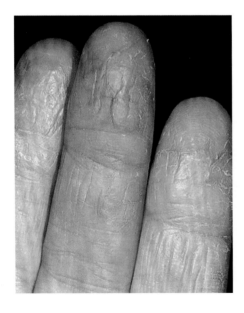

图 2.98 指尖部多干燥、褶皱、柔嫩，该病常冬季发病。避免摩擦和反复使用温和的润肤剂是治疗的基础。

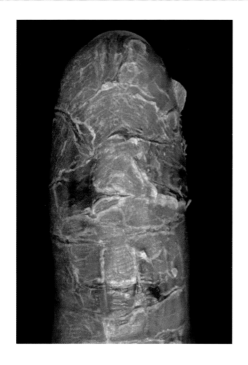

图 2.99 指尖部鳞屑样皮损。患者主诉通常是皮肤触痛而非瘙痒。接触变应原通常不是本病病因。有时反复摩擦(如纸张接触)可能会导致该病。足部皮肤也要检查。

剥脱性角质松解症

描述

- 剥脱性角质松解症是一种常见的慢性、无症状、非炎症性掌跖角质层的对称性剥脱,其病因不明。

病史

- 剥脱性角质松解症在夏季高发。
- 通常伴有掌跖部位多汗。
- 部分患者反复发作,也有患者仅发病一次。

皮肤表现

- 鳞屑从手掌或脚掌上几个部位同时开始形成,其形状通常为 2~3mm 的圆形。该病被认为可能起源于破裂的水疱,但尚未发现水疱样皮损。
- 鳞屑开始剥脱并向周围延伸,可形成大而粗糙的癣样的圆形,其中心区域略微发红,在少数情况下皮肤会变得较为柔嫩。
- 剥脱边界可相互合并。

病程

- 这种情况可在 1~3 周内缓解,但可能再发。

治疗

- 不需要润滑剂之外的其他治疗。

小贴士

- 该病可因皮肤保湿而得到改善,通常随着年龄增长而消退。
- 可行氢氧化钾检查以排除癣感染。

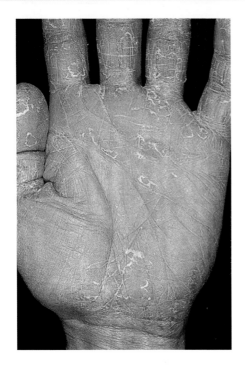

图 2.100 手掌角质层自发剥脱很常见，且无法解释病因。剥脱性角质松解症可表现为季节性和无症状性,使用保湿剂处理即可,且该病随着年龄增长而消退。

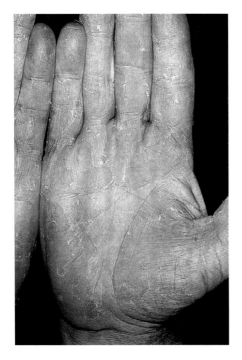

图 2.101 手掌角质层自发剥脱。长期病例可能对治疗无效,易被误诊为癣。

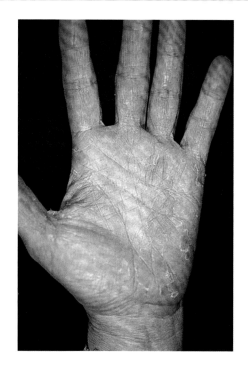

图 2.102　手掌角质层自发剥脱。有些病例持续存在，皮肤变得红润、脆弱。

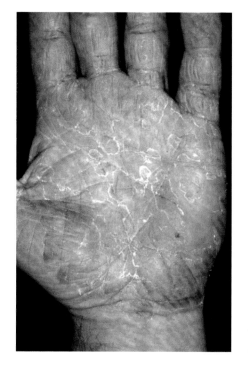

图 2.103　鉴别诊断应包括剥脱性角质松解症，但应进行氢氧化钾检查，以排除可引起手掌这种表面脱屑的癣感染。

钱币状湿疹

描述

- 钱币状湿疹是湿疹的一种类型，以泛发且有剧烈瘙痒、湿疹样炎症的圆形（钱币状）皮损为特征。本病为慢性病程，疗效欠佳。

病史

- 成人多发，男性多于女性。
- 起病缓慢，无明显的急性期，患者多无湿疹病史。
- 初期皮损多局限于下肢，散在分布。随着病程延长，可出现多发性损害，但发病部位无特征性。
- 外用皮质类固醇后，皮损减轻或消退，停药后多在原皮损处复发。

皮肤表现

- 多见于躯干和四肢，为边界清楚的圆形湿疹样斑块。
- 可出现特征性渗出和水疱性损害。
- 继发金黄色葡萄球菌感染后会导致病情加重。
- 蜜黄色痂皮提示有脓疱形成。

实验室检查

- 1/4~1/3 患者斑贴试验阳性。
- 皮损培养可能会有金黄色葡萄球菌感染，抗金黄色葡萄球菌治疗有帮助，但通常不能解决这个问题。

鉴别诊断

- 银屑病（通常为对称性分布，覆有银白色鳞屑）。
- 癣感染（中央消退、边缘覆有鳞屑；氢氧化钾涂片镜检有助于鉴别诊断）。
- 皮肤 T 细胞淋巴瘤（可能会与钱币状湿疹混淆，必要时可行单次或多次皮肤活检）。

病程及预后

- 本病为湿疹中治疗最为困难的类型之一。
- 病程多变，难以预测。总体而言，为慢性复发性病程。
- 皮损形成后，皮损面积一般固定不变，病情反复时易在原皮损处复发。

治疗

- 参见前述亚急性湿疹样皮炎（亚急性湿疹）以及慢性湿疹样皮炎的治疗。

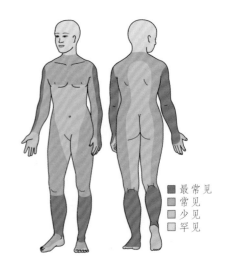

■ 最常见
▨ 常见
▦ 少见
□ 罕见

图 2.104　钱币状湿疹分布示意图。

- 对难治性病例可做斑贴试验，寻找病因。
- 停用不必要的常规外用保湿剂、非处方药、营养保健品、中草药制剂至少3～4 个月。
- 及时发现有无足癣，若有可用抗真菌药物治疗。钱币状湿疹可能是机体对癣感染的一种"自身湿疹化"反应。
- 推荐外用中强效类固醇以及无香料添加的保湿剂（如 CeraVe、Vanicream、艾维诺或凡士林）。
- 外用类固醇制剂，每天 2 次，疗程为3～4 周。建议皮损消退后继续巩固治疗 1 周或更长的时间。
- 用药前洗浴、使用保鲜膜、穿桑拿服（乙烯基运动套装，此类产品可在沃尔玛购得）封包，或联合使用可提高类固

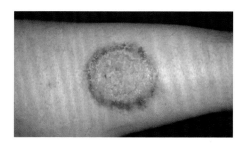

图 2.105　钱币状湿疹表现为圆形、上覆鳞屑的红色斑块。钱币状湿疹多为泛发，呈钱币状外观，病情复发时多局限在原皮损处。

醇疗效。
- 如发生继发感染，建议系统使用抗葡萄球菌抗生素（如双氯西林 250mg，每天4 次；头孢氨苄 250mg，每天 4 次）。
- 瘙痒明显时，可口服抗组胺药。老年患者需谨慎用药。
- 应尽量避免长期系统使用皮质类固醇。
- 建议难治性患者咨询专业皮肤科医师。
- 外用治疗无效时，建议使用光疗。窄谱中波紫外线或广谱中波紫外线均有效。

讨论

- 病因不明，更换肥皂或洗涤用品对病情无影响。
- 病情可迁延数月甚至数年，相比于其他类型的湿疹，这种湿疹具有治疗抵抗性。

小贴士

- 某些外用变应原，如芳香剂或药物（如杆菌肽、新霉素、氢化可的松）可能会引起钱币状湿疹。已受累患者应杜绝使用上述制品。
- 皮损可表现为急性期损害（渗出、结痂），也可出现慢性期表现（红斑、鳞屑）。瘙痒的程度不一，但多难以忍受。
- 对难治性病例，推荐使用日光或中波紫外线光疗。

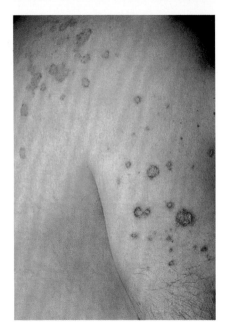

图 2.106　钱币状湿疹的典型外观。分布于躯干、上肢,面积大小不等,为圆形、伴有鳞屑的红色斑块。本病病因不明,与接触性过敏原无关,对治疗抵抗。

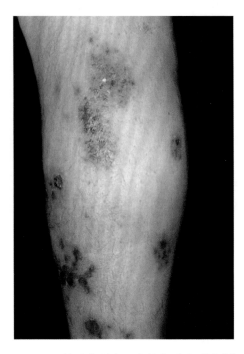

图 2.108　钱币状湿疹。皮损中可见不同时期的损害,包括急性期出现的水疱以及渗出。

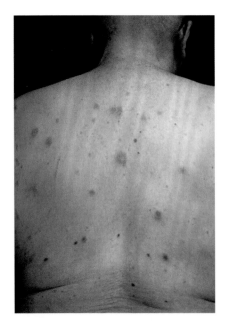

图 2.107　钱币状湿疹。分布于后背上部,呈钱币状、伴有鳞屑的红色斑块。

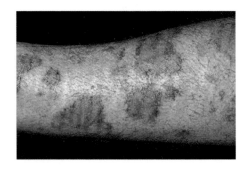

图 2.109　钱币状湿疹需要与银屑病以及癣感染鉴别。后两者的皮损边界清楚,而钱币状湿疹边界不清。

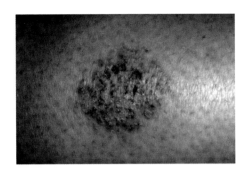

图 2.110 钱币状湿疹。伴有渗出的圆形斑块是其典型皮损。

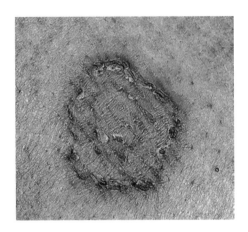

图 2.111 钱币状湿疹。皮损可为急性期(渗出、结痂)或慢性期(红斑、鳞屑),患者的瘙痒程度不一。皮肤 T 细胞淋巴瘤与钱币状湿疹的临床表现类似,因此数月内不能控制的皮损应行皮肤活检,明确诊断。

汗疱疹

描述

- 汗疱疹又被称为多汗症、多汗性湿疹或水疱性内源性湿疹。
- 20%~25%的手部湿疹表现为汗疱疹。
- 本病是一种病因不明、慢性复发性、水疱性湿疹样皮炎。
- 汗疱疹多为急性发病,伴剧烈瘙痒。好发部位为手掌、手指外侧以及足跖部。约 80%的患者仅有手掌受累。

病史

- 患者多有特应性背景[花粉热(也称花粉症)、哮喘、特应性皮炎的个人或家族史],女性多于男性。
- 病情加重或复发前,多有中度或重度瘙痒感。
- 病情进展时多伴有多汗症或原有多汗症病情加重。
- 女性 20 岁左右、男性 45 岁左右为发病高发期。
- 仅有少量个案报道认为药物(如免疫球蛋白)会加重病情。

皮肤表现

- 皮损为直径 1~5mm、深在分布、形态一致、内容物为澄清的小水疱。急性病程,好发于手掌、手指外侧以及足跖部。
- 瘙痒感消退后出现环形脱屑。皮损周围无红斑是本病特征。
- 因病期不同,临床上有时仅见水疱消退后遗留的棕色斑点。急性期后,伴随脱屑,会出现基底有红色裂纹的棕色斑点。
- 指甲可能受累,出现甲营养不良、水平方向的横嵴、慢性甲沟炎。

病程及预后

- 水疱于 1~3 周内缓慢消退。病情可于 1 个月或 1 年内复发数次。

- 皮损可继之以慢性湿疹化的表现,如红斑、鳞屑、苔藓样变。
- 对称分布的水疱可不定期地反复出现。
- 随着病程延长,疾病可能自愈,病因不明。

鉴别诊断

- 掌跖脓疱性鳞屑病(患者主诉疼痛的感觉比瘙痒的感觉强烈)。
- "自身湿疹化"反应(远端部位的真菌感染导致)。
- 癣(氢氧化钾涂片镜检阳性)。
- 急性过敏性接触性皮炎。
- 大疱性类天疱疮(可能为出血性)。
- 皮肤T细胞淋巴瘤(很少出现手部水疱)。

治疗

- 早期可用自来水或 Burow 溶液冷敷,然后外用中强效类固醇制剂(Ⅰ~Ⅲ级)。
- 部分患者可给予口服泼尼松,剂量为 0.5~1mg/(kg·d),1~2 周内逐渐减量至停药。
- 他克莫司软膏(普特彼 0.1%)与中强效皮质类固醇制剂(Ⅱ~Ⅲ级)交替使用 3~4 周,每天 2 次,可缓解病情。
- 不建议慢性或复发性患者依赖皮质类固醇控制病情。
- 口服抗组胺药可缓解瘙痒。
- 慢性、难治性患者可考虑手部外用补骨脂素联合紫外线 A 段疗法。
- 如患者对镍过敏,可尝试应用食物排除疗法(如无镍饮食)以控制汗疱疹,这对于部分难治性病例可能有一定价值。

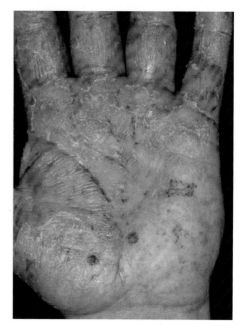

图 2.112　汗疱疹。急性期损害可见水疱,好发部位为手掌、手指外侧。皮损消退时出现环形脱屑,基底为伴有裂纹的红斑。

- 如远端部位经氢氧化钾试验确定有真菌感染,可局部外用抗真菌药物(每天应用益康唑或特比萘芬乳膏,连用 3 周),或根据感染部位,采用合适的剂量,短期口服抗真菌药物(特比萘芬或伊曲康唑)。
- 缓解或消除压力可有效缓解病情,甚至可以治愈部分患者。
- 慢性或严重的汗疱疹患者应咨询皮肤科医生,寻求指导。
- 建议对慢性病例进行活检。
- 如果通过斑贴试验已规避过敏原但并不能改善病情且上述治疗无效,可考虑系统使用免疫抑制剂。例如,小剂量甲氨蝶呤(每周 5~15mg)、霉酚酸酯(1000mg,每天 2 次)、小剂量环孢素[3~4mg/(kg·d)]、硫唑嘌呤(100~150mg/d,控制病情后以 50~100mg/d 维持）、皮内注射肉毒素（100~160IU）。使用上述治疗方案时，应定期监测患者的血液生化指标。

讨论

- 这种复发性、可能致残的皮炎的病因不明，加重病情的因素多样。每例患者都应寻找可能的致病原因，常见的包括特应性体质、职业或偶然接触的化学用品、远端部位的癣感染等。迁延不愈的患者应行活检，明确诊断。
- 系统性接触过敏原可能是本病的原因之一。口服斑贴试验明确的过敏原可以诱发患者手部水疱，如镍、钴、铬。
- 局部接触过敏原也是本病重要的病因。斑贴试验阳性的常见过敏原包括：镍、铬、松香、芳香剂、秘鲁香脂、橡胶相关的巯基苯并噻唑以及秋兰姆合剂、对苯二胺。
- 有少量研究表明吸烟及压力与本病有关。

小贴士

- 多汗症这一诊断名称并不准确，因为小汗腺功能正常，且并未参与本病的发病过程。但临床中发现患者多数伴发多汗症，无论是多汗症还是因戴橡胶手套引起的多汗都会加重病情。
- 职业相关的接触性过敏是本病可能的诱发或加重因素。如建筑行业、服务行业（收银员等）、健康服务业、理发师、冶金行业、化学和纺织工业。
- 应积极寻找可能的真菌感染，尤其仅

手部受累时，应检查患者是否患有足癣。一旦确诊，应积极外用或短期口服抗真菌药物治疗。

- 本病迁延不愈，应加强与患者的沟通，建立良好的治疗关系是至关重要的。同时，评估积极治疗策略的风险与获益也是十分关键的。

结节性痒疹

描述

- 痒疹被认为是一种特发性、丘疹性或结节性慢性单纯性苔藓。
- 结节性痒疹好发于手易接触到的部位，表现为坚实的丘疹或结节，患者常自觉剧烈瘙痒。本病因患者长期反复搔抓、刺激导致。

病史

- 本病发病缓慢，患者多有明确的瘙痒病史。
- 结节性痒疹好发于成人。
- 压力以及其他负面精神心理因素可能会引起发病。
- 糖尿病或有特应性体质的患者易于发病。
- 患者往往会强迫性搔抓患处。

皮肤表现

- 皮损为随机分布的数量不等的暗色、红斑性或伴有色素沉着的结节。好发于四肢伸侧、腰骶部、后颈部、手背等易于接触的部位。

■ 皮疹常由反复摩擦、搔抓引起。

■ 皮损表现为红色或棕色的圆顶形丘疹或结节，质地坚硬，表面光滑，结痂或疣状增生。

■ 反复搔抓的伴有色素减退的瘢痕或炎症后色素沉着斑常提示慢性病程。

实验室检查

■ 仅必要时才考虑进行皮肤活检。组织病理检查可见显著表皮增生和慢性炎症改变。

■ 如患者出现急性泛发性损害，应进行详细检查以寻找诱发瘙痒的病因。如血常规、甲状腺功能、肝功能（包括乳酸脱氢酶、碱性磷酸酶）、肾功能、血清总IgE、乙肝/丙肝筛查、HIV筛查、血清蛋白电泳（SPEP）、胸片。如怀疑淋巴瘤时，应进行 CT 扫描。

鉴别诊断

■ 皮损泛发者应排除近期发生的、严重的、泛发的疾病，如昆虫叮咬、精神科疾病、慢性肾病、谷蛋白敏感性肠病、药物反应、甲状腺功能亢进或甲状腺功能减退、隐匿性肝病（包括丙型肝炎、慢性阻塞性胆道疾病）、HIV 感染、真性红细胞增多症、铁缺乏症、隐匿性恶性肿瘤（包括实体肿瘤转移癌、白血病、淋巴瘤尤其是霍奇金淋巴瘤）以及苔藓样药疹。

■ 与结节性痒疹类似的少见疾病包括：疱疹样皮炎、结节性疥疮、皮肤转移癌、郎格汉斯细胞组织细胞增生症以及非典型淋巴增生性疾病。

病程及预后

■ 结节性痒疹对治疗抵抗，病程可长达数年。

■ 缓解瘙痒、避免搔抓等不良刺激是治疗

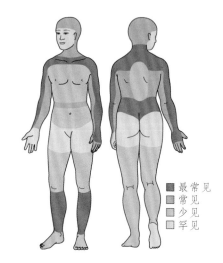

最常见
常见
少见
罕见

图 2.113　结节性痒疹皮损分布图。

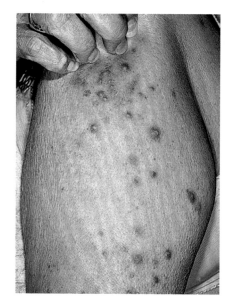

图 2.114　结节性痒疹。四肢伸侧可见肥厚、质硬的结节。反复刺激是导致本病的重要原因。

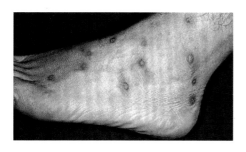

图 2.115 结节性痒疹。皮损直径 0.5~1cm，呈红色或深棕色。本病对治疗抵抗，如不能停止搔抓等刺激，病情会长期反复。

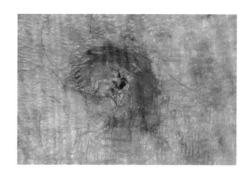

图 2.117 结节性痒疹表现为粉红色坚实结节，表面光滑，中央有抓痕。

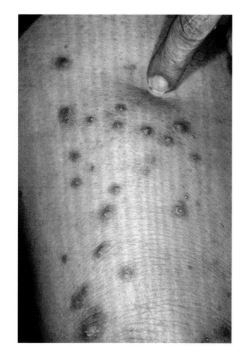

图 2.116 结节性痒疹。可见散在分布的坚实紫红色丘疹，表面覆有少量鳞屑。

本病的关键。

治疗

- 外用中强效皮质类固醇制剂（Ⅱ~Ⅳ级）并用塑料薄膜封包。一方面可以促进药物渗透皮损，另一方面可以避免搔抓。

- 每天外用含皮质类固醇成分的贴剂（Cordran），治疗原理同上。
- 局部皮损可外用超强效类固醇，每天 2次，疗程可达数周。
- 皮损内局部注射类固醇(Kenalog，2.5~5mg/mL)，必要时每 4~6 周重复 1 次。
- 肤色较黑的患者治疗后可能会出现色素减退。
- 含有普莫卡因和氢化可的松成分的软膏(Pramosone 软膏)或 Sarna 洗剂可以减轻瘙痒症状。
- 口服抗组胺药(如羟嗪、多塞平)。
- 重症、皮损泛发者可考虑光疗，如紫外线 B 段、窄谱紫外线 B 段及补骨脂素联合应用紫外线 A 段。
- 冷冻疗法对部分患者有效。
- 口服加巴喷丁(300~600mg，每天 3 次)或普瑞巴林(25mg，每天 3 次)对部分患者有效，但要注意其镇静的副作用。
- 必要时，可对顽固性皮损行手术切除。

讨论

- 患者对于瘙痒的描述差异很大。大多

数患者瘙痒剧烈,少数患者无瘙痒感,但均有反复的搔抓、刺激等不良习惯。

- 压力是导致疾病迁延不愈、反复发作的重要因素,可尝试心理咨询以及生物反馈治疗。

小贴士

- 首先要排除导致瘙痒的其他疾病。应进行全面的皮肤科专科查体以及必要的实验室检查。
- 及时排解压力、焦虑等负面精神情绪因素的影响,对于疾病的控制至关重要。
- 外用替代性软膏对控制病情也有帮助,可尝试应用温和润肤剂,如 A&D 软膏、氧化锌软膏、优色林、凡士林软膏。
- 皮损内注射类固醇、冷冻疗法可快速清除局限性损害。
- 选择性 5-羟色胺再摄取抑制剂可能有效。病情严重的患者还可以考虑使用加巴喷丁、沙利度胺、环孢素。

淤积性皮炎

描述

- 淤积性皮炎是发生于下肢的湿疹样皮炎,常伴有水肿、静脉曲张及色素沉着。
- 淤积性皮炎属慢性病程,常反复发作。

病史

- 发病前多有深部静脉血栓、手术、外伤或溃疡病史。
- 常有静脉曲张家族史或个人史。

- 常主诉久站或久行后有下肢沉重感或疼痛感。
- 工作一天后,下肢出现肿胀。
- 本病表现为慢性皮炎,患者多有瘙痒感。淤积性皮炎可伴发接触性皮炎,后者可因药物或局部治疗诱发。

皮肤表现

- 患肢可见迂曲扩张的静脉,当患者站立时症状更加明显。
- 下肢或静脉性溃疡周围可见亚急性、慢性湿疹性皮炎。
- 皮炎明显,表现为干燥、皲裂性红斑。
- 诱发因素若持续存在,皮疹会泛发("自体湿疹化"反应)。
- 常见水肿、颜色褐变(含铁血黄素沉积)、糜烂和溃疡等表现。
- 常伴有剧烈瘙痒,搔抓会导致继发感染。
- 小腿内侧的溃疡愈合后,常遗留白色、萎缩性星状瘢痕(白色萎缩)。
- 长期充血的下肢可出现淤积性乳头瘤病(象皮肿)和疣状增生,以及导致局部淋巴管功能紊乱的疾病,如慢性静脉功能不全、原发性淋巴水肿(Milroy 疾病)、创伤、复发性丹毒。
- 皮损处,尤其是反复搔抓刺激后常继发金黄色葡萄球菌感染。

实验室检查

- 发生溃疡时,可采用彩色多普勒超声明确是否出现静脉瘀滞。
- 踝-臂指数可用于判断是否患有动脉性疾病。若该比值<0.8,提示有动脉性疾病。

如患者有明确的多发性静脉血栓家族史或个人史,应检查凝血功能(蛋白 C、蛋白 S、活化蛋白 C 抵抗、因子 V Leiden、冷沉淀纤维蛋白原、同型半胱氨酸)。

治疗

急性渗出期皮损可用冷水湿敷,每次 10~20 分钟,每天 2 次。

外用 Ⅱ~Ⅴ 级类固醇 2~3 周,每天 2 次(急性期使用乳膏,慢性期使用软膏)。

有感染迹象时,使用外用硝酸铝敷料并按疗程口服抗生素(如双氯西林、头孢氨苄)。

如皮损泛发("自体湿疹化"反应),可口服类固醇,控制病情后于 3 周内缓慢减量至停药。

口服抗组胺药(如羟嗪)每 4~6 小时应用 10~25mg 缓解瘙痒,注意其副作用。

温和的润肤剂能缓解皮肤干燥。凡士林样制剂,如普通的矿脂、CeraVe、艾维诺、丝塔芙霜剂或 Vanicream,效果优

于乳液。不建议使用含有芳香剂或防腐添加成分的保湿霜,可能导致接触性皮炎,从而加重病情。简单外用不含芳香剂的产品即可。

建议使用弹力袜(如 Venosan 弹力袜、Sigvaris 弹力袜、Jobst 弹力袜或 Ace 绷带)(踝部压强 20~30mmHg)缓解症状。

遵医嘱或者自行地在白天使用绷带或弹力袜(踝部压强 30~40mmHg)。

静脉瘀滞是发生接触性过敏的危险因素,接触性过敏会导致皮疹症状反复、持续存在。

鉴别诊断

接触性皮炎(尤其是含有新霉素、杆菌肽、香料、防腐剂的保湿剂,氢化可的松或其他外用皮质类固醇会导致接触性皮炎;淤积性皮炎常伴有过敏性接触性皮炎)。

蜂窝织炎(突然疼痛及肿胀是其诊断线索)。

体癣(氢氧化钾涂片镜检可资鉴别。甲癣、足底出现红斑鳞屑时提示可能伴发真菌感染)。

小贴士

仔细询问病史可能会发现患者为控制病情,往往会使用含有刺激性或过敏性致敏原的制剂。

简化局部治疗。

抬高患肢,使用合适的弹力袜是主要治疗措施。

外用类固醇可有效控制炎症或皮炎复合物。

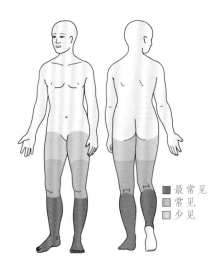

最常见
常见
少见

图 2.118 淤积性皮炎分布示意图。

- 患者多对外用类固醇有恐惧心理。应鼓励患者适当使用外用类固醇软膏。对于急性湿疹性淤积性皮炎患者,应该每次使用足量的药膏,并反复按摩使皮肤充分吸收,坚持 2~3 周。

- 如患者不适宜使用紧身裤或弹力袜,可每天晨起后用适当力度将纱布或绷带缠绕患处,睡前去除,以此缓解水肿。

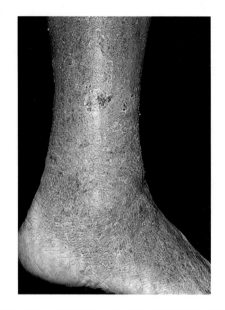

图 2.121 下肢以及足部出现红斑及鳞屑。外用 Ⅲ 级类固醇软膏 2 周后,皮损消退。

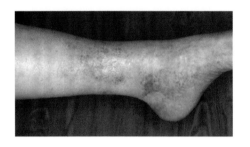

图 2.119 下肢内侧有红斑丘疹,足踝处有网状扩张的浅表静脉曲张。若怀疑是淤积性皮炎,应检查足踝内侧及踝关节静脉是否存在静脉曲张。

图 2.122 淤积性皮炎伴溃疡。由于反复发生的淤积,内踝处最易发生溃疡。图示萎缩性瘢痕以及炎症后色素沉着。

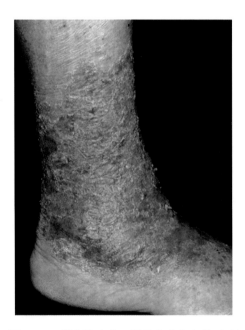

图 2.120 淤积性皮炎。图示为重症患者,出现明显的水肿、红斑、鳞屑、结痂。

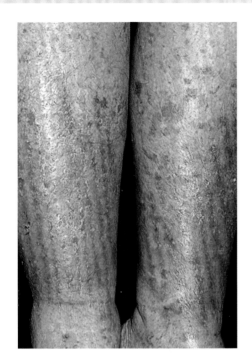

图 2.123 淤积性皮炎。图示红斑、水肿,患者自觉瘙痒。由于淤积性皮炎易伴发接触性皮炎,因此应谨慎选择外用药或保湿剂,尽量保证不含致敏物质。

下肢静脉溃疡

描述

- 下肢静脉溃疡好发于内踝区,慢性病程,难以愈合。多伴有慢性静脉功能不全。

病史

- 下肢静脉溃疡好发于中老年患者。
- 20%的患者在 40 岁左右时发生溃疡,13%的患者在 30 岁左右时发生溃疡。
- 女性多于男性。
- 溃疡多突然发生,常于轻微外伤后出现。
- 下肢外伤史、静脉炎、肥胖、下肢深静脉血栓形成是本病重要诱发因素。
- 剧烈疼痛常提示有其他病变,如感染、动脉性疾病。
- 愈合过程缓慢,即使是正规治疗,也需要数周到数月时间。
- 下肢静脉溃疡是一种慢性复发性疾病,部分患者甚至会终身不愈。

皮肤表现

- 溃疡好发于内踝处。溃疡表面平坦,边界清晰,或边缘略倾斜,表面多覆盖一层肉芽组织。
- 常出现凹陷性水肿。夜间抬高患肢,可减轻水肿的程度。
- 慢性水肿、创伤、感染、炎症导致皮下组织纤维化,形成非凹陷性、坚实皮损。
- 最终,皮下组织将所有缺失,下肢变细。
- 患者常诉下肢肿胀、疼痛。疼痛感在久站后加重,晨起时缓解。
- 溃疡处可无自觉症状或仅有轻度疼痛感;通常不会引起剧烈疼痛。
- 病变进一步发展,可能导致患者小腿萎缩、大腿肿胀,外观如同"倒置的水瓶样腿"。
- 常有明显的静脉曲张。
- 患者可出现继发性湿疹样皮炎(淤积性皮炎)。
- 下肢可出现色素沉着(继发于慢性炎症后或毛细血管渗漏)以及含铁血黄素沉积。
- 溃疡可以维持很小,但有时会在没有明显创伤的情况下迅速扩展。
- 祛除表面的痂皮以及破碎组织,可见覆盖肉芽组织的湿润基底。

- 溃疡愈合后遗留象牙白色萎缩硬化的瘢痕(白色萎缩)。

实验室检查

- 彩色多普勒超声检查可以明确是否存在静脉回流;踝-臂指数可用于判断是否伴发动脉周围血管疾病(关于该比值参见淤积性皮炎部分内容)。
- 溃疡病程超过 3 个月,应行活检排除肿瘤(基底细胞癌或鳞状细胞癌),并行组织培养。
- 组织培养的结果多为阴性,大部分静脉溃疡不伴有感染。
- 如怀疑感染,应及时行活检,并进行细菌的培养鉴定。

鉴别诊断

- 大部分静脉溃疡是由于静脉疾病诱发的,需要鉴别的疾病包括:
  - 动脉性溃疡;
  - 神经病变性溃疡(继发于糖尿病);
  - 感染性溃疡;
  - 肿瘤性溃疡;
  - 代谢性溃疡;
  - 坏疽性脓皮病;
  - 抗磷脂综合征或其他凝血障碍性疾病;
  - 其他凝血异常性疾病。

治疗

控制慢性静脉功能不全

- 适当的下肢加压可以逆转或缓解疾病进程。

- 抬高下肢,使其位置高于心脏。每次 30 分钟,每天 3~4 次。夜间休息时,应维持该体位。
- 可通过 Ace 绷带、弹力袜(30~40mmHg)或外部气动压缩装置来加压。
- 多层加压绷带疗效强于单层绷带。
- Unna 靴(浸有氧化锌油的绷带)有助于溃疡愈合,每周定期使用和更换,直至溃疡愈合。
- 常规全身使用抗生素并不能加快溃疡的愈合过程。
- 伴有淤积性皮炎时,可外用Ⅲ~Ⅴ级类固醇 7~14 天。
- 瓶装强效保湿霜 (如丝塔芙、CeraVe、

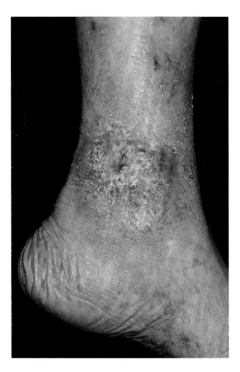

图 2.124　复发性淤积性皮炎。病情常有周期性加重。图示患者罹患淤积性皮炎多年,可见溃疡愈后遗留的白色萎缩。

矿脂、Vanicream、艾维诺）能保护皮肤并有助于皮炎恢复。因皮损过于干燥故不推荐使用洗剂。

■ 新霉素、含有外用抗生素杆菌肽易致敏，应避免使用。其他常见的接触过敏原包括润肤液里的防腐剂、氢化可的松、杆菌肽，应尽量避免使用。

溃疡治疗

■ 清除溃疡表面的痂皮及渗出物。

■ 蛋白水解酶对清除痂皮及渗出的作用较弱。

■ 封闭膜可以通过抑制痂皮形成、促进表皮生长加速溃疡愈合。

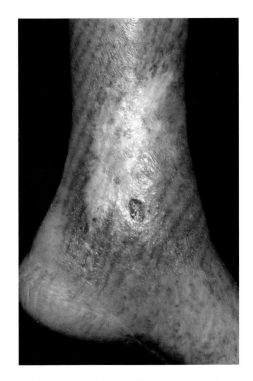

图 2.125　复发性炎症导致溃疡形成，内踝区可见白色萎缩性瘢痕。患者出现静脉瘀滞、淤积性皮炎和慢性下肢水肿时可穿着合适的弹力袜控制病情进展。

■ 甲硝唑凝胶可以减轻溃疡散发的不适气味，也可选择每天外用 1~2 次磺胺嘧啶银乳膏。

■ 目前临床有较多合成敷料可供选择使用。

■ 未感染的轻至中度溃疡可外用亲水性敷料（如 DuoDerm GF），使用方便且疗效满意。

■ 轻中度渗出性溃疡可选择美皮康（Mepilex）。

■ 如溃疡愈合缓慢，应及时更换外用敷料。

■ 渗出性或伴有分泌物的溃疡可选择含有藻酸钙成分的可吸收敷料。

■ 连续湿盐水敷料可清除深在性溃疡的痂皮，促进肉芽组织增生。

■ 预防并及时纠正营养不良，如低蛋白血症。

■ 推荐补充维生素以及微量元素，如维生素 C（1~2g/d）、硫酸锌（220mg，每天 3 次）、维生素 E（200mg，每天 2 次）。

■ 难治性溃疡可考虑植皮。水肿消退，肉芽组织无渗出时，植皮成功率较高。

■ 难治性溃疡可考虑使用组织工程皮肤替代物（如 Apligraft、Dermagraft）。

■ 摘除隐静脉并不能促进溃疡愈合，但可减少疾病复发。

转诊

■ 当溃疡面积较大、病史较长或经 1~3 个月治疗后无改善者，应及时转诊到整形科、皮肤科或创伤护理中心。

小贴士

■ 应尽可能使患者了解患处加压的原理

及益处，并督促患者在治疗过程中每天应用弹力袜。虽然起初应用弹力袜(Jobst弹力袜、Sigvaris弹力袜，踝部压力为25~35mmHg)十分困难，但反复应用后可极大缓解患者不适，患者也会逐渐接受弹力袜的应用。弹力袜的应用可大大加快愈合速度并减少皮炎的复发。

- Unna靴是临床上使用较为便利的措施，可以缓解疼痛、肿胀，促进溃疡愈合。

- 抬高患肢对于疾病的治疗至关重要。全天长时间站立的患者可能难以治愈溃疡，只有休息一段时间才有利于溃疡的愈合。

- 静脉性溃疡可严重影响患者的工作效率和生活质量。

- 常见的继发性感染菌包括金黄色葡萄球菌、铜绿假单胞菌和β-溶血性链球菌。

特应性皮炎

描述

- 特应性皮炎是一种以剧烈瘙痒为主要症状、湿疹样皮损为主要体征的复发性疾病。皮损多见于曲侧，对称分布。部分患者有家族聚集倾向。

- 特应性皮炎一般自婴幼儿期发病，病情的加重与缓解有一定的周期性。皮损的分布特点与患者年龄相关。

主要诊断标准(至少符合4项)

- 瘙痒。

- 幼年发病。

- 典型的皮损形态以及分布部位。

- 成人曲侧苔藓样变或线状损害；婴儿期主要累及面部以及伸侧。

- 慢性或慢性复发性病程。

- 个人或家族特应性病变史(哮喘、过敏性鼻炎结膜炎、特应性皮炎)。

次要诊断标准

- 干皮病。

- 鱼鳞病。

- 手掌纹理增加。

- 毛周角化症。

- 速发型Ⅰ型变态反应。

- 手、足皮炎。

- 唇炎。

- 乳头湿疹。

- 易于发生皮肤感染。

- 毛囊周围炎。

病史

- 发病率为0.7%~2.4%，且呈上升趋势；儿童中多见。

- 约70%的患者有家族特应性病史，如哮喘、花粉热(也称花粉症)、湿疹样皮炎。

- 诱发因素包括：接触刺激物或过敏原、出汗、环境温度过高、粗纤维(如羊毛)、衣着过紧、环境冷而干燥、精神压力。

- 尘螨和食物过敏原在婴儿期患者中的作用尚存有争议。

- 大部分儿童患者在进入青春期后病情缓解。大多数儿童患者长大后可痊愈，但仍有少数患者发展为慢性复发性皮炎，特别是眼睑、手部以及耳后部位容易受累。

- 本病发病机制包括：T淋巴细胞被异

常活化、郎格汉斯细胞被过度刺激、细胞免疫缺陷、B 淋巴细胞过度分泌免疫球蛋白、皮肤屏障功能受损以及神经酰胺(一种表皮脂质)缺乏。

皮肤表现

- 急性发病,表现为红斑和剧烈瘙痒。
- 典型损害为自觉瘙痒的红色丘疹、红斑以及鳞屑。
- 急性期可出现渗出、水疱;亚急性期表现为鳞屑、结痂;慢性期为伴有剧烈瘙痒的暗红色苔藓样变。
- 皮损分布的部位因年龄而不同。

婴幼儿期(2 月龄至 2 岁)

- 皮损多见于面颊部、口周以及头皮。
- 多累及肘部以及足远端伸侧。
- 皮损多伴有渗出。

儿童期(2~12 岁)

- 典型皮损多见于曲侧(如肘窝、腘窝、手腕、颈部以及足踝)。
- 慢性病程以及反复搔抓常导致明显的苔藓样变。

成人期(12 岁至成人)

- 曲侧受累多见。
- 部分患者仅表现为手部湿疹。
- 唇炎及上眼睑皮炎多见。
- 皮损可弥漫或片状分布。
- 其他相关临床表现还包括皮肤干燥、寻常型鱼鳞病以及毛周角化症。

并发症

- 皮损部位常有金黄色葡萄球菌定植,继发感染会导致病情恶化或迁延不愈。

- 也可伴发病毒感染(如单纯疱疹、传染性软疣、皮肤真菌感染)。
- 炎症消退后常遗留色素沉着斑或色素减退斑。
- 中-重度特应性皮炎患儿常有精神或行为问题。

非皮肤表现

- 患者常有个人或家族特应性病史,如哮喘、花粉热(也称花粉症)或季节性鼻炎。

实验室检查

- 目前不推荐常规进行实验室检查。
- 如皮损有渗液、结痂,怀疑有细菌感染时,建议行细菌培养以及药敏实验。
- 80%~90%的患者血清 IgE 水平升高(>200IU/mL)。
- 嗜酸性粒细胞水平与病情严重程度呈正相关。
- 反复发作或迁延不愈的患者,可常规进行过敏原检测、食物不耐受检测,以及可进行环境或饮食操作。
- 如果皮炎类型发生改变,或者已变为难治性皮炎,建议行斑贴试验。
- 特应性皮炎严重的儿童患者有可能伴有食物不耐受,在医生的指导下寻找并避免食物过敏原有助于病情的缓解。成人特应性皮炎患者中极少出现食物不耐受。

鉴别诊断

- 接触性皮炎(刺激型或过敏型)。
- 钱币状湿疹、脂溢性皮炎。

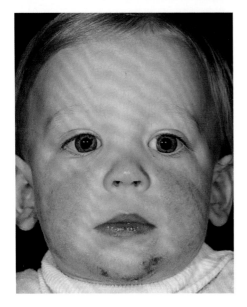

图 2.126　婴幼儿期典型皮损外观,发生于面颊的鳞屑性红斑,口周以及鼻旁区未受累。

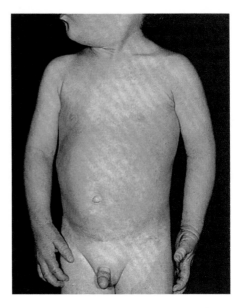

图 2.127　婴幼儿期弥漫性特应性皮炎,尿布区未受累,局部湿润,避免了搔抓。

- 疥疮(新发的湿疹样病变时要考虑)。
- 皮肤 T 细胞淋巴瘤(成人难治性病例中要考虑)。
- 癣感染(刮取鳞屑行氢氧化钾涂片镜检有助于鉴别诊断)。
- 其他少见疾病:遗传性皮肤病、代谢性疾病(如锌缺乏症)、免疫缺陷性疾病(如 Wiskott-Aldrich 综合征、高 IgE 综合征、重症联合免疫缺陷、Netherton 综合征)。

治疗

- 修复并保护皮肤屏障功能。
- 提倡使用性质温和的润肤剂,如凡士林润肤霜。无香精及其他易导致过敏添加成分、厚重、多脂的保湿霜(如凡士林、Apuaphor、艾维诺、丝塔芙和 Vanicream)比普通保湿霜或乳液更适

宜于特应性皮炎患者。含有神经酰胺脂质(Cerave)的新型保湿霜更有利于病情恢复。

- 积极控制或消除炎症以及感染。
- 根据患者的年龄以及受累部位,选择合适强度的外用类固醇制剂。使用频次为每天 2 次,疗程 10~21 天。
- 外用免疫调节剂:2~15 岁患儿可选用 0.03%他克莫司(普特彼)软膏,成人可使用 0.03%或 0.1%他克莫司软膏,或者 1%吡美莫司(爱宁达)乳膏。使用频次为每天 2 次,可短期连续使用或长期间断使用。上述制剂均可避免因长期外用类固醇诱发的不良反应,尤其推荐应用于面部、眼睑处皮炎或局限性皮损。
- 若继发感染,可口服抗生素,如双氯西林或头孢氨苄(Keflex)。如感染区域局

限,可外用莫匹罗星(Bactroban)软膏,每天 2 次,疗程 5 天。

- 急性或泛发性皮损可用 Burow 溶液湿敷,每次 20 分钟,每天 2~3 次。继之以外用类固醇制剂。

- 如皮损突然出现溃疡并伴有疼痛感,应考虑继发单纯疱疹病毒感染伴特应性湿疹(疱疹性湿疹)。

- 每周 2~3 次稀释的消毒剂浴有助于减少细菌定殖。在一满桶水中加入 1/2 杯常规浓度的消毒剂(6%)或者在 1/2 桶水中加入 1/4 杯消毒剂。对于婴儿和幼童,在洗澡时每加仑(1 加仑=3.785L)水中加入 1 小勺消毒剂即可。洗浴时间为 5~10 分钟,拍干后即刻使用保湿剂。

- 消除其他可能加重病情的因素。

- 避免过度出汗,因汗液会刺激皮肤,加重病情。

- 推荐患者穿着纯棉质地的柔软衣物,不建议穿羊毛或其他粗纤维材质的衣物。

- 凉爽、通风的环境有益于患者病情恢复。

- 减轻压力对患者病情恢复有一定帮助。

- 控制瘙痒。

- 推荐口服具有镇静作用的抗组胺药,如苯海拉明(Benadryl)、羟嗪(Atarax)、多塞平。以夜间服用为佳,有助于患者入眠。

- 建议病情严重、迁延不愈的患者咨询专科医生,制订合理的治疗方案。

重症特应性皮炎

- 短期口服皮质类固醇可以阻断炎症过程。

- 每天 2 次外用他克莫司(普特彼)软膏或吡美莫司(爱宁达)乳膏,可以有效控制病情进展。但两者起效较类固醇缓慢,适用于局限的皮损。

- 可考虑住院治疗。脱离可疑致敏环境、缓解心理压力都有助于病情恢复。每天湿敷 2 次,继之外用中效类固醇。

- 可以外用中效类固醇封包治疗,每天 2 小时,疗程 1~2 周。

- 可选用光疗,包括窄谱紫外线 B 段、补骨脂素和紫外线 A 段。

- 严重的难治性特应性湿疹可选用免疫

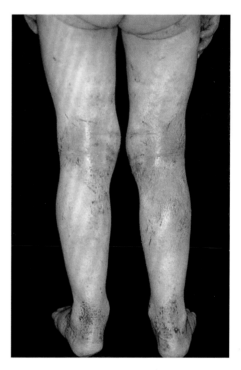

图 2.128 特应性皮炎患者屈侧受累。腘窝、肘窝为好发部位,皮损常表现为苔藓样变,伴瘙痒。

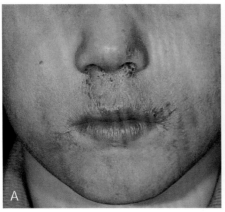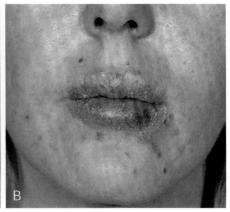

图 2.129 儿童以及成人特应性皮炎患者中,唇部和口周都是好发部位。

调节剂:口服环孢素、硫唑嘌呤、低剂量甲氨蝶呤以及干扰素 γ 等。

- 免疫治疗:Dupilumab 已在美国批准上市,用于重症特应性皮炎,该单克隆抗体可同时阻断 IL-4 和 IL-13 信号通路。首次皮下注射剂量为 600mg,其后为每两周 300mg,可能的副作用包括注射部位反应和结膜炎(10%)。

小贴士

- 避免环境中可能加重病情的因素。
- 通过继续教育、随访、良好的医患沟通等方法提高患者的依从性。
- 给患者提供的治疗或预防措施应具体且易于实施。

- 应告知患者特应性皮炎不能根除,但在适宜的日常护理以及治疗下,病情可以得到有效控制。当病情严重或反复发作时,应及时寻求专业医生的指导。

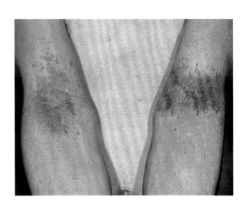

图 2.130 特应性皮炎。肘窝部丘疹融合形成斑块是特应性皮炎的典型外观。

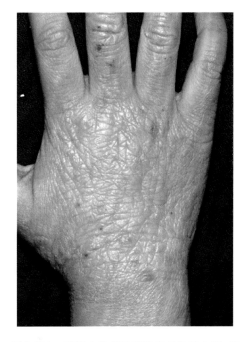

图 2.131 手部皮炎是特应性皮炎常见皮损。患者应避免接触刺激物以及潮湿环境。

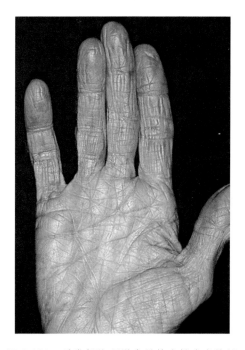

图 2.133 手掌部纹理增多是特应性皮炎特征性损害。

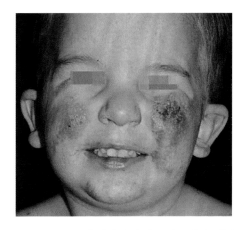

图 2.132 婴儿期特应性皮炎患者面颊部易出现红斑、鳞屑。伴有痂皮多提示有葡萄球菌感染。

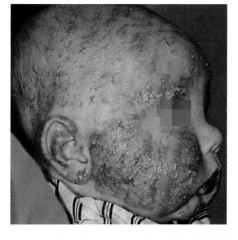

图 2.134 特应性皮炎。患儿母亲拒绝外用类固醇,加之过度清洗和搔抓导致病情加重。经口服抗生素联合外用Ⅵ级类固醇软膏后,湿疹基本消退。后续应用吡美莫司(爱宁达)乳膏以防止病情反复。

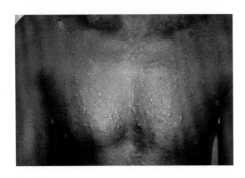

图 2.135　重症特应性皮炎。皮损弥漫分布，瘙痒难以忍受。

常染色体显性遗传寻常型鱼鳞病

描述

- 常染色体显性遗传寻常型鱼鳞病是一种角化异常性皮肤病。临床上以干燥、如龟裂路面样矩形鳞屑为特征，皮损好发于四肢伸侧。
- 约 50% 的患者具有特应性遗传背景。

病史

- 初始发病年龄为儿童早期至中期。
- 病情可随着年龄增长逐渐缓解，部分患者可能终身不愈。
- 冬季（尤其当湿度下降时），患者常自觉瘙痒，鳞屑更加明显。
- 寻常型鱼鳞病为常染色体显性遗传，发病率为 1/300。
- 临床上需要与 X 连锁鱼鳞病鉴别。

皮肤表现

- 皮损通常为轻度。
- 四肢伸侧可见干燥、细碎的矩形鳞屑。

- 下肢，尤其是胫前，皮损最为明显。
- 受累皮肤呈鱼鳞样或龟裂的路面样外观。
- 四肢曲侧不受累是本病的特征之一。
- 本病通常无症状，但冬季时可能出现瘙痒感或疼痛感。
- 手掌纹理增加。
- 可伴发毛周角化症。
- 鳞屑极少累及体表全部皮肤。
- 鱼鳞样鳞屑的产生并非源自过度增生，而是因为鳞屑的滞留。
- 本病的发病机制与中间丝相关蛋白以及丝聚合蛋白原的合成缺陷有关。

实验室检查

- 本病一般无须特殊检查，除非怀疑有 X 连锁鱼鳞病的可能。
- 皮肤活检不作为常规检查，镜下可见颗粒层变薄或消失。

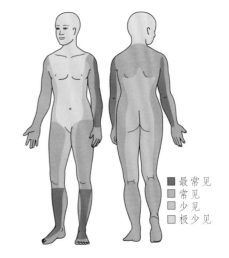

■ 最常见
■ 常见
■ 少见
□ 极少见

图 2.136　常染色体显性遗传寻常型鱼鳞病分布示意图。

鉴别诊断

- 干皮病。
- 获得性鱼鳞病(发病较晚,急性病程,皮损泛发。其为下列全身性疾病的皮肤表现,如免疫缺陷病毒感染、结节病、恶性肿瘤、药疹、代谢性疾病、自身免疫性疾病、骨髓移植后的移植物抗宿主反应)。
- X 连锁鱼鳞病(男性患者类固醇硫酸酯酶功能缺陷;临床可见大块污浊棕色鳞屑;曲侧可以受累;对成纤维细胞、角化细胞和淋巴细胞行荧光原位杂交试验,可有效检出 X 连锁鱼鳞病)。哺乳动物类固醇硫酸酯酶功能缺陷还可以导致逾期分娩。

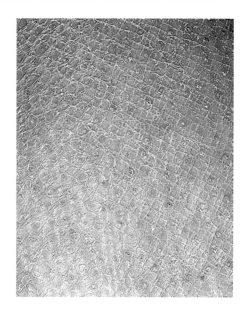

图 2.137　常染色体显性遗传寻常型鱼鳞病。四肢伸侧可见白色、半透明、四边形鳞屑。本型多有特应性体质。

治疗

- 大部分寻常型鱼鳞病患者的病情会随着年龄增长而逐渐减轻,部分患者甚至可以完全消退。
- 保湿、保暖有利于病情的恢复。
- 规律使用保湿霜或乳液可以减轻患者瘙痒感,改善皮肤外观。
- 建议患者沐浴后即刻使用保湿霜。
- 含有乳酸、胆固醇或果酸成分的保湿产品可有效减轻重度干燥以及鳞屑。注意:乳酸产品可能会导致患者刺痛感。
- 推荐每天使用含 12% 乳酸胺成分(Amlactin)的乳液或霜剂。

小贴士

- 鉴别 X 连锁鱼鳞病的线索包括:隐睾症、逾期分娩。约 50% 的男性患者及女性携带者发生逗号样角膜混浊。

图 2.138　常染色体显性遗传寻常型鱼鳞病是一种角化异常性皮肤病,临床以干燥、矩形鳞屑为特征。图示为典型的鱼鳞病以及乏脂性湿疹。

毛周角化症

描述

- 毛周角化症好发于前臂后外侧,也可泛发,包括臀部、大腿前侧以及外侧。皮损为粗糙不平、单一形态的小丘疹,表面有鳞屑。
- 病理改变包括毛囊角栓、毛囊周围炎。

病史

- 毛周角化症在青少年中常见,青春期发病率最高。
- 特应性皮炎患者多伴发毛周角化症。
- 本病通常无明显症状,部分患者会自觉不同程度的瘙痒。
- 患者常因不美观就诊。
- 成人播散型少见,皮损终身不愈。

皮肤表现

- 典型皮损为针尖大小的毛囊性丘疹,偶发脓疱,常数年内持续存在。
- 角化性丘疹边缘可见红晕。
- 皮损处粗糙不平,呈砂纸样。
- 好发部位为前臂后外侧、大腿前侧以及外侧。皮损偶可泛发至躯干、上臂伸侧以及下肢。

实验室检查

- 本病无须进行实验室检查。

鉴别诊断

- 痤疮(面部皮损需要与痤疮鉴别。鉴别要点:皮肤干燥、粗糙,小丘疹形态均匀一致)。

治疗

- 本病通常无明显自觉症状,患者多因不美观就诊。
- 本病在患者成年后可自行减轻或消退。
- 搔抓、穿着紧身衣,或者反复冲洗或擦洗会加重病情。
- 维 A 酸药物可以暂时减轻皮损,但患者大多不能耐受其刺激性。
- 每天 2 次外用 12% 乳酸的霜剂或乳液,可以减轻病情。
- 短期外用弱效类固醇可缓解患者的症状,但不推荐长期使用。
- 准确诊断毛周角化症可以避免不恰当的治疗方案。

小贴士

- 毛周角化症多见于儿童面部,易与痤

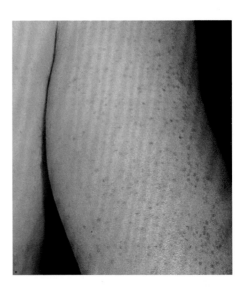

图 2.139　前臂外侧为皮损好发部位,图示为红色粗糙的肉豆蔻状毛囊性丘疹。患者多因不美观就诊。

疮混淆。

- 本病通常无症状,当皮损发生于前臂伸侧、大腿等暴露部位时,患者有治疗的需求。

- 冬季时病情往往加重,建议每天外用保湿产品改善外观并减轻毛周角化症的炎症反应。

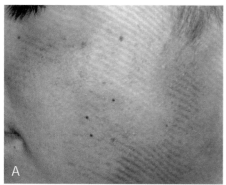

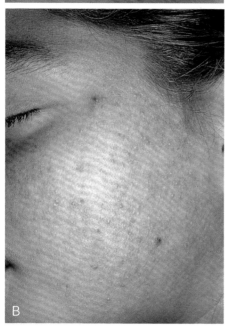

图 2.140　毛周角化症可发生于儿童及成人的面部,多位于颊部外侧,同时伴有不同程度的红斑。

白色糠疹

描述

- 好发于颊部外侧,临床表现为边界不清的轻度隆起性色素减退性斑片,上覆细碎鳞屑。患者通常无症状。

- 白色糠疹好发于颊部外侧、上臂外侧以及大腿。青少年多见,进入成人期后逐渐消退。

病史

- 本病通常无症状。

- 儿童以及青年人多见。

- 无前期红斑、创伤或炎症性疾病病史。

- 患者大多有特应性体质。

- 色素减退明显,尤其在肤色较深的人群中更加显著。

皮肤表现

- 圆形或椭圆形白色斑片,直径大小不一,一般为 2~4cm。

- 近观可见表面有细碎鳞屑。

- 皮损好发于颊部外侧、前臂外侧以及大腿。

- 本病在夏季、肤色较深的人群中更加明显。

实验室检查

- 皮损处鳞屑真菌氢氧化钾涂片镜检呈阴性。

鉴别诊断

- 湿疹样皮炎。
- 花斑糠疹(较少见于面部)。
- 白癜风(边界清楚,皮损更加泛发、对称,多见于关节附近)。
- 化学性白斑病。
- 色素减退性皮肤 T 细胞淋巴瘤(少见,好发于躯干)。

治疗

- 本病为自愈性疾病,良性病程,一般无须治疗。每天使用润肤剂可加速皮损消退。
- 应告知患者,色素减退为暂时现象。
- 色素减退会随着时间消退。
- 患者治疗需求迫切时,可短期(疗程数周)外用 1%氢化可的松乳膏或软膏。

小贴士

- 特应性皮炎患儿面部好发圆形色素减退斑片。
- 冬季时病情加重,鳞屑增多,可伴有炎症反应。
- 应常规使用润肤剂。
- 短期外用数天 Ⅵ~Ⅶ 级类固醇制剂可控制轻微炎症。

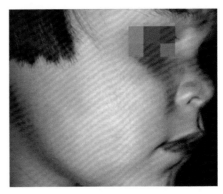

图 2.141 白色糠疹好发于儿童面颊部。多因家长担心不美观就诊。应告知患儿家长,色素减退斑会随着时间消退。

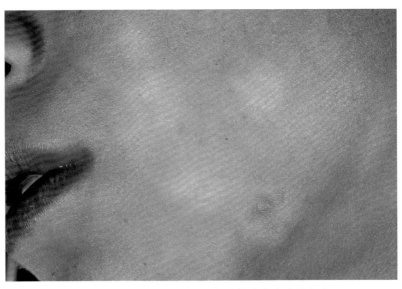

图 2.142 白色糠疹患者面颊部多伴有色素减退斑片。

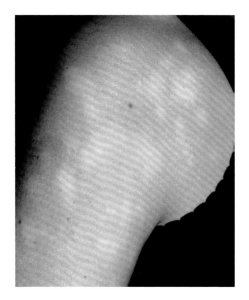

图 2.143 白色糠疹患者上肢色素减退斑。本病需要与花斑糠疹、白癜风、色素减退性皮肤 T 细胞淋巴瘤鉴别。

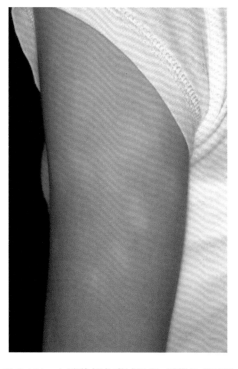

图 2.144 上臂伸侧色素减退斑。图例极有可能是白色糠疹。如皮损泛发,则应排除色素减退性皮肤 T 细胞淋巴瘤。

（唐慧 徐丹 赵作涛 安金刚 译

丁澍 唐慧 李捷 于世荣 审校）

第 **3** 章
荨麻疹

M. Shane Chapman

急性荨麻疹

描述

- 根据病程，荨麻疹可以分为急性和慢性。
- 急性荨麻疹病程小于 6 周，慢性荨麻疹病程大于 6 周。
- 荨麻疹是一种常见的瘙痒性皮肤病，具有独特的皮损特点。
- 典型的皮损为暂时性、游走性、水肿性斑块，大小及形状不一，颜色可为粉红到红色。单个损害持续时间一般小于24 小时。

病史

- 大多数荨麻疹的病因或诱因不明。
- 急性荨麻疹可在任何年龄发病。
- 在特应性皮炎患者中更常见，瘙痒感剧烈。
- 药物、注射物、食物或空气源性过敏原等可诱导组胺释放，从而诱发荨麻疹。
- 血管性水肿是一种特殊类型的荨麻疹，瘙痒感较轻，但更容易累及黏膜。

皮肤表现

- 红色、粉色或肤色水肿性斑块，周围绕以白色或粉红色晕。
- 单个皮损大小不等，可表现为 2mm 大小的斑块到 3cm 或者更大的风团。
- 皮损多为圆形或者椭圆形，部分皮损可形成多环状或融合成片。
- 发病时，皮损游走不定，形状和大小不断变化。
- 荨麻疹的皮损此起彼伏，陈旧性皮损消退时可伴有新的皮损出现。
- 罕见情况下，可出现大疱性或紫癜性损害伴剧烈肿胀。
- 皮损分布广泛且位置不定。
- 线状皮损提示皮肤划痕症，后者是搔抓引起的一种特殊类型的荨麻疹。

实验室检查

- 目前尚无实验室诊断金标准。
- 急性荨麻疹多不需要活检。
- 活检有助于排除荨麻疹性血管炎。
- 大多数情况下，荨麻疹是临床诊断。

鉴别诊断

- 药物过敏或药疹。
- 病毒疹。
- 叮咬反应(丘疹性荨麻疹)。
- 大疱性类天疱疮(早期阶段)。
- 荨麻疹性血管炎。
- 遗传性血管性水肿(黏膜受累)。

治疗

- 避免所有可疑的诱因,如药物、食物、吸入物、注射物。
- 首选抗组胺药:镇静 1 型组胺受体拮抗剂[如羟嗪(10mg、25mg、50mg、100mg)10mg/5mL]有效,但其可导致嗜睡。每隔 4~6 小时给药 1 次。

- 非镇静性抗组胺药(如西替利嗪 5mg、10mg)同样有效,可与镇静性 H_1 受体拮抗剂联合使用。每隔 24 小时服用一次,难治性患者每天 2 次。
- 泼尼松起效快速,可以周期性给药,推荐抗组胺药无效的患者使用。
- 可联合使用 H_1 和 H_2 受体拮抗剂。
- 多塞平属三环类抗抑郁药,同时也是抗组胺药,推荐病情顽固的患者使用。
- 肾上腺素用于泛发性、严重患者,其药效较短。
- 可以使用凉爽、舒适的沐浴。
- 洗热水澡可加重瘙痒感。
- 外用糖皮质激素制剂通常无效。

小贴士

- 大多数病例病因不明。

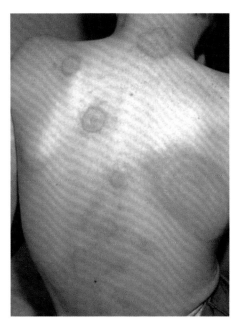

图 3.1　急性荨麻疹。大的环状、隆起性红斑或斑块。瘙痒剧烈。皮损数量不一,大小不等,可以融合。

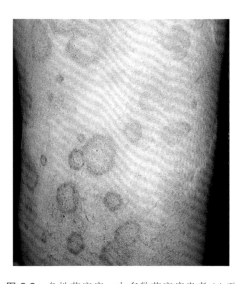

图 3.2　急性荨麻疹。大多数荨麻疹患者 14 天内可自愈。部分患者病情持续数个月,5% 的患者可持续数年。本图显示皮损中心清楚,皮损边缘呈弥漫性红斑和轻度的肿胀。

- 无论是否治疗,急性荨麻疹都会在 6 周内消退。
- 荨麻疹皮损游走不定、形状变化不一,常在 24 小时内消退。

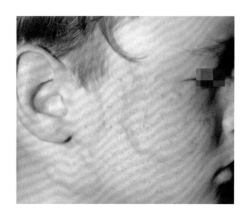

图 3.3　急性荨麻疹。皮损发生在任何部位,包括掌跖和面部。皮损表现形式多样,单个皮损持续 12~24 小时。最特征性的表现是红色隆起性斑块,中心清楚,周围绕以淡白晕。融合时变为多环状。

慢性荨麻疹

描述

- 病程超过 6 周为慢性荨麻疹。
- 应尽量寻找荨麻疹的病因。

病史

- 慢性荨麻疹易诊难治。
- 仅 5%~25% 的慢性荨麻疹患者有明确诱因。
- 所有年龄段均可发病,年轻人发病率最高。

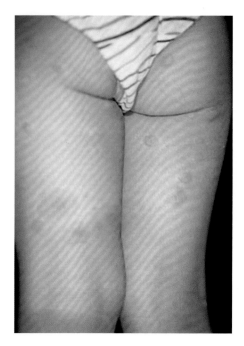

图 3.4　慢性荨麻疹是常见的,发生在 25%~50% 的人群。所有年龄阶段都可以受累,但年轻人发病率最高。

- 病程可持续数月到数年。
- 常见的病因如下:
  - (最常见):药物、食物、添加剂;
  - 吸入物:灰尘、羽毛、花粉;
  - 注射:疫苗、药物、叮咬;
  - 感染:细菌性、病毒性、真菌性、寄生虫性;
  - 内科疾病:慢性感染、甲状腺疾病、红斑狼疮、潜在的肿瘤(少见)。

皮肤表现

- 临床上,慢性荨麻疹和急性荨麻疹的皮损难以区分。
- 粉红色或红色肿胀性风团和斑块,有一定形状或环状,中心清楚。

■ 损害大小不一，从仅数毫米到整个手掌大小不等。

■ 斑块可融合，多环状，随着病程延长，大小和形状可有所改变，并游走不定。

■ 单个皮损在 24 小时内消退，但新的皮损会持续出现。

实验室检查

■ 通常情况下，常规病史和体格检查难以明确病因。

■ 实验室检查较少提供有价值线索。

■ 可以考虑的检查包括全血细胞计数，鼻窦 X 线片用于评估鼻窦炎，牙齿 X 线片用于查找隐匿性牙源性脓肿，快速葡萄球菌检测或咽拭子培养，甲状腺刺激激素和甲状腺微粒体抗体检测诊断自身免疫性甲状腺病。

■ 其他检查可能需要根据患者的症状和体征来选择。

鉴别诊断

■ 物理性荨麻疹。

■ 多形红斑。

■ 荨麻疹性血管炎。

■ 大疱性类天疱疮（早期阶段）。

治疗

■ 首选抗组胺药（H$_1$ 型），最常用苯海拉明和羟嗪。

■ 羟嗪 10~25mg 或苯海拉明 25~50mg，每隔 4 小时给药 1 次，需要时每 4 小时给予 1 次直到 100mg，需注意其嗜睡副作用。

■ 可白天使用非镇静抗组胺药（H$_1$ 型），包括西替利嗪、地氯雷他定和非索非那定。

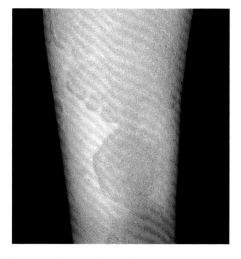

图 3.5 慢性荨麻疹。皮损可以融合，有时可覆盖整个四肢。

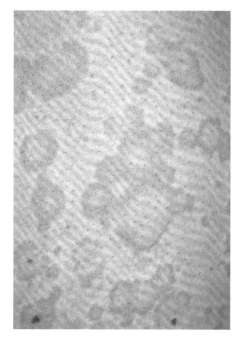

图 3.6 慢性荨麻疹。皮损表现多样，小的皮损可增大为斑块，或融合成多环状。

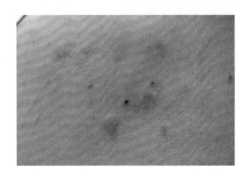

图 3.7　慢性荨麻疹。部分皮损轻度隆起呈形态不一的风团损害。厚的斑块多颜色一致。

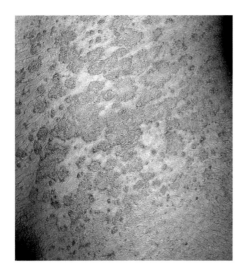

图 3.8　慢性荨麻疹。部分皮损广泛的患者伴有全身症状，如气短、呼吸急促、恶心、腹痛、腹泻和头疼。

- H$_1$ 抗组胺药物可联合 H$_2$ 抗组胺药应用，如西米替叮 400mg 每天 2 次或雷尼替丁 150mg 每天 2 次。
- 多塞平是一种三环类抗抑郁药和抗组胺药，推荐治疗困难的患者使用。
- 口服类固醇是荨麻疹的二线治疗方案，但其用于慢性荨麻疹尚存在争议，大剂量使用时应注意其副作用。

- 肾上腺素疗效短暂，较少使用。
- 当怀疑存在隐匿性感染时，如牙源性脓肿或鼻窦炎，可以经验性使用抗生素治疗。
- 尽管进行了积极治疗，但慢性荨麻疹患者往往对疗效不满意。

小贴士

- 单个的荨麻疹样皮损具有复发性、游走性和瘙痒性的特点，可能会在 24 小时内消退，但新的皮损会不断出现。
- 部分慢性荨麻疹患者反复发作，数月或者数年不消退，原因不明。
- 荨麻疹性血管炎是一种系统性疾病，可能与红斑狼疮有关，其与慢性荨麻疹相似，但消退后会留下紫癜样斑片。通过活检诊断，表现出荨麻疹样皮损区域的血管炎。
- 早期的大疱性类天疱疮在大疱形成前可能表现为荨麻疹样斑块。
- 罕见情况下，潜在的隐匿性肿瘤与慢性荨麻疹相关。

物理性荨麻疹

描述

- 物理性荨麻疹是物理刺激诱发的荨麻疹，诱发因素包括：搔抓、压力、震动、热、冷、紫外线照射。
- 发作时间短暂，可被诱导反复发作。

病史

- 本病最主要特征是皮损维持时间短暂，通常具有自限性。

- 大多数皮损持续时间为 1~6 小时。
- 皮肤划痕症是最常见的物理性荨麻疹，风团在摩擦和刺激皮肤时产生。
- 病因不明，病毒感染、抗生素治疗或者情绪因素均可诱发。
- 压力性荨麻疹在压力刺激 4~6 小时后发生，可持续 8~72 小时。皮损表现为位置较深的，以及伴有烧灼感或者疼痛感的水肿，手、足、躯干、臀部、唇部、面部常常受累。皮损可由站立、行走、穿紧身衣物，或长时间坐在硬物表面诱发。对于那些从事体力劳动的患者而言，本病会影响其劳动力。
- 胆碱能性荨麻疹是荨麻疹的一种特殊类型，可在剧烈运动、遇热或情绪压力 1~20 分钟内发生。皮损持续数分钟到数小时。
- 在年轻人中更常见，且更容易转变为慢性病程。
- 寒冷性荨麻疹在气温骤降或者暴露于冷水中时出现。本病诱发因素包括感染、药物治疗或情绪压力。
- 日光性荨麻疹在皮肤暴露于紫外线数分钟发生，约 1 小时内消退。一些不同的紫外光波长可引起日光性荨麻疹，其中部分可能被认为可同时诱发多形性日光疹。在多数情况下，该病是持续存在的。

皮肤表现

- 物理性荨麻疹表现为摩擦或搔抓后出现的瘙痒性线状风团(皮肤划痕症)。
- 该检查可在诊室进行，通常使用铅笔橡皮擦或棉签刺激患者前臂。

- 在长时间受压的部位，反复发生深部肿胀，是诊断压力性荨麻疹的一个线索。
- 胆碱能性荨麻疹的特征是直径 2~4mm 的环状风团，周边有潮红边缘。
- 寒冷性荨麻疹以及日光性荨麻疹的临床表现和其他类型的荨麻疹相似，常通过病史诊断。

检查

- 临床检查和病史可确诊荨麻疹，通过下述特殊检查可以确定荨麻疹类型。
- 对于皮肤划痕症或者物理性荨麻疹，用压舌板或棉签刺激前臂或者背部皮肤，可在数分钟内诱发线状风团。
- 对于压力性荨麻疹，通过压迫局部皮肤可以明确诊断。
- 对于胆碱能性荨麻疹，原地跑步或骑运动单车 10~15 分钟，1 小时内则会诱发典型的丘疹性风团。
- 寒冷性荨麻疹，可用冰袋或冰块接触皮肤 1~5 分钟诱发皮损。
- 日光性荨麻疹，使用 UVA、UVB 和可见光进行光敏实验，可明确产生风团的波长。

鉴别诊断

- 多形性日光疹和红斑狼疮可能会与日光性荨麻疹混淆。
- 尽管有争议，一些人认为以上三种疾病是互相关联的。

治疗

- 皮肤划痕症一般不需治疗。如患者瘙痒明显，可使用抗组胺药治疗，如羟嗪

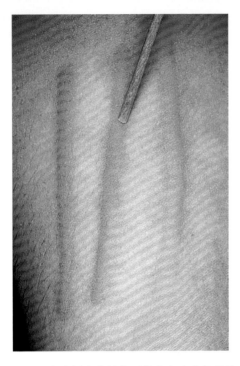

图 3.9　皮肤划痕症是物理性荨麻疹中最常见类型。搔抓产生线状风团在 15~60 分钟内消退。可伴有轻度到重度瘙痒。对于任何一个主诉搔抓引起瘙痒和肿胀的患者，应做皮肤激发试验。

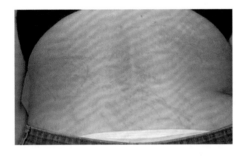

图 3.10　皮肤划痕试验。搔抓、摩擦皮肤可诱发线状风团。

和苯海拉明。

- 大部分患者的病情需要小剂量抗组胺药长期维持治疗，如羟嗪。
- 长效、非镇静抗组胺药（西替利嗪、地氯雷他定、非索非那定）也有效。
- 胆碱能性荨麻疹限制剧烈运动，或者运动前给予羟嗪可有一定帮助。
- 寒冷性荨麻疹应避免温度骤降。赛庚啶对本病有效，治疗剂量应调整至控制症状，但应注意其嗜睡作用。
- 日光性荨麻疹患者可使用抗组胺药，应注意防晒，尤其要避免暴晒。对于部分患者，小剂量递增的紫外光可能有效。

血管性水肿

描述

- 血管性水肿是一种发生于皮肤和黏膜皮下组织深部的急性或慢性风团样水肿。
- 遗传性血管性水肿特征为反复发生于具有遗传倾向患者的水肿和肿胀。

病史

- 荨麻疹和血管性水肿常同时发生，也可单独出现。
- 血管性水肿发生肿胀的范围更加广泛，且更加严重。
- 患者瘙痒不明显，多有烧灼感和胀痛感。
- 口唇、手掌、足底、四肢、躯干和外生殖器更常受累。
- 消化道和呼吸道受累时，可出现吞咽困难、呼吸困难、肠绞痛、上腹疼痛、发作性呕吐和腹泻。
- 血管性水肿分为急性和慢性两型。
- 急性血管性水肿为严重的速发型 Ⅰ 型超敏反应，由 IgE 介导，一般有自限性。

- 应避免接触明确的变应原,如药物、染料、食物。大多数急性发作在 24~48 小时缓解。
- 大多数慢性血管性水肿病因不明。
- 常发生在 40~50 岁女性。
- 复发的原因不明,病情可持续 5 年以上。
- 迟发性或复发的血管性水肿提示可能存在 C1q 酯酶抑制剂获得性缺陷。
- 获得性血管性水肿分为两型。一种与恶性肿瘤相关,通常为 B 细胞系肿瘤;另一种血清中存在针对 C1 抑制物分子的自身抗体。两者都非常罕见,应仔细寻找潜在病因,尤其是隐匿性恶性肿瘤。
- 遗传性血管性水肿是一种常染色体显性遗传的疾病,包括急性和慢性血管性水肿,都具有相似的症状和体征。
- 遗传性血管性水肿可源于已知或未知的诱发因素,可累及皮肤、黏膜和内脏器官,通常伴有严重的水肿。

皮肤表现

- 皮肤表现类似于荨麻疹,但血管性水肿可导致皮肤和黏膜皮下组织的肿胀。
- 临床表现较荨麻疹更明显,重者可导致患者外观改变。
- 偶尔出现眼部肿胀闭合;口腔黏膜严重的水肿可致发音困难。
- 除了皮肤和黏膜之外,遗传学血管性水肿可累及胃肠道和上呼吸道,危及生命。

实验室检查

- 一些慢性血管性水肿患者的血清中存

在甲状腺微粒体和甲状腺球蛋白抗体。
- 获得性 C1 酯酶抑制物缺陷的患者功能性 C1 酯酶抑制物的活性降低或缺失,且血清补体 CH_{50}、C1q、C1、C4 和 C2 水平降低。
- 当怀疑遗传性血管性水肿时,应对 C1 酯酶抑制物和 C4 进行定量分析和功能分析。

治疗

- 急性发作时可使用肾上腺素和大剂量的抗组胺药物。
- 对于严重的反复发作的患者应该考虑使用肾上腺素自动注射剂(EpiPen)。
- 患者应佩戴医疗报警手环,标明诊断和可能出现的危险。
- 由于本病慢性复发性的过程,应迅速使用抗组胺药(如羟嗪),以缓解病情。
- 对于一些严重的、难治性的病例可系统使用皮质类固醇。

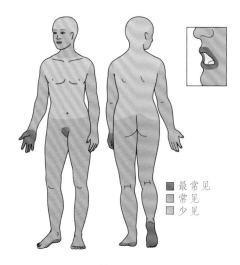

最常见
常见
少见

图 3.11 血管性水肿分布示意图。

- 如果患者有甲状腺功能减退，应考虑使用左甲状腺素。
- 如条件允许，应给予遗传学血管性水肿患者静脉注射纯化的 C1 酯酶抑制物的浓缩剂。
- 静脉注射新鲜的冰冻血浆可能有效。
- 类固醇、抗组胺药和肾上腺素以及其他的制剂可能是有益的辅助治疗。

小贴士

- 血管性水肿可累及面部、口唇、手掌、足底或肢端。
- 水肿可融合并累及广泛的区域，颜色较一致，而荨麻疹较弥漫，且颜色不同。
- 血管性水肿是由于皮肤和黏膜的皮下组织血管通透性增加引起的荨麻疹样的肿胀。
- 荨麻疹和血管性水肿可同时出现。

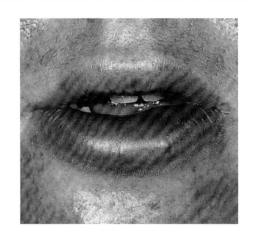

图 3.13　血管性水肿是由于皮肤和黏膜的皮下组织血管通透性增加引起的荨麻疹样的肿胀。荨麻疹和血管性水肿可同时出现。通常没有瘙痒。症状包括烧灼感和胀痛感。

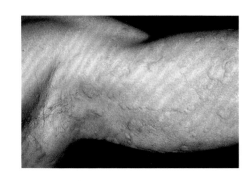

图 3.14　血管性水肿。荨麻疹性斑块融合，累及广泛的区域。

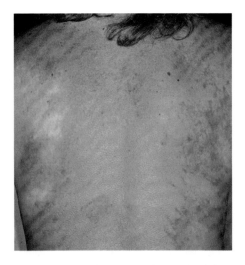

图 3.12　血管性水肿累及面部、口唇、手掌、足底、四肢和躯干。可相互融合并累及广泛的区域，皮损颜色较一致。

肥大细胞增多症（色素性荨麻疹）

描述

- 皮肤肥大细胞增生症或色素性荨麻疹，是一种皮肤内肥大细胞过度浸润引起的罕见疾病。

- 该病有多种临床表现，但婴幼儿期色素性荨麻疹是最常见的形式。
- 皮肤肥大细胞增生症和肥大细胞疾病的其他类型包括持久性发疹性斑状毛细血管扩张症（TMEP）、孤立性肥大细胞瘤、弥漫性皮肤肥大细胞增生症。
- 有一些更为严重的系统性肥大细胞疾病的类型，包括肥大细胞白血病，但这些类型罕见且可有不同的临床表现。

病史

- 肥大细胞增多症的病因未明。
- 新生儿中，色素性荨麻疹的发病率为 1/（1000~8000）。
- 大约 50% 的病例发病于从出生到 2 岁之间。
- 肥大细胞增多症通常局限于幼儿的皮肤。
- 成人更易发展为肥大细胞疾病的系统类型。
- 一般而言，本病病情会逐渐改善，通常在青春期自愈。
- 10 岁之后发病的肥大细胞疾病可持续终身。
- 本病为系统性疾病，胃肠道和骨骼系统最常受累，且可能与肥大细胞白血病相关。
- 当皮损中存在大量的肥大细胞时，会出现严重且难以控制的瘙痒。

皮肤表现

- 肥大细胞增多症有两种主要的类型：局限型和泛发型。

- 最常见的类型是儿童期出现的局限型的皮肤表现。
- 皮损表现为红棕色、微隆起、非破溃的斑疹和斑片，直径为 5mm 至 2cm。
- 肥大细胞增多症皮损的斑疹和斑片可发生于局部皮肤，也可泛发于躯干和四肢。
- 斑疹和微隆起的斑片消退后常出现色素沉着或咖啡牛奶斑。
- 较大的、结节性、孤立性的皮损称为肥大细胞瘤。
- 搔抓诱发的红斑和水疱常见于 2 岁内。
- Darier 症是一种特征性的表现，由于摩擦皮损部位而诱发，可诱发重度的红斑和风团。
- Darier 症是色素性荨麻疹的特征。

实验室检查

- 皮肤活检可明确诊断，但一般需要特殊染色进行辅助。
- 特殊染色，例如 Giemsa 染色和甲苯胺蓝染色可将肥大细胞的胞浆颗粒染成

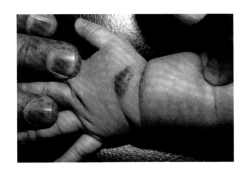

图 3.15　肥大细胞增多症。图示婴儿手背部巨大的、孤立的、直径>1cm 的红棕色硬结。轻微摩擦后出现风团，是肥大细胞瘤的特征。

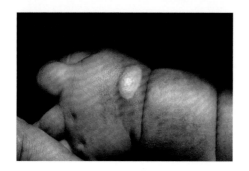

图 3.16　肥大细胞增多症。图 3.15 中患儿的肥大细胞瘤皮损 Darier 症呈阳性。

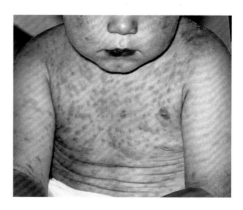

图 3.19　肥大细胞增多症。弥漫于婴儿躯干的 2~3mm 大小的红棕色斑疹,轻微摩擦后变为炎性红斑。炎症消退后轻微的色素沉着可持续存在。

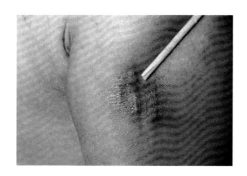

图 3.17　肥大细胞增多症。Darie 症的特征为轻微摩擦肥大细胞增生症皮损 30~60 秒后,在摩擦的部位出现红斑水肿性的风团。

深蓝色。

- 正常情况下皮肤存在稀疏的肥大细胞,但血管周围肥大细胞数量显著增加具有诊断意义。
- 尿液 N–甲基组胺(组胺的主要代谢产物)用于检测系统性肥大细胞增多症。

鉴别诊断

- 荨麻疹。
- 皮肤划痕症。
- 虫咬反应。
- 咖啡牛奶斑。
- 先天性色素异常。
- 胎记。

治疗

- 外用类固醇对局限性皮损有一定效果。
- 识别皮损有助于父母限制患儿对皮损的无意摩擦或创伤。
- 儿童较泛发的皮损使用抗组胺药物和

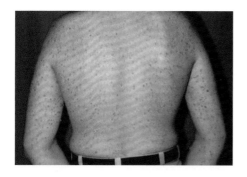

图 3.18　肥大细胞增多症。位于成人背部的 2~3mm 大小的色素性斑疹,这是肥大细胞增多症中色素性荨麻疹特征。

口服色甘酸钠治疗。

- 系统性肥大细胞增多症以分阶段的方式进行治疗：
  - 抗组胺 H_1 阻断剂用于治疗皮肤潮红和瘙痒；
  - 抗组胺 H_2 阻断剂或质子泵抑制剂用于有胃肠道表现的肥大细胞增多症；
  - 口服色甘酸钠有助于治疗腹痛和腹泻；
  - 口服非甾体抗炎药可用于治疗严重的皮肤潮红；该药通过阻断肥大细胞释放前列腺素 D_2 起作用。
- 补骨脂素联合紫外线 A 段的光化学疗法对许多患者有效。
- 治疗包括避免肥大细胞刺激物，例如吗啡、可待因、右美沙芬。

小贴士

- 摩擦色素性荨麻疹的皮损产生周围绕有显著红斑的风团（Darier 症），这是色素性荨麻疹的特征。

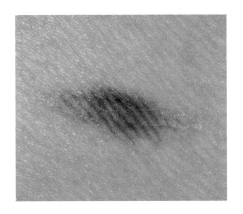

图 3.20　肥大细胞增多症。单个小的棕色斑疹可使用棉签的木质一端进行摩擦。大约 1 分钟会发生明显的红斑，继之出现明显的肿胀和瘙痒。

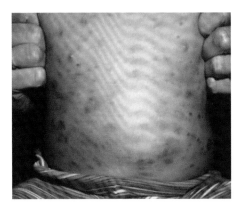

图 3.21　肥大细胞增生症。有一些轻微隆起的斑块，颜色为红色至棕色，通常发生于出生时至 2 岁之间。躯干受累最常见。

儿童注意事项

- 大部分的色素性荨麻疹发生于新生儿和婴儿。尽可能地使父母消除疑虑，这不是一种危及生命的疾病，后期常可消退。
- 典型的多发性、红棕色、微隆起的斑疹和斑片通常发生于出生时至 2 岁之间。躯干受累最常见。
- 父母必须了解潜在的肥大细胞脱颗粒剂或诱导剂，并尽量避免应用。非免疫性的肥大细胞脱颗粒剂参见框 3.1。色素性荨麻疹的儿童昆虫叮咬后发生过敏反应的风险增加。父母应该携带一支肾上腺素笔（EpiPen Jr.）并且确保他们的孩子戴有医疗警报手环。

框 3.1　非免疫性肥大细胞脱颗粒剂

毒液类(蛇、昆虫叮咬)

阿司匹林和其他非甾体抗炎药

含碘的放射性造影剂

麻醉药品(可待因、吗啡)

多黏菌素 B

右旋糖酐

海蜇蜇伤

神经肌肉阻滞剂(用于全身麻醉)

拟交感神经药(苯丙胺类、麻黄碱、右美沙芬)

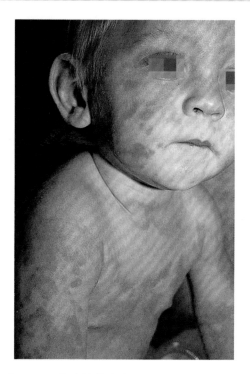

图 3.23　色素性荨麻疹。儿童的皮损往往比成人更大。儿童的皮损更易出现色素沉着而非红斑。躯干为最常受累的部位,面部和头皮也可出现。儿童可出现水疱和大疱。这些大疱疱壁紧张,也可变为血性的,但是它们愈合后不会留下瘢痕。3 岁后形成大疱的趋势会有所缓解。

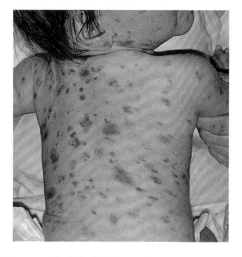

图 3.22　色素性荨麻疹。皮损的大小和数量不同。许多患者仅表现为少量棕色斑疹,易被误诊为咖啡牛奶斑。另一些患者有许多大的皮损。这些患者皮损不稳定,可发生严重的瘙痒。

妊娠瘙痒性荨麻疹样丘疹和斑块

描述

■ 妊娠瘙痒性荨麻疹样丘疹和斑块

(PUPPP)是最常见的妊娠期皮肤病。

■ PUPPP 始发于腹部妊娠纹,以剧烈瘙痒性的丘疹和荨麻疹样斑块为特征,通常在妊娠晚期出现。

■ PUPPP 虽然不危及生命,但却可引起不适,不能与妊娠疱疹相混淆。

病史

■ 发病的平均年龄为 25 岁。

■ 发病率为 1/160。

- 大约 40% 的病例发生在首次妊娠，30% 的病例发生在第二次妊娠，15% 的病例发生在第三次妊娠。
- 大部分病例始发于妊娠晚期即将分娩时，但也可发生在妊娠早期和妊娠中期，罕见发生于产后。
- 平均病程为 6 周，但是严重的皮疹不超过 1~3 周。
- 再次妊娠可能再发但不常见。

皮肤表现

- 本病 90% 的患者始发于腹部妊娠纹处。
- 数天后，荨麻疹样的皮疹可对称性地向髋部、臀部、四肢、胸背部蔓延。
- 手、足、手掌、足底和面部通常不受累。
- 可出现中度至重度的瘙痒，偶尔瘙痒程度也会较轻。
- 皮损初起为红色丘疹、线状斑片，或斑块，皮损周围常常绕以苍白色的晕。
- 皮损数量迅速增加，可融合形成更大的水肿性荨麻疹性斑块。表皮剥脱较少见，不会发生大疱。

实验室检查

- 皮肤活检示血管周围单个核细胞、一些嗜酸性粒细胞轻至中度浸润，不同程度的表皮海绵水肿，常与其他荨麻疹样的过程一致。
- 实验室检查一般无特殊异常。
- 皮损和皮损周围的皮肤直接免疫荧光检查为阴性。
- 直接免疫荧光检查阴性可使本病与妊娠疱疹相鉴别，妊娠疱疹基底膜带 IgG 和 C3 直接免疫荧光检查呈阳性。

病程及预后

- 本病于妊娠期和分娩后无相关的并发症。
- 再次妊娠时本病复发较为少见，但也可能出现。
- 出生的婴儿不会出现皮疹。
- 如果出现水疱和大疱，应进行直接免疫荧光检查以评估是否为妊娠疱疹。

讨论

- 不会导致先天性畸形，或与本病不相关。
- 与急性荨麻疹的鉴别点在于，本病皮损部位固定，严重程度增加，在分娩前或分娩后 1 周内皮损消退。
- 由于皮损发生于妊娠期间，通常建议咨询产科医生。

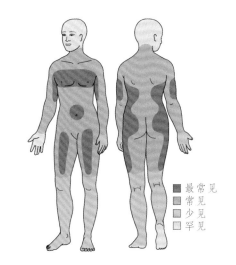

图 3.24 妊娠瘙痒性荨麻疹性丘疹和斑块分布示意图。

治疗

- 一般为支持治疗。
- 应告知妊娠女性分娩前或分娩后瘙痒很快消退。

- 外用中度至超强效的类固醇、凉爽的湿敷料、抗瘙痒洗剂和抗组胺药物可缓解瘙痒。
- 极少情况下,如果瘙痒不能忍受,可给予泼尼松,每天 30~40mg。

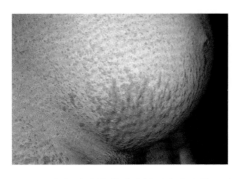

图 3.25 妊娠瘙痒性荨麻疹性丘疹和斑块。皮损初起为红色丘疹周围绕以窄的苍白色的晕。皮损数量增加,更易融合。与荨麻疹不同,该皮损通常形态固定,直至分娩才能消退。

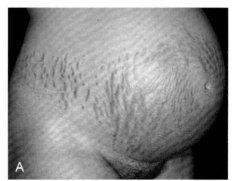

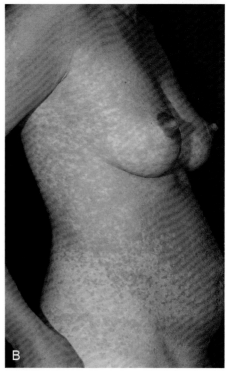

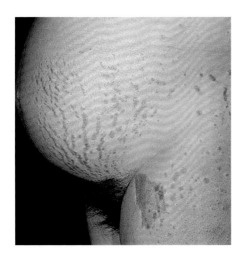

图 3.26 妊娠瘙痒性荨麻疹性丘疹和斑块。腹部是最常见的首发部位。首发皮损可局限于腹部妊娠纹。

图 3.27 妊娠瘙痒性荨麻疹性丘疹和斑块。皮损对称性地累及双侧臀部、下肢、手臂和手背,面部未受累。

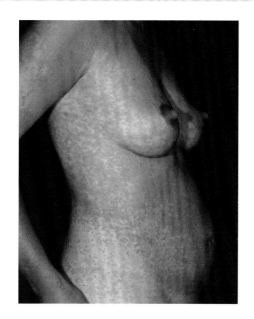

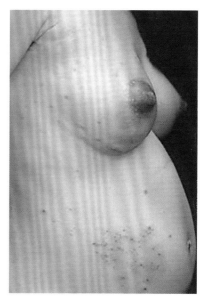

图 3.28　妊娠瘙痒性荨麻疹性丘疹和斑块。泛发的、弥漫性的粉红色荨麻疹样的斑疹融合成更大的斑疹，累及整个躯干。皮损通常始发于腹部妊娠纹。未出现水疱或大疱。

图 3.29　妊娠瘙痒性荨麻疹性丘疹和斑块。有时腹部妊娠纹部位无皮疹，而以丘疹为主要表现。

（李捷　译　安金刚　审校）

第 **4** 章
痤疮、玫瑰痤疮及相关疾病

James G.H. Dinulos

痤疮

描述

- 痤疮是一种面部、胸部和背部受累，表现为丘疹或脓疱的皮肤病。

病史

- 各年龄均可发病，青少年发病率更高，可持续至成年。
- 20%的患者可发展为重症痤疮，导致瘢痕形成。
- 本病可家族遗传，有家族史的患者常发病较早。
- 如果父母双方均曾患有痤疮，其子女发病的概率为75%。
- 毛囊堵塞、皮脂分泌增加、痤疮丙酸杆菌感染和炎症反应共同导致痤疮发生。
- 虽然部分研究表明，食用乳制品和单糖与痤疮发病相关，但是，饮食在该病发病中的作用尚不明确。
- 痤疮可分为不同类型：
  - 类固醇痤疮(使用类固醇2~5周后，面部、躯干发生丘疹、脓疱)；
  - 新生儿痤疮(发生于出生1个月以内的新生儿)；
  - 婴儿痤疮(发生于1月龄至1岁的婴儿)；
  - 坏死性痤疮(头皮瘢痕性痤疮)；
  - 人工痤疮(因患者处理不当而产生，常形成糜烂和瘢痕)；
  - 聚合性痤疮(表现为严重的囊肿和瘢痕，好发于胸部、背部和肩部)。
- 痤疮还可伴高雄激素疾病，如先天性肾上腺皮质增生、多囊卵巢综合征。

皮肤表现

- 痤疮皮损分为非炎症性皮损和炎症性皮损。
- 非炎症性皮损包括开放性粉刺(即黑头粉刺)和闭合性粉刺(即白头粉刺)。
- 炎症性皮损包括红丘疹、脓疱、结节和囊肿。
- 囊肿反复破裂和修复形成窦道，窦道内壁附有上皮细胞，常伴瘢痕形成，影响美观。
- 破溃的丘疹(即人工痤疮)好发于用手

挤压皮损的患者。

非皮肤表现

- 雄激素增多的患者可出现男性化表现（如头发稀疏、多毛）和性早熟。
- 少数痤疮患者（即暴发性痤疮）伴发热、骨和关节症状。
- 患者可出现抑郁、焦虑、社交退缩等明显的心理问题。

实验室检查和活检

- 持续出现痤疮和具有高雄激素表现（面部多毛、肌肉肥大、月经不规律）的女性患者，需行实验室检查。
- 检查项目包括测定睾酮、尿促卵泡素、黄体生成素和硫酸脱氢表雄酮的含量。
- 细菌培养和真菌培养有助于排除感染性毛囊炎。

鉴别诊断

- 玫瑰痤疮（皮肤潮红，但不出现粉刺）。

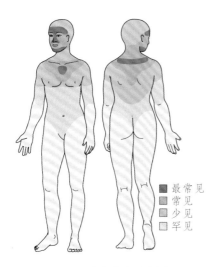

图 4.1 痤疮分布示意图。

- 细菌性毛囊炎（革兰阴性菌毛囊炎）和真菌性毛囊炎（面部不出现典型皮损）。
- 毛发角化病（皮损常好发于上臂伸侧）。
- 口周皮炎（不出现粉刺）。

病程及预后

- 男性患者往往比女性患者病情重，但男性患者较少早期寻求诊治。
- 雄激素可加重痤疮，因此，详细询问患者，尤其是运动员，是否有使用合成代谢类固醇的病史非常重要。
- 压力、经前期、使用某些药物（如皮质类固醇、锂剂、抗惊厥药、抗结核药和碘化物）均可使痤疮暴发。
- 患者体质不同，对瘢痕的易感性也不同。
- 痤疮皮损恢复后，红斑和色素沉着可能需要数月才能消退。
- 患者常将红斑误认为瘢痕（假性瘢痕）。
- 摩擦部位，如戴帽子或戴枕颈带的部位，痤疮常加重（机械性痤疮）。
- 痤疮发病轻重不同，有时仅有粉刺，有时表现为囊肿。
- 痤疮常在 10~15 岁出现，持续 5~10 年。
- 部分早期就需要口服药物治疗的儿童患者，整个病程中病情均较重。
- 成年女性的慢性轻度痤疮治疗难度较大。
- 较早出现大量痤疮皮损[非炎症性皮损和（或）炎症性皮损]的青少年女性，易发展为重度痤疮。

治疗

- 应综合考虑医疗、经济、社会心理因素

来选择治疗方案。

- 治疗方案应尽量简单,即用最少的药进行治疗。

- 为降低抗生素耐药的风险,口服抗生素治疗不超过 3 个月,口服和局部使用抗生素时,应联合使用过氧苯甲酰。

- 局部用药至少 2 个月才能达到最佳疗效,需告知患者坚持治疗。

- 由于多数治疗药物只能控制皮损,不能根除皮损,所以需长期、持续用药。

- 应判断患者是否属于瘢痕体质,如果是,则需要系统治疗,同时密切随访。

- 如果口服抗生素 3 个月,痤疮未见好转,则应考虑使用异维 A 酸。如果患者皮损表现为结节、囊肿,治疗初期即可使用异维 A 酸。

- 在治疗痤疮时,应考虑患者皮肤的敏感性、炎症性和非炎症性皮损情况。

皮肤敏感性

- 用温水、温和的肥皂轻柔地清洁皮肤。告知患者勿过度搓洗皮肤。

- 不要同时使用深度清洁刷和角质剥脱剂(如水杨酸、过氧苯甲酰、类视黄醇)。

- 待皮肤干燥后,可使用外用药。

- 将药物薄薄地涂于患处,并轻柔按摩。

- 不要在正常皮肤上涂药。

- 若皮肤出现潮红或干燥,需要考虑是否过度治疗、选择的药物剂型是否适合患者肤质。

- 油性皮肤宜用溶液和凝胶类药物;干性皮肤宜用霜剂和乳液类药物。

- 敏感性皮肤宜用低浓度的药物。

- 勿用护发素和发油。

- 使用化妆品时,可用水溶性化妆品,避免使用油质化妆品。

- 告诫患者勿自行抠、挤皮损。

- 为防止皮肤发红、干燥,清洁皮肤 30 分钟后使用类视黄醇类药物。

无炎症的阻塞的毛孔损害(粉刺——白头和黑头)

- 具有轻度表皮剥脱作用和抗菌作用的药物(如过氧苯甲酰),可与溶解毛囊角栓的药物(如维 A 酸、阿达帕林和他扎罗汀)联合使用。在早、晚分别使用不同药物。

- 应用具有角质剥脱作用的处方药和非处方药,包括硫黄、水杨酸、间苯二酚和过氧苯甲酰。

- 含过氧苯甲酰的非处方药有多种剂型,包括凝胶、乳液、乳膏,浓度为 2.5%~10%。

- 类视黄醇类药物(维 A 酸、阿达帕林和他扎罗汀)主要改善毛囊堵塞,同时具有轻度抗炎作用。

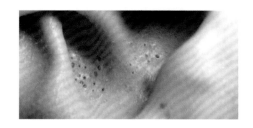

图 4.2　痤疮。一位无炎症性皮损的痤疮患者,其耳部可见多个开放性粉刺。耳部是开放性粉刺的好发部位,可用粉刺去除器和轻压清除皮损。

- 告知患者应在夜间使用类视黄醇类药物。
- 最常用的类视黄醇类药物如下：
  - **维 A 酸**

    Retin-A 凝胶（0.025%、0.01%）；

    维 A 酸乳膏（0.1%、0.05%、0.025%）；

    Retin-A 微球体（0.04%、0.08%、0.1%）；

    Avita 乳膏和凝胶（0.025%）；

    Renova 乳膏（0.02%）；

    Atralin 凝胶（0.05%）；

    Retin-X 乳膏（0.025%、0.0375%、0.05%、0.075%、0.1%）；

    Veltin、Ziana（含 0.025% 维 A 酸和 1.2% 克林霉素）。
  - **阿达帕林**

    0.1% 阿达帕林（Differin）凝胶、乳膏和乳液，0.3% 阿达帕林凝胶；

    Epiduo 凝胶（阿达帕林–过氧苯甲酰，0.1%~2.5%）；

    Epiduo Forte（阿达帕林–过氧苯甲酰，0.3%~2.5%）。
  - **他扎罗汀**

    Tazorac 凝胶（0.05%、0.1%）和乳膏（0.5%、0.1%）；

    0.1% Fabior 泡沫。
- 阿达帕林、Renova 和 Atralin 较少导致皮肤干燥、发红。
- 阿达帕林是光敏性最低的类视黄醇类药物。
- 他扎罗汀可有效清除粉刺，但刺激性很强。使用其乳膏或凝胶后，间隔一段时间，将药物洗掉，并逐渐增加用药和清洗之间的时间间隔（短时接触疗法）。
- 他扎罗汀为妊娠药物安全分级中的 X 类药物。
- 壬二酸（Azelex）可改善毛囊堵塞，并具有抗菌活性。
- 面部角质剥脱剂（乙醇酸、水杨酸）可改善堵塞的毛孔，多数患者适用。

伴炎症的毛孔损害（丘疹和脓疱）

- 抗菌剂可联合类视黄醇类药物和过氧苯甲酰治疗炎症性痤疮。
- 外用抗菌药物包括过氧苯甲酰、含过氧苯甲酰和抗生素的复方制剂（如 BenzaClin、Duac、Acanya、Onexton）、硫黄制剂（如 Klaron、Aczone）。
- 含乙酰磺胺和硫黄的洗面奶（如 AVAR、Plexion、Rosanil、Clenia）对痤疮有效，且使用方便。
- 口服抗生素应足量起始，及时减量，从而尽量减少副作用。
- 常规起始剂量是：多西环素 100mg，每

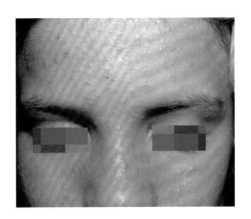

图 4.3　痤疮。额部可见多个闭合性粉刺。中度至重度痤疮治疗起效慢，可用他扎罗汀和粉刺去除器治疗。

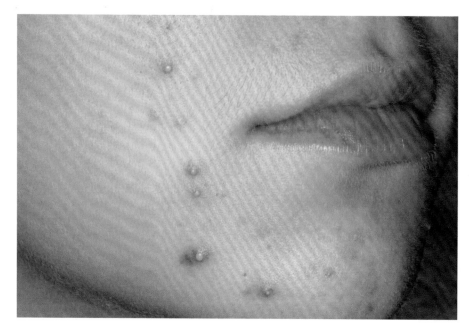

图 4.4　轻度炎症性痤疮。出现多个丘疹、脓疱和粉刺的轻度痤疮。

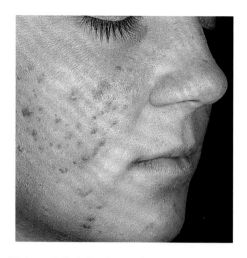

图 4.5　寻常痤疮。出现丘疹和脓疱的中度炎症性寻常痤疮。

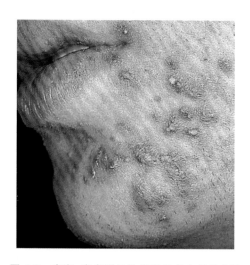

图 4.6　痤疮。炎症明显的痤疮患者出现多个脓疱和囊肿。

天 2 次；米诺环素 100mg，每天 2 次。

■ 口服抗生素治疗 2 个月可达最佳疗效。

■ 除利福平以外，口服抗生素不会降低口服避孕药的避孕效果。

■ 光动力疗法、激光治疗已用于治疗炎症性痤疮，但可导致疼痛，且价格昂贵，限制了其应用。

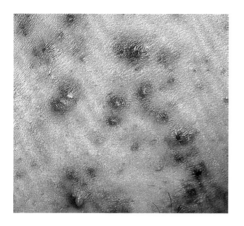

图 4.7　寻常痤疮。出现多个脓疱、囊肿的炎症性寻常痤疮。

炎症性结节和囊肿(结节囊肿性痤疮)

- 这类痤疮对口服抗生素和外用类视黄醇治疗反应差,需选择其他治疗药物。
- 每个囊肿内可注射小剂量曲安西龙(2.5mg/mL),但可能会导致皮肤萎缩。
- 短期系统性使用皮质类固醇可改善痤疮,但停药后可能引起痤疮反跳。泼尼松 20mg,每天 2 次,疗程 1 周可迅速控制重度炎症性囊肿性痤疮。
- 口服避孕药(如 Ortho Tri-Cyclen、Yaz、Estrostep、Beyaz)适用于有避孕要求的女性患者,尤其是成年女性。
- 对于许多女性,尤其是成年女性,每天 2 次口服 25mg~100mg 螺内酯可以改善痤疮, 螺内酯可与口服避孕药同时使用,妊娠女性禁用。
- 异维 A 酸是公认的治疗痤疮最有效的药物,疗程 4~5 个月,当体内累积剂量达到 120~150mg/kg 时,约 80% 的患者可达到临床治愈。

色素改变和瘢痕

- 痤疮基本控制至少 1 年,可通过皮外手术治疗瘢痕,这样可以保证在手术治疗前,皮损得到最大的恢复。
- 随着时间的推移,红斑会逐渐消退,且不会形成真正的瘢痕。
- 部分患者,尤其是肤色较深的患者,可出现色素沉着和(或)色素减退,需要数月甚至数年方可恢复,部分患者上述皮损将一直存在。
- 瘢痕可高出皮面且增厚(增生性瘢痕和瘢痕疙瘩),也可呈凹陷(凹点或凹坑)。
- 治疗色素改变可用氢醌、维 A 酸、壬二酸、化学剥脱和激光表皮重塑。
- 治疗痤疮瘢痕可用切除、激光、磨削、化学剥脱、注射填充物(透明质酸、胶原蛋白等)和微针。
- 皮损内注射皮质类固醇(Kenalog 2.5~10mg/mL)和外用硅凝胶治疗增厚的瘢痕可有一定效果。
- 患者还可使用其他治疗(如茶树油、口服保健品、麦卢卡蜂蜜、单宁、果酸、啤酒酵母)。务必询问患者是否采用了上述治疗,因为这些疗法可能抵消传统治疗的效果。

就医指征

- 如果怀疑患者有内分泌异常,应当由皮肤科医生和内分泌科医生共同评估。
- 瘢痕性痤疮患者或传统治疗无效的患者,应转诊至皮肤科专科医生处。

小贴士

■ 联合治疗是有效治疗痤疮的关键。

■ 在初次就诊时,给患者设立现实的预期目标,鼓励患者,同时向患者解释,长期合理的治疗可治愈痤疮。

👫 儿童注意事项

● 新生儿和婴儿可出现痤疮,局部用药常能控制病情,但是,当出现难治性炎症性皮损或瘢痕时,需口服红霉素或异维 A 酸。

● 12 岁以下的儿童禁用四环素、多西环素、米诺环素,以免形成永久的牙齿黄染。

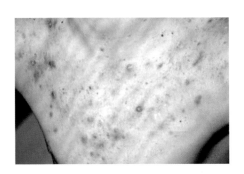

图 4.8　胸部出现粉刺、炎症性丘疹和囊肿的重度痤疮。

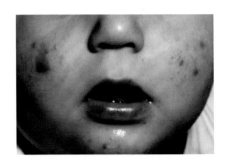

图 4.9　患儿表现为粉刺和炎症性丘疹的中度痤疮。仅在痤疮皮损处用药,避免刺激正常皮肤。

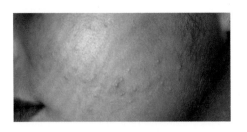

图 4.10　毛发角化病。红斑基础上出现小丘疹是本病的典型表现,与痤疮表现类似。

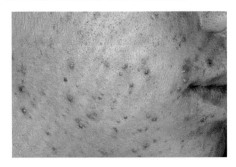

图 4.11　寻常痤疮。表现为炎症性丘疹、囊肿的中度寻常痤疮。

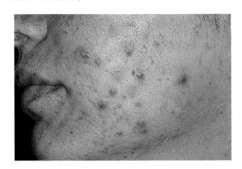

图 4.12　寻常痤疮。表现为炎症性丘疹、囊肿的中度寻常痤疮。

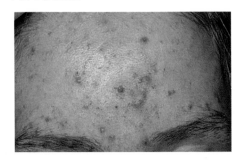

图 4.13　典型的寻常痤疮皮损首先出现在额中部、鼻部和颏部(T 区分布)。

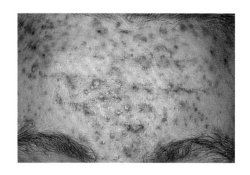

图 4.14　寻常痤疮。前额出现炎症性丘疹、囊肿的重度寻常痤疮。

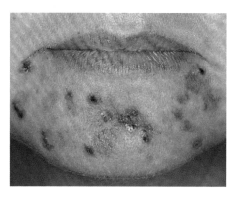

图 4.16　因抠、抓皮损引起的人工痤疮，可影响皮损恢复并形成瘢痕。

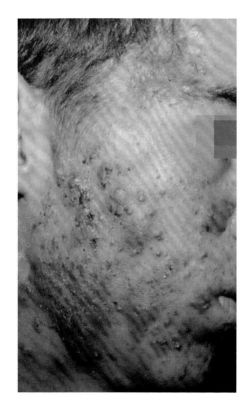

图 4.15　重度炎症性寻常痤疮，可伴发热和关节痛。

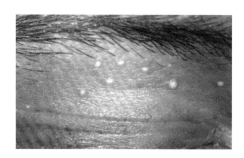

图 4.17　眼睑的粟丘疹，类似闭合性粉刺。

口周皮炎

描述

- 口周皮炎是一种发生于口、鼻、眼周皮肤特殊的丘疹、鳞屑性疾病，绝大多数患者为女性，儿童亦可发病。

病史

- 皮损初发于口周，可累及鼻周和眼周皮肤(又称腔口周围皮炎)。
- 本病常无症状，部分成人患者主诉有烧灼感。

- 病因不清。
- 药物(外用、吸入或系统使用皮质类固醇)、化妆品、保湿霜、物理因素(紫外线、热、冷)、微生物(梭杆菌属、念珠菌属、毛囊虫)以及口服避孕药均为可能的诱因。

皮肤表现

- 本病常表现为在红斑、鳞屑基础上出现针尖大小的丘疹、脓疱,好发于颏部、鼻唇沟和眼周。
- 唇红周围皮肤不受累。
- 面颊近鼻孔周围常见脓疱。

鉴别诊断

- 痤疮。
- 玫瑰痤疮。
- 脂溢性皮炎。
- 特应性(湿疹样)皮炎。
- 脓疱疮。
- 蠕形螨毛囊炎。

病程及预后

- 病情轻重不同。
- 本病持续 2 周至 4 年,可自发缓解。
- 口服抗生素可使多数患者的皮损在 4 周内消退。
- 本病易复发。
- 因疾病复发,患者需再次治疗,有时需长期维持治疗。

治疗

- 外用药包括甲硝唑乳膏或凝胶(0.75% 或 1%)、含 10% 磺胺醋酰钠和 5% 硫黄的制剂(Sulfacet-R)、磺胺醋酰钠(Klaron)、克林霉素乳液、1% 吡美莫司乳膏(爱宁达)、0.03% 和 0.1% 他克莫司软膏(普特彼)和壬二酸(Finacea),上述药物每天使用 1~2 次。
- 口服抗生素包括四环素(500mg,每天 2 次)、红霉素(500mg,每天 2 次)、多西环素(100mg,每天 2 次)、米诺环素(100mg,每天 2 次),疗程 2~4 周,多数患者对上述药物低剂量治疗有效。
- 病情控制后,多数患者需每天外用甲

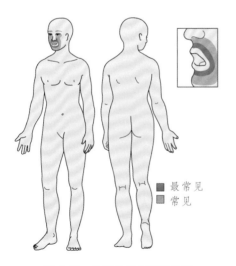

图 4.18　口周皮炎分布示意图。

最常见
常见

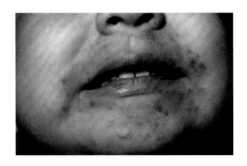

图 4.19　因不当使用类固醇引起的婴儿口周皮炎。

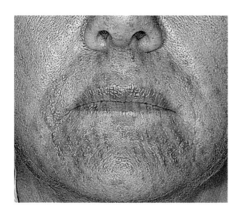

图 4.20　口周皮炎。使用 V 级外用类固醇长达数月，每次停用类固醇均会引起皮损反跳。

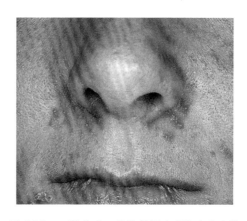

图 4.22　口周皮炎。鼻孔周围出现针尖大小脓疱可能是本病早期或唯一表现。

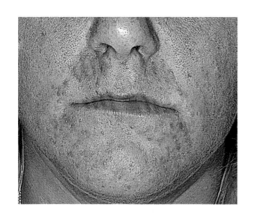

图 4.21　口周皮炎：皮损分布典型的患者。针尖大小的丘疹、脓疱未累及口周皮肤。

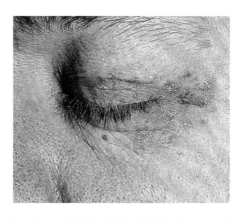

图 4.23　口周皮炎。外眦处出现针尖大小丘疹、脓疱，与图 4.22 中的皮损类似。

硝唑或含硫黄的药物。

小贴士

- 患者应尽量少用含有添加剂的抗衰老霜剂及润肤剂。
- 无香型润肤霜有利于改善皮肤干燥。
- 停用类固醇类外用药可使皮损加重，但这是治疗本病所必需的。

玫瑰痤疮(酒渣鼻)

描述

- 玫瑰痤疮是一种常见的皮肤病，主要表现为面部红斑、毛细血管扩张、充血、潮红(反映血管因素)、丘疹、脓疱(反映炎症因素)。

病史

- 本病好发于 30 岁以上的成人。
- 儿童也可发生玫瑰痤疮。
- 病因不明,与遗传因素(多见于凯尔特人或北欧人的后裔)、紫外线照射、微生物感染(蠕形螨、表皮葡萄球菌、Oleronius 杆菌)、皮肤敏感和食物刺激(酒、辛辣食物)有关。
- 固有免疫激活,尤其是抗菌肽,与本病发生相关。

皮肤表现

- 丘疹、脓疱好发于前额、颊部、鼻部和眼周。
- 皮肤可见红斑和(或)毛细血管扩张。
- 严重的患者可出现大量脓疱、毛细血管扩张、弥漫性红斑、皮脂溢出和水肿(颊部和鼻部)。
- 鼻部慢性、深在性炎症导致局部皮肤不可逆性增厚,形成鼻赘,好发于男性。
- 少数患者头部、躯干、四肢出现玫瑰痤疮的丘疹性皮损。

非皮肤表现

- 眼部症状包括轻度结膜炎伴疼痛、异物感和流泪。
- 眼部表现包括结膜充血、眼睑毛细血管扩张、睑缘炎、浅层点状角膜病变、睑板腺囊肿、角膜新生血管和角膜浸润、角膜新生血管和角膜变薄。

实验室检查和活检

- 根据临床症状和体征,常可诊断本病,而无须进行实验室检查。
- 如果皮损不典型,需行细菌培养排除毛囊炎。
- 如果出现脱屑,可行氢氧化钾测试排除真菌感染。
- 活检有助于排除狼疮和肉芽肿性疾病(结节病)。

鉴别诊断

- 痤疮(玫瑰痤疮不出现粉刺)。
- 脓癣。
- 口周皮炎。
- 感染性毛囊炎(葡萄球菌性毛囊炎、革兰阴性菌痤疮)。
- 红斑狼疮。
- 结节病。

病程及预后

- 患者应避免接触明确的诱因,如摄入烫的食物和饮料、饮酒(红酒)、高温、日晒、外用刺激皮肤的药物(如除皱霜、

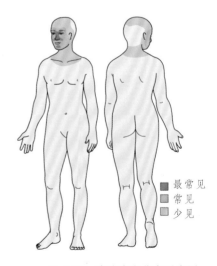

图 4.24 玫瑰痤疮分布示意图。

最常见

常见

少见

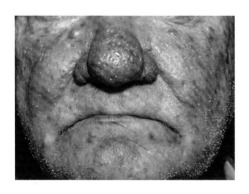

图 4.25 表现为红斑、丘疹、脓疱、鼻赘和结膜炎的严重玫瑰痤疮。口服抗生素和外用依维菌素可在 3 个月内控制病情。

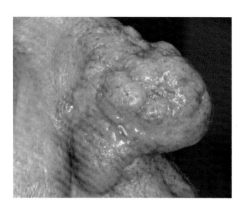

图 4.27 鼻赘。鼻部炎症未经治疗可形成不可逆性增生,需手术治疗。

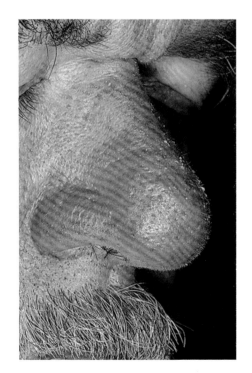

图 4.26 玫瑰痤疮。鼻部深在性红斑是玫瑰痤疮的特点。需长期口服抗生素治疗。用含磺胺醋酰和硫黄的药物治疗,同时保持局部干燥。

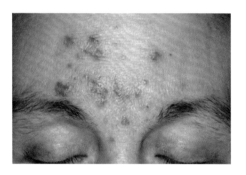

图 4.28 玫瑰痤疮的丘疹、脓疱。丘疹、脓疱不伴粉刺支持玫瑰痤疮,而非痤疮的诊断。

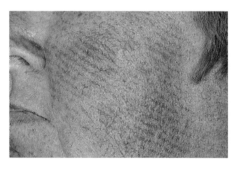

图 4.29 红斑和毛细血管扩张可以是玫瑰痤疮的唯一表现。在浅肤色的人群中,诊断本病较为困难。上述皮损可用激光治疗。溴莫尼定和羟甲唑啉治疗红斑有效, 但不少患者会出现红斑反跳。

去除表皮的化学剥脱剂)。

- 本病为慢性病程(长达数年),间有疾病活动。
- 部分患者可能会出现眶周永久性肿胀和面部坚实水肿。

治疗

- 患者应避免明确的加重本病的诱因,如过热的食物和饮料、刺激性食品、红酒和日光。
- 颜色为绿色的化妆品可遮盖皮肤红斑。
- 推荐使用防晒霜。
- 出现脓疱时,需进行局部或系统治疗。
- 在外用药中,伊维菌素(Soolantra)、甲硝唑(Metro Gell、Metro Cream、Metro Lotion 和 Noritate)、含磺胺醋酰和硫黄的乳液(Avar,Plexion TS 和 Rosac)最有效。Avar 有乳膏和凝胶两种剂型。Avar 乳膏和凝胶配方中所含的绿色成分,可以遮盖红斑。外用克林霉素和红霉素效果稍差。15%壬二酸凝胶(Finacea)也有效,但可导致皮肤干燥。0.5%溴莫尼定(Mirvaso)和 1%羟甲唑啉(Rhofade)可减轻面部红斑,但常引起刺激。
- 系统治疗更有效,多西环素 100mg,每天 2 次,或米诺环素 100mg,每天 2 次,疗程 2~4 周,常可有效控制脓疱。随后使用低剂量的上述药物继续治疗,多数患者可达较好效果。
- Oracea 是一种多西环素口服控释剂,每天 1 次,每次 40mg。此剂量低于多西环素的抗菌剂量阈值。它是美国 FDA 批准的唯一治疗炎症性玫瑰痤疮的口服药。
- 出现眼部症状时,需要系统应用抗生素。

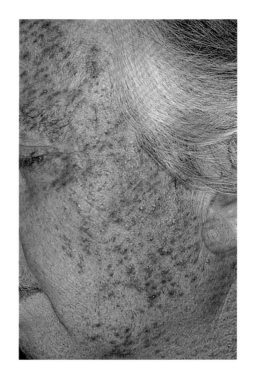

图 4.31　患者长期外用类固醇治疗,停用后出现类固醇相关的玫瑰痤疮。丘疹、脓疱迅速暴发。继用类固醇可改善,停用后反跳,导致恶性循环持续存在。

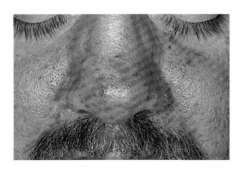

图 4.30　表现为鼻部丘疹、脓疱的玫瑰痤疮,开始治疗时可口服抗生素。局部治疗应与伊维菌素、磺胺醋酰和硫黄或甲硝唑治疗同时进行。

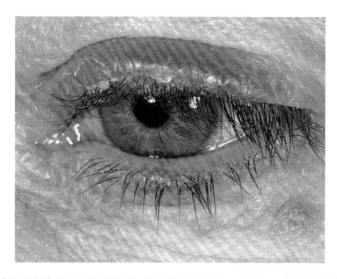

图 4.32　玫瑰痤疮患者常出现眼部并发症。当患者出现以下 1 个及以上症状和体征时，考虑存在眼部并发症：流泪或充血、异物感、烧灼或刺痛感、眼干、瘙痒、光敏感、视物模糊、结膜和睑缘毛细血管扩张、眼睑和眶周红斑。患者还可能会出现睑缘炎、结膜炎、睑缘不规则。

症状改善后，口服药可停用或减量。

- 疾病复发时，需再次治疗。治疗有效后，口服药应逐渐减量至能够控制病情的最小剂量。
- 慢性复发性患者或治疗无效者，可应用异维 A 酸 0.5mg/(kg·d)，疗程 20 周。
- 电外科手术、CO_2 激光、整形外科手术均可治疗鼻赘。
- 光动力疗法也能有效治疗本病。

小贴士

- 极少数患者表现为肉芽肿性皮损（肉芽肿性玫瑰痤疮），并且类似狼疮或结节病样表现。
- 玫瑰痤疮患者可以应用温和的洗面奶，勿用抗衰老霜剂。
- 外用药物开始治疗时病情可能加重，1~2 周后逐渐好转。

化脓性汗腺炎

描述

- 化脓性汗腺炎(HS)是一种毛囊单元受累的慢性、复发性疾病，好发于腋窝、腹股沟、肛周和外生殖器等顶泌汗腺分布区，表现为剧烈的疼痛、深在性结节、囊肿、窦道和瘢痕。

病史

- 本病少见，女性好发。
- 平均发病年龄为 20~25 岁。
- 表现为复发性、疼痛性"疖"样损害，破溃后形成窦道和瘢痕。
- 女性腋窝、腹股沟受累多见；男性肛周、臀部受累多见。
- 本病最好发于腋窝。

- 少数患者儿童期发病，但是，青春期后发病更常见。多数患者发病年龄在 20~30 岁之间。
- 本病有家族聚集现象，表现为常染色体显性遗传。
- 本病病因不明，可能与毛囊漏斗部角化过度、毛囊上皮增生导致毛囊阻塞相关。毛囊周围炎和毛囊破裂后形成囊肿、脓肿和窦道。
- 本病常继发感染并出现炎症反应。
- 本病可伴发克罗恩病和风湿免疫性疾病（如脊柱关节病）。

皮肤表现

- 典型皮损为成对出现的粉刺（一个黑头粉刺有 2 个或多个"墓碑样"开口）。
- 淡红至红色结节呈环状排列，中央无坏死，持续存在可长达 2 周。广泛的、深在的、位于真皮部位的炎症导致大而疼痛的脓肿形成，排出带恶臭的脓液。
- 窦道形成后出现坚实的条索样瘢痕。
- 毛囊性丘疹、脓疱和表皮囊肿可伴典型的 HS 皮损同时出现。

实验室检查

- 活检可见角化性物质堆积，引起毛囊阻塞形成毛囊炎，继发皮肤附属器（顶泌汗腺）和皮下组织破坏。

鉴别诊断

- 痤疮。
- 疖或痈。
- 前庭大腺感染。
- 炎症性表皮囊肿。
- 藏毛状囊肿。
- 性病性淋巴肉芽肿。
- 瘰疬性皮肤结核。
- 放线菌病。
- 发育不良性瘘管。
- 克罗恩病。

病程及预后

- 本病活动期约持续 20 年。
- 部分患者月经前加重。
- 加重因素包括：肥胖、吸烟、高温、运动、出汗、衣着过紧、使用除臭剂、刮毛和月经期。
- 绝经后本病常痊愈。
- 妊娠和哺乳可使本病好转。
- 具有慢性溃疡的患者易发展为鳞状细胞癌。
- 肛周受累提示预后不良。
- 部分患者虽然皮损较少，但慢性病程、反复发作将严重影响患者的生活质量。

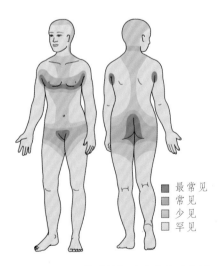

最常见
常见
少见
罕见

图 4.33 化脓性汗腺炎分布示意图。

治疗

- 大囊肿出现波动感时，需切开引流。
- 小囊肿可皮损内注射 5~10mg/mL 曲安奈德（Kenalog）。
- 减肥、戒烟、衣着宽松有助于改善症状。
- 长期口服抗生素是主要的治疗方法，可选择多西环素 100mg，每天 2 次，或米诺环素 100mg，每天 2 次。维持治疗时，可用较低剂量。
- 二线治疗可选择的抗生素包括甲氧苄啶–磺胺甲恶唑，即复方新诺明（口服，每天 2 次，每次 1 片）；甲硝唑 375mg，每天 2 次；克林霉素 150mg，每天 2 次。克林霉素 300mg，每天 2 次，联合利福平 500mg，每天 1 次，疗程 10 周，也可有效治疗本病。
- 部分患者，尤其是经前期加重的患者，可选择口服避孕药治疗。
- 口服异维 A 酸 1mg/（kg·d），疗程 20 周，对部分患者有效（尤其是对未形成窦道、瘢痕的早期皮损最有效）。
- 部分患者可用细胞因子拮抗剂治疗，如阿那白滞素（IL–1 受体拮抗剂）、乌司奴单抗（IL–12/23 拮抗剂）、英夫利昔单抗（TNF–α 拮抗剂）、依那西普（TNF–α 拮抗剂）、阿达木单抗（TNF–α 拮抗剂）。
- FDA 已批准阿达木单抗（Humira）用于治疗本病。
- 氨苯砜、葡萄糖酸锌、抗雄激素药物、环孢素治疗部分患者有效。
- 手术切除常是唯一根治的方法。

- 局部窦道开窗治疗常能减轻疼痛，防止窦道进一步扩大。
- 激光脱毛有助于本病的治疗。
- CO_2 激光和 Nd：YAG 激光可治疗窦道和囊肿。
- 粉剂（如 Zeasorb）和局部外用止汗剂（如 Xerac）可减少摩擦。
- 4% 葡萄糖氯己定溶液、10% 过氧苯甲酰、漂白粉浴可以减少细菌定植。
- 5% 利多卡因软膏、1% 双氯芬酸凝胶、冰袋、非甾体抗炎药有助于减轻疼痛。

小贴士

- 本病偶见于青春期前的儿童，甚至是不肥胖的儿童。
- 疾病早期，腹股沟和腋窝出现伴疼痛的、极小的脓疱。
- 女性患者"腹股沟出现多个疖"时，应怀疑本病。
- 出现情绪低落、疼痛的患者，应转诊至相关专科。

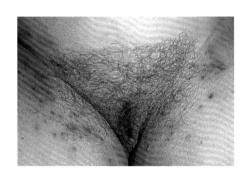

图 4.34　当患者腹股沟出现多个疖时，应怀疑汗腺炎。粉刺是本病的特征性皮损，查体时应注意寻找。

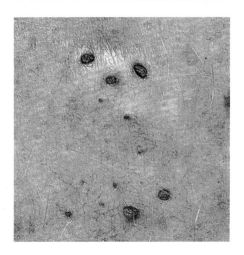

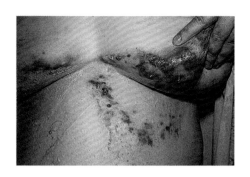

图 4.37 汗腺炎可发生于乳房下。图示为出现融合性囊肿的重症患者。

图 4.35 汗腺炎。可见 2~3 个一组的粉刺,表现为两个或更多开口的黑头粉刺,其在皮下相互贯通,这是本病的特征性皮损。应注意检查腋窝、乳房下、腹股沟、臀部有无类似皮损。

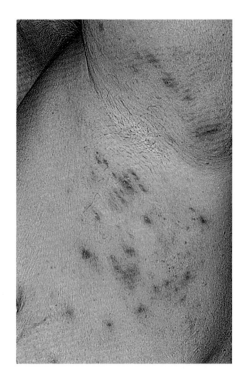

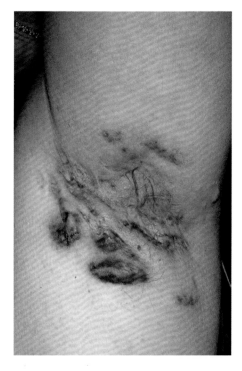

图 4.36 腋窝部汗腺炎。囊肿已出现数月,长期口服抗生素后病情有所改善。

图 4.38 汗腺炎。囊肿、窦道是化脓性汗腺炎的特征性皮损,伴剧痛。

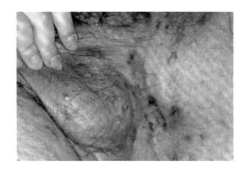

图 4.39 窦道需切开暴露，并清除胶样分泌物，以防止皮损进一步扩大。

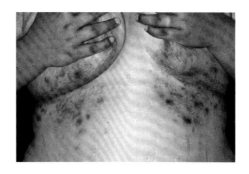

图 4.40 化脓性汗腺炎。乳房下皱襞处是本病的好发部位。

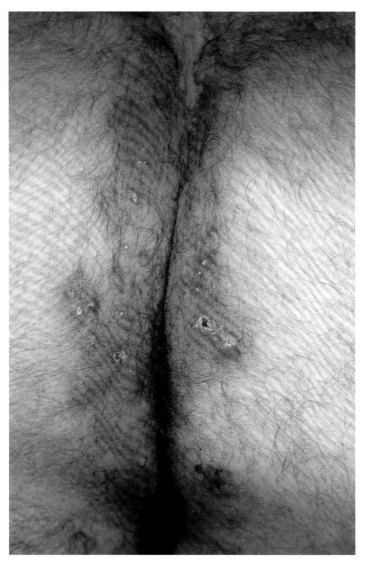

图 4.41 化脓性汗腺炎出现的痛性囊肿应切开引流。

多汗症

描述

- 多汗症是指汗液过度分泌。
- 本病常见,可累及局部或全身皮肤。

病史

- 根据发病部位(腋窝、手掌、足底)、诱发因素(情绪、温度、药物、毒素)或神经起源(脑皮质、下丘脑、延髓、脊髓、轴突),多汗症可分为不同类型。
- 多种潜在的系统性疾病会导致夜间多汗(如霍奇金淋巴瘤)。
- 原发性多汗症(非潜在疾病或药物引起的多汗)发病率为3%,入睡后出汗停止,表现为双侧对称性多汗。
- 运动和精神压力是多汗症最常见的原因。
- 详细询问病史对寻找病因非常重要。

皮肤表现

- 皮肤长期过度潮湿会导致皮肤干燥、变薄伴皲裂。
- 皮肤过度潮湿的患者易出现细菌过度增殖(窝状角质松解症)和酵母菌感染。
- 窝状角质松解症患者表现为足底部小的、浅表的凹陷,伴明显足臭味。

非皮肤表现

- 病因不同,非皮肤表现也不相同。

实验室检查和活检

- 汗液与碘和淀粉结合后呈黑色(淀粉–碘反应)。根据淀粉–碘反应,下文介绍3种方法对汗液量进行半定量测定:
  - 将碘化淀粉(将0.5~1g晶体碘加入500g可溶性淀粉中,置于瓶中密封保存)直接撒在皮肤上;
  - 将碘溶液涂在皮肤上,待其干燥后,其上撒少许淀粉末;
  - 用碘试纸(把100张碘试纸与1g晶体碘共同置于密闭容器中1周)接触出汗的皮肤(纸–碘法)。
- 应结合病史和查体,对实验室检查的结果进行分析、解释。

鉴别诊断

- 可引起多汗症的疾病如下:
  - 感染(发热性疾病、结核病);
  - 代谢性或内分泌性疾病(甲状腺功能亢进、糖尿病、肥胖、类癌综合征);
  - 血管舒缩异常(雷诺现象);
  - 神经疾病(帕金森病、脑炎后遗症);
  - 肿瘤(淋巴瘤)。
- 许多药物(胰岛素、咖啡因)的副作用为多汗。
- 毒素,如汞和砷,也能诱发多汗。

病程及预后

- 多汗症影响患者的正常工作和生活。
- 治疗潜在的系统疾病可改善多汗症。

治疗

- 将6%(Xerac)或20%(Drysol)六水合

氯化铝局部外涂联合或不联合封包，每晚使用，连用 3~4 天，然后根据病情决定是否继续使用，对多数患者有效。皮肤轻度刺激是常见的副作用。

- 局部外用 0.5%~2% 格隆溴铵有效，但如果大面积使用，会出现抗胆碱能药物的副作用。

- 自来水电离子渗透治疗，每天 1 次，每次 15~30 分钟，后改为每周 2~3 次，可有效治疗掌跖多汗症。

- 部分患者口服格隆溴铵和奥昔布宁可减少出汗，但会出现抗胆碱能药物的副作用。

- 注射肉毒毒素抑制乙酰胆碱的释放，可非常有效地减少汗液分泌。治疗掌跖多汗症时，因注射部位疼痛明显，常需局部麻醉或神经阻滞麻醉。治疗腋窝多汗症时，无须麻醉。

- 颈、胸、腰交感神经切断术是另一种治疗掌跖多汗症有效的方法。

- 局部汗腺切除可治疗腋窝多汗症。

- 微波（miraDry）和激光可使部分患者出汗减少。

儿童注意事项

- 精神性多汗症常初发于青春期，随着年龄增长而有所改善。

- 男女均可发病，但就诊者中，女性较多。

（徐浩翔　译　徐丹　审校）

第 5 章

银屑病和其他丘疹鳞屑性疾病

James G. H. Dinulos

银屑病

描述

- 银屑病是一种常见的慢性炎症性疾病，通常由 T 淋巴细胞功能异常引起。
- 其特征为局限或广泛的红斑鳞屑性斑块，皮损通常覆盖银白色鳞屑，好发于头皮、肘部和膝部。
- 可单独出现在头皮、指(趾)甲以及皮肤褶皱处。
- 银屑病是一种慢性复发性疾病，但患者可出现较长的缓解期。

病史

- 银屑病在全球的患病率为 1%~3%。
- 所有年龄段人群都可以患银屑病，20~30 岁以及 50~60 岁人群更常见。
- 高达 90% 的患者有银屑病家族史。
- 组织相容性研究表明，HLA-Cw6 位点与银屑病发生相关性高达 25%，在早发型银屑病患者中表达率高达 90%。
- 许多基因位点与银屑病的发生发展有关，其中 *PSORS1* 基因被认为是 50% 以上银屑病患者的易感基因。
- 银屑病与焦虑、抑郁、肥胖、糖尿病、高血压、淋巴瘤、心肌梗死和卒中有一定关系。
- 银屑病的诱因有局部因素(皮肤损伤、刮擦)、系统因素(感染，尤其是链球菌和 HIV)、心理压力、药物(锂剂、β 受体阻滞剂、干扰素和抗疟药)等。

皮肤表现

- 银屑病根据临床表现可分为不同的类型，且在一定条件下可相互转化。

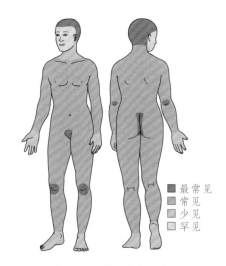

■ 最常见
▨ 常见
▨ 少见
□ 罕见

图 5.1 银屑病分布示意图。

慢性斑块型银屑病

- 慢性斑块型银屑病是最常见的类型。
- 边界清楚的红色丘疹和红色斑块，上覆厚层白色鳞屑，在头皮、肘部、膝部和臀间隙尤为明显。
- 剥除坚固附着的鳞屑及薄膜会有点状出血(Auspitz 征)。
- 强力机械性去除头皮鳞屑可能会导致脱发。

点滴型银屑病

- 常见于上呼吸道病毒或化脓性链球菌感染的儿童和青年。
- 躯干和四肢突然出现圆形或椭圆形的红色小丘疹和斑块，在 6~12 个月内可自行缓解。

反向型银屑病(也称屈侧银屑病)

- 耳后褶皱、乳房下区域、腋窝、腹股沟褶皱和臀间隙出现潮湿的红色斑块，可伴皲裂。
- 反向型银屑病需与原发性皮肤癣菌、念珠菌和链球菌感染相鉴别，这些感染也会诱发银屑病发生。

红皮病型银屑病

- 必须将这种重症银屑病与其他形式的红皮病区分开来，例如皮肤 T 细胞淋巴瘤。
- 可能是急性的(药物诱导、停用系统使用的类固醇)或未得到控制的慢性银屑病。
- 患者可能有皮肤压痛、发热、体重减轻、蛋白质丢失和淋巴结病。

脓疱型银屑病

- 脓疱型银屑病是由严重的炎症所引起的无菌性脓疱。
- 已报道的临床亚型包括泛发型(见于妊娠、感染后和停用系统性类固醇)、局限型(见于斑块的边缘)、掌跖型(与吸烟及骨病变有关)和肢端型[见于指(趾)端，并伴有指(趾)甲受累]。

银屑病甲

- 银屑病甲可以单独发生，但大多数患者会存在银屑病的皮肤表现。银屑病甲的症状包括甲顶针样凹陷、甲变白、甲易碎、黄甲("油斑")、甲下裂隙性出血、甲床增厚、甲板远端与甲床分离(甲剥离)。

银屑病性关节炎

- 高达 30% 的银屑病患者会发生银屑病性关节炎。
- 关节炎在皮肤广泛受累的患者中更常见。
- 少数患者在出现银屑病皮肤损害前出现银屑病性关节炎。
- 5 种临床类型:单关节炎和不对称性多关节炎(最常见的类型)、远端指间关节炎、对称性多关节炎(类似于类风湿性关节炎)、残毁性关节炎和脊柱关节炎。

实验室检查

- 皮肤活检不是诊断银屑病的必要条件，但在进行系统治疗前应予以考虑。
- 应监测胆固醇、血糖和血压,因为银屑

病患者有同时患心血管疾病和代谢综合征的风险。

- 对点滴型银屑病患者应进行咽拭子培养和抗链球菌溶血素"O"测定。
- 对于反向型银屑病患者及行足够的局部或系统治疗仍疗效不佳者，应进行真菌涂片镜检和细菌培养。
- 对于重症难治性患者，应评估 HIV 感染情况。

鉴别诊断

- 脂溢性皮炎。
- 乏脂性湿疹(手部、足部)。
- 头癣(头皮)。
- 甲真菌病[指(趾)甲]。
- 间擦疹(念珠菌或链球菌)。
- 玫瑰糠疹。
- 药疹。

治疗

- 银屑病采取分级治疗的方法,从外用药物治疗开始,渐进至光疗法,最后行系统治疗。
- 鉴于银屑病的慢性复发倾向,采取联合和交替治疗来降低药物的副作用。

外用药物治疗

- 外用糖皮质激素制剂是治疗局限性银屑病的主要方法。
- 一般来说,头皮、躯干和四肢的银屑病需要更强效的糖皮质激素(Ⅰ~Ⅱ级),而面部和毗邻病灶的区域则需要弱效糖皮质激素(Ⅴ~Ⅵ级)。
- 不含类固醇的药物(焦油、维 A 酸类、维生素 D 类似物) 常与糖皮质激素联合使用,以提高疗效并减轻副作用(如皮肤变薄)。
- 例如,肘部斑块型银屑病的治疗方案包括工作日每天 2 次外用维生素 D 类似物(例如卡泊三醇乳膏、骨化三醇软膏),周末每天 2 次外用Ⅰ级糖皮质激素。
- 在一些复合制剂中糖皮质激素可与焦油混合使用。
- 卡泊三醇 – 倍他米松二丙酸酯(Taclonex)是头皮、躯干和四肢银屑病有效联合用药的一个例子。
- 在许多难以控制的斑块型银屑病中,曲安奈德局部注射(5~10mg)可有效缓解皮损症状。
- 某些部位[头皮和指(趾)甲等]的银屑病治疗更加困难。
- 头皮鳞屑较厚,可用温热的毛巾浸润橄榄油湿敷 30 分钟,然后轻揉去除,以防脱发。
- 皮肤润滑油对轻型头皮银屑病有效。
- 泡沫和溶液比霜剂和软膏更易涂抹在头皮上。
- Ⅰ级外用糖皮质激素溶液可治疗轻型银屑病甲。
- 醋酸曲安奈德(5~10mg)甲床注射可用来治疗重症银屑病甲。
- 一般而言,银屑病甲需要进行系统治疗。

光疗法

- 光疗法可单独应用或者与外用或系统药物联合应用。

- 最常见的治疗方法是窄谱紫外线 B 段 (UVB,311~313nm)，已被证实疗效显著。
- 患者需要每周治疗 3 次,持续 1~3 个月。许多患者数年内间断进行光疗法。
- 焦油、维生素 D 类似物、维 A 酸(他扎罗汀软膏或凝胶)和外用类固醇可增强光疗法的疗效。
- 准分子激光(UVB,308nm)对局部斑块型银屑病有效,每周治疗 2~3 次。
- 其他模式包括宽谱 UVB 和长波 UVA(通常同时服用补骨脂素)。

系统治疗

- 目前系统治疗可分为传统治疗和生物制剂治疗。
- 甲氨蝶呤、环孢素、阿维 A 是银屑病最常用的系统治疗药物。
- 甲氨蝶呤通过抑制叶酸发挥作用,对所有类型的银屑病均有效。
- 甲氨蝶呤通过口服、皮下和肌内注射每周给药。
- 环孢素是一种钙调神经磷酸酶抑制剂,能快速有效地改善银屑病。
- 环孢素用于快速改善重症银屑病,如脓疱型银屑病和红皮病型银屑病。
- 阿维 A 是一种系统性维 A 酸类药物,对所有类型的银屑病均非常有效,但主要用于红皮病型银屑病、脓疱型银屑病和掌跖银屑病。
- 生物制剂是针对银屑病 T 细胞及相关细胞因子的免疫调节剂。
- 这些药物非常有效,但价格昂贵,因此许多患者无法使用。
- 依那西普、英夫利昔单抗和阿达木单抗靶向肿瘤坏死因子 α;乌司奴单抗靶标是白细胞介素 12/23(IL-12/23)的 p40 亚基;司库奇尤单抗和依奇珠单抗靶标是白细胞介素 17A(IL-17A)。Brodalumab 与 IL-17 受体结合。Guselkumab 靶标是白细胞介素 23(IL-23)。
- 在银屑病发生、发展过程中仍有许多靶向免疫调节剂。

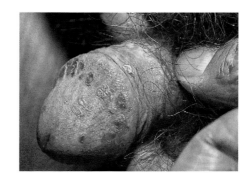

图 5.2　银屑病。阴茎上的慢性斑块可能是患者唯一关注的皮损表现。检查其他可能累及的部位(如头皮和臀间隙)以助于确诊银屑病。告知患者银屑病不是传染性疾病。

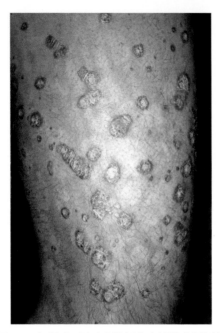

图 5.3　银屑病。图示小腿部位大量附着厚层鳞屑的慢性红色小斑块。注意已治疗银屑病斑块中的炎症后色素减退区域。

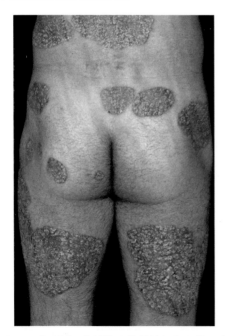

图 5.4　银屑病。范围较大的慢性红色斑块逐渐演变为地图样斑块。该种类型对紫外线治疗反应良好。

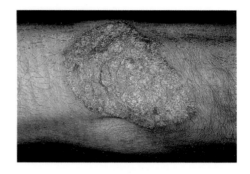

图 5.5　斑块型银屑病:经典表现。增厚的红色斑块边界清晰,上附银白色鳞屑。

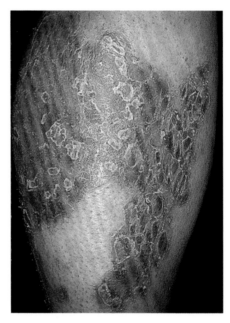

图 5.6　斑块型银屑病。斑块可呈鲜红色、炎症性改变。炎症性斑块需要注意外用药物。所有外用治疗药物(类固醇除外)都可能加重这些活动性皮损。

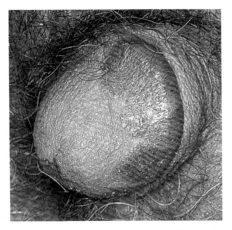

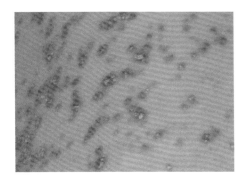

图 5.9　点滴型银屑病。仔细查体可确诊为点滴型银屑病,且可见皮损上固着白色鳞屑。

图 5.7　斑块型银屑病。龟头边界清楚的固定红色斑块是一种常见的银屑病临床表现。它可能是唯一的皮损表现。斑块通常持续数月至数年。外用糖皮质激素治疗可暂时缓解,但不应经常使用。其他大多数外用药物会有刺激性。患者应被告知这种疾病是不具有传染性的。患者常被误诊为酵母菌感染。

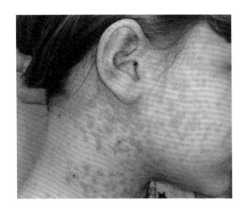

图 5.10　点滴型银屑病。点滴型银屑病发可发生在面部、耳部和头皮。

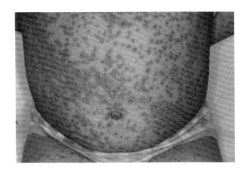

图 5.8　点滴型银屑病。躯干部位突然出现大量形态单一的银屑病丘疹多是由链球菌感染诱发,特别是在没有银屑病病史的儿童、青少年及年轻人中。

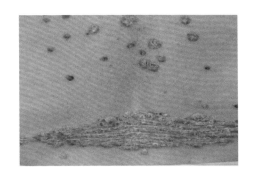

图 5.11　斑块型银屑病。注意厚层的斑块和鳞屑。斑块型银屑病和点滴型银屑病同时发生。这些丘疹和斑块可能会引起轻微瘙痒。

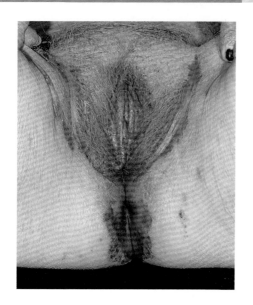

图 5.12 反向型银屑病。外阴、会阴、臀间隙的红斑是反向型银屑病的一个特征，且不存在脓疱。脓疱是念珠菌性间擦疹的典型皮损。

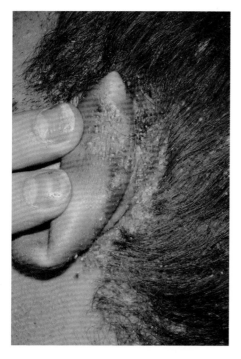

图 5.13 头皮银屑病。耳后褶皱应局部外用低效皮质类固醇，头皮应局部外用高效皮质类固醇洗剂、搽剂和溶液。

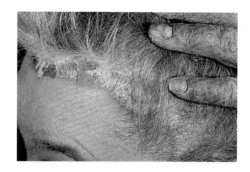

图 5.14 头皮银屑病。头皮银屑病的典型特征是覆盖局部或全部头皮表面的致密鳞屑。应检查所有银屑病患者的头皮。

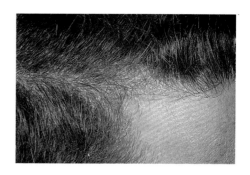

图 5.15 头皮银屑病。有时难以鉴别头皮银屑病和脂溢性皮炎。脂溢性皮炎患者皮损常累及耳部和面部。

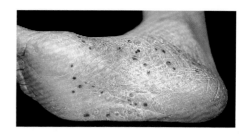

图 5.16 足底脓疱型银屑病。广泛性皮损伴有疼痛。有时需要系统药物治疗。

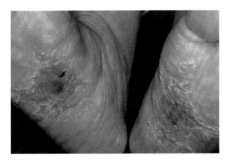

图 5.17　足底银屑病伴有疼痛，对系统用药反应良好。

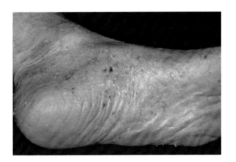

图 5.18　足底银屑病。银屑病可能会继发皮肤癣菌感染，如果银屑病患者对外用类固醇反应不佳，可考虑继发皮肤癣菌感染的可能。

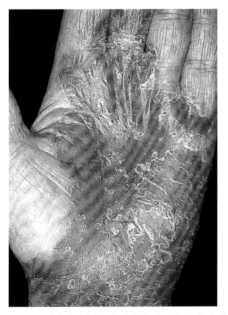

图 5.19　手掌银屑病。这种深红色、光滑的斑块会伴随疼痛。

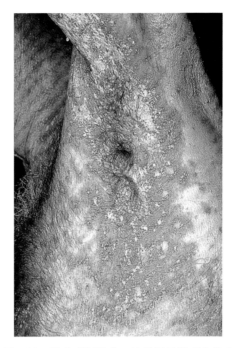

图 5.20　脓疱型银屑病。这种罕见类型皮损分布广泛，属于重症银屑病。环孢素、甲氨蝶呤或阿维 A 治疗有效。

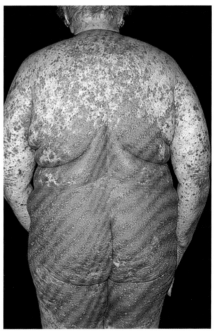

图 5.21　红皮病型银屑病。可发生全身严重炎症反应，常需系统药物进行治疗。

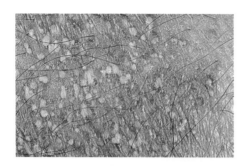

图 5.22 脓疱型银屑病。脓疱可融合成小"脓湖"。

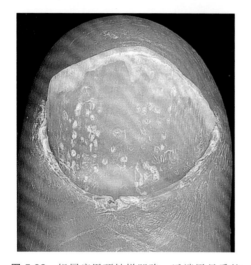

图 5.23 银屑病甲顶针样凹陷。近端甲母质的炎症灶导致指甲表面角化不全细胞堆积。当指甲长出来时,堆积的角化不全细胞脱落,指甲表面会留下凹陷或凹坑。

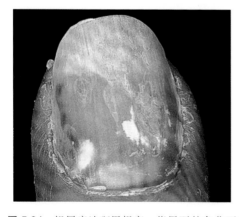

图 5.24 银屑病油斑甲损害。指甲下的角化不良碎屑和浆液积聚在甲下方产生黄褐色斑点。

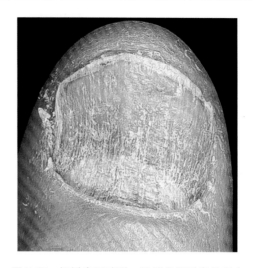

图 5.25 银屑病甲畸形。近端指甲甲床的炎症导致甲板表面变形。

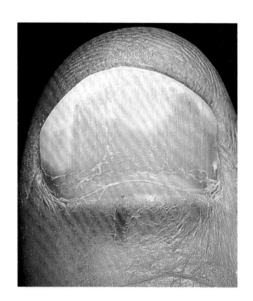

图 5.26 银屑病甲剥离。指尖皮肤的银屑病病变导致远端甲板从甲床分离。其表现可与外伤性甲剥离相同。

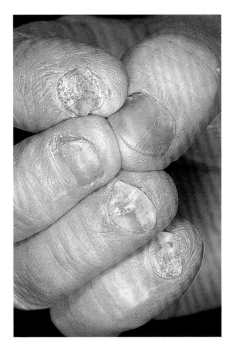

图 5.27 银屑病甲剥离和指甲畸形。甲母质不同部位的炎症会造成指甲畸形。临床上与甲真菌病鉴别较困难。

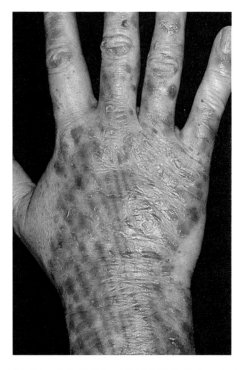

图 5.29 炎症性斑块型银屑病可伴疼痛。对于这种活动性疾病,外用类固醇疗效较差,需使用甲氨蝶呤。

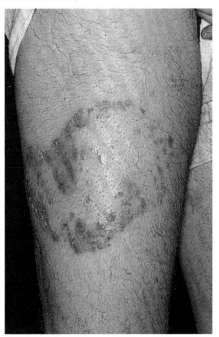

图 5.28 银屑病。一般情况下,银屑病斑块中心先消退,然后边缘皮损逐渐改善。

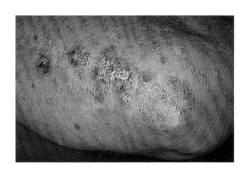

图 5.30 炎症性斑块型银屑病。该类型银屑病对氯倍他索乳膏有部分效果。外用类固醇通常不能完全清除斑块,停用外用药物后疾病复发。

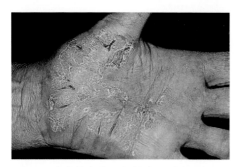

图 5.31 炎症性斑块型银屑病。手掌的慢性炎症诊断较为困难。银屑病和湿疹有类似的表现，二者治疗都很困难。

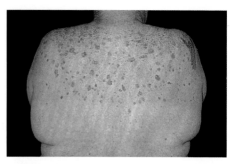

图 5.33 慢性斑块型银屑病。柔和的阳光照射是一种有效的治疗方法，但晒伤会诱发银屑病加重。

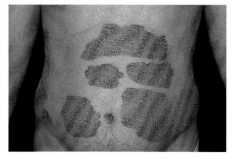

图 5.32 慢性斑块型银屑病可以无症状。该患者没有不适，对外用药物治疗失望，更倾向于仅外用保湿剂。

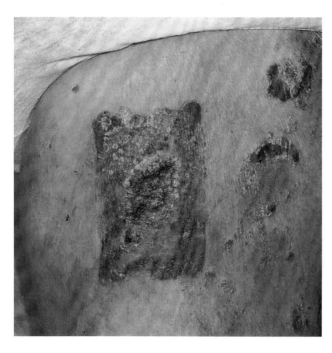

图 5.34 银屑病可发生在外伤部位(Koebner 现象)。图示为发生在皮片移植供皮部位的银屑病。

脂溢性皮炎

描述

- 脂溢性皮炎是一种常见的慢性炎症性疾病，临床特征为粉色至黄色的斑块，覆以蜡状鳞屑，好发于皮脂腺丰富的部位，如头皮、面中部、耳部和胸部。
- 糠秕马拉色菌(卵圆形糠秕孢子菌)被认为是引起脂溢性皮炎的原因。

病史

- 脂溢性皮炎可发生于任何年龄。
- 婴儿脂溢性皮炎常于 1 岁时消退。
- 大约 5% 的成年人有脂溢性皮炎。
- 男性患者较女性更常见。
- 伴神经系统疾病(帕金森病、卒中、头部创伤)的患者和 HIV 感染者其脂溢性皮炎更严重。

皮肤表现

- 粉色至黄色的丘疹、斑块，覆以油腻的鳞屑，累及头皮、面中部、耳部和前胸。典型部位是眉部、睫毛根部(脂溢性睑缘炎)、鼻唇沟、鼻侧部和外耳道。
- 可累及褶皱处皮肤，如耳后、腹股沟、乳房下和肛门生殖器部位。

实验室检查

- 皮损不典型者应行皮肤活检。
- 病情顽固者应行真菌镜检。

鉴别诊断

- 玫瑰痤疮。
- 银屑病。
- 湿疹。

治疗

- 成人患者往往为慢性病程，常呈季节性缓解和加重。
- 压力、疲劳和季节变化可引起疾病加重。
- 外用抗真菌药物，如酮康唑乳膏、环吡酮胺，治疗面部轻中度脂溢性皮炎效果较好。
- 每天用含吡硫翁锌(ZNP)或二硫化硒(Selsun)的去屑洗发水或肥皂洗脸有效。但会导致皮肤干燥，多数患者需要

👫 儿童注意事项

- 头顶覆以黄色、油腻黏着性鳞屑(乳痂)，其下红斑不明显。
- 鳞屑可聚集、逐渐增厚并黏着于大部分头皮。
- 可累及尿布区和腋窝，主要表现为红色斑片，而鳞屑不明显。
- 可继发细菌和念珠菌感染。
- 婴儿脂溢性皮炎通常易于诊断。对常规治疗疗效不佳者，应考虑是否合并潜在的系统性疾病，如朗格汉斯组织细胞增生症或锌缺乏症，但这类疾病较少见。
- 婴儿脂溢性皮炎通常是一种自限性疾病，一般不需要治疗。温和地去除鳞屑、外用弱效皮质类固醇足以有效控制病情。
- 对于病情严重、顽固或皮损泛发者，建议转诊至皮肤科医生。

外用少量质地轻薄的润肤霜。

- 必要时每天外用 2 次Ⅵ级或Ⅶ级类固醇乳膏或洗剂(氢化可的松或地奈德)亦有效。

- 可选择兼具抗炎和抗真菌作用的非甾体制剂 Promiseb 霜治疗。

- 每天外用 2 次 0.1% 他克莫司和 1% 吡美莫司有效。

- 经常使用含去屑配方的香波洗头可有效控制头部轻中度损害。

- 有效的去屑香波配方可含有酮康唑(Nizoral)、环吡酮胺(Loprox)、煤焦油(Tarsum,T-Gel)、水杨酸(T-Sal)、二硫化硒(Selsun)及吡硫翁锌(海飞丝)。

- 将温热的矿物油或橄榄油涂在头部上,数小时后清洗,可有效去除致密的、厚层黏着性鳞屑。

- 对于头皮受累严重者,夜间使用含 10% 煤焦油溶液(LCD)的妮维雅发油或 Derm-Smoothe FS 发油(含花生油、矿物油和 0.01% 氟轻松),可有效

去除厚层黏着性鳞屑。应用前打湿头皮,使用浴帽可增强药物的吸收。

- 病情严重者可能需要口服抗真菌药物,以清除糠秕马拉色菌。

- 抗真菌治疗包括应用氟康唑 150mg/d 或伊曲康唑 200mg/d,疗程 1~2 周。特比萘芬无效。

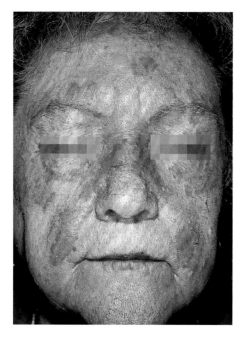

图 5.36　脂溢性皮炎。红斑、鳞屑可广泛分布,扩展至鼻唇沟以外的部位。

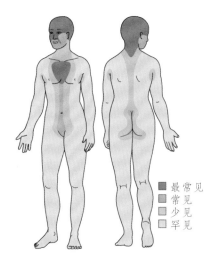

图 5.35　脂溢性皮炎分布示意图。

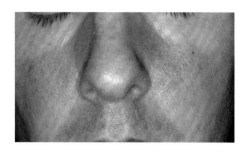

图 5.37　皮疹扩展至鼻唇沟以外,并使颊部受累。

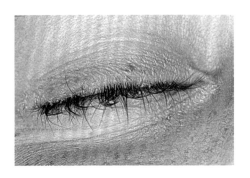

图 5.38　脂溢性皮炎。儿童更常见睑缘鳞屑。脱屑可刺激结膜。

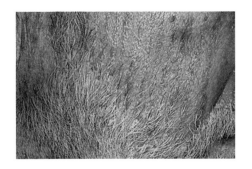

图 5.39　脂溢性皮炎。脂溢性皮炎患者留胡须后出现红斑、鳞屑。刮除胡须后皮损常自愈。

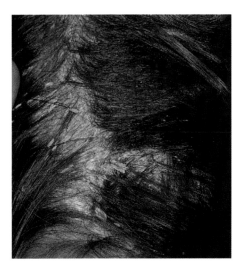

图 5.40　脂溢性皮炎。儿童头部密集的四边形片状鳞屑，黏着于头皮（石棉状糠疹）。需要用橄榄油轻柔地清除；强行去除头屑可导致永久性脱发。

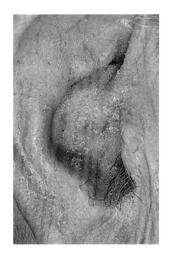

图 5.41　耳部脂溢性皮炎通常需要局部外用 V 级类固醇治疗。患者洗浴后应注意擦干耳部，因为局部潮湿可加重该病。

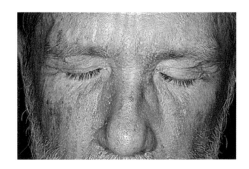

图 5.42　脂溢性皮炎。好发部位的炎症性皮损。应用酮康唑乳膏后炎症消退。

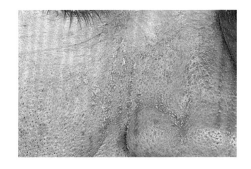

图 5.43　脂溢性皮炎。脂溢性皮炎的典型表现。应用酮康唑乳膏无效，局部外用 V 级类固醇 7 天有效。已告知患者面部不能长期外用类固醇。

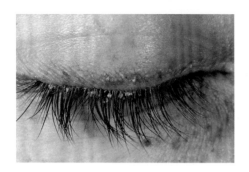

图 5.44 脂溢性皮炎。眼睑处有细碎的脱屑，可用毛巾、温和的清洁剂轻柔地去除。

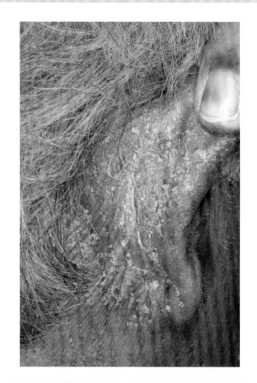

图 5.47 脂溢性皮炎。耳后皮损与银屑病常难以鉴别。除了使用洗发水清洗，地奈德洗剂也能有效控制瘙痒和脱屑。

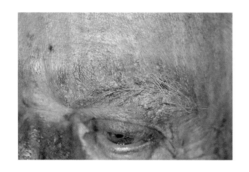

图 5.45 脂溢性皮炎。眉部皮损炎症比鳞屑更加明显。局部应用酮康唑及间断使用地奈德洗剂对这种季节性加重的皮损有效。

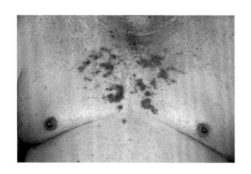

图 5.46 脂溢性皮炎。前胸部存在斑块，伴薄层、潮湿的鳞屑，这是夏季皮损加重的典型表现。

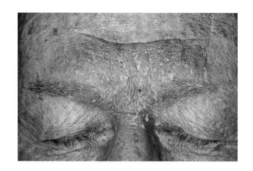

图 5.48 脂溢性皮炎。眉间皮损伴明显鳞屑，用吡硫翁锌皂棒清洗，并间断外用Ⅵ级或Ⅶ级类固醇有效。

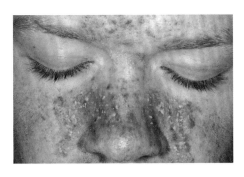

图 5.49　脂溢性皮炎。该青少年患者面部红斑伴较多油腻性鳞屑，需要每天清洗 2 次并外用抗真菌乳膏。

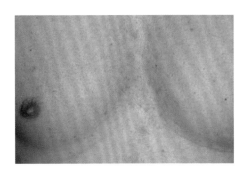

图 5.50　前胸部脂溢性皮炎。应用含 ZNP(2% 吡硫翁锌)的皂棒清洁，并间断外用 V 级类固醇治疗有效。

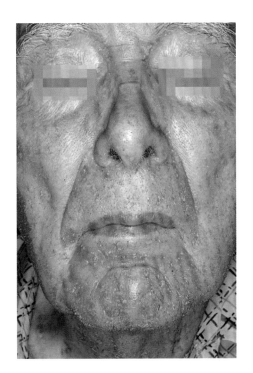

图 5.51　脂溢性皮炎。皮损炎症明显，伴红斑和致密的鳞屑。这种程度的炎症用环吡酮胺洗剂(Loprox)或酮康唑(Nizoral 乳膏)治疗常有效。

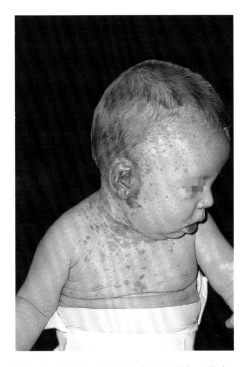

图 5.52　始于头皮的婴儿脂溢性皮炎（乳痂）。表现为边界清楚的红色至鲑肉色斑块，上覆油腻性鳞屑。皮损可发展至面部、躯干和尿布区。瘙痒症状较轻微。应与特应性皮炎相鉴别，特应性皮炎存在瘙痒症状。

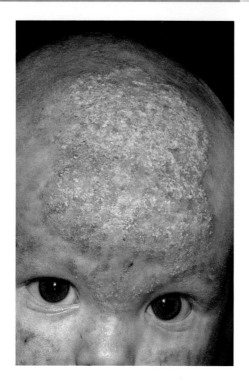

图 5.53　婴儿头皮大面积受累，伴细碎的鳞屑。建议先用油浸透后，再用毛巾和温和的洗发水或清洁剂轻柔地去除。可外用Ⅵ级类固醇控制炎症。

疾病。

皮肤表现

- 多发的瘙痒性粉红色丘疹，伴少许细碎的鳞屑，好发于前胸中部、背部和腰部。

实验室检查

- 皮肤活检有助于与毛囊炎相鉴别。

鉴别诊断

- 毛囊炎。
- 念珠菌病。
- 疱疹样皮炎。
- 药疹。
- 病毒疹。
- 玫瑰糠疹。
- 红痱。
- 昆虫叮咬。
- Darier 病。

Grover 病（暂时性棘层松解性皮肤病）

描述

- Grover 病是一种常见的炎症性疾病，临床特征为轻度瘙痒的粉红色丘疹，伴少许白色鳞屑，主要发生在躯干。

病史

- 常见于 40 岁以上的白人男性。寒冷的天气、出汗、炎热和摩擦均可诱发本病。
- Grover 病是一种常持续多年的慢性

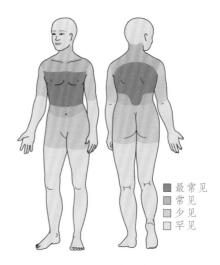

图 5.54　Grover 病分布示意图。

最常见
常见
少见
罕见

治疗

- 中效外用糖皮质激素,如曲安奈德,有助于控制瘙痒和红斑。
- 光疗法可与外用糖皮质激素联合治疗。
- 口服抗组胺药可控制瘙痒症状。

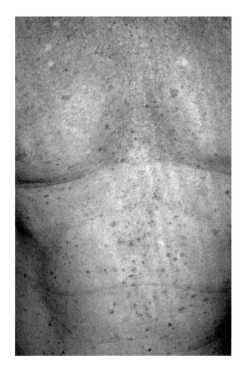

图 5.55　Grover 病可使胸腹部广泛受累。常伴局部瘙痒。

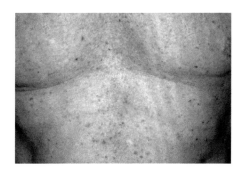

图 5.56　Grover 病。特征性皮损为粉棕色丘疹伴少许脱屑。

玫瑰糠疹

描述

- 玫瑰糠疹是一种常见的皮肤病,临床特征为粉红色至红色的椭圆形丘疹和斑块,伴特征性的领圈状脱屑,好发于躯干。

病史

- 75%以上的患者年龄为 10~35 岁。
- 多数患者发病 1 个月内有轻度前驱症状或上呼吸道疾病。
- 多数患者春秋发病,提示该病与病毒相关,但未得到证实。
- 在密切接触的环境里,如联谊会会堂和军营,偶有疾病暴发。

皮肤表现

- 首发皮损("前驱斑")突然出现,且通常无症状,胸背部好发。
- 典型皮损为一椭圆形斑块,在皮损内缘出现细窄的领圈状脱屑。
- 1~2 周后,躯干和四肢近端出现多个椭圆形粉红色至棕色的丘疹和斑块,斑块长轴与皮肤张力线一致,形似下垂的松枝。
- 皮损常在 4~12 周内自行消退,不留痕迹。
- 肤色较深者的炎症后色素沉着常于数月内消退。

实验室检查

- 皮肤活检常不需要,但其有助于不典

儿童注意事项

- 儿童皮损多发且形态多样:紫癜性、水疱性和丘疹性。
- 儿童皮损主要位于腹股沟、肘部和膝部(反向型玫瑰糠疹)。

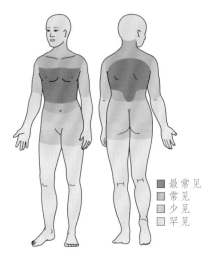

最常见
常 见
少 见
罕 见

图 5.57　玫瑰糠疹分布示意图。

型患者的诊断。

- 真菌镜检有助于排除真菌感染。
- 部分患者,尤其是出现掌跖皮疹者,需行梅毒血清学检查。

鉴别诊断

- 体癣。
- 花斑癣。
- 二期梅毒。
- 药疹。
- 点滴型银屑病。

治疗

- 含薄荷的洗剂(Sarna)或喷雾(优色林

止痒喷雾)有助于缓解瘙痒。
- 外用V级类固醇、口服抗组胺药治疗对部分患者有效。
- 用日光或经皮肤科医生测定后给予的UVB照射,均可促进本病痊愈。
- 红霉素治疗2周对部分患者有效。

小贴士

- 如果患者皮损形态多样,或泛发并超出好发部位,或较长时间未消退,应转诊至皮肤科医生。少数患者可复发,应行皮肤活检。
- 前驱斑是玫瑰糠疹的特征性皮损,但常被误诊为体癣。
- 玫瑰糠疹与二期梅毒的皮疹难以鉴别。

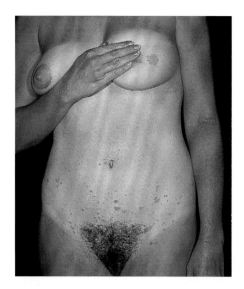

图 5.58　玫瑰糠疹。第一个出现的皮损通常最大,该损害称为前驱斑。前驱斑可出现于任何部位,以躯干常见。图中前驱斑位于左胸部。之后出现的皮损相对较小,常局限于躯干。下腹部和外阴部皮损密集是该病的特征性表现。日晒是一种有效的治疗方式。图中皮损仅出现于非暴露部位。

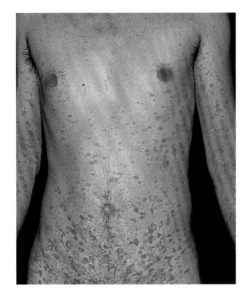

图 5.59　玫瑰糠疹。该患者皮损泛发,分布典型,主要位于下腹部,上臂亦可见皮损。前臂或小腿很少出现皮损。多数患者存在轻度瘙痒或无瘙痒。

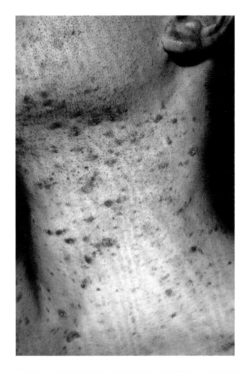

图 5.61　玫瑰糠疹。皮损泛发至颈部,为玫瑰糠疹典型的椭圆形斑块。

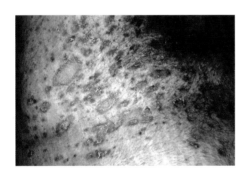

图 5.60　玫瑰糠疹。下腹部受累,炎症反应重。多数斑块可见领圈状脱屑。紫外线治疗可能对该患者有效。

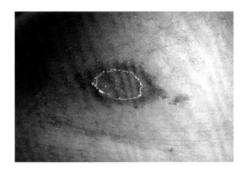

图 5.62　玫瑰糠疹。玫瑰糠疹前驱斑的典型表现。斑块内缘可见细窄的领圈状脱屑,周围有炎性边界。

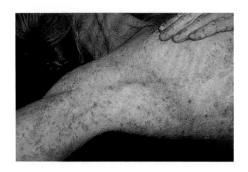

图 5.63　玫瑰糠疹。病情活动明显,累及颈部、躯干及四肢。环状脱屑支持本病的诊断。口服红霉素 250mg/d,疗程 2 周,治疗有效。

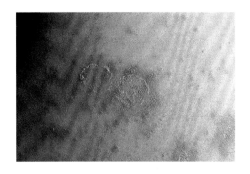

图 5.64　玫瑰糠疹。图示环状(领圈状)分布的薄层鳞屑附着于椭圆形斑块内缘,此为本病的特征性表现。类似表现还可见于真菌感染的皮损边缘。

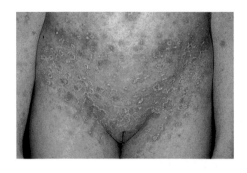

图 5.65　玫瑰糠疹。典型皮损局限于下腹部和腹股沟。皮损可更严重且广泛分布。环状脱屑是诊断的线索。

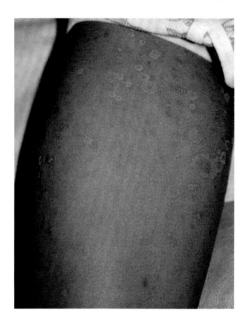

图 5.66　玫瑰糠疹。在深肤色的成年患者和儿童患者中, 皮损可出现于四肢, 而背部无皮损(反向型玫瑰糠疹)。

扁平苔藓

描述

■ 扁平苔藓是一种特发性丘疹鳞屑性疾病,临床特征为粉红至紫色的瘙痒性丘疹和斑块,好发于头皮、四肢、指(趾)甲和黏膜。

病史

■ 多数患者于 30~60 岁发病。

■ 5 岁以下的儿童和老年人少见。

■ 高达 10%的患者有扁平苔藓家族史。

■ 多数有皮损的患者伴黏膜受累。

■ 病因不明, 可能是一种 T 细胞介导的自身免疫性疾病。

扁平苔藓可能与丙型肝炎和多种药物相关。

皮肤表现

- 原发皮损为 2~10mm 的形状不规则的多角形扁平丘疹(紫色多角形丘疹)。
- 新发皮损呈粉红色至白色,之后逐渐呈紫色,边界清楚。
- 皮损表面可见白色网状条纹(Wickham 纹)。
- 外伤部位可出现新皮损(Koebner 现象)。
- 扁平苔藓有多种临床类型。

丘疹性扁平苔藓

- 丘疹是最常见的临床表现。
- 瘙痒性丘疹位于手腕和前臂屈侧、踝部和腰部。

肥厚性扁平苔藓

- 皮损肥厚,持续存在,呈深红色。
- 皮损常位于胫前部。
- 丘疹融合成不同形状。
- 可出现水疱或大疱。
- 皮损消退后,棕色的色素沉着持续时间久。
- 肥厚性扁平苔藓可继发鳞状细胞癌。

毛囊性扁平苔藓

- 头皮部出现毛囊性丘疹。
- 可出现永久性脱发,伴明显的瘢痕(瘢痕性脱发)。

黏膜扁平苔藓

- 最常见的皮损为非糜烂性、白色网状条纹。

- 黏膜扁平苔藓可出现糜烂,伴明显疼痛。
- 口腔皮损主要累及颊黏膜和舌侧缘。
- 本病可累及口唇黏膜,但极少扩展至唇红缘以外的区域。
- 可累及阴茎和阴唇,伴剧烈瘙痒、烧灼感和红斑,黏膜脆性增加。

指(趾)甲扁平苔藓

- 10%的有皮损的扁平苔藓患者出现指(趾)甲损害,但指(趾)甲损害亦可独立存在。
- 典型表现为指(趾)甲变薄、甲纵嵴和甲裂隙。
- 若不治疗,可能出现瘢痕和翼状胬肉。

实验室检查

- 皮肤活检有助于鉴别红斑狼疮和苔藓样药疹。
- 病情严重者应进行丙型肝炎病毒感染相关的检查。
- 斑贴试验适用于口腔扁平苔藓患者,以发现对金属牙齿修复体过敏的患者。

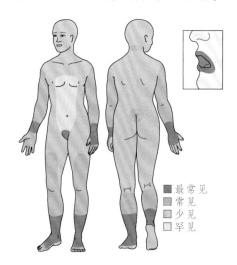

图 5.67　扁平苔藓分布示意图。

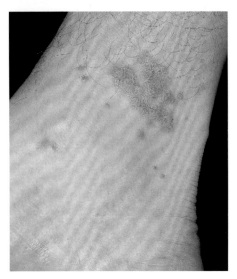

图 5.68　扁平苔藓。原发皮损为扁平丘疹,边界不规则,呈多角形(多角形丘疹)。

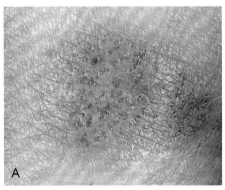

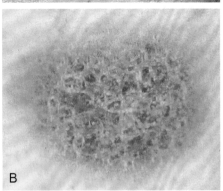

图 5.69　扁平苔藓。(A)近距离观察可见皮损表面呈纵横交错的白色花边样网状条纹(Wickham纹)。(B)涂油并用皮肤镜观察,可见清晰的Wickham纹。

鉴别诊断

- 丘疹性湿疹。
- 银屑病。
- 慢性单纯性苔藓
- 皮肤型红斑狼疮。
- 天疱疮。

治疗

- 有镇静作用的抗组胺药(羟嗪 10~25mg,每 4 小时 1 次)治疗瘙痒有效。
- 需要外用Ⅰ级和Ⅱ级糖皮质激素治疗扁平苔藓。
- 皮损内注射曲安奈德(Kenalog, 5~10mg/mL)对肥厚性斑块非常有效。
- 对于口腔扁平苔藓,每天 2 次外用强效糖皮质激素(软膏或口腔膜剂)和他克莫司可有效控制炎症。
- 窄谱 UVB 照射治疗泛发性扁平苔藓有效。
- 重症患者可考虑系统使用糖皮质激素、甲氨蝶呤、环孢素和霉酚酸酯。

何时转诊

- 瘢痕性秃发、糜烂性黏膜损害以及难治性患者应转诊至皮肤科医生。
- 伴丙型肝炎病毒感染者应转诊至消化内科。

小贴士

- 扁平苔藓的 5P 指瘙痒、扁平、多角形、紫色和丘疹。
- 口腔黏膜的花边样网状白斑是口腔扁平苔藓的特征性表现。

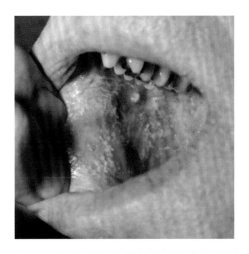

图 5.70 扁平苔藓。颊黏膜存在白色斑块。网状分布为皮损的典型表现。

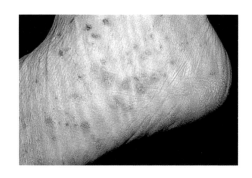

图 5.73 扁平苔藓。皮损集中分布于腕部和踝部。瘙痒程度不一,亦可无症状。

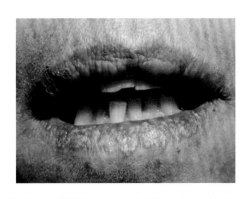

图 5.71 扁平苔藓。呈白色花边状分布。与光化性唇炎一样无鳞屑,下唇常受累。

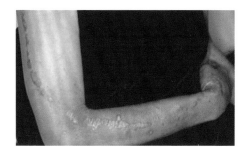

图 5.74 扁平苔藓可呈带状分布,如带状疱疹样。

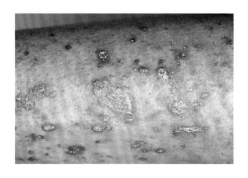

图 5.75 扁平苔藓:肢端分布的扁平肥厚性斑块,伴薄层鳞屑。这类皮损通常需要间断使用强效外用类固醇。

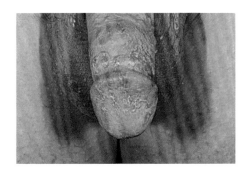

图 5.72 扁平苔藓。龟头和阴茎可见白色花边样网状条纹。皮损处常无症状。

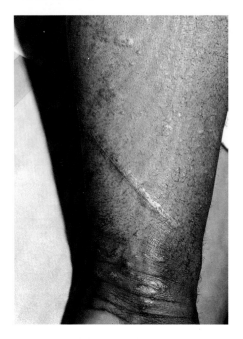

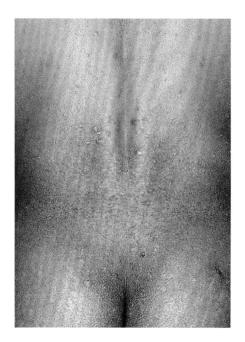

图 5.76　扁平苔藓。深肤色患者因色素过多而使炎症不明显。

图 5.77　扁平苔藓。深肤色患者因色素过多而使炎症不明显。皮损形态及分布特点有助于诊断。

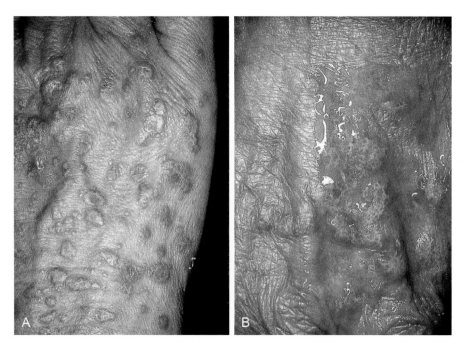

图 5.78　(A)手背扁平苔藓的 Wickham 纹在真皮炎症基础上并不明显。(B)浸油后,Wickham 纹在真皮炎症基础上清晰可见。

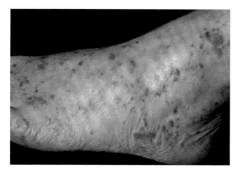

图 5.79 扁平苔藓。踝部可见扁平苔藓的典型丘疹。可有持续性瘙痒。

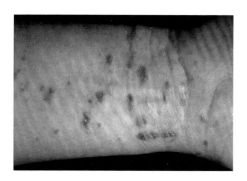

图 5.80 扁平苔藓。腕部存在典型的扁平丘疹。注意部分丘疹呈线状排列，因表皮损伤可引起的新皮损，提示存在搔抓和 Koebner 现象。

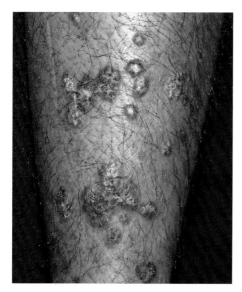

图 5.81 肥厚性扁平苔藓。胫前部存在红棕色至紫色肥厚性斑块。皮损内注射曲安奈德有效。

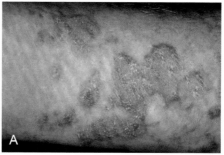

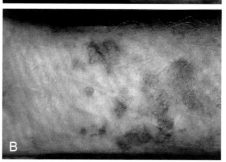

图 5.82 (A)外用类固醇治疗前腕部的较大扁平苔藓斑块。(B)随访该扁平苔藓患者，发现斑块的高度和大小均变小，但炎症后色素沉着长期存在。

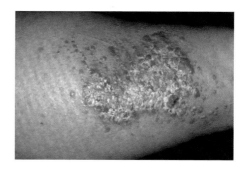

图 5.83 扁平苔藓。胫前丘疹融合，形成肥厚性斑块，伴角化过度和局部结痂。长期存在的扁平苔藓可继发鳞状细胞癌。

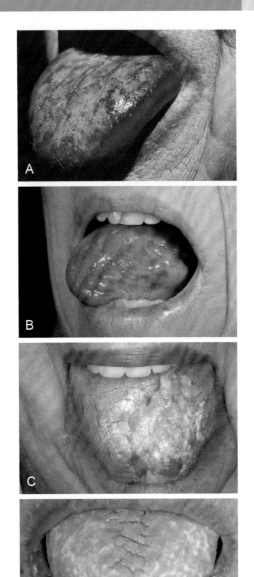

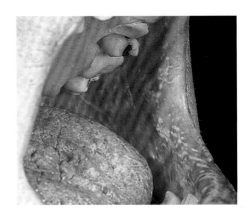

图 5.85 黏膜扁平苔藓。颊黏膜可见白色花边样条纹。

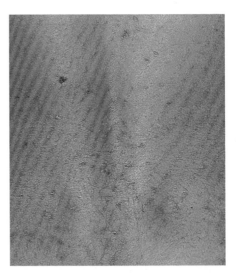

图 5.86 泛发性扁平苔藓。下背部丘疹较大且融合。

图 5.84 (A)舌扁平苔藓。舌色红,表面光滑,乳头状突起消失。白色条纹几乎是本病的共同特征。与口腔念珠菌病表现类似。(B)长期炎症导致舌萎缩和瘢痕。(C)肥厚性白色斑块与慢性念珠菌感染表现相似。(D)花边状白色条纹覆盖整个舌体。

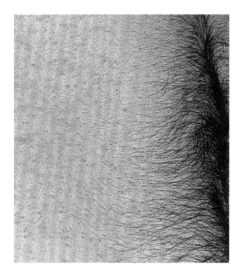

图 5.87 泛发性扁平苔藓。多个针尖大小的丘疹广泛分布。鉴别诊断为苔藓样药疹。

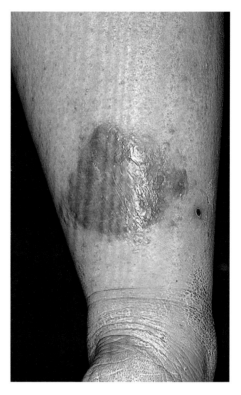

图 5.89 小腿肥厚性扁平苔藓。皮损为紫红色肥厚性斑块。可伴剧烈瘙痒。

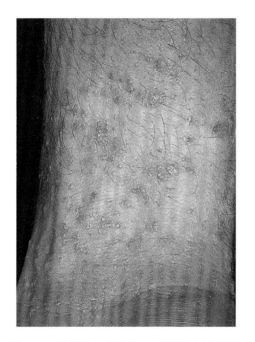

图 5.88 局限性扁平苔藓。腕部早期皮损，该部位是局限性扁平苔藓的好发部位。

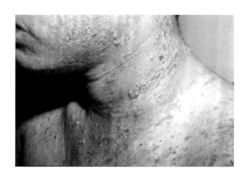

图 5.90 大疱性扁平苔藓。扁平苔藓可表现为水疱。

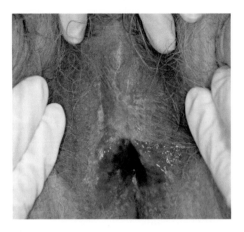

图5.91 阴道糜烂性扁平苔藓。女性患者会出现瘙痒、疼痛和性交痛。外用氯倍他索治疗有效。

硬化性苔藓

描述

■ 硬化性苔藓是一种少见的炎症性疾病,表现为生殖器部位象牙白色斑块和瘢痕。生殖器外皮损相对少见。

病史

■ 男女发病比例为10:1。
■ 硬化性苔藓可发生于任何年龄,但更常见于60岁以上老年女性和8~13岁青春期前女孩。
■ 外阴瘙痒、排尿困难或性交痛是常见症状。
■ 鳞状细胞癌继发于3%的生殖器硬化性苔藓患者。

皮肤表现

■ 原发皮损为象牙白色的萎缩性丘疹,绕以淡红色边缘。
■ 硬化性苔藓可伴剧烈瘙痒,影响日常生活及睡眠。
■ 在皮肤上,平顶略隆起的丘疹融合成小的卵圆形斑块,无或有光泽,皮损表面光滑、萎缩或有褶皱。
■ 斑块内可见局灶性皮下出血。
■ 表面可有毛囊角栓(形成小凹)。
■ 在黏膜处,易破溃、萎缩性白色丘疹有光泽,表面有褶皱。
■ 男性外阴皮损(干燥闭塞性龟头炎)易累及龟头和冠状沟,可扩展至阴茎。
■ 表面创伤可导致局灶性皮下出血和糜烂。
■ 皮肤萎缩会导致包茎,伴包皮挛缩或阴茎勃起时疼痛。
■ 尿道可变狭窄,并出现恶性变性。
■ 会阴部丘疹可融合形成白色萎缩性斑块,围绕阴道和肛门形成沙漏形外观。
■ 局部紫癜常见,黏膜病变可出现糜烂。

实验室检查

■ 皮肤活检有助于诊断早期患者和怀疑继发鳞状细胞癌的皮损。
■ 本病治疗过程中可继发念珠菌病,真菌镜检有助于诊断。

鉴别诊断

■ 硬斑病和硬化性苔藓皮肤表现类似(罕有患者同时合并这两种疾病,黏膜皮损有助于硬化性苔藓的诊断)。
■ 扁平苔藓和寻常型天疱疮(尤其是伴黏膜糜烂者)。
■ 慢性单纯性苔藓(因搔抓导致外阴受

儿童注意事项

- 在青春期前的儿童硬化性苔藓中，会阴紫癜偶见。
- 会阴紫癜可被误认为与虐待儿童相关。这种情况下，应注意排除硬化性苔藓的可能。
- 青春期前患者常可自愈，除色素沉着外，无其他后遗症。

累）。

- 变应性接触性皮炎(最典型的是对个人洗护用品中的香料过敏或对曾外用的类固醇过敏)。
- 乳房外 Paget 病(应与肛门生殖器部位的慢性瘙痒伴糜烂的皮损相鉴别)。
- 类固醇导致的萎缩(与硬化性苔藓容易混淆)。

治疗

- 治疗目的在于预防瘢痕形成和鳞状细胞癌。

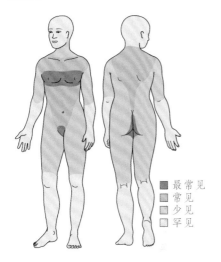

图 5.92　硬化性苔藓分布示意图。

- 患者应使用温和的清洁产品，如丝塔芙，并用质地轻薄的保湿霜。
- 女性应避免使用含香料的卫生用品和厕纸。

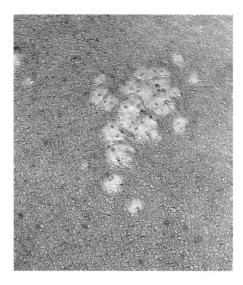

图 5.93　硬化性苔藓。早期皮损为象牙白色略高起的扁平丘疹，伴毛囊角栓。

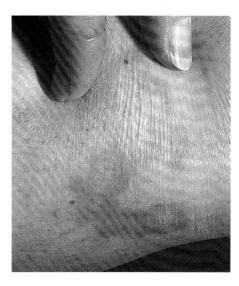

图 5.94　硬化性苔藓。表皮变薄伴萎缩，受压时表面呈皱褶的纸巾状。

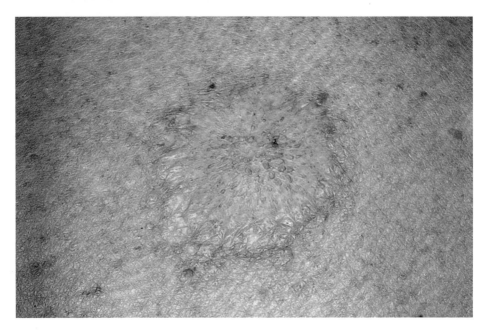

图 5.95　硬化性苔藓。长达数月的皮损的典型表现。皮损为致密而坚实的白色斑块。斑块中央可见毛囊角栓。

- 0.05%丙酸氯倍他索软膏对成人阴道和阴茎皮损有效。皮损内注射曲安奈德(Kenalog, 2.5~5mg/mL)对顽固性皮损有效。
- 生殖器以外的硬化性苔藓对 UVB 光疗反应好。

小贴士

- 非感染性慢性外阴瘙痒应怀疑为本病。
- 硬化性苔藓属于一种癌前病变,应注意定期随访,对怀疑发生恶性变性的部位进行活检。

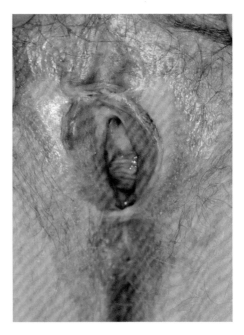

图 5.96　硬化性苔藓。外阴皮损对称分布,伴剧烈瘙痒和性交痛。

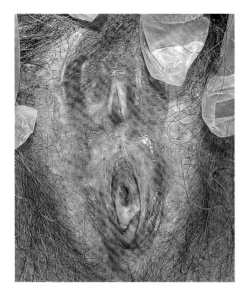

图 5.97 硬化性苔藓。白色萎缩性斑块围绕阴道和肛门(沙漏形)。皮肤易破溃而出现糜烂。

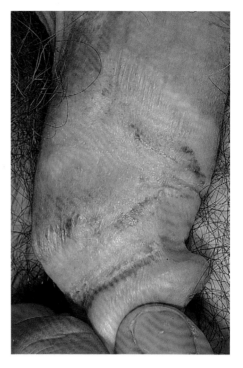

图 5.99 硬化性苔藓。龟头和阴茎弥漫性硬化。可见数条线状糜烂。

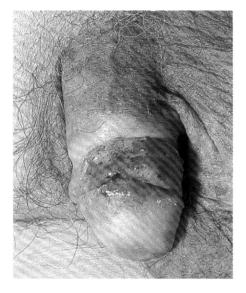

图 5.98 硬化性苔藓。龟头光滑，呈白色伴萎缩。包皮可见糜烂。

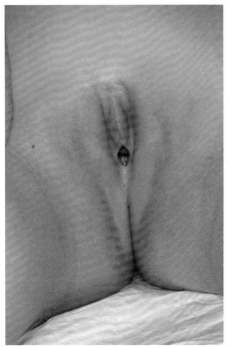

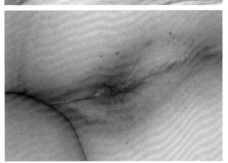

图 5.100　青春期前儿童硬化性苔藓。注意阴道、会阴、肛周的皮损分布(呈 8 字形)。该患儿对氯倍他索软膏治疗反应好。

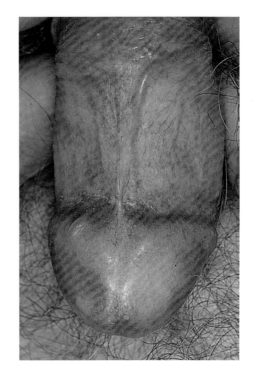

图 5.101　硬化性苔藓。硬化局限于龟头,注意龟头颜色呈象牙白色。

关,表现为水疱、脓疱和结痂(PLEVA 的表现)以及鳞屑性丘疹和斑块(PLC 的表现)。

- PLEVA 和 PLC 分别为一个疾病谱的两端,但许多患者同时有这两种疾病的表现。

病史

- 病因不明,可能与对感染或药物引起的免疫反应相关。
- PLEVA 和 PLC 常见于儿童,男性好发。
- PLEVA 与水痘相似,两者均可出现不同恢复期的皮损,但 PLEVA 病程更长,常持续数月。
- PLEVA 患者可有发热,出现泛发的溃

急性痘疮样苔藓样糠疹和慢性苔藓样糠疹

描述

- 急性痘疮样苔藓样糠疹(PLEVA)和慢性苔藓样糠疹(PLC)均与 T 细胞浸润相

疡,并形成瘢痕。

皮肤表现

- PLEVA 和 PLC 表现为成批出现的 2~8mm 大小的圆形红棕色丘疹,皮疹可孤立或簇集。
- 丘疹呈紫红色,附着细小的鳞屑。
- 在 2~5 周内,PLEVA 皮损可出现水疱、出血性坏死,愈后常留炎症后色素沉着斑。因肤色不同,色素沉着异常可长达数月。
- 皮损好发于躯干、大腿和四肢近端。约10%患者皮损累及面部、头皮和掌跖。

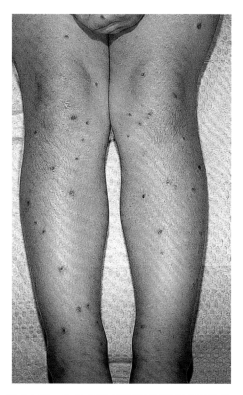

图 5.102　急性痘疮样苔藓状糠疹(PLEVA)。群集性出现的红色至棕色丘疹,可出现出血性、脓疱性或坏死性皮损。急性加重常见,病情反复可达数月或数年。

- PLC 为慢性病程,数月或数年内成批皮损反复出现。
- PLC 的丘疹常无症状,可伴轻度瘙痒。

实验室检查

- 皮肤活检可确诊本病。
- 基因重排研究显示部分患者出现 T 细胞克隆,提示本病与淋巴瘤样丘疹病、皮肤 T 细胞淋巴瘤有关。

鉴别诊断

- 玫瑰糠疹(皮损也好发于躯干;皮损形态与慢性型皮损相似)。
- 淋巴瘤样丘疹病(皮损可出现坏死,与急性型皮损相似)。
- 虫咬反应和疥疮(需与急性型皮损鉴别)。
- 水痘:群集性出现,伴或不伴系统症状。

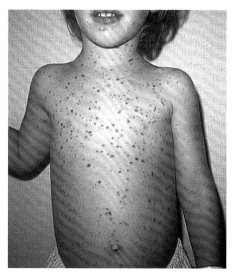

图 5.103　慢性苔藓样糠疹(PLC)。患儿可出现无症状的粉红色、鳞屑性丘疹,病情反复达数年。

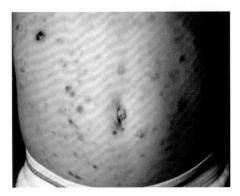

图 5.104 急性痘疮样苔藓状糠疹(PLEVA)。可见不同恢复期的皮损,与水痘相似。

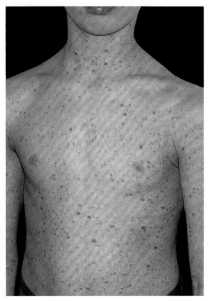

治疗

- 口服抗组胺药,如羟嗪,有利于控制瘙痒。口服红霉素对部分急性期患者有效,剂量为每天 30~50mg/kg,疗程数周。
- 窄谱 UVB 光疗法、四环素类药物、甲氨蝶呤、口服皮质类固醇和氨苯砜对病情较重者可能有效。

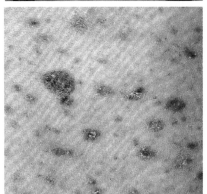

图 5.105 急性痘疮样苔藓状糠疹(PLEVA)。与水痘不同,泛发性损害持续数周至数月。

(满孝勇 杨青 译 杨青 徐浩翔 审校)

第 6 章
细菌感染性皮肤病

Kathryn A. Zug

脓疱疮

描述

- 脓疱疮是一种常见的、具有高度传染性的皮肤浅表感染性皮肤病，由化脓性链球菌、金黄色葡萄球菌或二者合并感染所致。
- 本病包括大疱性脓疱疮和非大疱性脓疱疮两种临床类型。
- 本病约 80% 由金黄色葡萄球菌引起，20%~30% 由 A 组溶血链球菌引起。

病史

- 脓疱疮可继发于微小的皮肤外伤，如昆虫叮咬或特应性及其他皮炎，常发生在正常的皮肤上。
- 存在相互间密切身体接触的儿童具有更高的感染风险。
- 致病的金黄色葡萄球菌可能定植于鼻腔中，成为潜在皮肤感染的来源。
- 温暖、潮湿的气候以及不良的卫生条件是该病发生的危险因素。

皮肤表现

- 脓疱疮常见于面部，皮损可以是局限或泛发的。

大疱性脓疱疮

- 表现为薄壁的大疱，疱液可由澄清到混浊。疱壁易破溃，形成管状的边缘，中央覆有薄而平坦的蜂蜜样痂壳。
- 皮损可扩大并常融合。病变周围绕以少量的红斑。在陈旧性皮损中，可见累积的厚痂。
- 各个阶段的皮损可同时存在。可仅有轻微的淋巴结肿大。

非大疱性脓疱疮 (结痂性)

- 水疱或脓疱破裂后，露出红色潮湿的糜烂面。随着圆形皮损逐渐扩大，可形成类似癣样的鳞屑性边缘。
- 黏附牢固的痂壳为蜜黄色至白棕色。当皮损呈放射状扩大时，痂壳积累增厚，而皮损周边几乎没有红斑。
- 皮损的外围可出现卫星病灶。

非皮肤表现

- 系统症状少见。

- 皮损通常是无症状性的和无痛的。
- 急性肾炎的发病率在 2%~5% 之间，若存在肾炎性链球菌菌株，其发病率则为 10%~15%。
- 风湿热尚未作为脓疱疮的并发症被报道过。
- 在 HIV 感染者中，金黄色葡萄球菌是一种常见的感染，可伴有严重的并发症。治疗后容易复发。

实验室检查

- 皮损的病原学培养可见金黄色葡萄球菌或 A 组链球菌生长。B 组链球菌可导致新生儿的脓疱疮。鉴于抗生素耐药性以及耐甲氧西林金黄色葡萄球菌感染发生率逐渐增加，药敏结果对治疗有指导意义。

鉴别诊断

- 口周皮炎。
- 过敏性接触性皮炎。

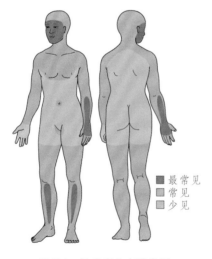

图 6.1 脓疱疮分布示意图。

- 单纯疱疹和带状疱疹。
- 落叶型天疱疮和寻常型天疱疮。
- 皮肤癣菌感染。

病程及预后

- 该病具有自限性，但如果不予治疗，可能扩散并持续数周或数月。系统性并发症不常见。
- 臁疮（更深的真皮感染性病变）可能由未经治疗的慢性脓疱疮发展而来，最常见于腿部。在携带有金黄色葡萄球

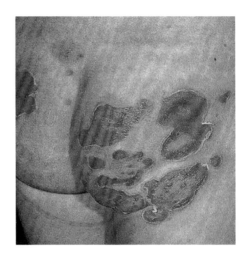

图 6.2 大疱性脓疱病，有巨大的皮损，基底糜烂并带有光泽，可见潮湿的领圈状鳞屑。

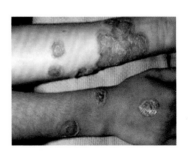

图 6.3 大疱性脓疱病。泛发性皮损，为环状、表面糜烂的斑块，且周边有领圈样鳞屑。

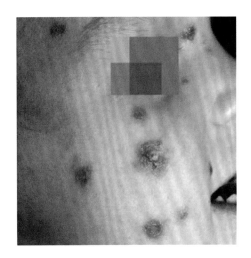

图 6.4 患有大疱性脓疱病的儿童，面部有圆形斑块，可见糜烂及结痂。数个皮损表面可见典型的蜜黄色痂壳。

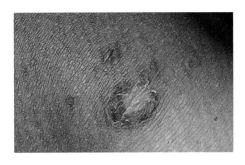

图 6.5 昆虫叮咬后表皮脱落，引起继发感染导致脓疱疮（昆虫叮咬继发感染后导致表皮脱落）。感染局限，对莫匹罗星软膏治疗有效。

菌或 A 组链球菌的人群中，发生脓皮病、毛囊炎、蜂窝织炎、淋巴结炎及疖疮的风险增加。

治疗

- 对于由金黄色葡萄球菌或化脓性链球菌引起的非大疱性脓疱疮，局部感染可采用 2% 莫匹罗星（百多邦）软膏或乳霜，每天 3 次，持续治疗 10 天。也可采用瑞他帕林软膏（Altabax），每天 2 次，持续治疗 5 天。

- 对于广泛感染，特别是大疱性脓疱疮，需给予口服抗生素治疗。若该病发生在运动队、小儿群体及多个家庭成员中，也应考虑口服抗生素治疗。病原学培养及药敏试验非常重要。最初的经验性抗生素治疗，如双氯西林 250mg 或头孢氨苄（Keflex）250mg，4 次/天，持续 5~10 天。小儿剂量则为头孢氨苄 25~50mg/(kg·d)，分 2 次服用，连续 10 天；头孢羟氨苄 30mg/(kg·d)，分 2 次服用；二氯西林 12.5mg/(kg·d)，分 4 次口服；阿莫西林加克拉维酸 7.5~15mg/kg（最大剂量 500mg），每 8 小时口服 1 次，持续 5 天。对于耐药的葡萄球菌感染，可口服红霉素治疗。对于青霉素过敏者，予阿奇霉素（第 1 天 500mg，第 2~5 天 250mg），疗程大于 5 天或克拉霉素 250~500mg，每天 2 次，持续 10 天，可能有效。对于 8 岁以上儿童的社区获得性耐甲氧西林金黄色葡萄球菌（CA-MRSA）感染，当分离的细菌为非耐药菌株时，可采用克林霉素或多西环素等作为替代治疗。

- 对于反复发作的脓疱疮，应积极寻找金黄色葡萄球菌定植的部位，最常见部位是鼻腔。其他少见的部位包括会阴、腋窝和脚趾腹侧。

- 鼻孔外用 2% 莫匹罗星软膏，每天 2 次，连续 5 天，可有效阻止复发性脓疱疮。该疗程每月重复一次，持续数月，以清除鼻腔内定植的金黄色葡萄球菌。

- 对于复发性感染应考虑使用漂白浴（浸于稀释的漂白液中，半浴缸的水加入 1/4 杯的漂白剂，每次浸泡 5~10 分钟，每周 2~3 次）。

讨论

- 20%~40%的健康人和特应性皮炎个体鼻腔中可存在金黄色葡萄球菌短暂的定植。
- 大疱性脓疱疮主要是一种由噬菌体组Ⅱ–71 型金黄色葡萄球菌引起的疾病，最常见于幼儿及新生儿。
- 非大疱性脓疱疮曾被认为是一种主要由链球菌引起的疾病，但从大多数大疱性和非大疱性脓疱疮的病变中均能够分离出金黄色葡萄球菌。
- 感染部位的表皮剥脱毒素最常由噬菌体组Ⅱ的金黄色葡萄球菌产生，该毒素可使颗粒层下方或表皮内的角质形成细胞间松解，导致大疱性脓疱病中大疱的形成。
- 点滴型银屑病是一种少见的脓疱疮后遗症。

👪 儿童注意事项

- 脓疱疮是儿童中最常见的皮肤细菌感染。
- 对于局部的脓疱疮，外用莫匹罗星（百多邦）治疗广泛应用于儿童。
- 对于泛发的脓疱疮，则应系统性使用抗葡萄球菌或抗链球菌抗生素[儿童剂量为头孢氨苄 25mg/(kg·d)，分 4 次给药，连续 7 天]治疗。尽可能行病原学培养及药敏试验。
- 极少数情况下，脓疱病可继发肾小球肾炎，通常在感染后 1~5 周发生，最常见于 2~4 岁的儿童。
- A 组链球菌与肾炎高度相关，最常见的是 M–T 血清型 2、49、55、57、60。
- 在婴儿中看似轻微的浅表感染可继发严重的感染（如骨髓炎、脓毒性、关节炎、肺炎）。
- 对于复发性脓疱疮，每天使用两次抗菌皂是有效的辅助治疗。
- 细菌培养有助于评估带菌部位的状态（如鼻腔）和耐药微生物（如 MR-SA）。

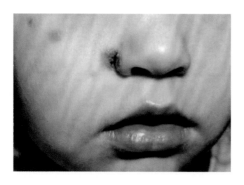

图 6.6　鼻唇沟处可见糜烂斑片，表面带有光泽，并覆有蜜黄色痂壳。

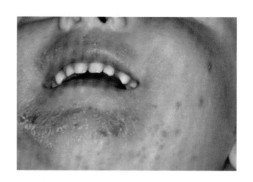

图 6.7　脓疱疮。上唇和下唇可见大片红斑，其上覆有蜜黄色痂壳。

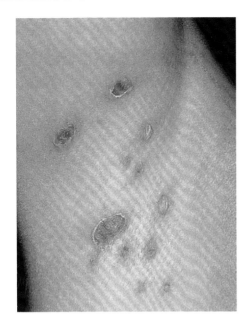

图 6.8　大疱性脓疱病。各个阶段的皮损同时存在。大疱破裂后,暴露出周边带有鳞屑的糜烂面。

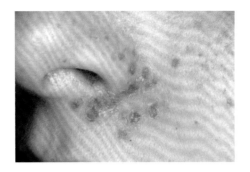

图 6.10　鼻前庭部位可见带有黄色痂壳的小圆形斑疹。

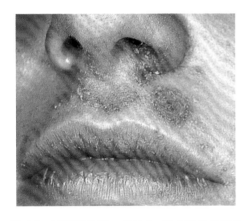

图 6.9　圆形斑片进一步扩大,形成了带有黄色痂和鳞屑的边界。

蜂窝织炎

描述

- 蜂窝织炎是一种以发热、红斑、水肿和

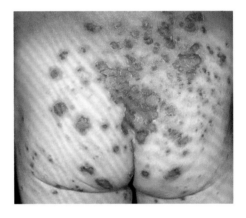

图 6.11　非大疱性脓疱疮。局部类固醇治疗后皮损大面积泛发。多个区域可见糜烂和结痂。

疼痛为特征的真皮及皮下组织感染。

病史

- 在皮损出现前几天可有局部疼痛和压痛。
- 最为易感人群为糖尿病、肝硬化、淋巴循环不良(即乳房切除术后)、肾衰竭、营养不良和 HIV 患者。此外,患有癌症并正在化疗或滥用静脉注射药物和乙醇的患者也存在较大的患病风险。

- 蜂窝织炎通常发生在手术切口和创伤部位附近(如咬伤、烧伤、擦伤、撕裂和溃疡)。
- 该病可在正常皮肤或其他皮肤病的皮损上发生。
- 反复发作后,可出现局部解剖学异常——损害静脉或淋巴循环(如慢性淤积性皮炎)。
- 耳郭和小腿部位特别容易复发。
- 指甲搔抓皮肤后,将细菌转移至皮肤微损伤处,可能是一个重要感染来源。

皮肤表现

- 已存在的皮损,如溃疡或糜烂,可作为微生物感染入侵的门户。
- "运动员足"可能是下肢蜂窝织炎的常见诱发因素。
- 皮损表现为境界模糊的肿胀性红色斑块,伴有疼痛,触之柔软,累及的面积大小不等。病变处皮肤紧绷。患者可能伴有恶心、畏冷和寒战症状。
- 触诊可出现疼痛,但很少发生痉挛。
- 可能继发囊泡、水疱、出血、坏死或脓肿。
- 有时可出现局部淋巴结肿大。淋巴管炎和淋巴结炎在化脓性链球菌感染中很常见。
- 腿部反复感染可损害淋巴引流,导致腿部长期肿胀。
- 腿部反复感染的终末阶段改变包括皮肤纤维化、淋巴水肿和表皮增厚。该表现亦称为"象皮肿"。

实验室检查

- 血常规可见白细胞轻至中度增多,血沉也可轻度升高。
- 无脓肿形成的蜂窝织炎最常由 A 组链球菌感染引起,包括金黄色葡萄球菌在内的许多其他细菌均可引起蜂窝织炎。不常见的致病菌包括在鱼类、家禽、肉类或皮革处理者中的猪红斑丹毒丝菌;在淡水中游泳后接触的嗜水气单胞菌;在盐水中游泳或接触生鲜后感染的弧菌类;来自动物咬伤或抓伤后感染的多杀性巴氏杆菌。
- 与针吸培养法相比,皮损处直接取材培养具有更好的临床决策价值。

鉴别诊断

- 淤积性皮炎。
- 血栓性静脉炎。
- 深静脉血栓形成。
- 接触性皮炎。

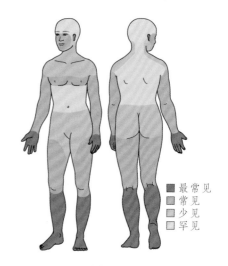

最常见
常见
少见
罕见

图 6.12 蜂窝织炎分布示意图。

结节性红斑。

治疗

- 抬高受累肢体有助于静脉回流，加快疾病的恢复，建议休息时抬高患肢。
- 因临床上难以区分链球菌和葡萄球菌感染，建议针对葡萄球菌和链球菌进行经验性抗生素治疗。
- MRSA 和耐大环内酯或红霉素的化脓性链球菌感染，治疗上较为复杂。
- 如果病情不严重且没有全身感染的征象，可用半合成青霉素治疗(双氯西林每 6 小时口服 500~1000mg，阿莫西林-克拉维酸盐 875/125mg，每天 2 次或 500/125mg，每天 3 次)；头孢菌素(头孢氨苄 500mg，每天 4 次)或克林霉素 300mg，每天口服 4 次。若病原培养提示革兰阴性菌，可选用氟喹诺酮(左氧氟沙星)进行治疗。
- 在脓肿旁边的蜂窝织炎存在 MRSA 菌株感染的高风险。大多数 CA-MRSA 菌株对以下治疗是敏感的：甲氧苄啶-磺胺乙炔唑，多西环素 100mg 每天 2 次以及克林霉素 300mg 每天口服 3~4 剂。
- 从治疗开始到治愈平均需要 12 天。
- 大多数患者在单一口服抗生素治疗 5 天时可明显改善。无效病例需要重新评估，考虑进行传染病咨询和静脉使用抗生素。
- 严重感染可能需要住院和静脉使用抗生素治疗。经验性静脉使用抗生素治疗是采用覆盖 A 组链球菌和金黄色葡萄球菌的抗生素，如头孢唑啉(每 8 小时 1g)或萘夫西林(每 4~6 小时 2g)。
- 脓肿形成后需要引流。

继发于已存在的伤口、创伤或皮肤病变的细菌性蜂窝织炎

- 在湿疹和撕裂伤中，感染微生物通常是金黄色葡萄球菌或 A 组链球菌。
- 伴有脓肿或疖的蜂窝织炎或术后患者的蜂窝织炎，在病原菌培养及药敏结果出来之前，应给予覆盖包括 MRSA 在内的抗生素治疗。
- 感染的溃疡性压疮，通常坏死伴有恶臭，并出现渐进性疼痛和发热。最常见的病原菌是混合性肠道菌群(革兰阴性菌、链球菌、厌氧菌)。
- 烧伤感染最常见的病原菌是铜绿假单胞菌、其他革兰阴性菌、金黄色葡萄球菌和念珠菌属。
- 术后蜂窝织炎可能是由革兰阴性菌引起的，可并发切口开裂和败血症。治疗应覆盖 MRSA、A 组链球菌和革兰阴性杆菌。
- 坏疽性蜂窝织炎可累及皮下组织和其上的皮肤，引起广泛的坏死，是一种快速进展性的蜂窝织炎，最常由 A 组链球菌感染引起。这种链球菌引起的坏疽最常发生在创伤部位。痛性红斑之后可出现水肿、大疱和坏死，可并发快速进展的菌血症和感染性休克。及时治疗至关重要。
- 伴有腿部溃疡的糖尿病患者感染通常为多重感染，需要更为广谱的抗生素进行覆盖，其范围应包含革兰阳性菌、

革兰阴性菌和厌氧菌。

- 治疗狗和猫咬伤后引起的感染,可采用口服阿莫西林-克拉维酸875mg/175mg,每天2次,持续7~10天。如果患者对青霉素过敏,可使用氟喹诺酮加克林霉素或甲氧苄啶-磺胺甲恶唑治疗。头孢菌素疗效较差。

小贴士

- "运动员足"(趾间皮肤浸渍、糜烂)可能是下肢蜂窝织炎的诱发因素。来自趾间的标本培养可获得致病菌。

- 蜂窝织炎是以红斑、水肿和疼痛为特征的疾病。蜂窝织炎患者的腿部通常已存在皮损,如溃疡或糜烂,可作为微生物感染的侵入口。

- 蜂窝织炎的经验性治疗必须对化脓性链球菌进行有效的覆盖。如果没有化脓性皮损,则链球菌感染的可能性最大,此时复方新诺明或四环素可能无法对链球菌进行有效的覆盖,不应作为首选。在蜂窝织炎伴有脓肿形成的情况下,应按CA-MRSA感染进行治疗。

- 水生动植物引起的刺伤或撕裂伤感染大多由普通革兰阳性和革兰阴性的水生细菌引起(淡水细菌——氟喹诺酮类;盐水细菌——多西环素和头孢他啶或氟喹诺酮类抗生素)。

- 耳郭的蜂窝织炎可能由假单胞菌属、葡萄球菌或链球菌感染引起。淋巴管可能在疾病发作期间被永久性破坏,使得链球菌引起的耳郭丹毒容易反复发作。反复感染可由机械操作,甚至是最轻微的创伤引起。

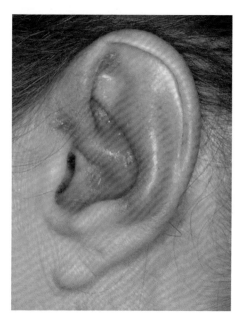

图 6.13　蜂窝织炎,伴有红斑、水肿和耳部压痛。

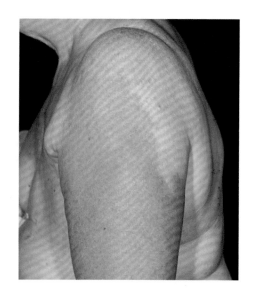

图 6.14　境界清楚的手臂蜂窝织炎。受累区域的皮温升高、质软、肿胀。在接受治疗时,标记该病变区域可较好地监测预期的治疗效果。

儿童注意事项

- 由于 A 组 β-溶血性链球菌引起的肛周蜂窝织炎可被误诊为念珠菌病。儿童的感染表现为肛门周围湿润、水肿、粉红色的皮肤，并经常抱怨有肛周瘙痒和排便疼痛。

- 蜂窝织炎可继发于任何形式的皮肤创伤。一些患有水痘的儿童患者可能存在侵袭性 A 组 β-溶血性链球菌感染的风险(坏死性筋膜炎)，表现为反复发热、心动过速和皮肤压痛剧烈等症状，出现上述症状后应立即评估是否存在侵袭性 A 组链球菌感染。

- 坏死性筋膜炎是 A 组 β 链球菌感染的并发症，患者可能出现类似流感的症状。

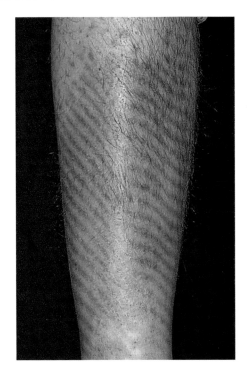

图 6.16　早期蜂窝织炎，伴有弥漫性红斑和轻微肿胀，触诊可有疼痛。

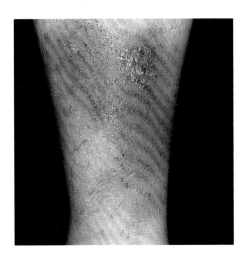

图 6.15　腿部蜂窝织炎。通常在易发生擦伤、糜烂或裂隙处发病，细菌可从破坏的皮肤屏障入侵并引起感染。

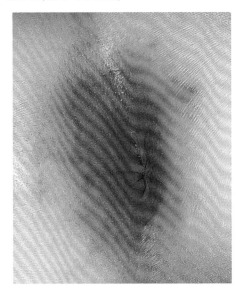

图 6.17　肛周蜂窝织炎。(A 组 β-溶血性链球菌引起)经常被误诊为念珠菌病。在儿童中更为常见，通常不伴有系统性症状。可通过病原培养确诊。需要进行系统性治疗。

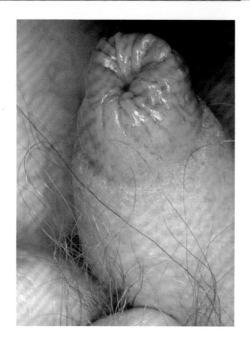

图 6.18　该成人患者同时患有包皮蜂窝织炎及肛周蜂窝织炎。可行病原学培养。

丹毒

描述

- 丹毒是一种急性炎症性蜂窝织炎，与其他类型的蜂窝织炎不同的是其病变较为表浅，主要是淋巴管受累（呈"条纹状"表现）。
- 丹毒病变更为表浅，累及真皮和皮下组织浅层，与典型的蜂窝织炎相比，皮损与周围正常皮肤的境界更为清晰。
- 最常见的病原体是 A 组链球菌。在新生儿中，可见 B 组链球菌引起的感染。
- 感染可始于外伤、手术切口、溃疡、咬伤或浅表真菌感染等引起的皮肤缺损。最初感染的部位通常难以识别。

- 在婴儿、幼儿和老年人中更为常见。危险因素包括淋巴阻塞、乳房切除术后、动静脉功能不全和免疫功能低下。

病史

- 起病突然。
- 前驱症状持续 4~48 小时，表现为乏力不适、肌痛、寒战和高热（38℃~40℃），偶尔可出现厌食和呕吐。
- 也可发生淋巴结炎和淋巴管炎。

皮肤表现

- 最常见的受累部位是小腿。其他常见部位包括面部、手臂和大腿上部。在新生儿中，脐周也是常见的受累部位。
- 皮损起初为一个或多个柔软或坚实的红色斑点，后迅速增大形成境界清楚、深红色均匀隆起的发亮斑块，轮廓不规则和边缘凸起（橘皮征），触之有紧绷感且皮温较高。
- 皮损逐渐变得暗红，但在进展的皮损边界和表面上可出现水疱。
- 可有中度或重度的瘙痒、灼热、触痛和疼痛。
- 红肿，时有疼痛，条索状淋巴管炎，可延及区域引流的淋巴结。
- 反复发病可损害淋巴引流，导致患者更容易发生感染以及引流障碍区域永久性肿胀。该情况最常发生在伴有下肢静脉淤滞和溃疡的患者中。生殖器部位的皮肤也可发生反复感染。

非皮肤表现

- 易感者包括先前患有丹毒、淋巴或静

脉循环障碍、糖尿病、肾衰竭、乙醇滥用和使用免疫抑制剂的患者。

实验室检查

- 80%的病例由链球菌感染引起,最常见的致病菌是 A 组链球菌,其次是 G 组和其他非 A 组链球菌。G 组链球菌可能是常见的病原体,尤其是在 50 岁以上的患者人群中。
- 其他致病菌包括金黄色葡萄球菌、肺炎球菌属、肺炎克雷伯菌、小肠结肠炎耶尔森菌和流感嗜血杆菌等。
- 诊断主要依据临床表现。病原菌的鉴定较为困难。
- 在从病原体侵入部位所取的标本和来自完整脓疱或大疱的液体培养结果中,只有一小部分是阳性的。通过针吸培养的方法是不可靠的。
- 在高热时,血培养的结果可出现阳性。
- 白细胞总数和血沉常升高。

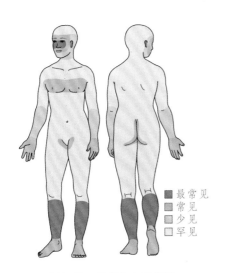

■ 最常见
□ 常见
□ 少见
□ 罕见

图 6.19 丹毒分布示意图。

病程及预后

- 复发常发生于存在局部循环障碍的人群中(如乳房切除术后或慢性静脉淤滞)。
- 咽部携带 A 组链球菌的患者可能出现病情复发。
- 链球菌感染后肾小球肾炎是一种严重的潜在并发症。链球菌感染扩散到远隔部位的情况很少见,但亦有报道。海绵窦血栓形成是面部丹毒的一种严重且罕见的并发症。
- 罕见并发症还包括坏疽、败血症、脓肿形成和心内膜炎。

讨论

- 丹毒与蜂窝织炎的不同之处在于丹毒表现为隆起的、边界清楚的边缘并常出现条索状淋巴管炎。

治疗

- 在急性发作中,首选口服青霉素 V 250~500mg,每天 4 次,持续 2 周。阿莫西林也有一定效果。如果对青霉素治疗的反应欠佳,应重新评估链球菌来源。不能服用青霉素的患者可选择阿奇霉素(希舒美),第 1 天 500mg,第 2~第 5 天 250mg 或克拉霉素 500mg,每 12 小时 1 次,持续治疗 7~14 天。
- 应卧床休息并将患肢抬高,对于卧床休息存在静脉血栓形成风险的患者,应考虑进行抗凝治疗。
- 对于复发率高的患者,需进行持续的抗生素预防治疗。口服 250~500mg 青霉素Ⅴ,每天2次或每月肌内注射苄星青霉素1.2 mU,持续1年,可能有助于预防复发。

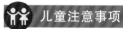

儿童注意事项

- 儿童不常发生丹毒。
- 由于接种嗜血杆菌疫苗,很少发生由流感嗜血杆菌引起的丹毒。

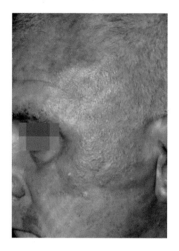

图 6.20　糖尿病患者罹患丹毒。上图可见界限清晰的水肿性红斑。丹毒通常是由 β-溶血 A 组链球菌感染真皮浅层所致。

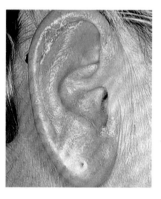

图 6.21　丹毒。反复发作的感染导致淋巴引流障碍以及永久性的皮肤增厚。

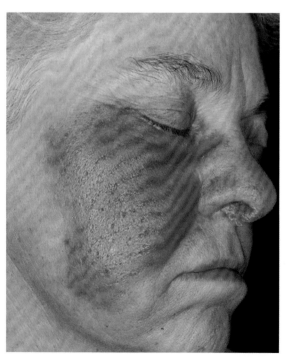

图 6.22　典型的丹毒急性期表现。明显的红斑。患者经常出现发热、寒战和乏力等全身症状。最常由 A 组化脓性链球菌感染引起。丹毒最常发生于腿部。

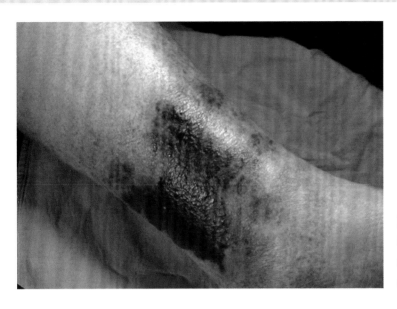

图 6.23　丹毒患者出现明显的境界清晰的红斑，伴有疼痛及水疱形成。

小贴士

- 如果有迹象表明存在疾病加重、并发症或潜在社会功能障碍时，应考虑住院静脉使用抗生素、卧床休息并抬高患肢治疗。
- "运动员足"容易发生丹毒，它是细菌入侵最常见的部位。治疗"运动员足"（癣菌感染）有助于恢复受损的皮肤屏障。
- 丹毒的常见并发症是由于淋巴管的损伤，随后出现肿胀及淋巴水肿而导致反复发作感染。

毛囊炎

描述

- 毛囊炎是指毛囊的炎症，包含数种类型。

- 常见类型包括由持续性创伤或穿着紧身衣物引起的机械性毛囊炎，另一种常见类型是细菌性毛囊炎。
- 真菌性毛囊炎不常见，但可由未经治疗的体癣或胡须和头发中的真菌感染引起。
- 细菌性毛囊炎包括浅表性毛囊脓疱病以及深在性的须疮。

病史

- 通常起病迅速。
- 细菌性毛囊炎可通过创伤、刮擦或剃须传播。
- 皮损累及区域多样，通常发生在头皮、手臂、腿、腋窝和躯干处。

皮肤表现

- 毛囊性的圆顶形脓疱，周围绕以红晕，病变有时触诊柔软。
- 在须疮中，炎症明显且较为深在，有显

著的压痛。

实验室检查

- 病原学培养通常不是必需的。金黄色葡萄球菌是最常见的病原体。
- 应对头发和周围的鳞屑进行氢氧化钾涂片镜检,以排除皮肤真菌感染。

病程及预后

- 大多数毛囊炎对抗生素治疗以及改善卫生的措施均有效。然而,如果自身存在病原菌来源(如鼻前庭定植的金黄色葡萄球菌),细菌性毛囊炎可能会复发。

讨论

- 在皮肤癣菌感染中,毛囊感染是由皮肤癣菌引起的。表现为炎性丘疹和脓疱,周围伴有鳞屑和湿疹样丘疹。头发和周围鳞屑的氢氧化钾涂片镜检是阳性的。

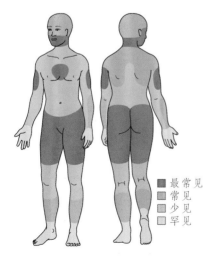

图 6.24　毛囊炎分布示意图。

- 嗜酸性毛囊炎通常表现为面部、颈部和胸部骤然出现广泛的毛囊性、瘙痒性丘疹。此时应该进行 HIV 病毒检测。嗜酸性毛囊炎的诊断常通过病变处活检结果得以证实。
- 革兰阴性菌毛囊炎表现为突然暴发的痤疮样皮损,恶化并形成脓疱。长期接受抗生素治疗的患者(通常为痤疮)可出现皮肤表面革兰阴性细菌过度生长的情况。
- 铜绿假单胞菌性毛囊炎(热水浴毛囊炎)主要表现为在躯干上的红斑、丘疹和脓疱。该病系由使用消毒不当的热水浴缸引起的。
- 机械性毛囊炎是由慢性摩擦引起的,如穿着紧身裤。
- 闭塞性毛囊炎是由毛囊口阻塞造成的,如使用了油膏或软膏。
- 马拉色菌性毛囊炎经常出现在背部和胸部。其特征为形态单一的粉红色脓疱和丘疹。氢氧化钾涂片镜检结果为阳性,可查见短棒状菌丝和圆形孢子。
- 类固醇激素性毛囊炎表现为系统使用皮质类固醇 2 周内出现多个形态单一的小脓疱和红色丘疹,毛囊中发生中性粒细胞性炎症。

治疗

- 应尽量避免高温、摩擦和毛囊口阻塞因素。
- 使用抗菌肥皂和温暖湿润的敷料是有效的。应经常更换剃须刀以避免再次感染。

- 对于局限的浅表感染使用莫匹罗星（百多邦），每天 3 次，持续 5 天是有效的。如果鼻腔标本培养确认携带有金黄色葡萄球菌，也应进行鼻内治疗。
- 口服抗葡萄球菌抗生素（双氯西林、头孢氨苄）适用于金黄色葡萄球菌培养阳性的广泛播散性病变或深在性的须疮。
- 马拉色菌性毛囊炎可进行局部和口服抗真菌药物联合治疗。克霉唑洗剂和益康唑乳膏联合伊曲康唑 200mg，每天 1 次，连续 7 天，是治疗广泛播散性马拉色菌性毛囊炎的有效方案。在病变区域持续使用酮康唑洗发水或硫化硒洗发水有助于该病的治疗。
- 痤疮患者在此类并发症的治疗中可能需要停止口服抗生素。
- 毛囊的皮肤癣菌感染对口服抗真菌治疗反应最好。灰黄霉素或特比萘芬（特比萘芬 250mg/d，持续 4~6 周）是有效的治疗选择。

小贴士

- 对头发及周围的鳞屑应进行氢氧化钾涂片镜检，以排除皮肤癣菌感染。若未考虑到真菌感染的情况，可能导致持续性甚至毁损性的毛囊炎症。
- 金黄色葡萄球菌性毛囊炎是一种最常见的感染性毛囊炎。可在体表的任何部位出现一系列脓疱，通常不伴有发热或其他系统症状。

鼻腔定植金黄色葡萄球菌是复发性细菌性毛囊炎的常见原因。彻底的治疗必须清除该菌在鼻腔的定植状态。

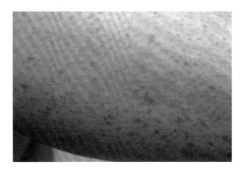

图 6.25　许多毛囊的周围绕以红斑。摩擦和穿着紧身衣物可加剧该病。

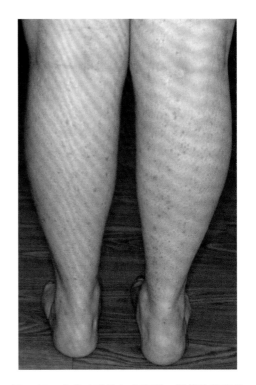

图 6.26　多发毛囊性红色斑疹。腿部的葡萄球菌性毛囊炎可通过被污染的剃刀传播。

须部假性毛囊炎（剃刀刺激、内生性毛发）

描述

- 须部假性毛囊炎是一种异物性的炎症反应，表现为丘疹和脓疱，可发生在任何有卷毛或定期剃须的个体中。
- 该病经常发生在西班牙裔或非洲裔美国人群中。
- 该病呈慢性病程，可有一定的损容性。

病史

- 须部假性毛囊炎在需要频繁剃须的易感个体中是一个较为普遍的问题。
- 50%~75%的非裔美国人和 3%~5%的白人剃须人群可发生该病。
- 男性和女性均可发病。
- 颈部为受累最严重的部位。
- 除非避免经常剃须，否则这是一个长期的问题。

皮肤表现

- 须部假性毛囊炎常发生在卷发和毛囊与皮肤表面存在倾斜角度的个体中。
- 剃须后锥形尖锐的胡须重新进入皮肤，随着其在皮下生长引发异物反应，产生微脓肿。
- 在受累的皮肤中，毛囊周围可见红色丘疹或脓疱，有胡须的部位是最常受累的。皮损可有疼痛和瘙痒。
- 该病可发生在任何剃毛的区域（头皮、后颈、腹股沟、腿）。
- 慢性须部假性毛囊炎可能导致瘢痕和色素过度沉着。
- 在受累的皮肤中，瘢痕疙瘩形成是常见的问题，特别是在非洲裔美国人中。

实验室检查

- 通常皮损为无菌的炎性丘疹，诊断基于病变位置及临床表现。
- 因正常菌群可被病原菌所替代，皮损处病原菌培养可能提示继发性葡萄球菌感染。

鉴别诊断

- 痤疮。
- 细菌性或真菌性毛囊炎（脓疱的培养可能有所帮助。若出现严重性或播散性皮损的情况，那么毛囊周围的鳞屑或皮肤活检可能提示癣菌感染）。

治疗

- 需将嵌入的毛干去除。将细针插入毛干下方，迅速将其拔除。
- 可使用 Buf-Puf 海绵或牙刷以绕圈的方式轻轻按摩，从而去除向内生长的毛发。
- 应停止剃须直至炎症得到控制。
- 局部用壬二酸乳膏（Finacea）有助于减少炎症后色素沉着，同时减少细菌定植。
- 局部外用抗生素制剂（克林霉素、5%或 10%的过氧化苯甲酰、红霉素）可减少细菌定植，对于某些患者可能是有益的。
- 短时间使用抗葡萄球菌抗生素可以减轻炎症并促进恢复。

■ 对于持续性的丘疹,可采用病灶内注射曲安奈德 2.5mg/mL,但可能引起暂时性的皮肤萎缩。

■ 在病变消退后,可以恢复剃须。

■ 外用 13.9% 的盐酸依氟鸟氨酸霜剂(凡尼卡)可抑制鸟氨酸脱羧酶,这是一种在毛细胞分裂中重要的酶,可延缓毛发生长。涂抹于受累的皮肤,每天 2 次。少数使用者会产生轻微的刺激性皮炎,但大多数人都能较好耐受。

■ 使用含有硫化钡或硫代乙醇酸钙的脱毛剂(Nair,Neet)是替代剃须的有效方法。将其涂抹于皮肤 3~10 分钟,然后擦去。这些产品具有一定的刺激性,每周仅可使用 1~2 次。

■ 如果所有治疗方法都失败,必须无限期地停止剃须。

■ 唯一的治疗方法是永久性去除毛囊。激光辅助脱毛是治疗顽固性病例安全、有效的方法。可使用二极管激光器(800~810nm)、脉冲翠绿宝石激光(755nm)、Nd-YAG(1064nm)和脉冲非相干光源进行激光脱毛。不良反应为色素改变,包括深肤色患者中的炎症后色素减退,因为黑色素是激光脱毛的靶色基。

剃须说明

■ 目标是避免过于紧贴皮肤剃须以及产生尖锐的须梢。

■ 患者在剃须前应使胡须湿润,如剃须前淋浴,保持胡须与温水接触至少 2 分钟。

■ 在剃须或就寝前,应使用软毛牙刷或用乙醇清洁的针头完全去除刺入皮肤的毛发。

■ 使用浓稠的剃须凝胶(如艾维诺治疗性剃须凝胶、胡须边缘胶)。

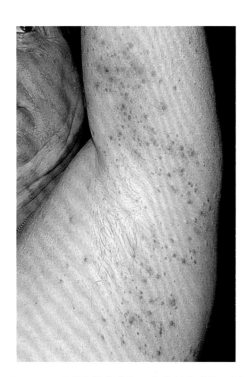

图 6.27　毛囊炎是由感染、化学刺激或物理损伤引起的毛囊炎症。

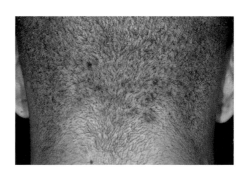

图 6.28　瘢痕性痤疮发生在颈背部。最常见于非洲裔美国人。

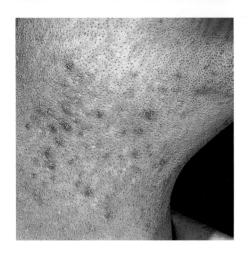

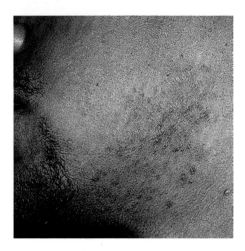

图 6.29 假性毛囊炎是对头发的异物反应。该疾病仅发生在开始剃须的男性。该病起初为小的毛囊性丘疹或脓疱,并随着剃须迅速变得更加弥散。

图 6.30 假性毛囊炎。该病在颈部区域表现得更为严重,因为该部位的毛囊与皮肤表面之间更可能呈低角度排列,使得该处的皮肤更容易被穿透。

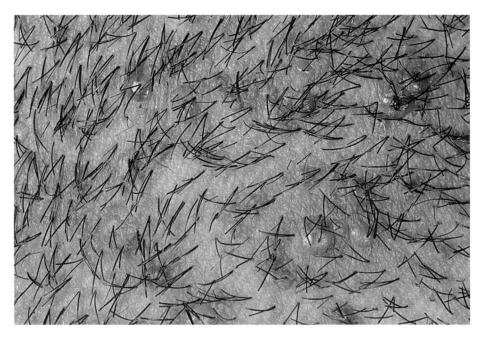

图 6.31 瘢痕性痤疮表现为毛囊性坚硬的丘疹。激光脱毛可能在早期预防中发挥作用,但在深色皮肤类型中,其使用则受限。可选择 810nm 和 1064nm NdYag 激光器。病灶内类固醇注射通常是经典的一线治疗方案。

- 一次性 Bump Fighter 剃须刀（http://www.asrco.com）可将毛发切割刀略微高于皮肤表面。
- 或可使用电动剃须刀，但应避免使用"最贴近"皮肤的剃须挡位设置。
- 患者应顺着胡须生长的方向剃须，且不应拉伸皮肤。
- 应避免频繁剃须。
- 剃须后应使用保湿乳液，可间歇使用 LactiCare-HC（1% 或 2.5%），以减轻炎症。

小贴士

- 假性毛囊炎是对毛发的异物反应。在颈部区域的病变更加严重，可能是因为该部位的毛发生长角度较低，更接近皮肤表面，容易反复摩擦导致炎性反应。
- 建议避免频繁剃须。
- 目前，在此类慢性病中，激光脱毛似乎是长期疗效较好的治疗方式。

疖和痈

描述

- 疖是一种深在性封闭的疼痛性坚实或带有波动感的肿块，其内包裹着脓液，通常由表浅的毛囊炎发展而来。
- 金黄色葡萄球菌是最常见的致病菌，但其他致病菌（大肠杆菌、铜绿假单胞菌和粪链球菌）和厌氧菌（消化链球菌、链球菌和乳杆菌属）也可引起

病变。
- 对脓肿的细菌学研究通常可确定感染的菌群。
- 痈是一种由感染化脓的毛囊相互连接聚集而成的极度疼痛的深在性损害。

病史

- 在儿童中，疖和痈并不常见。
- 毛孔闭塞和皮肤多汗有利于细菌的定植。
- 某些疾病和免疫缺陷可能使患者易患疖和痈（如高 IgE 综合征、慢性肉芽肿病、Wiskott-Aldrich 综合征、Chédiak-Higashi 综合征、糖尿病、白血病、治疗引起的免疫抑制、营养不良和肥胖），但大多数受累的患者具有正常的免疫系统功能。
- 使用美甲店中按摩浴缸是分枝杆菌性疖的危险因素。

皮肤表现

- 任何毛发生长的部位均可受累。经常摩擦和出汗的部位最常受累，包括系腰带处、大腿前部、臀部、腹股沟、腋窝及腰部。
- 疖起初表现为皮下深在性、肿胀、疼痛的红色肿块，而后逐渐向皮肤表面形成开口并排出脓液。
- 痈起初表现为深在、软或硬的皮下红斑丘疹，逐渐扩大形成深部结节。结节可稳定存在或在几天内液化出现波动感。
- 痈的好发部位主要是颈背部、上背部

及大腿外侧。

非皮肤表现

- 疖病的患者可无发热。
- 痈的患者在炎症高峰期或之前可出现全身不适、寒战和高热症状。

实验室检查

- 革兰染色、培养及药敏试验有助于指导合理使用抗生素治疗。

鉴别诊断

- 毛发或表皮囊肿破裂。
- 囊肿性痤疮。
- 化脓性汗腺炎。
- 早期坏疽性脓皮病。
- 传染性软疣破裂或感染。

病程及预后

- 脓肿可保持在原有深度被重新吸收或向皮肤表面进展和破溃。
- 脓肿破裂愈合后留有凹陷性紫色瘢痕。
- 感染可散播至其他部位。
- 复发性疖病通常难以根除。

治疗

疖和痈

- 皮损处外用温热湿润的敷料,每天数次,每次 15~30 分钟。通常需要进行病原培养及药敏试验。
- 针对脓肿形成后具有波动感的皮损应及时切开引流。
- 建议定期随访和再评估,以确保伤口恢复及治疗效果。
- 对于具有多发病灶或全身症状(发热、烦躁、红肿扩大、渐进性不适)的患者,应系统使用抗生素治疗。
- 因 MRSA 感染的发病率正逐渐增加,病原培养和药敏试验结果变得越来越重要。
- MRSA 感染的成人可使用双氯西林,500mg,每天 4 次,持续 10 天或头孢氨苄,500mg,每天 4 次,持续 10 天。
- 成人可使用克林霉素,150~300mg,每天 4 次,共 10 天,并考虑重新评估病情和住院静脉使用抗生素治疗。

复发性疖和痈

- 通常是由 MRSA 感染引起的。CA-MRSA 感染逐渐变得广泛。用肥皂和清水有效地清洗手部可以减少皮肤上的细菌数量。患者应使用单独的毛巾

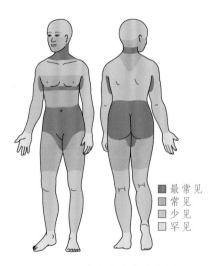

最常见
常见
少见
罕见

图 6.32 疖和痈分布示意图。

擦手干燥。

- MRSA 的携带者可以在鼻腔内和皮损处外用 2% 的莫匹罗星,每天 2 次,持续 5 天。如果其他治疗措施均无效,则可口服双倍剂量的复方磺胺甲恶唑片,每天 2 次,持续 10 天。

- 在大约 10% 的患者中,使用莫匹罗星的维持治疗方案可出现耐药。

- 其他措施包括每天用碘附洗涤整个身体和指甲,持续 1~3 周,以及每天更换毛巾、浴巾、床单和内衣,并用热水洗涤。患者应经常更换伤口敷料,每天清洁或更换剃须工具,并避免抠鼻动作。用 4% 的氯己定溶液洗涤或稀释后进行漂白浴(1/4 杯常规漂白剂倒入半浴缸水,每次浸泡 5~10 分钟,每周 2~3 次)可减少皮肤细菌定植。

- 应减少诱发因素,包括摩擦、穿着紧身衣物、暴露于工业环境、肥胖、恶劣的卫生条件和糖尿病。

小贴士

- 治疗孤立的疖主要是切开及引流。

- 疖或痈可发生由菌血症引起的继发性播散感染,并且对于免疫功能低下、酗酒或患有糖尿病的人来说风险更大。其他危险因素包括植入人工瓣膜、肾脏移植、长骨及关节置换。

- 在慢性复发性疖病中,应通过病原学培养进一步评估鼻腔携带的金葡菌以及皱褶部位或会阴部携带的细菌。

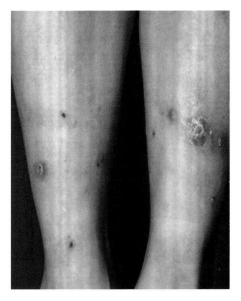

图 6.33 这名葡萄球菌性疖病患者表现为腿部的圆形、深在性柔软结节。对于该病反复发作需要进行仔细、多步骤的管理。

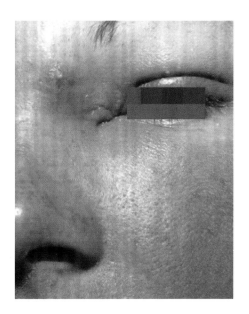

图 6.34 左眼内眦处的疖病。应系统应用抗生素以防止感染进一步扩散。

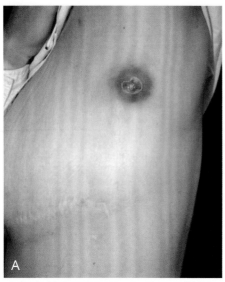

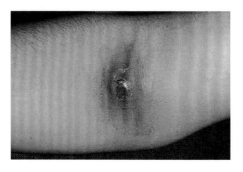

图 6.36　在特应性皮炎的斑块上迅速形成一个疖。其中心肿胀而柔软,很快破裂并排出脓性物质。

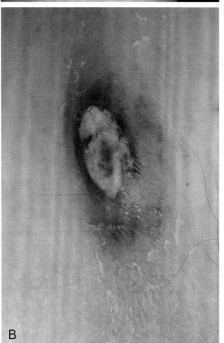

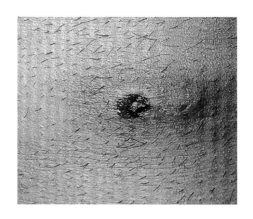

图 6.37　疖和痈。脓肿在皮肤深处被重吸收,或通过皮肤表面破裂而排出脓液。皮损破裂后形成痂壳。破溃结痂的皮损可自愈,无须口服抗生素治疗。

图 6.35　疖为一个从单一开口排出脓性物质的脓肿。治疗包括脓肿引流、病原培养和系统使用抗生素。

假单胞菌性毛囊炎

描述

- 假单胞菌性毛囊炎是暴露于污水后引起的急性皮肤感染性疾病。
- 非常典型的皮损为多个荨麻疹样红色斑块，其中央可见丘疹或脓疱。
- 该病又称作"热浴缸毛囊炎"。

病史

- 儿童发病率明显高于成人，这可能是由于儿童接触水的时间更多所致。
- 假单胞菌毛囊炎通常在使用过受污染的水池（如漩涡浴池、热水浴池、理疗池）、水滑梯或被污染的丝瓜络海绵后的 8 小时至 5 天（或更长时间）内发生。
- 发病率不定，在暴露于假单胞菌属的人群中，有 7%~100% 的人患病。
- 人与人之间传播的可能性较小。
- 长时间接触水、过多的沐浴以及不规范的泳池管理是该病的易感因素。
- 脱落在水中的皮屑为细菌提供了丰富的有机营养来源。
- 在大多数情况下，病变若未经任何处理，可在 7~10 天内自愈，但复发的病变持续时间可长达 3 个月。

皮肤表现

- 病变表现为瘙痒性的荨麻疹样红色圆形斑块，直径为 0.5~3cm，中央有丘疹或脓疱。
- 少量至超过 50 个的斑块主要发生于躯干。
- 皮疹可呈滤泡样、斑丘疹、水疱、脓疱及多形性皮损。
- 皮疹在泳衣遮蔽的部位最为严重。
- 毛囊口闭塞和角质层过度水合有利于铜绿假单胞菌在皮肤定植。
- 穿着连体泳衣的女性患病风险增加。
- 皮疹消退后，可留下红色至棕色圆形的炎症后色素沉着斑。

非皮肤表现

- 在出现皮疹的最初几天可能会出现发热、不适和疲劳，但这种表现并不常见。

实验室检查

- 最常从皮损中分离出 0:9 和 0:11 血清型的铜绿假单胞菌，但其他血清型亦有报道。

鉴别诊断

- 葡萄球菌性毛囊炎。
- 麻疹。
- 昆虫叮咬。

治疗

- 感染具有自限性，通常在 5 天内消退，无须治疗。
- 采用 5% 的醋酸（白醋）敷料湿敷 20 分钟，每天 2~4 次。磺胺嘧啶银霜也有一定效果。
- 严重的或对局部治疗有耐药性的患者可口服环丙沙星 500mg，每天 2 次，共

5~10 天。

预防措施

▪ 持续清水冲洗以去除脱落的皮屑。

▪ 清洁用水应保持足够的氯含量。

▪ 私人热水浴池中的水应每 4~8 周更换一次。

▪ 公共热水浴池应每天更换。

▪ 在使用污染设施后，洗澡并不能提供保护。

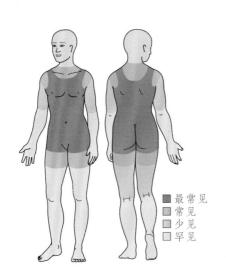

最常见
常见
少见
罕见

图 6.38 假单胞菌性毛囊炎分布示意图。

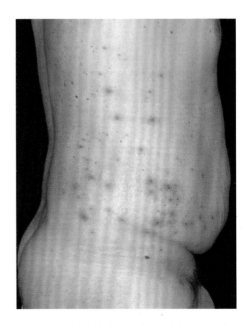

图 6.40 皮损从瘙痒的斑点进展为脓疱。主要由受污染的热水浴缸引起。

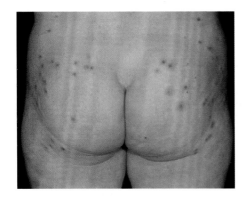

图 6.39 在假单胞菌性毛囊炎患者中，臀部可见散布的亮红色水肿性丘疹，其中央带有脓疱。病变通常位于躯干上泳衣覆盖的皮肤区域。

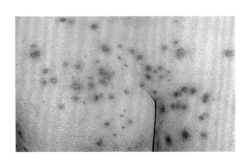

图 6.41 假单胞菌性毛囊炎，病变可呈滤泡、斑丘疹、水疱、脓疱或包括上述损害的多形性皮疹。

外耳道炎

描述

- 外耳道炎是外耳道的炎症，通常伴有继发感染。

病史

- 外耳道炎在男性和女性中均可发生。
- 一种被称为"游泳耳"的轻微自限性炎症在儿童中尤为常见，常发生在夏季。
- 没有种族或遗传倾向性的报道。
- 症状包括瘙痒、刺激和剧烈疼痛。
- 缓解症状的治疗，如外耳道机械清洁和药物会掩盖或加剧病情。
- 耵聍是由外耳道变形的大汗腺产生的。它为外耳道的薄皮肤提供了防水屏障，并通过维持低 pH 值环境来抑制细菌生长。当该保护屏障被破坏时，可发生细菌过度生长。
- 常见的病原体是假单胞菌属，但葡萄球菌和假单胞菌属的混合感染也较为常见。
- "游泳耳"通常由假单胞菌、肠杆菌科或变形杆菌属引起。而急性感染往往由金黄色葡萄球菌引起。
- 可发生念珠菌属引起的继发感染，但较为少见。

皮肤表现

- 外耳道局限性的钝痛。
- 外耳道炎症伴红斑和水肿。
- 大多数病例表现为耳道内角质及炎性细胞碎片堆积。
- 随着病程进展，耳郭变得红肿且皮温升高。
- 蜂窝织炎可累及整个耳郭并蔓延至耳前皮肤。这时可出现持续性锐痛。
- 外耳道可有脓性分泌物排出。

非皮肤表现

- 通常可触及相应引流区域肿大的淋巴结，常伴有压痛。

实验室检查

- 不建议行皮肤活检。
- 建议进行外耳道皮损标本培养。

病程及预后

- 耵聍的屏障保护作用受到诸多因素的影响。
- 机械损伤（如外耳道的剧烈清洁）、炎性疾病（如银屑病、脂溢性皮炎）和接触性皮炎（刺激性和过敏性）都可能破坏屏障。
- 罕见的严重外耳道炎，又称为恶性外耳道炎，可能发生在患有糖尿病或接受过耳部手术的患者中。炎症可从外耳道蔓延至颅底的骨骼，并累及同侧面神经。
- 蜂窝织炎可能改变耳郭部位的淋巴管引流，这类患者将来可能易患链球菌引起的耳郭丹毒。

讨论

- 在疾病早期，鉴别诊断应包括银屑病、脂溢性皮炎和接触性皮炎。上述任何

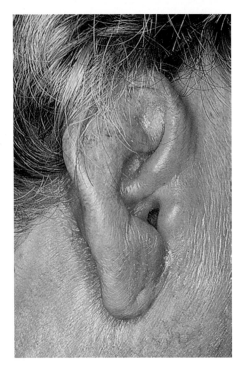

图 6.42 假单胞菌性蜂窝织炎。在外耳道炎发作后,炎症蔓延至整个耳郭和周围皮肤。

情况都可能导致外耳道天然屏障的损害,并最终引起外耳道炎。
- 累及膝状神经节的带状疱疹病毒感染和 Ramsay-Hunt 综合征可以模仿早期外耳道炎的表现,伴有局部疼痛和炎症。仔细检查可发现外耳道内的水疱。通常可出现或在发病后很快出现同侧 Bell 麻痹。
- 当炎症累及耳郭时,鉴别诊断应包括复发性多软骨炎,这可能是一种自身免疫源性的复发现象,但该病无脓性分泌物。

治疗

- 治疗包括重建外耳道天然保护屏障。

- 轻柔地冲洗外耳道,排出细胞碎片。
- 外用乙酸溶液(VoSol 耳用溶液或 VoSol HC 耳用溶液)有助于降低 pH 值并抑制细菌及真菌的生长。
- 0.3%氧氟沙星耳用溶液(Floxin otic 溶液)每天 2 次或环丙沙星/氢化可的松溶液(Cipro HC otic)每天 2 次。对于急性病程,可口服双氯西林 500mg,每天 4 次。
- 当炎症累及耳郭时,局部外用类固醇、外用收敛剂(如硝酸铝)湿敷或 Bluboro 湿敷,每次半小时,每天 3 次和口服抗生素,如环丙沙星(西普罗)均是有效的。
- 避免接触常见的过敏原(如局部使用的杆菌肽、新霉素和氢化可的松)及其成分中包含潜在过敏原的局部外用产品,可减少接触性过敏所致的外耳道炎。
- 外耳道的剧烈搔刮、摩擦或机械清洁可去除表面的蜡样保护性物质,强烈建议停止上述行为。
- 恶性外耳道炎需要住院静脉使用抗生素和清创术治疗,并考虑采用 CT 或 MRI 扫描来评估骨髓炎的可能。
- 建议耳鼻喉科就诊。

小贴士

- 慢性外耳道炎通常继发于潜在的皮肤病,如脂溢性皮炎、银屑病或接触性过敏。脂溢性皮炎应外用去头屑洗发水治疗,如 2.5%硒或酮康唑洗发水,以及中效的类固醇溶液,如 0.01%的氟轻松溶液,每天 2 次。若行斑贴试验可能会加重病情。

- 在恶性外耳道炎中,通常有已存在持续数周无法缓解的外耳道炎病史。大多数为糖尿病患者。假单胞菌属侵入皮下软组织,可引起严重的耳痛、化脓性渗出及肉芽组织形成。

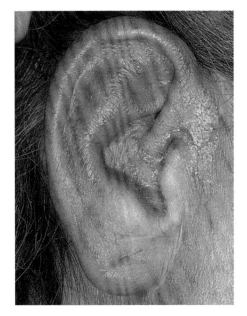

图 6.44 外耳炎,红斑开始于耳道。耳朵可有牵拉痛。耳道通常含有潮湿的碎屑。在这种情况下可能发生耳道的湿疹。

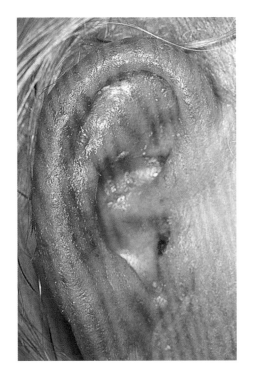

图 6.43 恶性外耳道炎。患者有持续数周无法缓解的外耳道炎病史。大多数患者患有糖尿病。假单胞菌侵入皮下软组织,可有严重的耳痛、脓性渗出物以及肉芽组织形成。核素扫描和 CT 扫描可能提示有颅底骨髓炎。

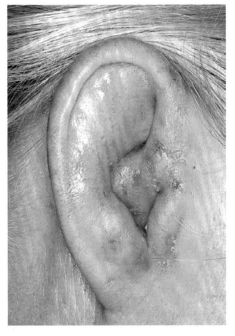

图 6.45 病灶病原学培养可确保对发炎水肿的耳郭进行有效的治疗。

表 6.1　抗生素

通用名	片剂/胶囊(mg)	液体(mg/mL)
青霉素		
阿莫西林	125,* 250,* 400,* 250,500,875,1000, 3000	50/1,125/5,250/5,400/5,500/5
阿莫西林－克拉维酸	125,125,* 200,* 250,* 375,400,* 250, 500,875,1000†	125/5,200/5,250/5,400/5
氨苄西林	125,* 250,500,1000	100/1,125/1.25,125/5,250/5, 500/5
双氯西林	125,250,500	62.5/5
萘夫西林	250,500	250/5
苯唑西林	250,500	250/5
青霉素 V 钾	125,* 250,300,312.5,500,625,937.5	125/5,180/5,250/5,300/5
头孢菌素		
第一代		
头孢羟氨苄	250,500,1000	125/5,250/5,500/5,500/10
头孢氨苄	250,500,1000	100/1,125/1.25,125/5,250/5, 375/5,500/5
头孢拉定	250,500,1000	125/5,250/5
第二代		
头孢克洛	250,375,§ 500,500§	125/5,187/5,250/5,375/5
头孢丙烯	250,500	125/5,250/5
头孢呋辛	125,250,500	125/5,250/5
四环素类		
多西环素	20,50,100,100§,150§	25/5,50/5
米诺环素	50,75,100	50/5
四环素	50,100,250,500	125/5
大环内酯类,其他		
阿奇霉素	250,500,600,1000	100/5,200/5,2000/60§
克拉霉素	250,500,500§	125/5,125/15,187.5/5,250/5
红霉素碱	250,250§,333,333§,500,500§	
红霉素硬脂酸酯	100,250,500	100/2.5,125/5,200/5,250/5
琥乙红霉素	200,* 400,600	100/2.5,125/5,200/5,400/5
依托红霉素	125,125,* 250,* 250,500	100/1,125/1,125/5,250/1,250/5
克林霉素	75,150,300	75/5

* 咀嚼。

† 控释。

§ 缓释。

(纪超 译　庄凯文 审校)

第 **7** 章
性传播疾病

M. Shane Chapman

梅毒

描述

- 梅毒是一种由苍白密螺旋体感染引起的性传播疾病。
- 感染可能影响任何器官,可能模仿其他各种疾病,因此它被称为"伟大的模仿者"。
- 如果梅毒未予治疗,可能感染和损害心脏、主动脉、大脑、眼睛和骨骼,甚至可能致命。
- 梅毒经历三个不同阶段:一期梅毒、二期梅毒和潜伏梅毒,或进展为罕见的三期梅毒。

病史

- 梅毒是以 Girolamo Fracastoro 于 1530 年创作的诗歌中一个名叫 Syphilus 的牧羊人命名的。
- 在过去,梅毒被称为"法国病",但也被称为"基督徒病""大痘""丘比特病"和"黑狮",它最为人熟知的是"梅毒""花柳病"或"性病瘟疫"。

- 这种疾病被认为是由哥伦布从西印度群岛返回后传入欧洲的,并且它在欧洲的传播被归咎于当时该地区的频繁战争。
- 由于有效的青霉素治疗,第二次世界大战后该病发病率下降。
- 1932 年的 Tuskegee 研究是医学和梅毒史上的一个黑暗部分,为了研究该疾病的短期和长期影响而拒绝对染有梅毒的黑人男性进行青霉素治疗。
- 自 20 世纪 80 年代以来,随着艾滋病的传播,梅毒变得越来越普遍。

一期梅毒

- 在与感染皮损直接接触后,梅毒最初表现为皮肤溃疡或硬下疳。
- 硬下疳出现在暴露后 10~90 天(平均 21 天)。
- 硬下疳通常为孤立存在,但可能发生多处皮损。
- 在 75% 的病例中,未经治疗的原发性硬下疳能消退,但螺旋体仍留在宿主体内。

二期梅毒

- 二期梅毒是由螺旋体经血源性和淋巴

性扩散引起的。

- 第二阶段在硬下疳出现后约 6 周开始,持续 2~10 周。

- 伴有皮肤黏膜损害、肝脾大和全身淋巴结肿大等流感样综合征。

- 不同个体皮肤损害的分布和形态特征不同。

- 二期梅毒病变最常表现为粉红色、带鳞屑的 1~2cm 的斑片,逐渐遍发全身。这种皮疹暴发类似于玫瑰糠疹。

- 梅毒的这个阶段具有传染性,可通过接触传播。

- 梅毒在这个阶段很容易与许多其他皮肤和系统性疾病相混淆,因此被称为是"伟大的模仿者"。

- 除以上皮损,二期梅毒还可能表现为发热、咽炎、体重减轻、头痛、脑膜炎、肝炎、肾病、胃炎、结肠炎、关节炎、角膜炎和葡萄膜炎。

潜伏梅毒

- 潜伏梅毒是一种血清学检测阳性(非假阳性)而没有活动性疾病证据的状态。

- 分为早期潜伏梅毒和晚期潜伏梅毒。

- 早期潜伏梅毒是一期梅毒发病 2 年内,临床无梅毒损害症状或体征。

- 晚期潜伏梅毒是梅毒螺旋体感染超过 2 年,临床无梅毒损害表现。

- 早期潜伏梅毒可通过单次肌内注射长效青霉素进行治疗。

- 晚期潜伏梅毒需要每周 1 次,连续 3 周,但不像早期潜伏梅毒那样具有"传染性"。

- 半数患有早期潜伏梅毒的患者将进展

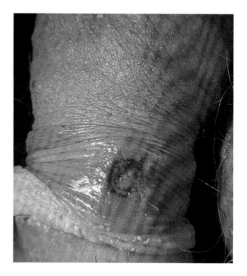

图 7.1 一期梅毒:梅毒的原发丘疹坏死并形成一个 3mm 的无痛浅溃疡,最终形成带溃疡的硬结,溃疡底部可见黄白色的浆液性渗出物。

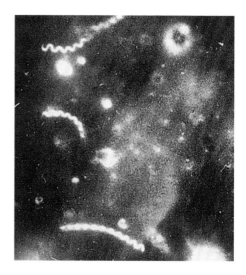

图 7.2 暗视野显微镜显示螺旋体,苍白密螺旋体,它是引起梅毒的病原体。常规培养不足以鉴定螺旋体。

为晚期梅毒。

三期梅毒

- 三期梅毒的特征是少数病原体引发大

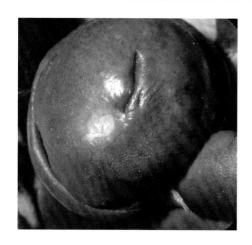

图 7.3　一期梅毒。溃疡的边缘凸起、光滑、界清。

量或活跃的细胞免疫反应,具有许多临床表现。

- 大约 25% 的未治疗或治疗不充分的病例会发生全身性疾病。
- 三期梅毒通常由初次感染后 1~10 年内进展而来。
- 心血管和中枢神经系统受累,伴有系统性肉芽肿或树胶肿,是这一阶段的标志。

胎传梅毒

- 苍白密螺旋体可从受感染的母亲传染给她的胎儿。
- 在未治疗的病例中,25% 的新生儿为死产,25% 在出生后不久死亡,10% 无症状,40% 的新生儿患有晚期症状性胎传梅毒。
- 早期胎传梅毒,2 岁前出现皮疹,肝脾大,骨关节损害。
- 在晚期胎传梅毒中,在 5 岁后发生骨关节损害、神经性耳聋和间质性角膜炎。

- 妊娠第 16 周前的治疗通常可预防胎儿感染。
- 当母亲患有梅毒不到 2 年时,胎儿的风险最大。

皮肤表现

一期梅毒

- 硬下疳开始为丘疹或结节,然后进展为缺血性坏死、糜烂和溃疡。
- 硬下疳通常为 3mm 至 2cm 大小,质硬,突出皮面,边界清楚。
- 这些病变在女性的子宫颈上可能无症状且难以发现,从而传染给其性伴侣。
- 无痛、质硬、散在、非化脓性的区域淋巴结肿大,持续 1~2 周。
- 硬下疳通常在 3~6 周愈合,遗留瘢痕。

二期梅毒

- 梅毒的这个阶段的特征是出现全身皮肤、黏膜的症状和体征。
- 常见发热、全身不适、咽炎、淋巴结肿大、体重减轻和脑膜征(头痛)。
- 最常见的体征是非瘙痒性、泛发的、粉红色鳞屑性丘疹(80%)。
- 斑片进展缓慢,呈现各种形状,包括圆形、椭圆形、卵圆形或环形,并持续数周或数月。
- 大多数患者的手掌或足底出现对称性色素过度沉着的卵圆形丘疹,伴有鳞屑。
- 发生胡须、头皮和睫毛的不规则脱发,有时被称为虫蛀性脱发。
- 发白、潮湿的肛周湿疣样泛发病变是梅毒的特征,表现为具有高度传染性的疣状丘疹，容易与尖锐湿疣(疣)相混淆。

■ 皲裂性皮疹出现在口角或口周。

■ 所有二期病变均具有高度传染性，可通过直接接触或触摸传染。

■ 未经治疗，约 20% 的患者在一年内该阶段的皮损会复发。

潜伏梅毒

■ 在此阶段很少有梅毒的临床症状。

三期梅毒

■ 皮肤树胶肿或肉芽肿结节在皮下进展、蔓延并发生溃疡。

■ 这些病变也发生在肝脏、脑部和其他器官。

■ 树胶肿在体内引起慢性炎症状态，并导致畸形和大量功能障碍。

■ 未经治疗的三期梅毒也可引起神经性

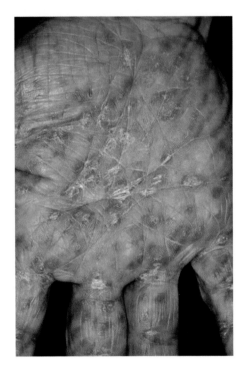

图 7.4　二期梅毒。椭圆形角化斑疹有轻微的色素沉着是梅毒的特征。

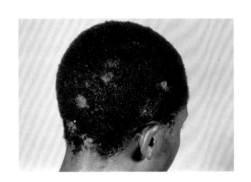

图 7.6　二期梅毒。头皮、胡须和睫毛的斑片状"虫蛀"脱发可能发生在二期梅毒，类似头癣。

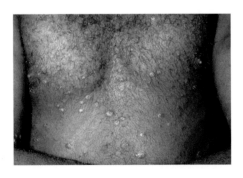

图 7.5　二期梅毒。躯干上广泛分布环形小斑片，伴轻微鳞屑，类似湿疹和银屑病。

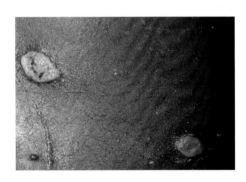

图 7.7　二期梅毒。白色、有光泽的小丘疹，与梅毒的皮肤损害一致。

关节病和骨骼退行性变。

- 心血管梅毒包括梅毒性主动脉炎、主动脉瘤和心脏瓣膜问题。
- 神经梅毒可表现为全身性麻痹、性格情绪变化以及反射亢进。
- 脊髓的感染和炎症可导致梅毒特征性步态改变或脊髓结核。

实验室检查

- 直接检测梅毒螺旋体是诊断性的。
- 可以在暗视野显微镜下检测皮肤病变中的螺旋体,显示小螺旋状梅毒螺旋体呈螺旋形旋转运动,但注意不能与其他螺旋体感染相混淆。
- 有两种快速且廉价的血清学筛查试验:快速血浆反应素(RPR)试验和性病研究实验室玻片(VDRL)试验。
- 这些筛查试验在硬下疳的第 7 天可呈阳性且易于进行,但其他病毒感染、肺结核、疟疾和某些结缔组织疾病可能导致假阳性结果。
- 一些实验室使用梅毒螺旋体试验进行筛查,通常采用酶联免疫吸附试验(ELISA)或化学发光免疫分析。这种用于梅毒检测的反向筛查试验可以鉴别已经治疗过的梅毒、未经治疗或未完全治疗的梅毒,以及少数感染可能出现的假阳性结果。
- 通过这些血清学筛查试验可以诊断潜伏梅毒。
- 由于 RPR 和 VDRL 试验可能出现假阳性结果,筛查试验的阳性结果应通过荧光密螺旋体抗体吸收试验(FTA-

ABS)或梅毒螺旋体血凝试验(TPHA)确诊。这些试验特异更强,但更昂贵。
- FTA-ABS 和 TPHA 试验对品他病和雅司病也呈阳性,因此需要密切联系临床。
- 1/3 的潜伏梅毒感染者在 RPR 试验中呈阴性或非反应性结果。他们没有临床症状,只对梅毒螺旋体抗体微血凝试验有阳性结果。另有 1/3 的患者 RPR 试验和梅毒螺旋体抗体微血凝试验均呈阳性,其余 1/3 有三期梅毒的临床症状。
- 通过脑脊液压力升高、脑脊液中蛋白质浓度增高和特异性抗梅毒螺旋体抗体阳性可诊断三期梅毒。
- 所有这些血清学检查都可能出现假阳性结果。
- 脑脊液中的大量白细胞或高蛋白浓度可用于证实神经梅毒。
- 脑脊液的 VDRL 或 FTA-ABS 试验通常也用于诊断神经梅毒。

鉴别诊断

一期梅毒

- 单纯疱疹。
- 软下疳。
- Behcet 综合征。
- 固定药疹。
- 创伤性溃疡。

二期梅毒

- 玫瑰糠疹。
- 点滴状银屑病。
- 扁平苔藓。

- 花斑癣。
- 发疹性药疹。
- 病毒疹。

治疗

- 在疾病早期(一期、二期、小于 1 年的潜伏期),选择的药物是肌内注射苄星青霉素 G 240 万 U1 次。
- 在疾病晚期(持续 1 年以上),选择的药物是苄星青霉素 G240 万 U 肌内注射,每周 1 次,连续 3 周。
- 对青霉素过敏且未妊娠的人,可给予多西环素 100mg,每天 2 次,连续 2 周,或四环素 500mg,每天 4 次,持续 2 周。其他替代方案见 http//www.cdc.gov/std/treatment/。
- RPR 滴度下降表明治疗成功。
- RPR 检测应在治疗完成后 3、6 和 12 个月重复进行。
- 当 RPR 滴度持续 4 倍升高时,重复治疗。
- 当 1 年内高滴度未降低 4 倍时,重复治疗。
- 标准治疗方案对大多数感染 HIV 的梅毒患者有效。

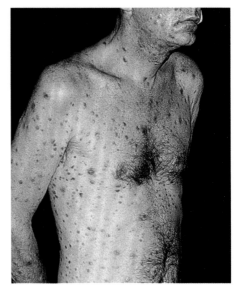

图 7.9　二期梅毒。二期梅毒早期稀疏散乱的粉红色椭圆形斑片类似玫瑰糠疹,容易误诊。

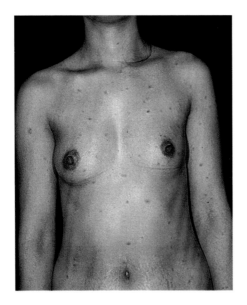

图 7.8　二期梅毒。形状多样、大小不一的弥漫性粉红色无症状斑片是二期梅毒的特征。

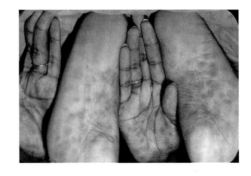

图 7.10　二期梅毒。大多数患有二期梅毒的患者出现掌跖部位的皮损,呈铜棕色,是二期梅毒的特征。

儿童注意事项

- 胎传梅毒(早期和晚期)是经未治疗或治疗不充分的妊娠期女性传染的。
- 母亲经早期充分治疗可以预防新生儿严重的先天性缺陷。
- 早期胎传梅毒出现在围生期(最大 2 岁),但通常表现在出生后的前 3 个月。
- 儿童出现以下主要症状:
  - 皮肤:掌跖部鳞屑(51%)、泛发鳞屑性丘疹损害(44%)、侵蚀性糜烂性丘疹(17%)、口周皲裂(14%);
  - 骨:骨软骨炎、骨膜炎(80%);
  - 需要处理的疼痛(38%);
  - 鼻塞(18%);
  - 肝脾大(48%)。
- 晚期胎传梅毒从 2 岁开始,有如下临床表现:
  - 前额圆凸(81%);
  - 欠发达的上颌骨(83%);
  - 高腭弓(76%);
  - 马鞍鼻(73%);
  - 由多个形状不良的白齿组成的圆顶形白齿 (65%) 和缺口门牙或哈钦森齿(63%);
  - 锁骨近端增厚(39%);
  - 间质性角膜炎(9%);
  - 佩刀胫(4%);
  - 耳聋(3%)。
- 所有梅毒患者均应进行 HIV 检测。

软下疳

描述

- 软下疳是一种罕见的性传播疾病,由革兰阴性链球菌和杜克嗜血杆菌引起。
- 其特征是疼痛性生殖器溃疡和腹股沟淋巴结肿大。
- 又称为软性下疳和软溃疡。

病史

- 在异性恋男性中更常见,由无症状携带者传染,通常是女性性工作者,男女比例为 10:1。
- 在发展中国家和前往这些国家的人群中更为常见,在美国少见。

- 软下疳溃疡是合并 HIV 感染的危险因素。

皮肤表现

- 软下疳的潜伏期是从最初感染的第 1 天到 2 周。
- 大多数皮损发生在生殖器上，尤其是男性的阴茎冠状沟和女性的阴唇系带和小阴唇，但也发生在大腿、臀部和肛周区域。
- 半数男性患有单一溃疡性皮损，而女性更容易患多发性皮损，但疼痛较轻。
- 疼痛的红色丘疹首先出现在接种后 1~2 天内，然后形成脓疱，可能破裂形成一个有鲜红色基底的溃疡。
- 软下疳的溃疡深、易出血，被黄色至灰色的纤维状渗出物覆盖，并可能横向扩展。
- 溃疡直径从 3mm~5cm 不等。
- 女性更可能在阴唇和会阴区域的对应表面上形成"吻式溃疡"或双侧溃疡。
- 这些溃疡具有很强的传染性，并可能通过自身接种形成多个溃疡。

非皮肤表现

- 患者可能会有不适，伴随发热、食欲减退和其他不适。
- 感染后约 1 周 50% 发生单侧或双侧腹股沟化脓性淋巴结病。
- 淋巴结可以化脓、溃疡或自发消退。
- 女性可能携带病原体，但可能无任何临床症状和体征。
- 女性比男性更可能出现排尿困难或性交困难。
- 未经治疗的病例要么自发消退，要么转变成慢性并需要很长时间才能愈合。

实验室检查

- 杜克嗜血杆菌无法在常规的培养基中培养。
- 新配制的运送培养基可以维持病原体的活力。
- 在溃疡底部用棉签获取样本，然后在载玻片上滚动。看到革兰阴性的成群病原体，类似于"鱼群"，可以诊断。
- 在软下疳患者中，合并 HIV 感染率很高，因此进行 HIV 检测是合理的。还应考虑检测梅毒血清学。

鉴别诊断

- 单纯疱疹。
- 梅毒。
- 性病性淋巴肉芽肿。
- 腹股沟肉芽肿。
- 创伤性溃疡。

治疗

- 阿奇霉素 1 g 单剂量口服。
- 头孢曲松单次 250mg 肌内注射。
- 环丙沙星 500g 口服，每天 2 次，连续 3 天。
- 红霉素碱 500mg 口服，每天 4 次，连续 7 天。

小贴士

- 单纯疱疹是北美最常见的生殖器溃疡形式，但通常表现为群集性小丘疹和水疱,而非大溃疡。

- 在高风险区域,疼痛性生殖器溃疡合并溃疡性和(或)化脓性腹股沟淋巴结病变高度提示软下疳的诊断。

- 梅毒也可以表现为单一的溃疡或硬下疳,但可能疼痛比软下疳轻,被认为是"硬溃疡"。

- 软下疳感染与 HIV 合并感染密切相关。

- 如果怀疑此病,对软下疳治疗不能因为等待培养结果而延迟。此病导致的长期生殖器溃疡可能增加 HIV 传染的风险和易感性。

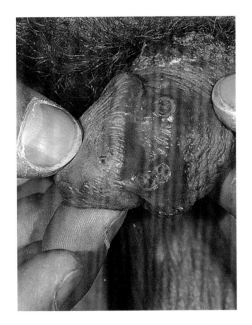

图 7.11　软下疳。多个疼痛的、化脓性的小溃疡或下疳,是软下疳的特征。

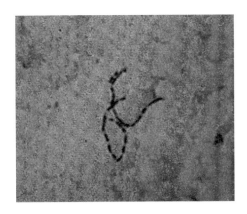

图 7.13　软下疳。收集脓性渗出物并用瑞氏染色法染色,呈特色"鱼群"样的链状球杆菌。

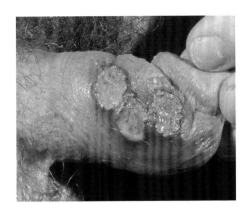

图 7.12　软下疳。阴茎上多个疼痛的聚合性溃疡。

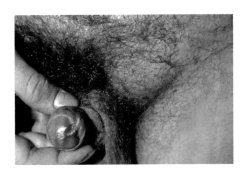

图 7.14　软下疳。疼痛性溃疡可能蔓延和聚集,并且可能在腹股沟褶皱中形成腹股沟淋巴结炎。

生殖器疣(尖锐湿疣)

描述

- 生殖器疣是由人类乳头瘤病毒(HPV)感染生殖器或肛周皮肤导致的。
- 这些部位的疣可能在临床上难以评估,难以根除,经常复发,并且可能导致肿瘤。
- 对免疫功能低下患者的生殖器疣应特别注意。

病史

- 疣可以在潮湿区域快速蔓延,因此可以对称出现在阴唇或直肠的对应表面上。
- 常见的疣可能是生殖器疣的来源,尽管它们通常由不同类型的病毒(HPV)引起。
- 生殖器疣可能难以治疗,并经常在治疗后复发。
- 潜伏病毒存在于治疗区域之外的临床外观正常皮肤。
- 一半患有生殖器 HPV 多发且广泛感染的患者和进行口腔生殖器性行为的患者患有口腔湿疣。病变无症状,加强对口腔病变的检测可能是必要的。
- 病程变化很大。可能会出现自发消退,但也可能会持续很长时间。

皮肤表现

- 生殖器疣病变可能因人而异。

- 某些病变趋向于淡粉红色至白色或浅棕色,并且是粗糙的,极少凸起的丘疹。
- 某些病变可能在宽阔的基部上有小指状突起。
- 表面可能光滑、柔软、湿润,并且不像其他区域出现的疣那样呈过度角化。
- 病变可在直肠或会阴区域融合形成大

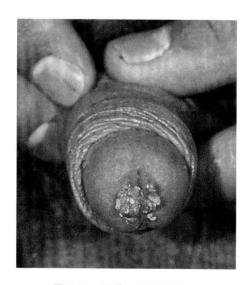

图 7.15 尿道口的生殖器疣。

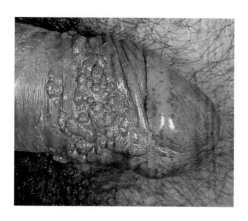

图 7.16 生殖器疣在潮湿区域迅速蔓延,如包皮下和外阴,并且往往比皮肤其他区域更多。

的花椰菜样肿块。

■ 疣可以蔓延到阴道、尿道和直肠内，在这种情况下，需要窥镜或乙状结肠镜进行可视化检查和治疗。

鉴别诊断

■ 阴茎珍珠状丘疹呈圆顶状、叶状或毛状突起，出现在龟头，有时出现在龟头附近的冠状沟。它们出现在高达 10% 的男性患者中（这些小血管纤维瘤是生理变异，但有时被误诊为疣）。

■ 传染性软疣（一种圆顶状、坚硬的白色丘疹，通常有中央凹陷）。

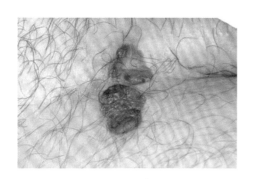

图 7.17　生殖器疣。分组和成簇的肉色至浅棕色疣状质地斑块，是人乳头瘤病毒感染的特征。

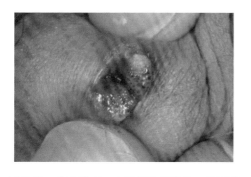

图 7.18　生殖器疣。在阴茎的尿道外口处可看到伴有血管改变的粉红色丘疹。

治疗

■ 有些疣是扁平的、不显眼的，且难以发现，可能需要扩大治疗范围。

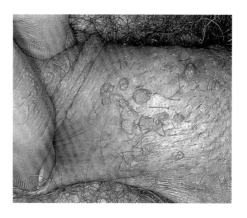

图 7.19　这些生殖器疣的外观与普通疣相似。

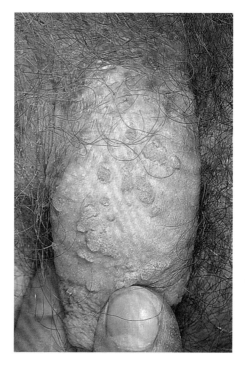

图 7.20　在阴茎上可以看到多个分散的生殖器疣。

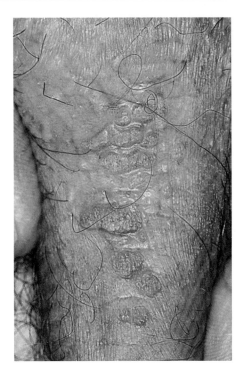

图 7.21　生殖器疣呈淡粉红色，在宽阔的基部上可见许多分散的宽窄不一的新生物。

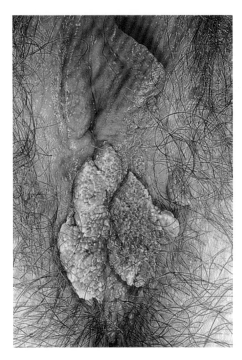

图 7.23　生殖器疣。从阴道长出的大花椰菜状疣状新生物。肛周区域的疣可能数目多且非常大,这种程度的感染是痛苦的。

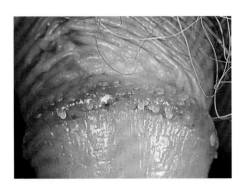

图 7.22　阴茎珍珠状丘疹是正常的解剖变异,最常见于龟头,它们有时被误认为是疣,无须治疗。

- 治疗可能很困难,通常需要多次就诊和治疗。
- 可以进行液氮冷冻疗法。冷冻范围应

到疣边缘外 1mm。2~3 周内重复治疗。治疗较疼痛,可能会形成水疱。

- 使用单极电灼器进行电灼刮除对于治疗少数孤立的病变有效,但可能形成瘢痕。
- 将足叶草毒素(足叶草毒素凝胶)外用于外生殖器疣,每天 2 次,连续 3 天,然后停用 4 天。每周重复该循环,最多 4 周。50%以上的患者可能出现药物的局部不良反应,如疼痛、烧灼、炎症和糜烂。
- 5%咪喹莫特乳膏是一种免疫反应调节剂。隔天一次睡前使用,置于疣上 8~12 小时,然后用温和的肥皂和水清

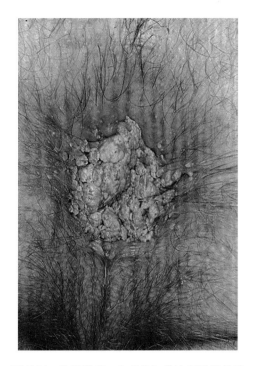

图 7.24　生殖器疣。合理的初始治疗可以是足叶草毒素或咪喹莫特，如果局部治疗失败可考虑切除。

洗。重复该方案直至疣全部消退，一般需要 2~3 月。如果出现刺激反应，治疗不得不暂时中断，因此导致许多治疗失败。

- 15% 茶多酚软膏，每个疣涂抹 0.5cm，每天 3 次，最多 16 周。
- 避孕套的使用可减少对可能未感染的伴侣(如新伴侣)的传播。
- 超过 95% 的宫颈癌与 HPV 感染有关。
- 因此，没有明显外生殖器疣，但有生殖器疣性伴侣的女性应进行完整的妇科检查和宫颈(巴氏)刮片检查。

小贴士

- 细胞介导免疫的个体差异可以解释严

重程度和持续时间的差异。

- 在患有艾滋病或癌症的人以及正在服用免疫抑制药物的人（如移植受者）中，疣发生频率更高，持续时间更长，数目更多。
- 男女生殖器疣可以通过疫苗来预防，如 Gardasil 和 Ceravix 疫苗。Gardasil 疫苗预防 HPV 6、11 (90% 的生殖器疣)、16 和 18(高达 70% 的宫颈癌)。疫苗接种适用于年龄在 9~26 岁的年轻女性和男性，超过 6 个月完成三剂接种程序。
- Ceravix 对 16 型和 18 型 HPV 有效。来自临床试验的数据表明，该疫苗还可以防止导致宫颈癌的其他病毒类型，包括 HPV 31、33 和 45 型，这是除 16 型和 18 型外最常见的致癌株。Cervarix 被批准用于 10~25 岁的女性，以预防宫颈癌。超过 6 个月完成三剂接种程序。

儿童注意事项

- 从母亲到孩子的围生期传播率尚不清楚，可能低于先前的预期。
- 在 3 岁以下儿童中可见的生殖器疣可能是围生期从母亲获得，并不一定表明儿童遭受虐待。
- 如果怀疑有性虐待的年龄较大的儿童出现生殖器或肛门疣，应将儿童转介到性虐待小组，调查其他性传播感染和性虐待的可能性。
- 生殖器疣的存在不能"证明"性虐待，且 HPV 分型一般是无益的。

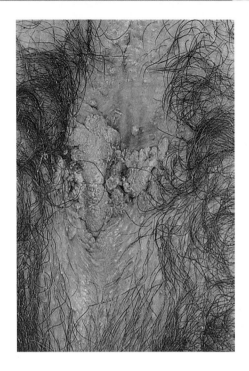

图 7.25 肛周尖锐湿疣通常数目多且非常大。医院应用的安息香中含有的 20% 足叶草毒素对患者有效。

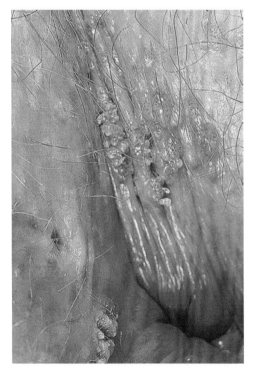

图 7.26 肛周疣。在肛周区域可能会发现许多小疣。局部治疗或电灼有效。

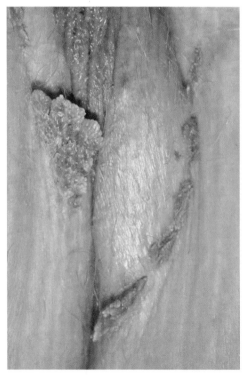

图 7.27 肛周疣。在外阴的褶皱中可以看到呈线状叶和褶皱的花椰菜状疣。

生殖器单纯疱疹

描述

- 生殖器单纯疱疹是由单纯疱疹病毒引起的常见性传播疾病。
- 原发感染后反复发作的、在炎性红斑基础上出现的群集性水疱。
- 许多病例是由未自觉已被感染的患者或无症状感染者传播的。

病史

原发感染

- 暴露后 3~15 天,开始出现类似流感的

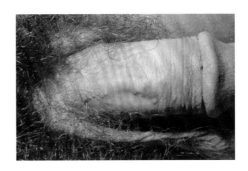

图 7.29　原发性单纯疱疹。在单纯疱疹感染早期,阴茎可见 1~2mm 伴疼痛的小丘疹。

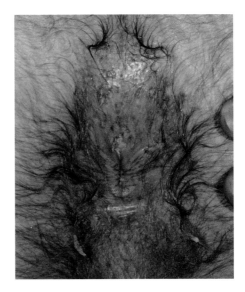

图 7.30　原发性单纯疱疹。肛周附近的多形性浅糜烂伴黄色渗出。

系统性症状,如发热、头痛和肌痛,症状在群集性水疱出现后 3~4 天达到高峰。
- 初次感染后第 2~3 周出现轻度淋巴结肿大。

复发感染

- 复发感染的流感样症状较轻或无流感样症状。

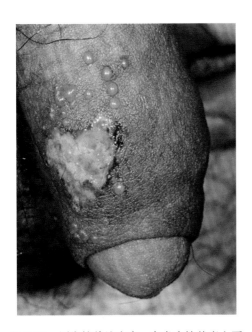

图 7.28　原发性单纯疱疹。在炎症性基底上可以看到完整的针尖样小水疱形成的融合体,以及水疱和脓疱融合并坏死形成的进展性痛性溃疡。

- 前驱症状为感染区域的疼痛、灼热、刺痛或瘙痒。
- 对大多数患者来说，慢性复发病程很常见。

皮肤表现

- 原发感染比复发感染症状更严重（皮损数量更多）且更广泛。
- 复发感染的皮损多发生在原发感染区域，但数目较少。
- 皮损首先表现为红色肿胀斑块，在其基础上出现群集性水疱，后可形成脓疱。

- 脓疱受力破裂或自发破裂后，可能会结痂，然后形成疼痛的浅糜烂。
- 可能出现大的融合性糜烂和溃疡。
- 皮损在 2~4 周内愈合；复发性皮损在 1~2 周内愈合。
- 可能会遗留色素减退和色素沉着，有时甚至留下瘢痕。
- 在女性患者，原发感染通常更泛发且严重，在患者大、小阴唇，会阴和大腿内侧可见皮损，感染也可能发生在臀部上。
- 原发感染通常出现局部淋巴结肿大（伴有疼痛）。

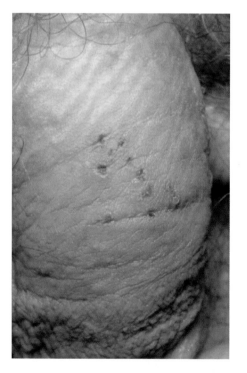

图 7.31 复发性单纯疱疹。初次感染 3~5 天后出现 1mm 左右非常小的、干燥结痂的群集性糜烂。

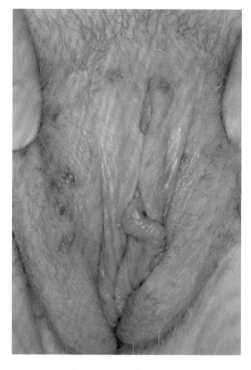

图 7.32 原发性单纯疱疹。外阴周围可见疱疹样糜烂和结痂状斑疹。

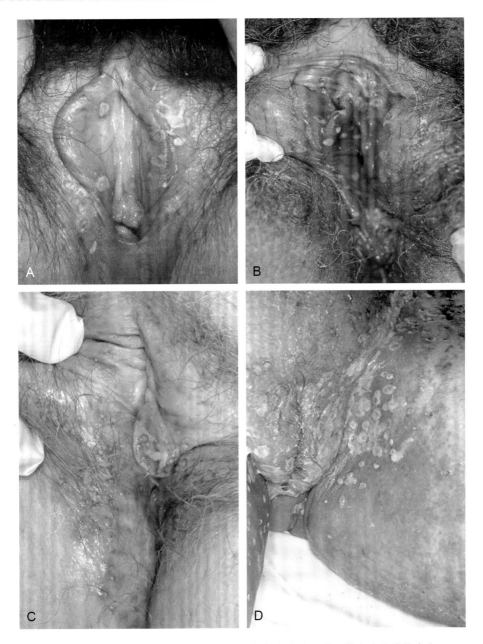

图 7.33　复发性单纯疱疹。外阴和腹股沟褶皱的大片区域上散在多个脐状水疱。

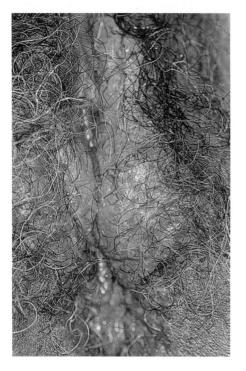

图 7.34 原发性单纯疱疹。潮湿的表面上可见众多皮损。

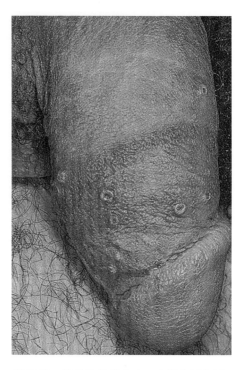

图 7.36 原发性单纯疱疹。皮损广泛蔓延。

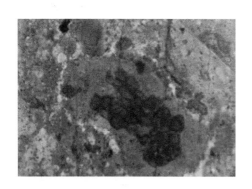

图 7.35 原发性单纯疱疹。Tzanck 涂片显示多核巨细胞。

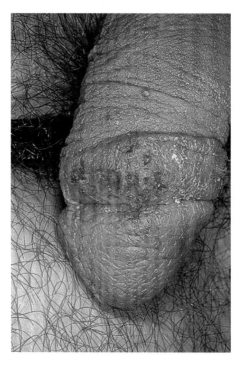

图 7.37 原发性单纯疱疹。水疱融合并糜烂。

实验室检查

- 诊断"金标准"是病毒培养鉴定。
- 皮损应在水疱或早期溃疡阶段取样。
- 一种快速检测方法是 Tzanck 涂片,这项检查最好从完整的水疱中取材,检查发现多核巨细胞是特征性表现。
- 快速直接荧光抗体(DFA)检查对于大多数医院实验室更方便。
- 可以对完整的水疱进行活组织检查以进行组织学确认,但不如病毒培养或抗体检测准确。

鉴别诊断

- 梅毒。
- 软下疳。

治疗

咨询辅导

- 目前对单纯疱疹不能完全治愈。
- 应解释该疾病的自然病程, 可能反复发作、无症状病毒传染和性传播。
- 应指导患者与新的或未被感染的性伴侣进行性接触时均使用安全套。
- 在保护男性方面,避孕套不是 100% 有效。
- 阴道分泌物可能感染男性的大腿和耻骨区域,尤其是阴茎根部。

系统治疗

- 全身抗病毒药物可部分控制疱疹的症状和体征。
- 这些药物不能根除潜伏病毒,药物停药后也不能降低复发的风险、频率或

严重程度。

原发感染

- 治疗应在症状和体征出现后 72 小时内开始。可以使用以下药物之一:
  - 伐昔洛韦每 12 小时 1g,连续 7~10 天;
  - 泛昔洛韦每 8 小时 250mg,连续 7~10 天;
  - 阿昔洛韦每 4 小时 200mg 每天 5 次, 每 8 小时 400mg 或每 12 小时 800mg,连续 7~10 天。
- 冷湿敷可能抑制炎症反应。
- 严重的原发感染可以每 8 小时静脉注射阿昔洛韦 5mg/kg,连续 7 天。免疫功能低下的患者应考虑该方案。

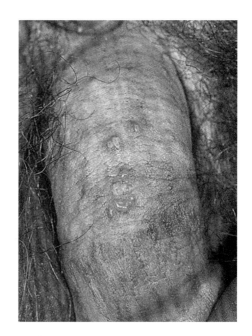

图 7.38　复发性单纯疱疹。在红色的基底上可以看到水疱。

复发感染

■ 在出现症状和体征后 24~48 小时内开始使用以下方案之一进行治疗：

- 伐昔洛韦每 12 小时 500mg，持续 3 天；
- 伐昔洛韦每天 1g，连续 5 天；
- 泛昔洛韦每 12 小时 125mg，连续 5 天；
- 阿昔洛韦每 8 小时 400mg，持续 5 天。

■ 应向患者提供药物处方，以便在出现前驱症状或生殖器皮损的第一时间开始治疗。

长期抑制疗法

■ 对每年复发次数少于 9 次的患者，可使用伐昔洛韦每天 1g 或每天 500mg。

■ 泛昔洛韦 250mg，每天 2 次。

■ 阿昔洛韦 400mg，每天 2 次。

■ 治疗持续至少 6~12 个月。

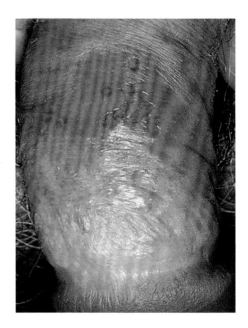

图 7.40　包皮下复发性单纯疱疹。可见一群散在糜烂。在潮湿的表面上不会形成痂皮。

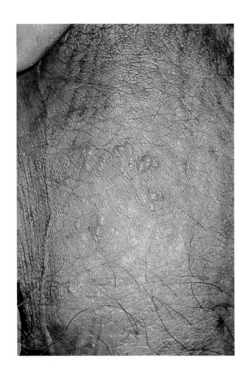

图 7.39　复发性单纯疱疹。在红色的基底上可以看到一组水疱。

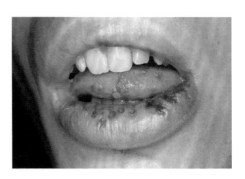

图 7.41　原发性单纯疱疹。可见多处口腔黏膜糜烂。

表 7.1　生殖器疱疹的治疗(口服)

病情	推荐方案
第一次临床发作	• 阿昔洛韦 400mg,口服,每天 3 次,连续 7~10 天 或 • 阿昔洛韦 200mg,口服,每天 5 次,连续 7~10 天 或 • 伐昔洛韦 1 g,口服,每天 2 次,连续 7~10 天 或 • 泛昔洛韦 250mg,口服,每天 3 次,连续 7~10 天 *如果上述所有疗法在 10 天后未完全愈合,可延长治疗时间
复发性生殖器疱疹的抑制治疗	• 阿昔洛韦 400mg,口服,每天 2 次 或 • 伐昔洛韦 500mg,口服,每天 1 次* 或 • 伐昔洛韦 1 g,口服,每天 1 次 或 • 泛昔洛韦 250mg,口服,每天 2 次 *对于复发频繁的患者(如每年发作≥10 次),伐昔洛韦 500mg 每天一次可能不如其他伐昔洛韦或阿昔洛韦给药方案有效
复发性生殖器疱疹的发作期治疗	• 阿昔洛韦 400mg 口服,每天 3 次,连续 5 天 或 • 阿昔洛韦 800mg,口服,每天 2 次,连续 5 天 或 • 阿昔洛韦 800mg,口服,每天 3 次,连续 2 天 或 • 伐昔洛韦 500mg 口服,每天 2 次,连续 3 天 或 • 伐昔洛韦 1 g,口服,每天 1 次,连续 5 天 或 • 泛昔洛韦 125mg,口服,每天 2 次,连续 5 天 或 • 泛昔洛韦 1 g,口服,每天 2 次,连续 1 天 或 • 泛昔洛韦 500mg 一次,然后 250mg,每天 2 次,连续 2 天
HIV 感染 　艾滋病患者的每日抑制治疗	• 阿昔洛韦 400~800mg,口服,每天 2~3 次 或 • 伐昔洛韦 500mg,口服,每天 2 次 或 • 泛昔洛韦 500mg,口服,每天 2 次
HIV 感染 　艾滋病患者的发作期治疗	• 阿昔洛韦 400mg,口服,每天 3 次,连续 5~10 天 或 • 伐昔洛韦 1 g,口服,每天 2 次,连续 5~10 天 或 • 泛昔洛韦 500mg,口服,每天 2 次,连续 5~10 天

数据来源:2015 年疾病控制和预防指南中心,http://www.cdc.gov/std/tg2015/herpes.htm。

- 如果治疗成功,可考虑试验性停药。
- 每日抑制治疗可使频繁复发(每年发生 6 次或更多)的患者复发生殖器疱疹的频率降低至少 75%。
- 抑制治疗能减少但不能消除无症状病毒感染。

降低传播风险

- 免疫正常的感染单纯疱疹病毒 2 型的复发性生殖器疱疹患者每天一次服用伐昔洛韦 500mg,可显著降低生殖器疱疹病毒传播给易感伴侣的概率。

阴虱病

描述

- 阴虱是最具传染性的人类性传播疾病。
- 直接接触是主要的传播途径。
- 从受感染的伴侣身上获得阴虱寄生虫的概率超过 90%。

病史

- 病原体通过床单和衣服发生传播。
- 大多数患者诉有瘙痒或爬痒感。
- 许多患者感觉到腹股沟处有爬行物,但不熟悉这种疾病且从未见过虱子。
- 单个虱子寄生虫非常小,难以看到。
- 多达 30% 的患有阴虱的患者至少有一种其他性传播疾病。

皮肤表现

- 仔细检查或放大镜下可能很难看到虱子。
- 虱卵牢固地粘在距离皮肤表面 1cm 的毛干上,通常在 8~10 天内孵化。
- 阴毛是虱子感染最常见的部位,但虱子也常常扩散到肛门周围的毛发上。
- 对于毛发多的个体,虱子可能会扩散到大腿上部、腹部、腋窝、胸部和胡须。
- 有时,在腹股沟和远离感染部位可见 1~2cm 大小不等的灰色至蓝色斑疹(天蓝色斑疹)。
- 大多数感染患者的炎症反应很小,但延误治疗的患者可能会出现广泛的炎症和腹股沟区域性淋巴结肿大。

标准治疗

- 对于大多数阴虱,冲剂、香波和洗剂等局部用药是有效的标准治疗。
- 非处方 1% 扑灭司林洗剂(Nix 霜剂冲洗液)通常是治疗虱子的首选药物。施用 10 分钟后洗掉。
- 除虫菊酯香波(RID,A-200,R&C)也以类似于漂洗的方式使用。
- 当非处方药处理无效时,可使用 5% 扑灭司林霜剂(氯杀螨)施用在毛发上过夜。
- 将林丹香波施用 5 分钟,然后洗掉。在 1 周内重复进行治疗。它是一种处方药,在非处方药治疗失败时使用。近年来出现了对林丹抗药的虱子。不建议妊娠期女性和 2 岁以下儿童使用林丹。
- 0.5% 马拉硫磷洗剂是高效的处方药。其在干燥的毛发上使用,并在 8~12 小时后洗去。
- 大多数以前的局部治疗,患者应洗净

患处,用毛巾擦干,然后用药物涂满毛发,待除虫菊酯和扑灭司林在头发上停留 10 分钟或林丹停留 4~5 分钟后,彻底冲洗掉药物。但这些方案无法去除虫卵。虮卵梳则有助于此。患者应穿上干净的衣服和内衣,然后机洗所有的衣服、床上用品和毛巾,并告知性伴侣风险,在治疗结束之前避免性接触。

- 所有药物都攻击虱的神经系统,但虱卵不受影响。
- 治疗应在一周内反复进行,以便杀死未孵化的虱卵。
- 伊维菌素 $200\mu g/(kg\cdot d)$,单次口服给药,1~2 周重复给药,成人平均剂量为 12mg。药物攻击无脊椎动物神经和肌肉细胞,导致瘫痪和死亡。它对寄生虫

儿童注意事项

- 受感染的成年人可能会将阴虱或蟹虱传播到青春期前儿童的睫毛上。
- 性虐待是青春期前儿童蟹虱感染的可能原因。

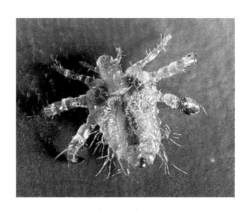

图 7.42　阴虱(或蟹虱)。蟹虱是最小的虱子,有短椭圆形的身体和突出的爪子,貌似海蟹。

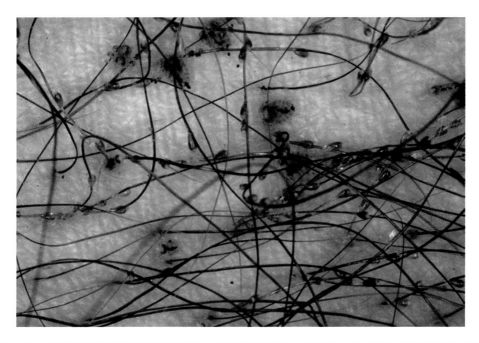

图 7.43　可以看到几乎半透明的蟹虱寄生虫附着在阴毛干上,以宿主为食,有许多白色到黄色的虱卵紧紧地黏附在周围的毛干上。

具有选择性活性,但对哺乳动物无系统性影响。

去除虱卵

- 去除所有虱卵非常重要。
- 可以用指甲、虱卵梳或完全修剪或剃掉毛发的方法去除它们。
- 对严重或顽固的病例,剃除耻骨区和腹部毛发可能有帮助。
- 控制传染源至关重要。

传染性软疣

描述

- 传染性软疣是一种皮肤的痘病毒感染,其特征是散在分布的脐状丘疹。
- 发生于成人生殖器部位时,它被认为是一种性传播疾病。

病史

- 传染性软疣在儿童中很常见。
- 通过直接接触或自体接种进行传播。
- 患有特应性皮炎或红斑性皮肤病患者的皮损往往更多,并且传播迅速。
- HIV 患者的病变可能变得巨大,数量众多,并且呈损毁性。它通常是 HIV 晚期的标志。

皮肤表现

- 传染性软疣皮损为 2~5mm 散在分布的、粉红色至肉色、带脐窝的圆顶状丘疹。
- 成人的皮损常分布于耻骨和生殖器区域。
- 皮损通常成群出现并广泛分布。
- 单个或多个皮损周围可能出现炎症、红斑和鳞屑。这可能是搔抓引起的炎症反应,或者可能是超敏反应。
- 创伤可能会减弱某些皮损的特征性表现。
- 丘疹通常被阴毛遮蔽,大多数患者的少量皮损容易被忽视。
- 检查重点是阴毛、生殖器、肛门区、大腿和躯干。除掌跖部位外,皮损可能出现在任何部位。

鉴别诊断

- 疣和扁平疣。
- 痣。
- 粟丘疹。
- 皮脂腺(增生)。

治疗

- 应对生殖器病变进行治疗,以防止疾

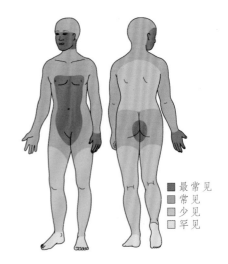

图 7.44 传染性软疣分布示意图。

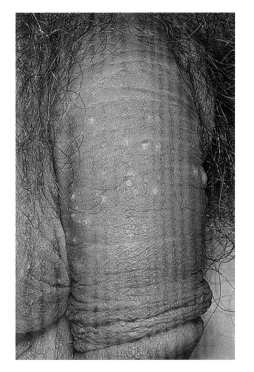

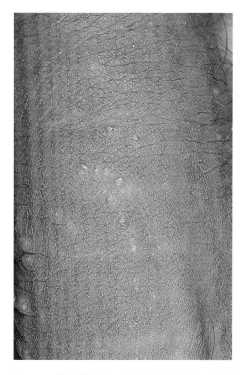

图 7.45　传染性软疣。皮损通常散在分布,呈白色圆顶状,没有疣表面的许多小突起。

图 7.46　传染性软疣。必须仔细观察每个皮损以确认诊断。皮损常被误诊为疣。

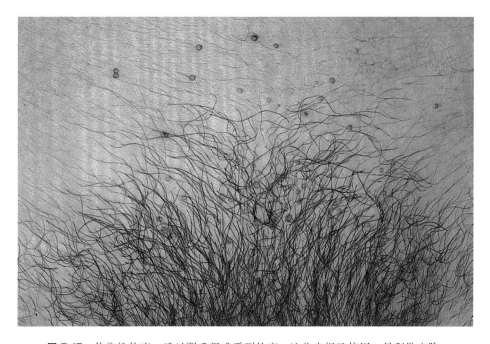

图 7.47　传染性软疣。透过阴毛很难看到软疣。这些皮损已使用一号刮匙去除。

病通过性接触传播。

- 初次治疗后可能出现初诊时因太小而检测不到的新皮损,需要在复诊时注意。

- 刮匙可以快速去除小丘疹,可使用或不用局部麻醉,用纱布按压止血。当只有少量病变时,刮治很有用,因为它能提供最快、最可靠的治疗,但对于幼儿来说可能过于疼痛。也可能形成小瘢痕,因此,在影响美观的部位应避免使用这种疗法。

- 治疗前 30~60 分钟应用利多卡因–丙胺卡因(EMLA)乳膏有助于预防儿童刮治的疼痛。

- 能接受冷冻不适的患者,可进行液氮冷冻手术。用氮气浸润的棉签轻轻喷洒或触摸丘疹,直到被冰冻的白色边界沿着丘疹的侧面不断进展蔓延,在皮损周围的正常皮肤上形成 1mm 的晕圈。一般大约需要 5 秒钟。操作务必谨慎,过度冷冻会导致色素减退或色素沉着。

- 将一小滴 0.7% 的斑蝥素滴在棉签头并涂抹于皮损表面,避免触及正常皮肤,4~6 小时后洗掉。皮损处起水疱,愈后可能不留瘢痕。应用斑蝥素产生的水疱部位偶尔出现新的皮损。可能发生色素减退色素沉着。

- 睡前使用 5% 咪喹莫特乳膏,每周 3 次,持续 2~3 个月,是传染性软疣的有

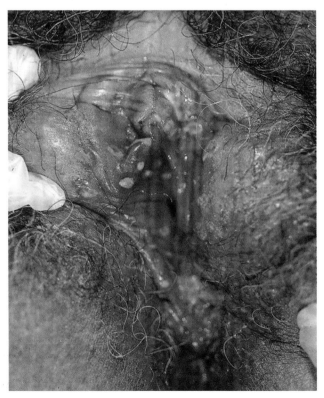

图 7.48 传染性软疣。软疣通常存在于幼儿的生殖器区域。个别病变可能会有炎症反应。

效治疗方法,特别适用于有瘢痕体质的儿童面部软疣患者。

- 对于患有软疣的特应性皮炎患者,皮炎必须同步治疗,皮肤屏障的受损将促进自体接种。

- MolluscumRx 是植物提取物的混合物,它不会使皮肤起水疱或烧伤皮肤,一般每天应用 2 次。此治疗是无痛的,但不一定有效。

儿童注意事项

- 生殖器传染软疣在儿童中很常见,该病孤立出现时并不能进一步推断受到性虐待。

- 应在患者其他部位和患者的兄弟姐妹(特别是和患者一起洗澡的)中寻找其他传染性软疣的证据。

- 患传染性软疣的儿童不应与其兄弟姐妹一起洗澡。

- 不应在脸上使用斑蝥素。

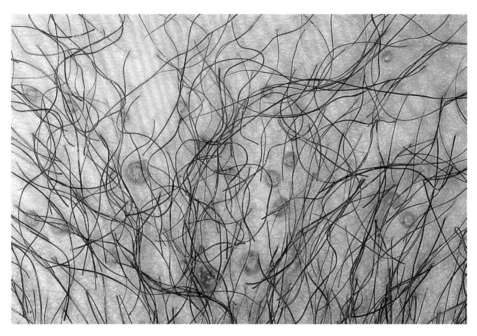

图 7.49 传染性软疣。软疣通常在成人的耻骨区域中发现。用放大镜检查这一区域。毛发遮挡了视野,可能隐藏许多皮损。

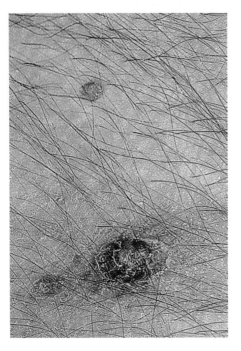

图 7.50 传染性软疣。单个皮损产生炎症反应并在 10 天后消失。

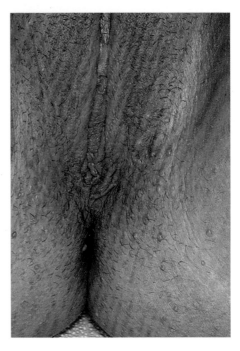

图 7.51 传染性软疣。软疣迅速蔓延到大腿上方靠近外阴的温暖潮湿的糜烂处。

（丁澍 译 尹志强 审校）

第 8 章
病毒感染性疾病

Kathryn A. Zug

疣(寻常疣)

描述

- 疣是由人乳头瘤病毒(HPV)感染皮肤黏膜引起的良性赘生物。HPV 基因组为双链环状 DNA。
- HPV 有 150 种分型,通过 DNA 杂交定义了新的亚型,某些亚型与特定发病位置、临床特点和病理表现有关。
- 疣可通过接触皮肤小伤口、擦伤或其他创伤部位来传播,病毒必须接触基底层细胞才能感染。
- 局部传播通常是通过自体接种进行的。

病史

- 儿童和青年感染的发生率为 10%。
- 12~16 岁为易感染群。
- 潜伏期不确定,寻常疣潜伏期为 1~6 个月。

皮肤表现

- 灰褐色、棕色或皮色的丘疹,表面粗糙,角化明显,质地坚硬,通常表面有黑点。
- 黑点是毛细血管破裂出血形成栓塞所致。
- 疣通常数量很少,也可能很多。
- 常见好发部位有甲周、肘部、膝盖及足底皮肤。
- 丝状疣好发于面部,为单个细软的正常皮色的丝状突起。

实验室检查

- HPV 亚型与疣之间临床表现没有规律,亚型与疣的临床表现联系如下:
  - 寻常疣:HPV 2、4、7;
  - 扁平疣:HPV 1、4;
  - 生殖器疣:HPV 1、2、6、10、11、16、18、31、32、33、34;
  - 其中 16 和 18 型为高危型,约占生殖器癌症的 75%。
- 治疗无效的手足及甲周疣需要做病理检查排除鳞状细胞癌,有时两个病皮肤表现无法区别,尤其是甲周疣。

病程及预后

- 病程高度多样化,随着时间的自然消

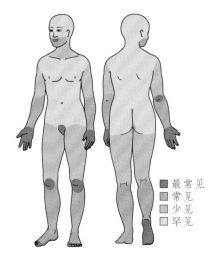

图 8.1 疣分布示意图。

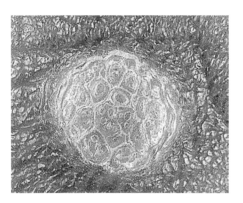

图 8.2 圆柱状突起的疣。寻常疣在增厚的皮肤上融合并在表面形成一个高度排列的镶嵌状图案。

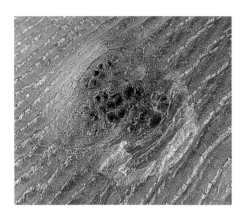

图 8.3 疣局限于表皮并且中断正常的皮纹。疣消退后皮纹重新出现。

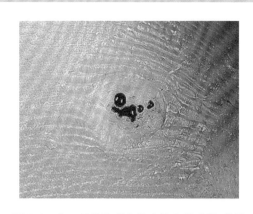

图 8.4 疣。延伸的真皮乳头的血管破裂,微量血液外渗凝固,形成小黑点,小刀刮去时会出血。

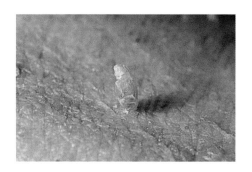

图 8.5 指状疣是像手指一样单独的一个突出物。

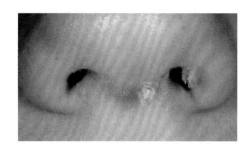

图 8.6 幼儿鼻孔区域的指状疣。避免通过抠鼻子或外伤进行传播。

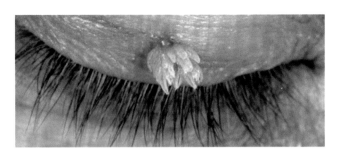

图 8.7 面部丝状疣。

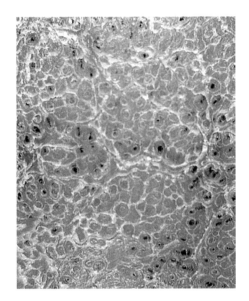

图 8.8 疣。上皮圆柱状突起组成疣体粗糙的表面。

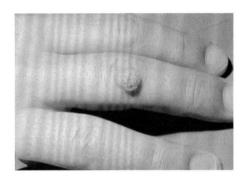

图 8.9 手指多个寻常疣，一次治疗一部分，会诱导免疫发挥作用清除所有疣体。

退和细胞免疫应答在其中发挥作用。

■ 在儿童，约 2/3 的疣在 2 年内自然消退。

■ 免疫缺陷的患者可能会泛发、难治疗，发展成慢性。

治疗

■ 疣有多种治疗方法。没有一种单一治疗是持久有效的。儿童应尽量避免接受痛苦治疗，因为疣在不治疗的情况下可自愈。然而许多患者因为外表、担

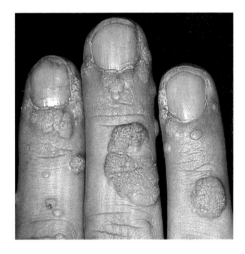

图 8.10 疣。手是疣最好发部位。疣体融合后遮住更多正常皮肤。咬或抠指甲周围的皮肤会使疣体扩散。

心扩大或受压带来的不适寻求治疗。

■ 非处方外用 15%~40% 水杨酸制剂,每天 1 次,安全有效。可外贴胶带帮助渗透,疗程通常为 8~12 周,疼痛和刺激副作用较小。水杨酸治愈率为 75%,其他治疗包括安慰剂治愈率为 48%。水杨酸贴膏(40% 水杨酸)、滴疣芬去疣溶液(17% 水杨酸)或贴膏(40% 水杨酸)、Occlusal-HP 溶液(17% 水杨酸)。

■ 前一天晚上取一块棉花蘸醋涂于疣体表面,表面覆盖胶带,第二天早上拿掉胶带,重复治疗直到疣体消退。如有刺激性要降低治疗频率。

■ 剥脱疗法要进行多次检查和治疗。应

用液氮治疗时,每 15 秒重复一次。随访 2~3 周,治愈率为 52%,副作用是治疗后出现疼痛和水疱。治疗指甲附近疣体时要小心。大龄儿童会接受温和

👫 儿童注意事项

- 疣在儿童中很常见。应尽量选择温和的治疗方式,避免刺激性强的治疗。
- 提醒家长刮除或搔抓感染的疣体都会使其蔓延。
- 患 AIDS、淋巴瘤或应用免疫抑制剂药物的患者,疣发生的时间可能更长,疣体数量更多。

表 8.1 不同类型 HPV 及其引起的疾病

临床疾病	HPV 类型
跖疣	1、2、3、4、27、29、57
寻常疣	1、2、3、4、27、57
扁平疣	3、10、28
疣状表皮发育不良	5、8、9、12、14、15、17、19-25、36、47、50
生殖器疣、喉黏膜白斑	6、11
肉贩疣	7
局灶性上皮增生(Heck 病)	13、32
肛门直肠发育不良和肿瘤(很少发生喉癌)	16、18、31、33、35、42、43、44、45、51、52、56、58、59、68
角化棘皮瘤	37
皮肤鳞状细胞癌	38、41、48
口腔乳头瘤、倒鼻乳头瘤	57
巨大尖锐湿疣	6、11
鲍温病	16、18、33、39
跖表皮样囊肿	60
色素疣	65
会阴乳头状瘤	70
口腔乳头状瘤(HIV 感染患者)	72、73
肾移植受体寻常疣	75-77
皮肤疣	78

的冷冻治疗,适用于疣体时间长或其他温和治疗失败后。

- 5%咪喹莫特乳膏是一种免疫调节剂,在寻常疣上应用受限,在非黏膜皮肤上吸收效果差所以效果有限。液

氮治疗后,晚间应用 17%的水杨酸,第二天早上应用咪喹莫特封包。如此持续治疗 6~9 周,有效率为 50%~100%。

- 电灼和刮除治疗的损伤包括疼痛、继发感染和瘢痕。
- 激光手术的损伤是疼痛和潜在瘢痕。脉冲燃料激光已被应用,但与常规治疗相比没有显著优势。

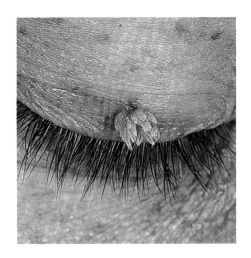

图 8.11　丝状疣和指状疣为在同一狭窄或宽阔的基底上发生的多个指状突起,好发于眼部、颏部、鼻子和嘴的周围。

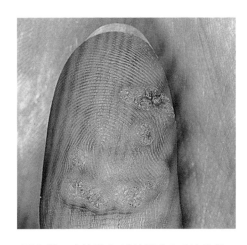

图 8.13　疣体融合,冷冻要分 2~3 次进行。

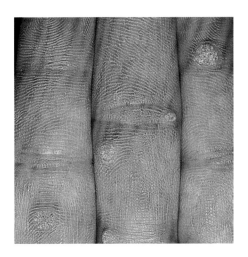

图 8.12　手掌和脚底的疣表面相似,皮肤变厚,液氮和水杨酸治疗困难。

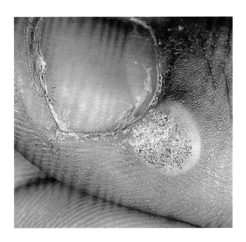

图 8.14　冷冻范围要大于疣体外 1~2mm,治疗 2 个循环会提高治愈率。

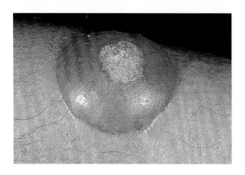

图 8.15 液氮冷冻后 1~2 天可能起水疱、血疱，水疱、血疱大小取决于冷冻个人和冷冻位置。一旦形成用 11 号刀片刺破水疱或血疱。

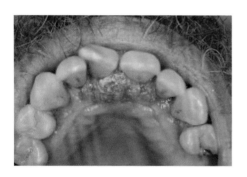

图 8.16 疣。HIV 感染的患者、口腔乳头瘤病毒感染的患者疣体在口腔硬腭处乳头状增殖。

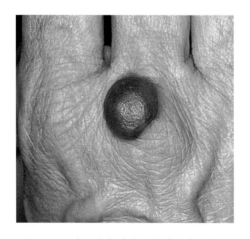

图 8.17 疣。液氮治疗后形成巨大血疱。

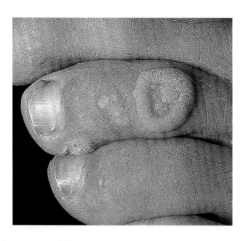

图 8.18 病毒蔓延至水疱的边缘，形成一个比之前更大的疣体，这可能是治疗的一个副作用。

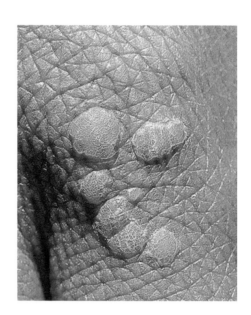

图 8.19 擦伤后疣体容易融合蔓延，疣体的表面突出很小，需要放大去看。

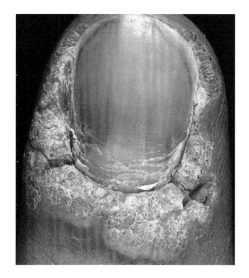

图 8.20　甲周皮肤的寻常疣外观难看且治疗困难,抓破表面或使用搓甲板可能会使疣体蔓延。

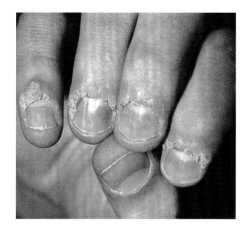

图 8.21　甲周疣。邻近的甲襞受累。咬指甲可使疣体在甲周传播。

- 丝状疣治疗简单, 局部麻醉后用剪刀或刮匙刮除。电灼和冷冻是其他传统疗法。

小贴士

- 个体不同的细胞免疫解释了疣的严重程度和持续时间。
- 疣仍局限于表面并破坏正常皮纹,疣消退后正常皮纹重新出现。

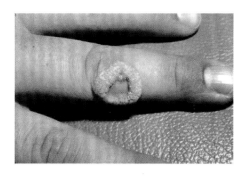

图 8.22　液氮冷冻的一个不良结果是处理区域周围疣状增生复发。

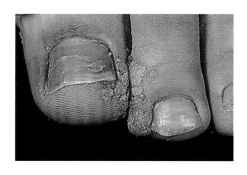

图 8.23　"对吻损伤":一个脚趾的疣扩散至临近的脚趾。疣体表面相对会更有利于水杨酸的作用。

扁平疣

描述

- 扁平疣是由 HPV 感染引起的良性皮肤增生。常见的亚型是 3 和 10。

病史

- 扁平疣常见于儿童和年轻人。
- 扁平疣通常在局部区域传播,通常是通过皮肤表面轻度损伤传播,如在剃须的部位。

皮肤表现

- 表现为扁平隆起的丘疹,淡黄色、淡褐色或粉色,大小为 0.1~0.3cm,多数骤然出现,数目多且密集,搔抓后皮损呈串珠状排列。
- 好发于前额、手背、下颌、颈部和腿。
- 扁平疣通常无症状。

病程及预后

- 病程较长,治疗较难。通常位于重要的暴露部位,因此要避免有创治疗。
- 免疫缺陷患者通常需要长时间治疗。

治疗

- 对于数目较少的病灶,可于每个病灶应用水杨酸。刺激性限制了这种治疗。
- 夜间在皮损上应用 5%咪喹莫特乳膏。如果出现过度刺激要减少使用频率,疗程数周。
- 0.025%、0.05%或 0.1%维 A 酸乳膏就寝前涂抹在皮损表面,应用频率调整至产生细微的鳞屑和轻微的红斑。治疗大概持续数周或数月。
- 液氮或电灼治疗效果出现的快,扁平疣对冷冻疗法无明显反应。
- 应用 5-氟尿嘧啶,每天涂抹 1~2 次,持续 3~5 周会清除扁平疣,但可导致持续性色素沉着,应用棉签上药会使色沉降到最低。

小贴士

- 告知患者扁平疣容易在剃须部位扩散。不要在受损的皮肤上刮胡子。
- 与寻常疣不同,面部是扁平疣的好发部位。
- 咪喹莫特在治疗扁平疣方面很有前景,它的应用可能会受到高成本和皮肤红斑或不适等限制。

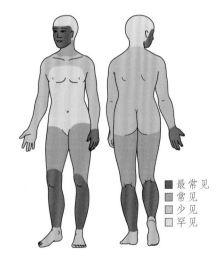

图 8.24　扁平疣分布示意图。

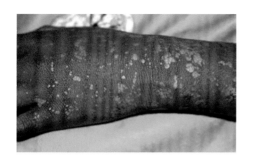

图 8.25　疣体独立或成群出现，有些呈串珠状排列，可能沿皮肤损伤区域扩散，如划痕。

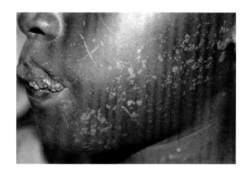

图 8.26　这种传播程度在细胞免疫功能正常的人群中并不常见，考虑 HIV 感染患者。

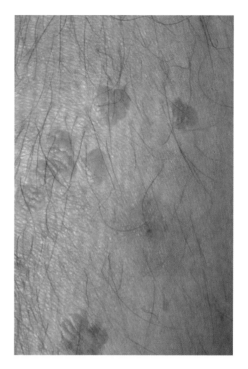

图 8.27　疣体分散，粉色，光滑，表面扁平。

跖疣

描述

■ 跖疣是由 HPV 感染引起的。

■ 跖疣通常发生在受压最大的部位，如趾骨上方、脚跟或脚趾上方。

■ 疣体含有多个角质软芯成为"镶嵌疣"。

皮肤表现

■ 圆形，单发或多发，皮肤色，表面角化，

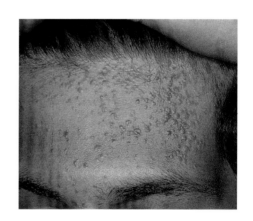

图 8.28　面部是常见的累及部位。扁平疣很难治疗。可以尝试多种方法，目标是治疗后不留瘢痕。咪喹莫特是一种有效的新的治疗方案，使用滴定是为了避免严重的炎症反应，治疗扁平疣在适应证外。

粗糙不平。

■ 刮除疣体表面，微量血液外渗凝固形

成小黑点。

- 丘疹受压后可能会感觉疼痛。
- 有些跖疣是凹陷的,类似众多的深坑。

实验室检查

- 迅速增长、发生溃疡、皮损不典型或对治疗不敏感的疣可以做病理, 排除鳞状细胞癌或黑色素瘤。
- HPV 1、2、4 型与跖疣有关。

病程及预后

- 跖疣治疗困难且容易复发,需要长期治疗。
- 多汗症患者疣体广泛,不易治疗。

治疗

- 跖疣如果没有疼痛可以不治疗,可随时间自然消退。
- 多种治疗方式,没有最优选择。
- 水杨酸溶解皮肤角质治疗是最初的一种保守治疗,不留瘢痕。先去除疣体,温水浸泡皮损处,将水杨酸制剂涂于疣体表面,副作用有刺激和疼痛,疗程为 6~8 周。
- 40% 水杨酸贴膏对治疗跖疣有效, 持续应用 24~48 小时,并更换,疗程为 6~8 周。
- 5% 秒喹莫特乳膏可以加快治疗,先使用冷冻治疗,然后每晚应用咪喹莫特乳膏并用胶带封住,疗程为 6~12 周。
- 钝性剥离是一种快速、有效的外科治疗方法,治愈率可达90%,通常不留瘢痕,优于电灼或切除,正常皮肤组织不受干扰,许多足病专家对此治疗手段

很有经验。

- 液氮治疗时,每次 15~30 秒,每个疣体冷冻 2 次,由此产生的疼痛性水疱可能会妨碍行动。重复冷冻治疗有效,治疗会产生疼痛。
- 将棉花浸泡在醋中,涂在疣体表面,并用胶带覆盖。早上取下胶带,重复操作直至疣体消退。过程中如有刺激,应减少使用频率。
- 二氧化碳点阵或脉冲激光治疗也可行,但费用高,疗效并不一定高于其他治疗。
- 由于麻醉时或术后的疼痛,以及形成瘢痕的风险,电灼刮除很少使用。
- 稀释后的西多福韦皮内注射对巨大顽固性疣有治疗作用。

小贴士

- 跖疣要与鸡眼相鉴别。
- 疣体表面没有皮纹,刮除后血液凝固形成黑点,鸡眼有一个坚硬、触痛、半透明的中央核心。
- 温和刮除疣体表面或用浮石磨削表面皮屑可提高局部外用药物的渗透作用。
- 应告知患者不要挑刺疣体表面,清洁

儿童注意事项

- 患者选择无痛治疗或不治疗,等待疣体自然消退。
- 切勿过度治疗,这可能引起剧烈疼痛和行动困难,以及对未来就医产生恐惧。

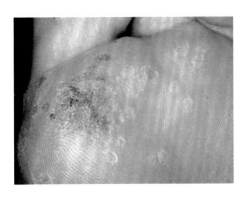

图 8.29　跖疣被刮掉,显示出出血的黑色区域。

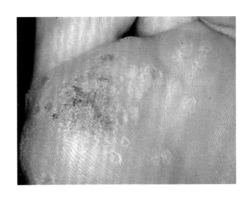

图 8.31　跖疣刮掉后表面露出许多黑色针尖状区域,是毛细血管祥。

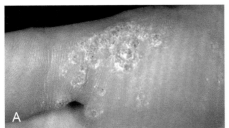

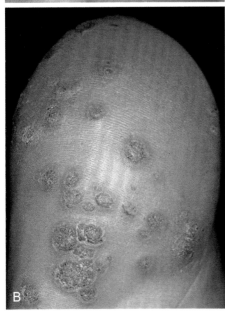

图 8.30　跖疣数量多,治疗困难,建议一次治疗一些,以刺激机体产生免疫应答反应。

所有削皮工具,以免将病毒由清创部位传播到其他正常部位。

■ 水杨酸治疗疗程长,至少需要 12 周才能清除疣体。

传染性软疣

描述

■ 传染性软疣是一种自限性的皮肤病毒感染,它通过自体接种在皮肤上传播,通过皮肤接触传染给他人。

■ 病因是感染痘病毒家族的 DNA 病毒。

病史

■ 可发生在任何年龄。

■ 合并特应性皮炎的患者,容易见到皮损扩散多发。

■ 3~9 岁和 16~24 岁是发病高峰年龄。

■ 不同年龄、不同身体部位皮损表现不同。

■ 大多数无症状,有些会有压痛和瘙痒,通常伴有局部轻微炎症。

■ 病灶通过亲密接触传播。

皮肤表现

■ 起初皮损为光亮、珍珠白色、半球形丘疹，大小 1~2mm。

■ 中心微凹如脐窝，需要用放大镜或液氮或乙烷冷冻表皮后才能发现。

■ 几周内，病灶以中心凹陷点维持分离散的圆顶状，最大可以为 2~5mm。

■ 丘疹随时间变软、变浅，中心凹陷变明显。

■ 未治疗的病灶通常持续 6~9 个月开始逐渐消退，通常不留瘢痕。

■ 传染性软疣病灶周围炎症感染提示宿主免疫应答反应。炎症严重时可像脓肿感染。

■ 继发脓疱后可发生脱皮或结痂。

■ 好发部位随年龄变化而变化。

■ 儿童好发于躯干和四肢，尤其是面部。

■ 巨大皮损存在于免疫缺陷患者。

■ 特应性皮炎或皮肤干燥患者可见大量皮损。

实验室检查

■ 在免疫耐受患者中很少应用病理活检来确诊，主要依靠临床表现。

■ 活检证实在感染的角质形成细胞内存在大的病毒包涵体，即"软疣小体"。

■ 受感染的角质形成细胞呈明显的圆形，彼此容易分离，由病变刮除得到的角质形成细胞感染的白色橡胶状体适于进行氢氧化钾检查。

■ 感染的角质形成细胞非常圆，很容易彼此分离。

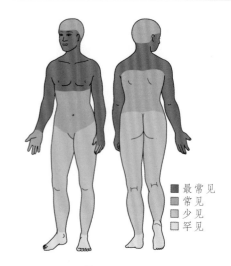

图 8.32　传染性软疣分布示意图。

■ 正常的角质形成细胞扁平而紧密，形成一层黏附细胞。

■ HIV 感染的免疫缺陷患者的皮损需要做病理确诊，从而排除其他疾病。

病程及预后

■ 个别病灶通常会在形成 6~9 个月后消退，也可能持续数年。

■ 特应性皮炎患者容易通过湿疹处炎症性皮肤的自体接种而发生大量病变，湿疹得到控制之前，这些病变很难清除。

■ 传染性软疣在自身免疫缺陷患者中很难治疗，如 HIV 感染患者，病灶通常较多且分布广泛，个别病灶可能巨大而持久。

鉴别诊断

■ 在免疫活性宿主中，传染性软疣病变的鉴别诊断包括：

- 扁平疣；
- 生殖器疣；
- 单纯疱疹病毒感染。

- 疣中央无脐凹,发生在手掌和脚底。
- 疱疹皮损呈椭圆形,短暂形成脐形,发展迅速,病程短。
- HIV 感染患者或其他机会性真菌感染,包括隐球菌病和组织胞浆菌病患者,可能产生传染性软疣相似皮损。

治疗

- 避免皮肤接触,尽量减少病毒传播。
- 由于病变在健康人体内会自发消失,而且治疗后可能会有形成瘢痕的风险,因此治疗要依据个人情况具体分析。
- 儿童皮损部位建议用衣服遮盖,不建议治疗。
- 性行为活跃的成年人生殖器皮损治疗见第 7 章。
- 感染患者的性伴侣也应进行检查。
- 根据病灶位置,不建议患者刮除病灶区域,会因此导致自体接种。
- 清除病灶感染的中心部位无痛,对于难治性或耐药性扩散的病灶,考虑在无痛门诊行外科手术治疗。
- 儿童建议麻醉。
- 有形成瘢痕的风险,面部皮损需小心治疗。
- 保守的液氮冷冻治疗同样有效,手上很少留有瘢痕。生殖器皮损治疗时会引起疼痛。
- 应用 0.7%的斑蝥素溶液无痛、有效、耐受性好,尤其是应用于儿童。在病灶处滴 1 滴,避开正常皮肤,治疗的病灶在24 小时内出现小水疱,其随着病灶一起消失,很少留下瘢痕,可能会出现轻微的暂时性灼烧痛。

- 5%的咪喹莫特乳膏是一种局部免疫反应调节剂,可每天使用,也可根据刺激程度的不同而减少使用频率,疗程为 12 周。
- 可应用低敏手术胶带,胶带贴在每个病灶上,每天更换胶带,直到病灶消退,疗程为几个星期。
- 西咪替丁可以促进淋巴细胞增殖,增加免疫反应,研究表明对儿童有效,剂量为40mg/(kg·d),持续 2 个月有一定作用。
- MolluscumRx 是植物提取物,不会起疱或灼伤皮肤。治疗无痛,每天 2 次,疗效不确定。

小贴士

- 病灶上滴 1 滴矿物油,并配合应用放大镜或皮肤镜通过中心皮损表现确诊该

儿童注意事项

- 儿童眼周的自体接种传播尤其常见,这些部位的病灶可自行愈合。
- 病灶随着细胞免疫的增强可自行消失,可不治疗。
- 如果需要治疗,最佳选择是谨慎使用斑蝥素、咪喹莫特和低强度维 A 酸。
- 应用液氮烧灼前 60~90 分钟,表面应用丙胺卡因和利多卡因的混合物或 4%利多卡因。
- 新生儿和婴儿丙胺卡因和利多卡因的混合物剂量应用有限,超量可能导致高铁血红蛋白血症。
- 传染性软疣主要是一种年轻人的性传播疾病。
- 病变往往发生在下腹、外阴、生殖器和大腿。

病。

治疗应个性化,病变自限性。

- 过度治疗可能导致严重瘢痕。
- 在单个或多个病灶的周围可见红斑和鳞屑,可能是搔抓引起的炎症,也可能是过敏反应。发炎的病灶通常与炎症同时自行消退。

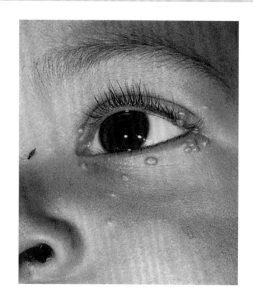

图 8.35　传染性软疣。眼睛周围接种是儿童的典型表现。

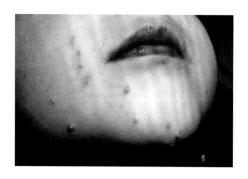

图 8.33　传染性软疣。面部多个半球形丘疹,中央是软疣小体。

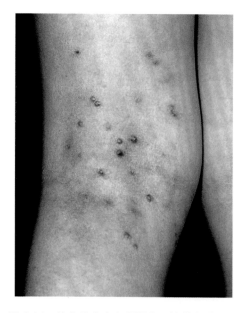

图 8.34　特应性皮炎患者腘窝区域散在脐状丘疹,丘疹更容易在受损的、发炎的皮肤上扩散。

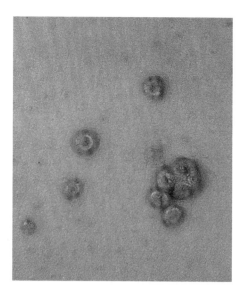

图 8.36　传染性软疣。典型皮损是 2~5mm 光亮、白色的半球形丘疹,通过搔抓或触摸病灶进行自体传播。

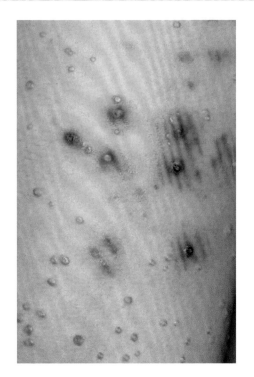

图 8.37　疣体周围有红斑，有些形成坏死，炎症是病灶消退的标志。

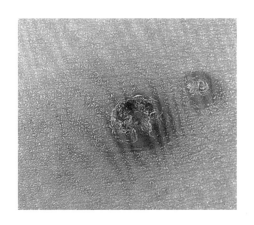

图 8.38　传染性软疣。单个或多个病灶的周围可见红斑和鳞屑，可能是搔抓引起的炎症，也可能是过敏反应，发炎的疣体可自行消退，这种炎症常被误诊为感染。

单纯疱疹（感冒疮、热病性疱疹）

描述

- 单纯疱疹病毒(HSV)是一种双链 DNA 病毒，根据实验室检测分为 HSV 1 和 HSV 2 两型。
- HSV 1 感染一般引起口腔小水疱、溃疡，而 HSV 2 主要引起生殖器部位感染。
- 近年来，HSV 1 所致生殖器疱疹、HSV 2 所致口腔疱疹病例明显增多，可能与口–生殖器性行为方式增多有关。
- HSV 感染分为两期：原发感染和复发感染。原发感染后病毒常潜伏在神经节内，复发感染的特点是在同一部位反复发生。

原发感染

- 大多数原发感染是没有临床症状的。
- 病毒可通过呼吸道飞沫、直接接触患者皮损或接触无临床症状患者的唾液、宫颈分泌物等含有病毒的体液传播。
- 一般在接触病毒 3~7 天后出现临床症状。
- 在皮疹出现之前，局部皮肤可有触痛、刺痛、轻度感觉异常、灼热感等症状。
- HSV 1 原发感染最常见的临床表现是疱疹性龈口炎和疱疹性咽炎。
- 特征性前驱症状是局部皮肤疼痛、淋

巴结肿大、全身酸痛、发热和头痛。

- 女性外阴原发感染可出现外阴阴道炎、疼痛性外阴、宫颈糜烂、肿胀和排尿困难。
- 男性、女性均可出现直肠炎、肛门直肠疼痛、分泌物增多、便秘和里急后重。
- 首先出现红斑基础上的群集性水疱，然后逐渐破溃、糜烂。
- 原发单纯疱疹患者的水疱较复发感染者数目更多，分布更广。
- 黏膜处的糜烂渗出液积聚，而皮肤上的糜烂形成痂。
- 皮疹持续2~6周，愈后不留瘢痕。
- 原发感染时，病毒侵入皮损处的神经末梢，通过周围神经逆行到背根神经节，并在此长期潜伏。

复发感染

- 原发感染有症状者和无症状者复发率是相同的。
- 局部皮肤损伤(如紫外线照射、皮肤皲裂、擦伤等)或全身性变化(如月经、劳累、发热等)激活病毒，病毒沿周围神经下行到原发感染皮肤处，引起特征性局限性复发感染。
- 复发感染并不是不可避免的，在许多患者中，病毒抗体滴度升高，但患者没有临床表现或复发。
- 复发感染的前驱症状与原发感染相似，在原发感染同一部位局部皮肤出现触痛、刺痛、轻度感觉异常和灼热感等症状，持续2~24小时。
- 在12小时内，皮疹迅速从红斑发展为丘疹、水疱。

- 圆顶形、紧张的水疱迅速出现脐凹。
- 2~4天后，水疱破裂，在口腔、阴道形成阿弗他溃疡样皮损，在皮肤、口唇处形成结痂的皮损。
- 痂大约在8天后脱落，局部出现粉红色新生皮肤。
- 与原发感染相比，复发感染患者全身症状和淋巴结肿大较少见，除非继发其他感染。
- 随着时间推移，许多患者复发频率下降，也有部分患者复发频率增加。

实验室检查

- PCR检测标本中病毒DNA的方法显著提高了HSV感染的诊断率。
- PCR检测方法快速、特异、敏感。
- 许多病毒实验室已经停止使用细胞培养法检测标本中的病毒，快速PCR检测法成了检测生殖器和皮肤标本中HSV的金标准。
- 血清学检测可以用于HSV的分型。

鉴别诊断

- 手足口病。
- 口疮性口炎(阿弗他口炎)。
- 多形红斑。
- 脓疱疮。
- 带状疱疹。

病程及预后

- 在生殖器疱疹原发感染有症状的患者中，HSV 2感染者1年内复发率为80%~90%，而HSV 1感染者中为50%~60%。

- 在生殖器疱疹患者中,HSV 2 感染者平均每年复发 4 次, 而 HSV 1 感染者为 1 次。
- HSV 感染的其他并发症包括角膜炎、脑炎、脑膜炎、肝炎和肺炎。

讨论

- 在发达国家,HSV 感染是生殖器溃疡的最常见原因。约 1/5 的美国人感染过 HSV 2。
- 病毒的传播大多发生在无症状期。
- 感染可发生在全身任何部位的皮肤, 一个部位的感染不能保护患者身体其他部位皮肤再感染。
- 唇疱疹(口唇感染)是最常见的临床类型。
- 疱疹性瘭疽(指尖的单纯疱疹)形似一簇病毒疣或细菌感染。最常见于有疱疹性龈口炎的儿童患者或女性生殖器疱疹患者。
- 格斗性疱疹(接触类运动员的皮肤疱疹)通过皮肤直接接触传播,是公认的摔跤运动员的健康风险。
- 臀部单纯疱疹在女性更常见。
- 腰骶部或躯干的单纯疱疹有时很难与带状疱疹相鉴别,复发时才容易确诊。
- 疱疹性湿疹(卡波西水痘样疹)是在异位性皮炎的基础上合并 HSV 感染。该病常发生于异位性皮炎皮损区或新近愈合部位,多见于面部,无皮损区也可被累及。在大多数情况下,HSV 的感染属于原发感染。HSV

感染在其他可以引起大面积皮损的皮肤疾病(如毛囊角化病)也可以扩散, 这种扩散可以是不明显的,表现为局部皮疹疼痛加剧或出现新皮疹、痂等疾病加重迹象。这种扩散在使用过激素或局部免疫抑制的皮肤处更常见。

- 单纯疱疹生殖器部位皮损是 HIV 感染的危险因素之一。
- 预防性疫苗的开发正在进行中,但迄今为止,尚未有成功的疫苗。
- 单纯疱疹病毒性脑炎可有发热、头痛和意识模糊,是散发性脑炎的最常见原因。

治疗

- 应建议患者采取如下措施,以防传染给他人:应避免直接接触患者皮损;不与患者共用饮酒器具和剃须刀;提倡使用避孕套;接吻时直接接触皮损或有渗出的痂可能传染该病。
- 本病有自限性。原发感染、复发感染的治疗和抑制疗法的使用取决于患者的需求。
- 对于频繁复发和复发时疼痛的患者, 长期的抑制疗法治疗可以极大地改善患者的生活质量。
- 复发率不受任何外用或口服药物的影响。
- CDC 推荐的治疗见下表:原发单纯疱疹的推荐治疗见表 8.2,抑制疗法见表 8.3,复发生殖器疱疹的治疗见表 8.4,妊娠期女性的抑制疗法见表 8.5。

表 8.2 2015 年美国疾病控制与预防中心推荐原发生殖器疱疹治疗指南
阿昔洛韦,每次 400mg 口服,每天 3 次,疗程 7~10 天
阿昔洛韦,每次 200mg 口服,每天 5 次,疗程 7~10 天
伐昔洛韦,每次 1g 口服,每天 2 次,疗程 7~10 天
泛昔洛韦,每次 250mg 口服,每天 3 次,疗程 7~10 天

表 8.3 2015 年美国疾病控制与预防中心推荐复发生殖器疱疹抑制疗法治疗指南
阿昔洛韦,每次 400mg 口服,每天 2 次
伐昔洛韦,每次 500mg 口服,每天 1 次 *
伐昔洛韦,每次 1g 口服,每天 1 次
泛昔洛韦,每次 250mg 口服,每天 2 次

* 对于复发频繁(每年复发>10 次)的患者,伐昔洛韦 500mg 每天 1 次口服疗法较其他伐昔洛韦疗法疗效差。

表 8.4 2015 年美国疾病控制与预防中心推荐复发生殖器疱疹治疗指南
阿昔洛韦,每次 400mg 口服,每天 3 次,疗程 5 天
阿昔洛韦,每次 800mg 口服,每天 2 次,疗程 5 天
阿昔洛韦,每次 800mg 口服,每天 3 次,疗程 2 天
伐昔洛韦,每次 500mg 口服,每天 2 次,疗程 3 天
伐昔洛韦,每次 1g 口服,每天 1 次,疗程 5 天
泛昔洛韦,每次 125mg 口服,每天 2 次,疗程 5 天
泛昔洛韦,每次 1g 口服,每天 2 次,疗程 1 天
泛昔洛韦,首日 500mg 顿服,第 2、3 日每次 250g 口服,每天 2 次

表 8.5 2015 年美国疾病控制与预防中心推荐妊娠期女性复发生殖器疱疹抑制疗法治疗指南*
阿昔洛韦,每次 400mg 口服,每天 3 次
伐昔洛韦,每次 500mg 口服,每天 2 次

* 美国妇产科医师协会建议从妊娠 36 周开始治疗。

外用药物

- 外用药可用于缓解疼痛。1.8%丁卡因乳膏(Cepacol Viractin 乳膏,非处方药)多次外用治疗复发性口唇疱疹可使病程缩短约 2 天。
- 甘二醇(Abreva)是美国食品和药品监督管理局批准的一种治疗感冒疮(单纯疱疹)的非处方外用药,在缩短病程上与喷昔洛韦乳膏无差别。
- 喷昔洛韦乳膏(Denavir)每天多次外用治疗口唇疱疹可使病程缩短约半天,该药价格昂贵。
- 由于缺乏有效性,阿昔洛韦外用不适合感染感冒疮的免疫功能正常者。局部抗病毒药物的使用可能会增强抗病毒治疗的抵抗且缺乏有效性,所以这种治疗应被禁止。
- 口唇应使用遮盖乳膏避免阳光直射,如氧化锌,或加入防晒剂的唇膏。
- 用凉水湿敷可减少红斑和结痂,促进愈合。

口服抗病毒药物

- 出现症状或体征即开始治疗。
- 在出现症状和体征的 48 小时内用药最有效。
- 未经治疗疱疹的发作频率和严重程度可随时间推移而改变。经过 1 年的抑制疗法后,应重新评估感染的发作频率和严重程度,以确定是否需要继续治疗。

- 伐昔洛韦(维德思):
  - 原发感染者,每次 1g 口服,每天 2 次,疗程 7~10 天;
  - 复发感染者,每次 500mg 口服,每天 2 次,疗程 3 天或每次 2g 口服,每天 2 次,疗程 1 天;
  - 抑制疗法,每天 1g 口服,对于 1 年复发不超过 9 次的患者,也可每天口服 500mg。
- 泛昔洛韦(泛维尔):
  - 原发感染者,每次 250mg 口服,每天 3 次,疗程 7~10 天;
  - 复发感染者,每次 125mg 口服,每天 2 次,疗程 5 天;
  - 抑制疗法,每次 250mg 口服,每天 2 次,疗程不超过 1 年。
- 阿昔洛韦(无环鸟苷):
  - 原发感染者,每 4 小时 200mg 口服,每天 5 次,或每次 400mg,每天 3 次,疗程 7~10 天;
  - 复发感染者,每次 400mg,每天 3 次,疗程 5 天;
  - 抑制疗法,每次 400mg,每天 2 次,疗程不超过 12 个月,然后重新评估该病例;
  - 替代疗法剂量范围从每次 200mg 口服,每天 3 次,到每次 200mg,每天 5 次。
- L-赖氨酸是无效的。
- HIV 感染者长期外用或口服阿昔洛韦是出现阿昔洛韦耐药的一个危险因

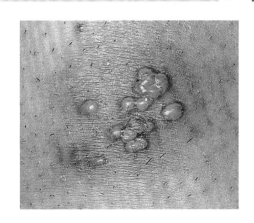

图 8.39　单纯疱疹复发感染所致紧张的圆顶状水疱。

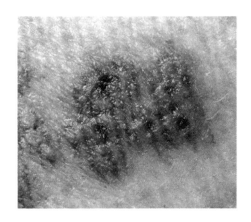

图 8.40　单纯疱疹。显示一组疱疹水疱的演化过程,中央凹陷,凿孔状边缘。

素。当皮损经久不愈时,应考虑阿昔洛韦耐药病毒感染的可能。

小贴士

- 病毒间断排出,多数情况无临床症状,这是该病持续传播的主要原因。
- 脐窝状小水疱(圆顶状水疱、中心凹陷)是疱疹病毒感染的特征。
- 无症状排毒者是主要的传染源。

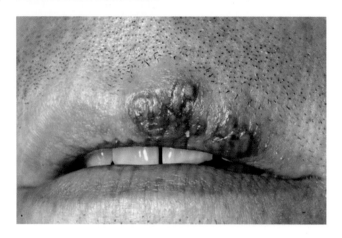

图 8.41 口唇单纯疱疹群集脓性小水疱，即将结痂。

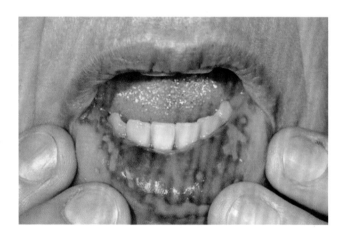

图 8.42 下唇单纯疱疹原发感染所致多发糜烂。

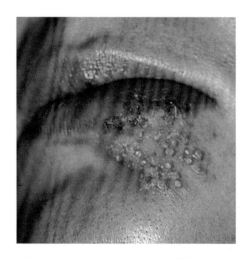

图 8.43 复发疱疹日晒后出现群集小水疱。

儿童注意事项

- 疑似 HSV 感染的婴儿应尽早给予抗病毒治疗,以免感染扩散。
- 在子宫内感染 HSV 的婴儿预后不良(智力迟钝、癫痫、耳聋),发生率和死亡率升高。
- 围生期感染 HSV 的婴儿预后较好,90%以上发育正常。
- 分娩中婴儿最有可能接触到母亲含有病毒分泌物的部位更容易出现感染的最初迹象。
- 皮肤体征往往落后于其他体征,如营养不良和烦躁易怒。
- 水疱逐渐凹陷、疱液变浑浊,8~12 小时后水疱基底红斑消退、结痂。

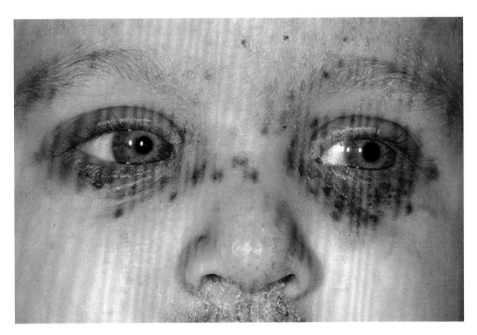

图 8.44　疱疹性湿疹是特应性皮炎和单纯疱疹这两种常见疾病的同时发生，是在异位性皮炎的基础上合并 HSV 感染,皮损可迅速蔓延扩大。

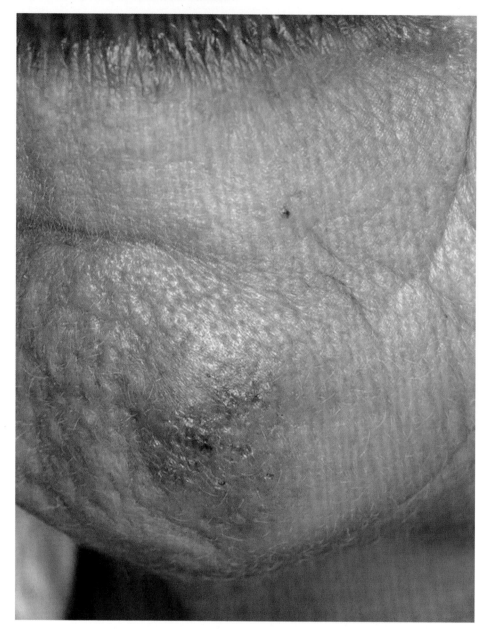

图 8.45　单纯疱疹的早期表现：水肿性红斑基础上的小水疱。

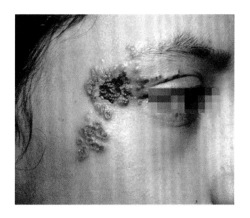

图 8.46 复发单纯疱疹,水疱融合,出现脐凹,部分结痂。

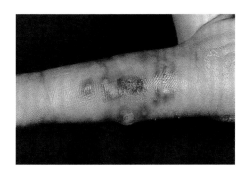

图 8.47 手指复发单纯疱疹 HSV 感染可见于全身任何部位皮肤。本例患者诊断为毒葛所致,但患者自诉类似皮疹既往多次发生。

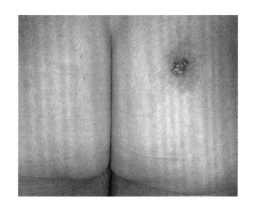

图 8.48 臀部单纯疱疹几乎只发生于女性,可见红斑基础上群集性小水疱,部分为脓疱。

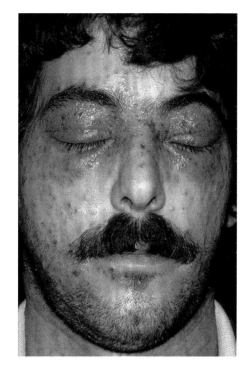

图 8.49 疱疹性湿疹脐状小水疱遍布异位性皮炎患者面部。

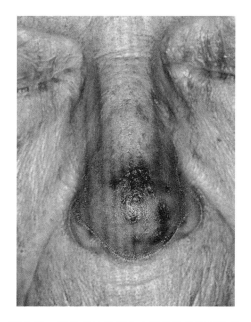

图 8.50 复发单纯疱疹在皮疹发生的任何阶段均可诊断为单纯疱疹。

水痘

描述

- 由水痘-带状疱疹病毒(VZV)感染所致,传染性强,一般愈后可获得终身免疫。
- 水痘带状疱疹病毒即3型人类疱疹病毒。
- 水痘疫苗接种建议见表8.6。

病史

- 本病通过空气飞沫或疱液传播。
- 传染期从出疹前2天一直持续到皮疹全部结痂。
- 潜伏期为14~16天。
- 儿童可无前驱症状或仅轻度发热、头痛、全身不适。发热、全身不适和逐渐出现泛发全身的小水疱持续4~7天,部分患者可有畏光。
- 青少年、成人和免疫功能低下者病情更重,并有出现并发症的风险。
- 水疱期患者可有中重度瘙痒。
- 体温波动在38℃~40℃,水疱消退后体温恢复正常。

皮肤表现

- 多种皮疹(水疱、脓疱、结痂)共存。
- 皮疹一般先出现于躯干,渐扩散到面部和四肢,受累范围随患者而异。
- 皮疹起初为2~4mm的红色丘疹,接着成为薄壁、疱液清亮的水疱,然后水疱出现脐窝(中央出现小凹)、疱液变混浊,8~12小时后水疱破裂、结痂、水疱基底红斑消退。第4天不再出现新发皮疹。
- 约7天脱痂,通常愈后不留瘢痕。
- 继发感染或搔抓可使病变波及真皮。
- 口腔和阴道处常形成水疱,迅速破溃,形成多发的口疮样溃疡。

非皮肤表现

- 肺炎是成人患者最常见的严重并发症。
- 肝炎是免疫功能不全患者最常见的并发症。

实验室检查

- 可疑病例可行病毒培养或Tzanck涂片检查。

表8.6 免疫接种:水痘疫苗接种建议(水痘病毒疫苗)	
<13岁者	>13岁者
CDC建议接种两剂水痘疫苗,12~15个月第一次接种,4~6岁第二次接种	无水痘病史的健康青少年和成人建议接种两剂水痘疫苗,间隔4~8周
有明确水痘病史的儿童是有免疫力的	既往有明确水痘病史者是有免疫力的
病史不明确者需要接种	无水痘病史者属于易感人群,可通过检测确定免疫状态或直接接种疫苗
该疫苗在血清阳性者中耐受良好,因此无须进行血清学检测	

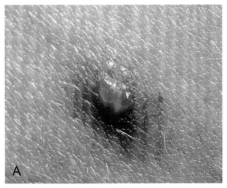

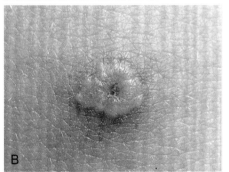

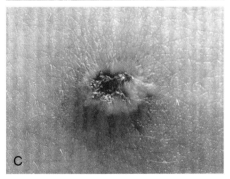

图 8.51 (A)水痘皮疹演变,单发的小水疱,似"玫瑰花瓣上的露珠"。(B)水疱出现脐窝(中央出现小凹),疱液变混浊。(C)水疱中心结痂。

- 直接免疫荧光法检测疱底刮取物是一种快速、灵敏的方法,但不适合大规模应用。

并发症

- 可发生并发症包括 A 型链球菌或金

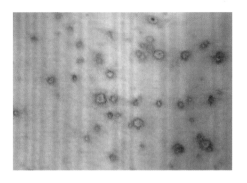

图 8.52 水痘如图所示,典型的皮疹都在进展阶段,新发水疱在几天内暴发,持续约 4 天,6 天后结痂。

黄色葡萄球菌所致二重感染、肺炎、脱水、脑炎和肝炎。最常见的神经系统并发症是共济失调,其次是小脑炎。约 15%的健康成人会引起肺部疾病。

- 由于已经确认瑞氏综合征与阿司匹林的使用有关,瑞氏综合征的发生已很罕见。
- 疑似眼部受累应由眼科医师评估。
- 血小板减少症、一过性血小板减少性紫癜和亨诺–许兰紫癜是罕见的并发症。
- 在妊娠 20 周内感染带状疱疹的女性,其胎儿有发生先天性水痘综合征的风险(约 2%风险)。围生期感染可发生在分娩 10 天内,当母亲在分娩前 5 天或产后 2 天出现 HSV 感染,婴儿死亡率为 30%。

鉴别诊断

- 泛发性带状疱疹。
- 泛发性单纯疱疹。

- 疱疹性湿疹。
- 亨诺–许兰紫癜。
- 天花。
- 毛囊炎。
- 脓疱疮。

治疗

- 对症治疗包括外用温和止痒洗剂(如 Sarna),口服抗过敏药(羟嗪)止痒。

免疫正常患者

- 口服用量
  - 成人、青少年和儿童>40kg:阿昔洛韦800mg,每天4次,连续5天。有症状就开始治疗(即在出现症状24小时内开始治疗)。阿昔洛韦可以缩短病程、减少皮疹数量,减轻发热、食欲缺乏和嗜睡等临床症状。
  - 儿童≥2岁和≤40kg:阿昔洛韦每次20mg/kg(不超过800mg),每天4次,连续5天。一般来说,阿昔洛韦不推荐用于不易发生并发症的健康儿童水痘患者的常规治疗。
- 静注用量
  - 成人:在一个病例报道中,每天使用20mg/kg,分3次服用,连续5天的治疗获得了满意的疗效。肥胖患者用量参照标准体重用量。
  - ≥2岁儿童和青少年:每次10mg/kg,每8小时1次,连续7~10天,或每天1500mg/m²,分3次服用,持续7~10天。

表8.7 美国儿科学会推荐的阿昔洛韦治疗水痘–带状疱疹病毒感染指南	
适应证	**推荐疗法**
≥13岁非妊娠期女性、健康青少年水痘患者	阿昔洛韦:应在皮疹出现24小时内使用
有慢性皮肤或肺部疾病或长期服用水杨酸盐的1岁以上儿童患者	阿昔洛韦用量:20mg/kg(最大800mg)口服,每天4次,连续5天
接受短期、间歇性或雾化皮质类固醇治疗的儿童患者	阿昔洛韦用量:20mg/kg(最大800mg)口服,每天4次,连续5天
因家庭接触而感染的儿童患者	阿昔洛韦用量:20mg/kg(最大800mg)口服,每天4次,连续5天
有水痘并发症的健康儿童和成人患者	静注阿昔洛韦
原发感染水痘的免疫功能低下儿童患者(包括使用大剂量皮质类固醇继发者)	阿昔洛韦用量:每8小时静脉注射10mg/kg,连续7天
免疫功能低下的复发性带状疱疹儿童患者	阿昔洛韦用量:每8小时静脉注射10mg/kg,连续7天
有水痘并发症的妊娠期女性患者	阿昔洛韦用量:每8小时静脉注射10mg/kg,连续7天
健康儿童水痘患者	常规不治疗
无水痘并发症的妊娠期女性患者	常规不治疗
有水痘接触史的健康儿童	常规不治疗

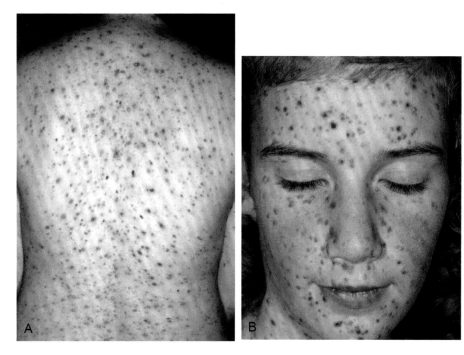

图 8.53 面部多发剧烈瘙痒的结痂小水疱。水痘的皮疹通常始于面部,然后扩展到躯干和四肢。

免疫功能低下患者

■ 阿昔洛韦治疗降低了免疫功能不全患者(艾滋病患者)发生内脏损害的概率,也能适度减轻皮疹。推荐的治疗方案是阿昔洛韦 10mg/kg,每 8 小时静注 1 次,连续 7~10 天。CDC 推荐合并HIV 感染的严重水痘患者治疗方案是阿昔洛韦 10~15mg/kg,每 8 小时静注 1 次,连续 7~10 天,体温正常后,如果无内脏受损,这些患者可改为口服药物治疗(包括阿昔洛韦、泛昔洛韦、伐昔洛韦)。

小贴士

■ 水痘患者不同阶段的皮疹(水疱、结痂、脓疱)可同时出现在身体的任一特定区域。这与天花的皮疹形成鲜明对比,在发疹期,天花的皮疹都处于同一阶段,皮疹大小相同,并深达真皮。

■ 水痘的皮疹呈向心性分布 (更多分布于躯干),而天花的皮疹是离心性分布的(面部及四肢的皮疹多于躯干)。

■ 水痘传染性强, 因并发症或治疗住院的患者需要严格隔离。卫生保健场所

👫 儿童注意事项

• 水痘疫苗接种高效,健康儿童血清转化率为 96%,有效率为 71%~91%。

• 用减毒活疫苗免疫的儿童可在 15 天左右出现轻微的、无发热的水痘样症状,表现为少量红斑、丘疹和水疱。

表 8.8 水痘带状疱疹免疫球蛋白在暴露后预防中的应用建议	
<13 岁者	**>13 岁者**
用于易感、免疫功能不全儿童频繁接触水痘或带状疱疹患者后的被动免疫，包括：	用于未接种疫苗的健康青少年或成人频繁接触水痘或带状疱疹患者后被确定为易感者
1.原发性或获得性免疫缺陷病患儿	用于有水痘或带状疱疹接触史的易感妊娠期女性，目的是预防妊娠期女性发生水痘并发症，而不是为了保护胎儿
2.正在接受免疫抑制治疗的肿瘤患儿	提示：通过使用水痘带状疱疹免疫球蛋白预防水痘者，应后续接种疫苗
3.在分娩前 5 天和分娩后 2 天母亲有水痘症状和体征的新生儿	
4.产后频繁接触水痘或带状疱疹患者的早产儿，应根据个人情况进行评估	

预防水痘的传播对于保护那些容易发生感染并发症的人群（免疫功能不全者、早产儿、妊娠期女性）至关重要。参见 http://www.cdc.gov/chickenpox/hcp/healthcare-setting.html。

- 长期外用或口服治疗的合并 HIV 感染的水痘患者可能发生阿昔洛韦耐药，在病情明显不典型者或皮疹播散者，应考虑到阿昔洛韦耐药的可能。

水痘带状疱疹

描述

- 水痘带状疱疹，即带状疱疹，是一种病毒感染性皮肤病，通常累及单个或相邻的皮节。
- VZV 原发感染引起水痘，随后病毒潜伏在皮肤神经节，再激活后引起带状疱疹。

- Shingles，即带状疱疹。

病史

- 带状疱疹的人群发病率为 10%~20%。
- 各年龄段均可发病，患病风险随年龄的增长而增加。
- 带状疱疹患者并不意味着更容易罹患未知的、潜在的恶性肿瘤。
- 高危人群发生带状疱疹可能是艾滋病进展的最早临床迹象。
- 年龄、免疫抑制剂、淋巴瘤、劳累、情绪低落和放疗均与病毒激活有关。
- 老年患者更易发生节段性神经疼痛，在皮损愈合后可持续数月。
- 霍奇金淋巴瘤患者易患带状疱疹。
- 带状疱疹与胸膜炎、心肌梗死、腹部疾病和偏头痛引发的疼痛相似，在典型皮疹出现之前，不易确诊。
- 出疹前几天可有头痛、畏光、身体不适等全身症状，发热少见，可有局部淋巴

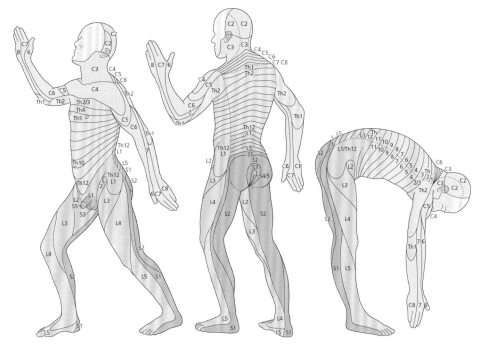

图 8.54　皮区(指某一脊神经后跟感觉纤维的皮肤分布区)。

结肿大。

- 带状疱疹愈后不获得持久免疫力，所以一生发生 2~3 次带状疱疹并非异常。

皮肤表现

- 发疹前的局部皮肤触痛、敏感是有提示意义的体征。
- 发疹前 4~5 天，局部皮肤可出现疼痛、瘙痒或烧灼感。
- 带状疱疹一般局限于单一皮区，也可见于一个或两个相邻的皮区，非连续多个皮区受累多见于免疫抑制患者。
- 偶有水疱越过身体中线。
- 约 50% 的无并发症患者出现病毒血症，表现为受累皮区之外的部位出现

20~30 个散在的水疱。

- 2/3 患者的皮损累及胸背部。
- 皮疹起初为大小不等、红肿的斑片，然后发展到受累皮区的部分或全部。
- 红斑基础上出现簇集水疱，在第 3 天或第 4 天变为浑浊脓疱。
- 水疱大小不一，而单纯疱疹表现为集群的、大小一致的水疱。
- 水疱出现脐凹或破裂，然后结痂，2~3 周后脱落。
- 年老体弱患者病程迁延难治，通常皮疹更广泛，炎症更明显，可出现血疱、坏死、继发细菌感染或大面积瘢痕。
- 健康带状疱疹患者的并发症包括周围神经麻痹、脑炎、脊髓炎、对侧偏瘫综合征，播散性带状疱疹可致死。

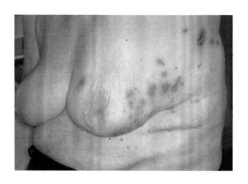

图 8.55 老年女性胸部带状疱疹发疹前的疼痛非常剧烈,以至于被误认为是心脏病发作。

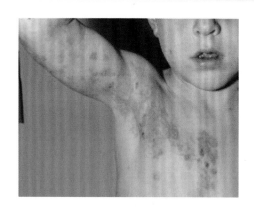

图 8.57 儿童胸部和上臂内侧(T2 皮区)群集性水疱。红斑基础上群集水疱,7 天内出疹,结痂 2~3 周内脱落。

- 皮疹累及鼻部(哈钦森征)患者易发生最严重的眼部并发症。
- 50%未抗病毒治疗的患者出现眼部并发症(角膜病变、巩膜外炎、虹膜炎),口服抗病毒治疗可降低晚期眼部并发症的发生频率。
- 眼带状疱疹患者也应就诊眼科医师。

带状疱疹后神经痛

- 疼痛是带状疱疹的主要表现,带状疱疹后神经痛是指在皮疹消退后仍持续疼痛超过 30 天。
- 疼痛的频率和持续时间随年龄的增加而增加。
- 皮疹消退后,原部位的疼痛可以持续数月至数年。
- 这种疼痛往往是严重的、难治的,使人精疲力竭。患者皮损区感觉过敏,最轻微的触压都会引发疼痛。
- 30 岁以下带状疱疹患者多数无疼痛,40 岁时,患者疼痛持续时间超过 1 个

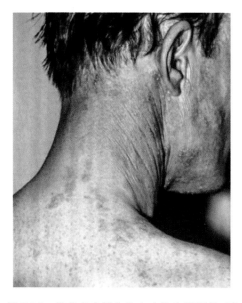

图 8.56 带状疱疹群集性水疱沿右侧颈部、耳后的 C3 和 C4 皮区带状分布。带状疱疹通常只会影响 1~2 个皮区。

- 急性视网膜坏死多见于 HIV 血清阳性患者,表现为数周或数月的视觉变化。

眼部带状疱疹

- 累及眼神经分支者称为眼带状疱疹。
- 皮疹分布于眼睛到颅骨顶点的范围,不越过中线。

月的风险上升为 33%，到 70 岁时，上述风险增加到 74%。

- 疼痛程度与皮疹受累范围、皮疹数量、炎症程度或周围神经纤维化均无关。

实验室检查

- 病毒培养可确诊，但病毒不稳定，不易分离。
- CDC 批准也可通过 PCR 和基因分型进行 VZV 血清学检测诊断。
- 也可行皮损取材直接免疫荧光检测。
- Tzanck 涂片，用棉签刮取疱底物，在载玻片上涂片，然后送实验室检查或直接染色查找多核巨细胞。

治疗

抑制炎症、疼痛和感染

- 局部治疗，可用冷水湿敷，每次 20 分钟，每日数次，可促进水疱干涸，减少渗出，去除痂皮，抑制细菌增殖。
- 口服类固醇，可减轻急性期疼痛，加速皮疹消退，但对带状疱疹后神经痛无效。阿昔洛韦和泼尼松联合使用与阿昔洛韦或泼尼松单独使用治疗，6 个月时的疼痛在三种疗法没有差异。使用类固醇治疗患者和未使用类固醇治疗患者在疼痛开始缓解或完全止痛的起效时间比较无显著性差异。在接受皮质类固醇治疗的患者中，不良反应的发生率较高。
- 0.25% 丁哌卡因阻滞交感神经（星状神经节或硬膜外）可消除早期带状疱疹的疼痛，预防或减轻带状疱疹后神经痛。

早期抗病毒治疗

- 口服抗病毒药物可减轻早期疼痛、炎症、水疱形成和病毒扩散。
- 早期接受伐昔洛韦或泛昔洛韦治疗可减少带状疱疹后神经痛的持续时间并降低严重程度。
- 感染 48 小时内开始治疗是最有效的。
- 病程超过 48 小时的患者，如果水疱未完全结痂，也可接受抗病毒治疗。
- 推荐成人口服剂量为阿昔洛韦（无环鸟苷）每次 800mg，每天 5 次，连续 7~10 天；伐昔洛韦（维德思）每次 1000mg，每天 3 次，连续 7~10 天；泛昔洛韦（泛维尔）每次 500mg，每天 3 次，连续 7~10 天。伐昔洛韦和泛昔洛韦在促进愈合和缓解疼痛方面的作用相同，更简单的给药方案和药代动力学特征使它们比阿昔洛韦更有优势。这三种药物都是安全的，且耐受性良好，肾功能不全患者需调整用量。
- 这些药物可用于 50 岁以上的患者、免疫功能受损患者、三叉神经带状疱疹患者。
- 局部抗病毒药物对带状疱疹作用有限。

带状疱疹后神经痛

预防

- 伐昔洛韦和泛昔洛韦可缩短带状疱疹后神经痛的持续时间。
- 口服类固醇预防带状疱疹后神经痛尚

未被证明有效。

- 据文献报道，60岁以上带状疱疹患者确诊后即给予阿米替林小剂量(10~25mg)治疗，在2~3周内逐渐加量至50~75mg，带状疱疹后神经痛的发生率下降了50%。

治疗

- 10%~15%的患者出现带状疱疹后神经痛，但超过60%的60岁以上患者出现带状疱疹后神经痛。本病缺乏有效治疗，咨询疼痛管理专家可能会有帮助。

- 一线治疗包括：口服镇痛药(如对乙酰氨基酚、羟考酮)、外用利多卡因贴、普瑞巴林(每天300mg或600mg)和加巴喷丁(逐渐加量，每日最大量3600mg)。

- 二线药物：三环类抗抑郁药，如阿米替林75mg/d、去甲替林(口服10~150mg/d，从小剂量开始，按需要逐渐加量)、地昔帕明(睡前口服10~25mg，逐渐加量至疼痛缓解；在一项研究中，6周治疗后的地昔帕明的平均剂量为167mg/d)。

- 有临床医师提倡短期类固醇治疗(如强的松，40~60mg/d，持续3~5天或更长时间)。

- 麻醉剂和镇痛药在许多患者是有效的。

- 局部外用辣椒素乳膏(Zostrix，ZostrixHP)通过加强释放或抑制P物质从细胞和神经末梢的再积累发挥作用。患者疼痛得到部分缓解，但可能无法忍受该药在局部产生的烧灼感。在使用辣椒素之前应用EMLA(利多卡因和丙胺卡因共溶性合剂)或局部外用利诺卡因(利多卡因)，可使辣椒素的治疗更易耐受。辣椒素不适用于未愈合皮损处。

水痘疫苗

- 60岁以上非免疫功能不全者需要接种水痘疫苗。减毒活疫苗可降低带状疱疹发病风险51%，降低带状疱疹后神经痛发病风险67%。CDC推荐单剂量接种，对60~69岁的人群最有效(http://www.cdc.gov/vaccines)。

小贴士

- 骶部也可发生带状疱疹。神经性膀胱排尿犹豫或尿潴留可能与发生在骶皮区S2、S3、S4的带状疱疹有关，病毒侵犯邻近的自主神经，引起上述症状，必要时可导尿。

- 累及膝状神经节的带状疱疹称为Ramsay-Hunt综合征，第VIII脑神经、第

👫 儿童注意事项

- 美国每年有2万多名健康儿童患带状疱疹。

- 1岁之前有水痘病史的儿童患带状疱疹的风险增加。

- 带状疱疹儿童没有更高的潜在免疫不全的发生率，对患带状疱疹的健康儿童进行实验室检查不是必需的。

- 此外，患有带状疱疹的健康儿童无须进行HIV的血清学检测。

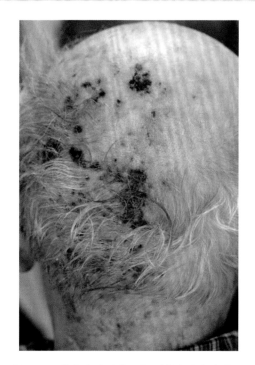

图 8.58 带状疱疹融合、坏死的水疱在头皮上形成筛状坏死溃疡。坏死是感染严重程度的标志，在免疫不全的带状疱疹患者中更常见。

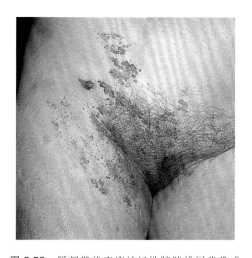

图 8.59 骶部带状疱疹神经性膀胱排尿犹豫或尿潴留可能与发生在骶皮区 S2、S3、S4 的带状疱疹有关，病毒侵犯邻近的自主神经，引起上述症状。

Ⅶ脑神经的感觉和运动神经纤维受累，可引起单侧舌头前部 2/3 味觉丧失，鼓膜、外耳道、耳甲、耳郭出现水疱，可有耳鸣、眩晕、耳聋和耳痛症状。

- 艾滋病患者感染带状疱疹后易频繁复发，且皮疹不典型，治疗应持续到所有皮疹完全消退。

手足口病

描述

- 手足口病属于病毒感染，传染性强，临床表现为口疮样的口腔糜烂和手、足部水疱，多见于 5 岁以下儿童。
- 典型的良性、自限性的疾病，与柯萨奇病毒 A16 感染有关。
- 肠道病毒 71 型属于微小 RNA 病毒，引起类似手足口病的症状，其暴发流行有引起严重的神经系统、心肺并发症的可能，多见于 4 岁以下儿童。
- 近年来有报道称柯萨奇病毒 A6 引起的感染不典型，表现为泛发的手足口病。2/3 的病例发生在 2 岁以下儿童，24% 发生在 18 岁以上的成人，表现为面部、四肢泛发水疱，手掌和足底出现大疱。系统性并发症少见。

病史

- 潜伏期 1~7 天，通过鼻咽分泌物、唾液和疱液传播。
- 柯萨奇病毒 A16 相关手足口病表现为急性口炎和低热，可有咽痛、全身不适或腹痛等轻度前驱症状,持续 1~2 天。

- 约 20%的患者出现颌下淋巴结肿大或颈部淋巴结肿大或二者并存。

- 通常在夏、秋季流行,但四季皆可发病。

- 5 岁以下小儿多发,多通过家庭密切接触感染,勤洗手和消毒可减少传播。

- 柯萨奇病毒 A6 引起的皮疹泛发、严重的不典型感染病例逐年增多。

- 肠病毒 71 型感染相关疾病在保加利亚、匈牙利、马来西亚、中国台湾和澳大利亚流行。自 1997 年以来,相同的基因型也出现在远东地区。

- 肠病毒 71 型感染通常出现发热、口腔溃疡、手足皮疹、呕吐和咳嗽。

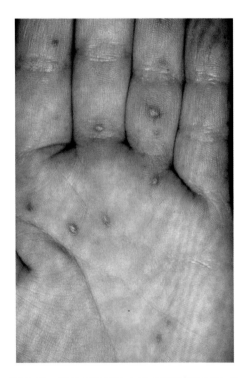

图 8.60 手足口病浑浊水疱,周围绕以红晕,是本病的特征性皮疹。

皮肤表现

- 口疮样糜烂(3~6mm)散布在口腔内,从数个到数十个不等,皮疹持续 3~5 天,年幼患者更疼痛。

- 在柯萨奇病毒感染引起的手足口病患者中,2/3 的患者会出现皮肤损害,通常在口腔损害发生后 24 小时内出现。皮疹初为 3~7mm 的红斑,很快颜色变淡,发展为白色椭圆形水疱,水疱呈独特的菱形,周围绕以红晕。可有数量不等的不明显的皮疹。

- 皮疹分布在手掌、足底、手指和脚趾的背面,也可见于面部、臀部和小腿。

- 病程约 7 天,愈后不留痕迹。

- 柯萨奇病毒 A6 感染(非典型柯萨奇病毒感染)最常见于 2 岁以下小儿,常出现口周损害,口腔内一般不累及。柯萨奇病毒 A6 感染不仅出现手掌和足底皮疹,四肢和面部也可受累。超过 1/3 的病例出现 Gianottii-Crosti 综合征(吉-克二综合征、小儿丘疹性肢端皮炎)样皮疹,分布在面颊部、四肢伸侧和臀部,躯干皮疹较少。感染后 1~3 周手掌和足底出现脱屑, 感染后 4~6 周指甲发生改变。

- 柯萨奇湿疹(非典型柯萨奇病毒 A6 感染)的特征为在异位性皮炎皮损基础上出现水疱和糜烂,易被误诊为疱疹性湿疹。

- 婴幼儿感染柯萨奇病毒 A6(非典型柯萨奇病毒感染)肢端可出现大疱,青少年肢端可出现瘀点或紫癜。

病程

- 柯萨奇病毒 A16 感染引起的手足口病通常病情较轻,有自限性。10 天左右可不治而愈,愈后不留痕迹。发病 7~10 天内传染性最强,传染途径包括唾液、鼻腔分泌物、呼吸道飞沫、粪-口途径和疱液。婴儿患者会因口腔溃疡疼痛而影响喂养。

- 近来出现的肠病毒 71 型引起的手足口病的流行与各种神经综合征有关,包括无菌性脑膜炎、格林-巴利综合征、脊髓灰质炎样麻痹,急性横纹肌炎、急性小脑共济失调、颅内高压和热性惊厥。神经系统疾病在发病前 1~7 天出现发热、鼻炎、全身不适、头痛和腹泻等前驱症状。2/3 的患者可有皮疹,多见于躯干,口腔可发生疱疹性咽峡炎样损害。

👫 儿童注意事项

- 疱疹性龈口炎是 5 岁以下儿童最常见的口腔炎病因,牙龈受累严重,伴有淋巴结肿大和高热。手足口病的口腔糜烂通常小而均匀。

- 皮疹泛发、出现紫癜、有神经系统表现(如前所述)或有疱疹性咽峡炎表现的幼儿应考虑肠病毒 71 型感染。

- 在日托中心暴发手足口病是很常见的,病毒传播时间延长(唾液 30 天,粪便 60 天),需谨慎接触以防传播。

- 支持护理措施包括皮损处外用凡士林、氧化锌涂抹尿布区皮肤,局部保湿,并使用对乙酰氨基酚止痛。

实验室检查

- 通常依据临床表现诊断。

- 诊断良性疾病,实验室检查通常是不必要的。

- 疱液、咽部分泌物、大便标本可做病毒培养,病毒分离物可通过中和试验检测。

- 恢复期患者血清特异的补体固定病毒抗体滴度升高,可通过血清中和试验检测血清中肠病毒 71 型特异性抗体,多达 50% 的急性期和 70% 的恢复期患者血清检测阳性。

- 水痘和单纯疱疹都可从疱底刮取物涂片找到多核巨细胞(Tzanck 涂片),但手足口病的皮损中不存在巨细胞。

鉴别诊断

- 疱疹性咽峡炎(柯萨奇病毒 A1~10、12 和 221;肠病毒 71 型;柯萨奇病毒 B;腺病毒;埃可病毒)皮疹局限于口腔后部、扁桃体、悬雍垂和软腭,常伴高热(38.3℃~40℃)。本病最常通过粪-口途径传播,婴儿多发,潜伏期为 2~5 天,症状持续 3~4 天。妊娠期女性患者并发症风险增加,包括早产、低体重儿和小于胎龄儿。

- 口疮性口炎(患者无发热,易复发)。

治疗

- 传染期患儿可隔离,通常 3~7 天,部分患者感染后成为病毒携带者可达 3 个月之久。缓解症状对婴儿预防脱水很重要,发热和疼痛可予对乙酰氨基酚治疗。低温流质食物耐受性最好,应避免食用酸的食物。

■ 有报道称阿昔洛韦混悬液 200~300mg,每天 5 次,疗程 5 天,可快速缓解 9 个

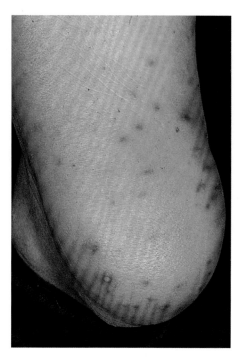

图 8.62　手足口病浑浊水疱,周围绕以红晕,是本病的特征性皮疹。

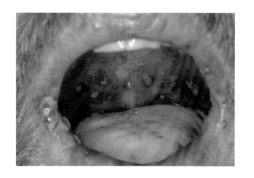

图 8.61　手足口病口腔内出现口疮样糜烂,婴幼儿可有疼痛,影响喂养。

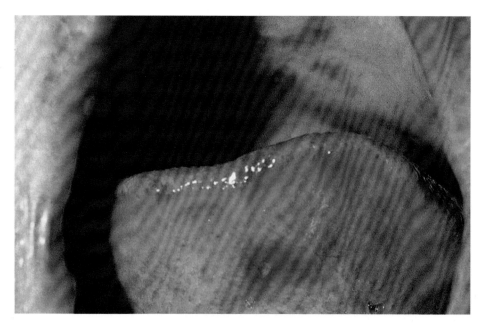

图 8.63　手足口病患者的灰白色椭圆形水疱,周围绕以红晕。

月龄至 5 岁患儿的症状和体征。

- 抗病毒治疗对肠病毒 71 型感染无效，静脉注射免疫球蛋白疗效甚微，研发疫苗势在必行。

小贴士

- 手掌和足底灰白色水疱，疱液浑浊，周围绕以红晕是本病特征性的皮疹。
- 肠病毒 71 型感染在亚太岛屿地区的流行与严重的神经系统疾病、心肺疾病发病有关。
- 幼儿出现发热、神经系统症状、口腔溃疡或肢端皮疹应考虑肠病毒 71 型感染。
- 柯萨奇病毒 A6 引起的非典型柯萨奇病毒感染的报道越来越多。

寨卡病毒

描述

- 寨卡病毒感染是由一种单链 RNA 黄病毒引起的。
- 感染病毒的伊蚊叮咬是首要发病原因。
- 寨卡病毒感染首次发现于乌干达，然后蔓延至热带非洲、东南亚和太平洋岛屿地区。
- 该病已在南美暴发，并极有可能继续传播到其他地区。
- 母亲在妊娠期间感染会导致胎儿出现不良后果，所以预防感染至关重要。
- 已有报道患者感染后出现格林-巴利综合征。

病史

- 症状轻微,特征是出现急性发热、瘙痒性皮疹、关节疼痛和结膜炎,低热仅持续 1 天,部分患者出现肌痛和头痛。大多数患者无症状或仅有轻微症状。
- 潜伏期数天至 1 周,症状轻微,持续数天至 1 周。
- 妊娠期感染可能导致胎儿小头畸形和其他脑部缺陷。

皮肤表现

- 结膜炎(红眼病)是最常见的。
- 初发症状第 1 天面部出现斑丘疹,随后泛发至其他处,在第 2 天或第 3 天达到顶峰,然后消退。约 90% 的患者出现瘙痒性皮疹。
- 可出现麻疹样或猩红热样皮疹。

实验室检查

- 症状出现后 1 周内,通过实时逆转录聚合酶链反应(RT-PCR)检测血清或尿液样本。
- 寨卡病毒 MAC-ELISA 检测是 FDA 批准的一种急诊可用方法。
- 国家和地方卫生部门可以帮助检测。

治疗

- 主要是支持治疗,包括休息、进食流质饮食,发热和疼痛可酌情使用对乙酰氨基酚。
- 避免在感染的第 1 周被蚊子叮咬可预防本病传播。

- 妊娠期女性患者的胎儿和婴儿应评估有无先天性感染和神经系统异常。

小贴士

- 寨卡病毒感染皮疹类似于登革热、基孔肯雅热的皮疹，都是通过伊蚊传播。疑似感染寨卡病毒的患者也应排除登革热和基孔肯雅热，因为它们具有相似的地域分布和症状。
- 传播寨卡病毒的蚊子叮咬主要发生在白天。
- 由于目前尚未有疫苗，预防感染主要是通过避免蚊虫叮咬、使用安全套或不过性生活以防性接触传播。
- 长袖衣裤、纱窗和蚊帐可防止蚊虫叮咬。
- CDC 推荐使用美国环境保护局注册的驱虫剂，包含：避蚊胺(二乙基甲苯酰胺)、派卡瑞丁、驱蚊酯、柠檬油、桉树油、对甲烷 3,8-二醇。
- 在疫区，即使无症状者也要避免蚊虫叮咬，以防病毒传播。
- 寨卡病毒在精液中的存活时间长于血液，在精液中的存活时间尚不清楚。

儿童注意事项

- 2 月龄以下婴儿不宜使用驱虫剂。
- 恰当的儿童衣物覆盖有助于预防感染。
- 避免小儿的手、嘴、眼睛、伤口接触驱虫剂。

（齐瑞群 樊建勇 译 齐瑞群 樊建勇 审校）

第 **9** 章

真菌感染

James G. H. Dinulos

念珠菌病

描述

- 白念珠菌及其他念珠菌属可以发生皮肤及黏膜感染。
- 该菌属是口腔、阴道及下消化道的正常菌群之一。
- 念珠菌属通过产生卵圆形的芽生孢子及细长的假菌丝进行繁殖。
- 细胞免疫降低、皮肤屏障损伤以及皮肤菌群的变化均为发生念珠菌感染的易患因素。
- 婴儿、妊娠期女性、口服避孕药、系统抗生素治疗、糖尿病、皮肤浸润、外用及系统类固醇治疗以及降低的细胞免疫均为念珠菌病的易患因素。
- 皮疹周边卫星状脓疱是皮肤念珠菌病的典型表现。
- 不同部位的感染有不同的临床表现。

念珠菌性龟头炎

描述

- 念珠菌属感染所致包皮及龟头的局限性、急性感染。

病史

- 念珠菌性龟头炎尤易发生在未行包皮环切的男子。
- 糖尿病会增加患念珠菌性龟头炎的风险。
- 性伴侣也必须进行念珠菌感染的检查。

皮肤表现

- 包皮及冠状沟针尖大小的丘疹,继而进展为中心凹陷的脐形脓疱,包皮内附着糊状浸渍样分泌物。
- 脓疱在包皮内破裂,留下 1~2mm 的白色甜甜圈样浅表糜烂。糜烂亦可进展为皲裂或溃疡。
- 水肿及疼痛可能非常严重,从而影响包皮回缩。

实验室检查

- 氢氧化钾湿片显微镜检查可见大量酵母细胞。
- 当抗真菌治疗无法完全清除皮疹时，必须进行细菌培养。
- 可以拭子进行单纯疱疹病毒 PCR 检测。
- 对于严重及治疗抵抗的患者可以尝试皮肤病理检查。

鉴别诊断

- 单纯疱疹。
- 银屑病。
- 刺激性接触性皮炎。
- 浆细胞性龟头炎(Zoon 龟头炎)。
- 鳞状细胞癌。

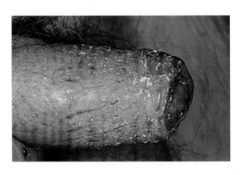

图 9.1 念珠菌病。未环切的包皮提供了适合酵母菌感染理想的温暖潮湿环境。图中的炎症较重,导致皲裂。白色糊状分泌物是特征性表现。

病程及预后

- 念珠菌性龟头炎一般病程长,易复发,尤其是免疫抑制的患者(如糖尿病)。

治疗

- 外用抗真菌治疗(咪康唑、克霉唑、酮

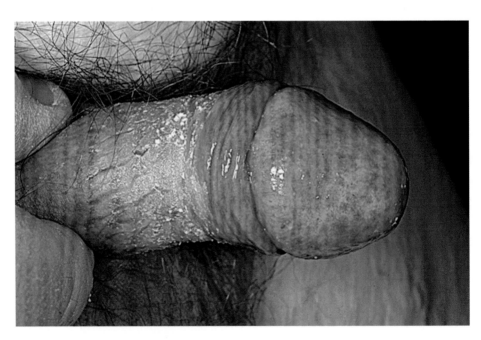

图 9.2 念珠菌性龟头炎。龟头可见针尖大小红色丘疹及脓疱,包皮表面可见浸渍及糜烂。

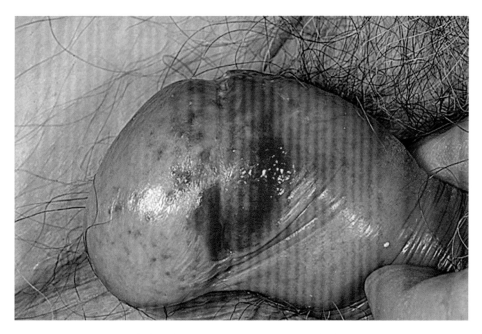

图 9.3　念珠菌病。感染及炎症在温暖潮湿的间擦部位表面更为严重。

康唑、舍他康唑、奥昔康唑或益康唑）每天 2 次,至少 10 天。

■ 由于红斑及烧灼感的反弹,应避免使用抗真菌药物及类固醇的复方制剂(克霉唑–倍他米松和制霉菌素–氟轻松)。

■ 严重的念珠菌性龟头炎应使用系统的抗酵母菌治疗(伊曲康唑每天 200mg,连用 3~7 天,或氟康唑每天 150mg,连用 1~3 天)。

小贴士

■ 单纯疱疹病毒及急性念珠菌感染均可表现为中心凹陷的脐形脓疱。病因在临床上无法区分。

■ 卫星状脓疱及亮粉红色丘疹高度提示念珠菌病。

■ 对于病情迁延的病例应行皮肤病理检查,因为原位鳞状细胞癌的皮疹可以与念珠菌性龟头炎的皮疹相似。

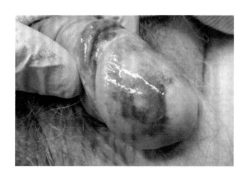

图 9.4　Zoon 龟头炎或浆细胞性龟头炎是发生在未环切包皮男性中的一种慢性炎症性疾病,需与念珠菌性龟头炎相鉴别,有时甚至需要病理检查。

念珠菌性尿布皮炎

描述

■ 念珠菌属感染可以是尿布皮炎的原发性病因，表现为腹股沟及臀褶处亮红色(牛肉红)斑块。

病史

■ 尿布使皮肤被封包，导致皮肤浸渍，增加感染和炎症发生的风险。

■ 勤换尿布会降低念珠菌性尿布皮炎的风险。

■ 高吸收性一次性尿布可以降低皮肤表面的潮湿度。

■ 当尿便混合时(尤其腹泻时)，皮肤的pH值升高，皮肤屏障受损。

■ 患者有潜在的皮肤疾病，如银屑病、脂溢性皮炎时，屏障受损，易继发念珠菌感染。

■ 刺激性尿布皮炎是最常见的诱发因素。

皮肤表现

■ 粉红色至红色丘疹融合成斑块，有少量的白色鳞屑，尤易累及腹股沟及臀部皱褶区域。

■ 卫星状脓疱是念珠菌性尿布皮炎的典型表现。

■ 患处可能有原发性皮肤病，如银屑病或脂溢性皮炎，然后继发念珠菌的感染。

■ 慢性、治疗不当的念珠菌尿布皮炎可发生肉芽肿性结节(婴儿臀部肉芽肿)。

■ 念珠菌皮炎可产生远隔部位的银屑病

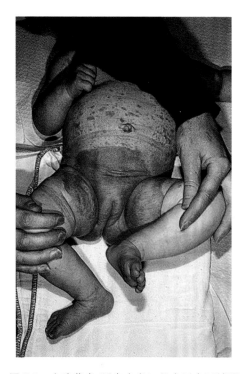

图9.5 念珠菌病(尿布皮炎)。整个尿布区域明显的红斑。如果仅外用类固醇类软膏进行治疗，皮疹亦会进展至此。对于这名患者，银屑病是需要进行的鉴别诊断之一。

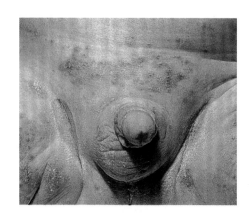

图9.6 念珠菌病(尿布皮炎)。尿布皮炎经常使用类固醇类复方制剂进行治疗，可的松成分通常会改变临床表现，延长病程。

样皮疹,如面颊或躯干部位。

实验室检查

- 通常无须实验室检查。
- 对治疗反应较差的患者可考虑皮肤活检、细菌及病毒培养。

鉴别诊断

- 刺激性接触性皮炎。
- 银屑病。
- 脂溢性皮炎。
- 脓疱疮:链球菌及葡萄球菌属。
- 囊性纤维化。
- 朗格汉斯细胞组织细胞增生症。
- 营养缺陷型疾病(如锌、生物素)。

治疗

- 最大化降低尿布区域的皮肤湿度,重建皮肤屏障,治疗念珠菌感染。
- 治疗共存的皮肤疾病,如脂溢性皮炎及细菌感染。

- 勤换尿片,鼓励延长不使用尿布的时间。
- 外用油膏,如凡士林、阿夸弗尔软膏和氧化锌软膏,重建及维护皮肤屏障。
- 市售湿巾中的芳香剂或防腐剂可能引起变态反应性接触性皮炎。

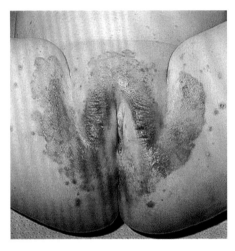

图 9.7　念珠菌病(尿布皮炎)。湿尿布造成了人工的间擦区域,易发生酵母菌感染,皮疹表现为特征性红色基底及卫星状脓疱。

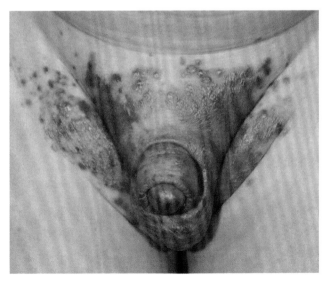

图 9.8　念珠菌尿布皮炎。这名患者可能需要口服氟康唑来根除念珠菌感染。

- 外用制霉菌素或益康唑软膏，每天 2~3 次。
- 对于难治病例，可每周口服氟康唑一次，连用 3 周。

小贴士

- 鼓励父母在患儿有皮炎时使用一次性尿片代替尿布。
- 当尿布皮炎对抗真菌治疗反应不佳时，考虑可能的银屑病及脂溢性皮炎诊断。

皮肤皱褶处念珠菌病（念珠菌间擦疹）

描述

- 在皱褶的两面出现粉色至红色浸渍。
- 温暖潮湿的环境导致皮肤屏障破坏，易发生酵母菌感染。

病史

- 易患因素包括肥胖、免疫受损（如糖尿病、泼尼松）、炎热潮湿的气候，以及外用激素治疗。

皮肤表现

- 红色、潮湿发亮的斑块，周边卫星状脓疱、丘疹，伴边缘白色鳞屑。
- 常在皮肤褶皱处发生深的疼痛性皲裂。

实验室检查

- 在脓疱或鳞屑性皮疹边缘取材，氢氧化钾湿片镜检可发现孢子及假菌丝。

- 对于治疗抵抗患者，可酌情进行皮肤活检及微生物培养。

病程及预后

- 如果潜在病因未得到矫正，念珠菌性间擦疹常有复发。

鉴别诊断

- 反向型银屑病。
- 脂溢性皮炎。
- 红癣。
- 链球菌感染。
- 刺激性接触性皮炎。

治疗

- 软布湿敷[自来水或 Burow 溶液（醋酸

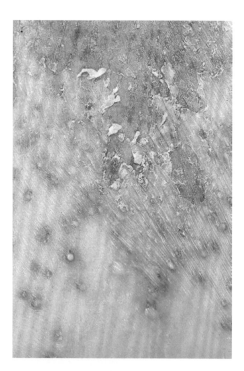

图 9.9 乳房下念珠菌病。这例患者表现为念珠菌感染后的特征性卫星状脓疱。

铝 1:40 溶液)]20 分钟,每日多次,保持患处平滑干燥。

- 抗酵母菌(如制霉菌素)或抗真菌软膏(如益康唑)薄层外用治疗,每天 2 次。
- 口服抗真菌药物(如氟康唑每天 100~200mg,连用 1 周)用于治疗抵抗或严重病例。
- 患处使用轻质皮肤保湿剂(如薇霓肌本或露比丽登)可避免摩擦,在皮肤表面形成保护性屏障从而减少复发。
- 粉剂可以缓解皮肤潮湿,但当患处非常潮湿时,粉剂易结块。
- 应鼓励患者减肥,同时避免穿过紧的服装。

小贴士

- 制霉菌素对于皮肤癣菌感染无效,灰黄霉素及特比奈芬对于酵母菌感染无效。
- 如果皮疹伴有疼痛及恶臭,应考虑链球菌感染。
- 外用皮质类固醇类药物易导致酵母菌及皮肤癣菌感染。
- 患者对抗真菌治疗反应不佳时需除外反向性银屑病。

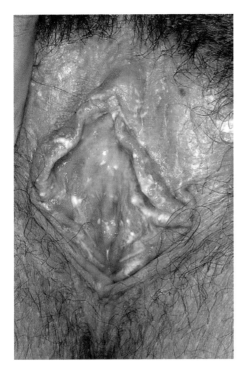

图 9.10 阴道念珠菌病。红色炎症波及外阴及阴道,乳白色分泌物是阴道念珠菌病的特征性表现。

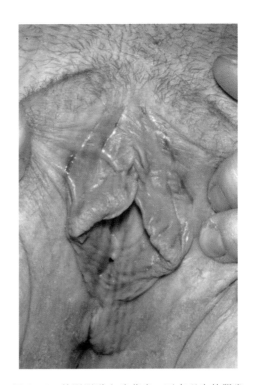

图 9.11 外阴阴道念珠菌病。可表现为外阴发红且无分泌物。

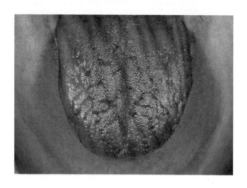

图 9.12　口腔念珠菌病。这例口腔念珠菌病患者表现为舌增厚、发红。

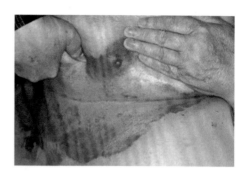

图 9.15　念珠菌性间擦疹。冷敷、外用抗真菌软膏即可治疗念珠菌间擦疹。应减少摩擦、降低皮肤湿度、外用润肤剂，以预防复发。

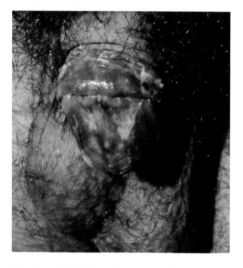

图 9.13　念珠菌性龟头炎。念珠菌性龟头炎可有瘙痒、疼痛，口服氟康唑疗效良好。

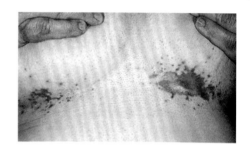

图 9.16　皮肤皱褶处念珠菌病。皮肤皱褶处温热潮湿，这种环境导致对酵母菌易感。酵母菌感染还易发生于炎热、潮湿的天气。穿着紧身、质地粗糙的内衣，不良卫生习惯及皮肤皱褶处有炎症性疾病，如银屑病。

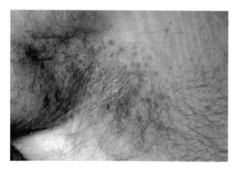

图 9.14　念珠菌感染。外用抗真菌药物可根除这种念珠菌感染。患者应外用润肤剂以预防复发。

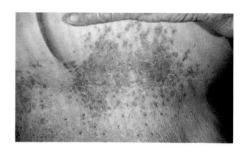

图 9.17　皮肤皱褶处念珠菌病。脓疱型，在皱褶两侧出现浸渍，进展为群集性红色丘疹，在边缘出现潮湿的鳞屑。可在皱褶两侧皮疹的外缘发现完整的脓疱。

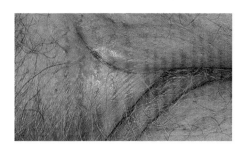

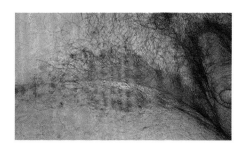

图 9.18 皮肤皱褶处念珠菌病。念珠菌性间擦疹通常发生浅或深的裂隙。间歇使用外用Ⅶ级类固醇类药物有效。粉剂可以改善皮肤潮湿,冷湿敷可以干燥患处,加速愈合。

图 9.19 皮肤皱褶处念珠菌病。腹股沟间擦疹非常常见,尤其是肥胖患者。温暖潮湿的皱褶发红伴刺痛。可出现酵母菌感染的丘疹及脓疱。真菌感染通常不会在皱褶部位形成双侧对称的炎症反应。

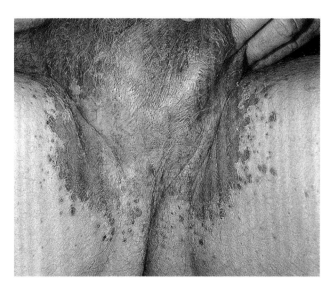

图 9.20 念珠菌病。皮疹边缘可见潮湿鳞屑。红色、潮湿、闪光的红色斑块延伸至双股内侧之外及阴囊。与股癣进行鉴别。

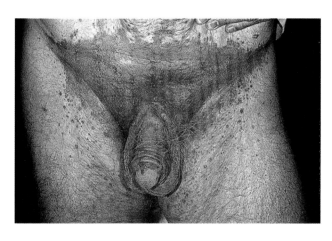

图 9.21 念珠菌病。在患处皮肤外缘可见丘疹和脓疱。红色斑块延伸至皮肤皱褶边缘。

花斑糠疹

描述

- 花斑糠疹(糠秕马拉色菌引起)是一种常见的皮肤疾病,以胸部、背部及肩部颜色不一(白色、粉色或棕色)的表浅鳞屑性丘疹或圆形斑块为特征。

病史

- 花斑糠疹更常见于居住在温热带气候地区的青少年或年轻人。
- 以白色斑片为表现的患者常会担心患了白癜风。
- 出汗较多的患者更易受累。

皮肤表现

- 躯干及上肢广泛分布的圆形斑片、覆着白色粉末状鳞屑的斑块。
- 面部较少受累,但更常发生于肤色较深的个体。
- 伍德灯检查表现为色素减退,而不是色素缺失。
- 日晒后因皮肤颜色加深而使皮疹的色素减退更为明显。

非皮肤表现

- 在某些系统疾病中,如营养缺乏症或免疫抑制,患者易患花斑糠疹,但大部分患者健康,并不合并系统疾病。

实验室检查

- 氢氧化钾涂片镜检可见大量短的杆状菌丝及圆形孢子,呈"意大利面–肉丸"模式。

鉴别诊断

- 白癜风。
- 炎症后色素减退。
- 玫瑰糠疹。
- 钱币状湿疹。
- 点滴型银屑病。
- 色素减退性皮肤 T 细胞淋巴瘤。

病程及预后

- 大多数患者治愈后仍有复发。即使鳞屑已清除,色素异常仍会持续数周。

治疗

- 外用二硫化硒洗剂、酮康唑乳膏、益康唑乳膏及吡啶硫锌等治疗均有效。
- 2.5%浓度的二硫化硒洗剂应在 20 分钟内冲洗掉, 每天 1 次, 重复使用 7 天,然后根据病情需要使用。

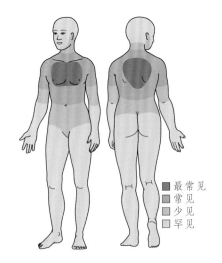

图 9.22　花斑糠疹分布示意图。

- 外用 2% 的酮康唑香波(用于湿润的皮肤,保留 5 分钟后用清水冲洗)至少 3 天,之后根据病情需要使用。
- 外用吡啶硫锌肥皂(ZNP 棒)时至少在皮肤上保留 5 分钟再清水冲洗。
- 氟康唑每周 300~400mg,连用 3 周。为增强疗效,患者可在运动、出汗 12 小时后再洗澡。氟康唑在汗液中浓度较高。
- 伊曲康唑 200mg/d,连用 5~7 天。

小贴士

- 反复发作的花斑糠疹可在夏季到来之

前进行治疗,即使没有皮疹。
- 特比萘芬(疗霉舒)对于糠秕马拉色菌无效。
- 患者在使用酮康唑、二硫化硒及吡啶硫锌香波后应对皮肤进行保湿,因为这些制剂可能会使皮肤干燥。

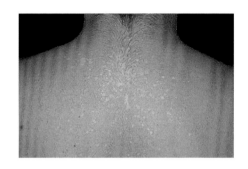

图 9.25　花斑糠疹的累及范围各不相同。部分皮损较少患者的临床表现可类似白癜风、单纯糠疹或癣(体癣)。该名患者胸部未受累,不易察觉感染。

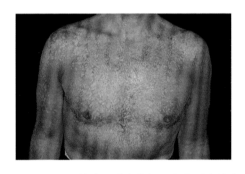

图 9.23　花斑糠疹。肤色较深患者的泛发性皮疹。皮损的颜色比正常皮肤更淡。当未受累的皮肤被晒黑时,皮损表现更加明显。细小的鳞屑有助于和白癜风相鉴别。

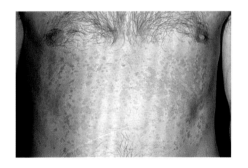

图 9.24　花斑糠疹。皮损初始为多发、细小、颜色各异(白色、粉色、棕色)的圆形斑点,呈放射状扩大。肤色较浅的患者冬天时皮损表现不明显。

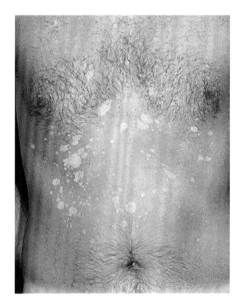

图 9.26　在晒黑的皮肤上可见白色椭圆形或圆形的斑片,这是花斑糠疹典型的临床表现。

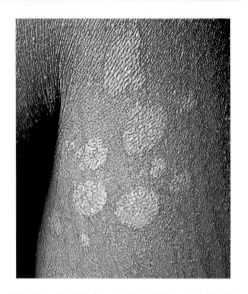

图 9.27 花斑糠疹。在非裔美国人中皮损可能表现为色素加深或色素减退。每名患者的皮损颜色通常一致。肤色较浅的患者在冬天时皮损可能不易发现。

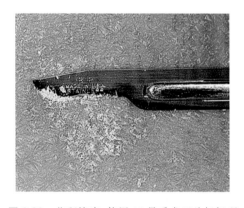

图 9.28 花斑糠疹。使用 15 号手术刀片轻轻刮擦皮损,可以发现肉眼难以看到的粉状鳞屑。

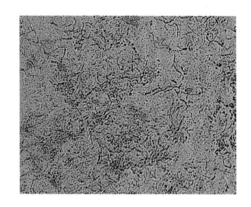

图 9.29 花斑糠疹。氢氧化钾湿片镜检。在低倍镜下可见大量短而宽的菌丝和簇状出芽细胞,呈"意大利面条和肉丸"样外观。

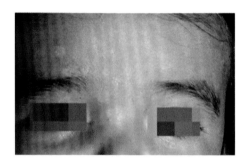

图 9.30 面部花斑糠疹少见,但也应考虑到。氢氧化钾湿片镜检可区分花斑糠疹与白色糠疹。

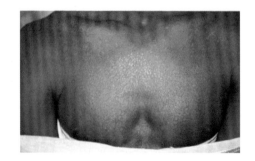

图 9.31 花斑糠疹。深色皮肤不易出现红斑,因此很难见到炎症。

马拉色菌毛囊炎

描述

- 马拉色菌毛囊炎是一种由糠秕马拉色菌引起的,发生于躯干上部的丘疹和脓疱。

病史

- 马拉色菌毛囊炎好发于多汗的青少年和年轻人。
- 糖尿病、系统性化疗、使用广谱抗生素和皮质类固醇均为易感因素。

皮肤表现

- 马拉色菌毛囊炎表现为躯干上部和上臂的单一半球形丘疹、脓疱。
- 易感个体可出现囊肿和结节。

实验室检查

- 氢氧化钾涂片镜检可发现大量圆形孢子,部分患者可见短菌丝。
- 一般无须皮肤活检,但对治疗抵抗的患者可考虑进行。
- 抗酵母菌治疗无效时应行细菌培养。

鉴别诊断

- 痤疮。
- 细菌性毛囊炎,包括葡萄球菌和假单胞菌。
- 嗜酸性毛囊炎。

病程及预后

- 面部受累患者病程长、易复发,需长期外用抗酵母菌药物治疗。
- 可能需要间歇使用局部和口服抗真菌药物治疗马拉色菌毛囊炎。
- 口服抗生素可能加重马拉色菌毛囊炎。

治疗

- 使用二硫化硒洗发水 (Selsun),保留 20 分钟后冲洗,每天 1 次,共 3 天以清除马拉色菌,之后维持每周 1 次。
- 用吡啶硫酮锌皂(ZNP 棒)清洗也很有效。
- 每晚外用抗真菌剂 (如环吡酮凝胶或霜剂,益康唑软膏),连用 7 天,治疗有效,但可能需要维持治疗,每周 1 次,持用数月。
- 口服和局部联合用药是最有效的治疗方法。酮康唑洗发剂和伊曲康唑(斯皮仁诺)200mg 联合治疗 5 天有效。

小贴士

- 前额的马拉色菌毛囊炎可与治疗抵抗的痤疮相混淆。

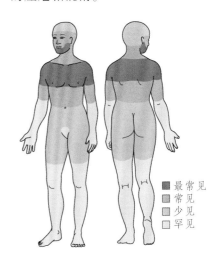

图 9.32 马拉色菌毛囊炎分布示意图。

图 9.33 马拉色菌毛囊炎。上背部形态单一的小脓疱。该名患者在毛囊炎发生前已口服类固醇数周。

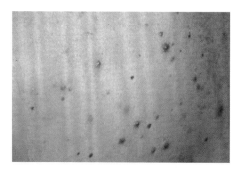

图 9.34 马拉色菌毛囊炎。马拉色菌毛囊炎在多汗且过氧化苯甲酰治疗有效的患者中更常见。某些患者需要口服氟康唑。

■ 即使治疗有效,丘疹仍可持续 3~4 周。
■ 对于有躯干瘙痒及毛囊皮损的年轻人和中年人应考虑马拉色菌毛囊炎。

甲癣(甲真菌病)

描述

■ 甲真菌病是由酵母菌或皮肤癣菌感染甲板或甲床所致,有数种临床类型。

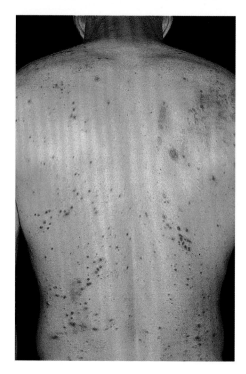

图 9.35 马拉色菌毛囊炎。可见于年轻人,表现为丘疹脓疱,与痤疮的皮损相似,但不发生粉刺或囊肿。皮损好发于背部、胸部、上臂和面部。氢氧化钾涂片镜检可查见聚集的孢子。

病史

■ 患病率随年龄而增加,在 40~60 岁人群中有 15%~20%受累。
■ 大多数患者会终身感染。红色毛癣菌和须癣毛癣菌是最常见的致病菌。
■ 曲霉属、头孢霉属、镰刀菌属和短帚霉属偶尔引起感染。
■ 创伤、过紧的鞋子以及免疫抑制(如糖尿病)均为易感因素。
■ 大块肥厚的甲板及其下的碎屑可引起穿鞋不适。

皮肤表现

- 有四种临床感染类型。
- 临床表现非特异，可同时出现在相同或相邻的甲板上。
- 可伴发手足癣，也可发生单独感染。

远端甲下型甲真菌病

- 为最常见的类型。
- 真菌侵入甲床远端。
- 远端甲板变黄或变白，碎屑堆积使指甲抬高并与甲床分离。

白色浅表型甲真菌病

- 常由须癣毛癣菌侵入甲板表面引起。
- 指甲表面变软、干燥，呈粉状且易刮掉。
- 甲板不增厚，仍黏附于甲床。

近端甲下型甲真菌病

- 常由红色毛癣菌侵入近端甲下皱襞致其分离引起。
- 是 HIV 感染者中最常见的类型。

念珠菌属甲真菌病

- 慢性皮肤黏膜念珠菌病几乎全由白色念珠菌感染甲板所致，且全甲受累。
- 甲板变厚，由黄色变为棕色。

实验室检查

- 氢氧化钾涂片镜检为最快的诊断方法。
- 甲床或甲板的真菌培养有助于诊断。
- 送剪下的指甲碎片做病理检查（指甲病理活检）。

鉴别诊断

- 银屑病。

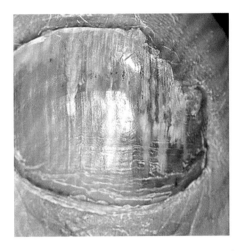

图 9.36　远端甲下型甲真菌病。真菌由甲近端侵入生长，表现为不同临床类型，黄色纵向条纹是典型表现。

- 扁平苔藓。
- 指甲创伤（尤其是甲母质）。
- 二十甲营养不良。

病程及预后

- 甲真菌病常始于 1~2 个指/趾甲，并逐渐累及更多指/趾甲。
- 若不治疗，则终身受累。
- 外用治疗的治愈率较低（<30%）。
- 系统治疗的治愈率更高（>80%）。
- 每年复发率为 15%~20%。
- 当指/趾甲较厚时，甲真菌病会引起疼痛及患者活动受限。
- 易碎的指/趾甲会破坏周围皮肤，使周围组织易感染细菌（甲沟炎）。
- 甲真菌病对于多数患者是令人尴尬的，特别是手指甲受累。

治疗

- 局部用药包括 8% 环吡酮胺、10% 艾氟康唑和 5%替维溴酚,为口服药的安全替代品。

- 系统治疗:特比萘芬 250mg/d、伊曲康唑 200mg/d(手指甲 6 周,足趾甲 12 周)。可用特比萘芬、伊曲康唑和氟康唑冲击治疗。氟康唑每周 300~400mg,持续 6~9 个月,安全且有效。
- 激光治疗费用高且效果差。

小贴士

- 去除甲板更易治愈,并得到长期缓解。
- 特比萘芬对酵母菌性甲真菌病无效。

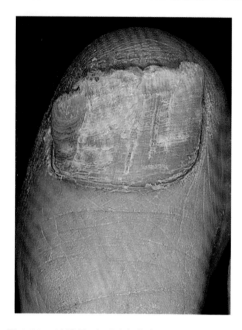

图 9.38 远端甲下型甲真菌病。全甲板远端受累,菌丝侵入整个甲层,致其破坏,形成碎屑。

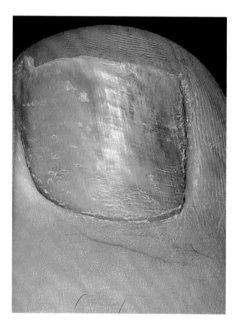

图 9.37 远端甲下型甲真菌病。病甲单侧从远端向甲根部延伸的黄色至棕色改变。

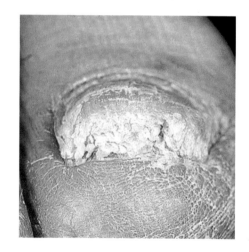

图 9.39 远端甲下型甲真菌病。大块增厚甲板和甲下碎屑可在穿鞋时引起不适。

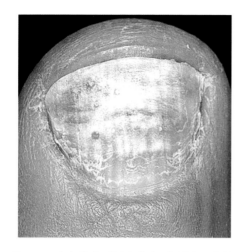

图 9.40　白色浅表型甲真菌病。指甲表面变软、干燥,呈粉末状且易于刮掉。甲板未增厚,仍附着于甲床。

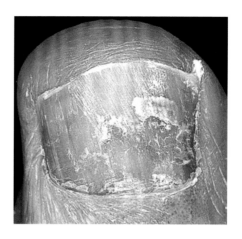

图 9.42　近端甲下型甲真菌病。致病真菌进入近端甲皱襞的角质层,侵犯其下方的甲母质,最后从下方侵入甲板。

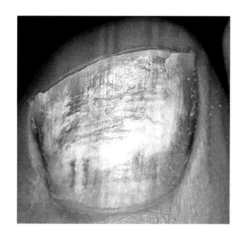

图 9.41　白色浅表型甲真菌病。真菌侵入甲板表面致其碎裂。

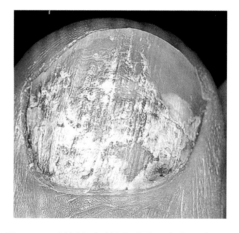

图 9.43　近端甲下型甲真菌病。角化过度的碎屑堆积并导致甲分离。这是 HIV 患者最常见的临床类型。

口角炎(传染性口角炎)

描述

■ 口角炎是嘴角的疼痛性皮肤发红和皲裂。口角皱褶积聚唾液,导致皮肤破溃、皲裂,并继发细菌和酵母菌感染。

病史

■ 好发于皮肤松弛的老年患者,易致口角褶皱加深。

- 诱发因素包括舔唇、吮吸拇指、不合适的义齿和牙线。
- 美白牙膏和漱口水刺激皮肤,可能会加剧口角炎。

皮肤表现

- 嘴角发红、肿胀,伴疼痛性红色丘疹、脓疱和皲裂。
- 脓疱可能提示继发细菌和真菌感染。

实验室检查

- 皮损表面应行酵母菌和细菌培养。
- 若有单纯疱疹病毒感染病史,应考虑单纯疱疹 PCR 检测。

鉴别诊断

- 过敏性接触性皮炎。
- 单纯疱疹病毒。
- 营养缺乏症。

病程及预后

- 皮肤破溃很快会引起继发感染,导致发红和疼痛性裂缝。
- 若不纠正诱发因素,口角炎或成为反复发作的慢性病。

治疗

- 凡士林或油性软膏可增强皮肤屏障,应避免唾液侵蚀。
- 抗酵母菌软膏可对抗继发感染,如制霉菌素、益康唑。若考虑细菌感染,应加用莫匹罗星。应用弱效激素抗炎,如1%氢化可的松和0.05%地奈德。
- 严重病例可能需要口服抗真菌药(氟康唑)和抗生素(抗葡萄球菌)。
- 少数情况下,需要注射填充剂或激光来缓解皮肤松弛。

小贴士

- 混合外用药物会降低活性成分浓度及效用,故需避免。
- 应咨询口腔卫生用品,因为很多患者会不正确地使用牙线并过度使用美白漱口水和牙膏。

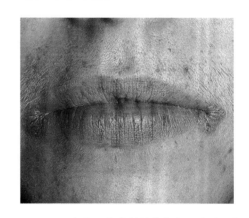

图 9.44 口角炎。患者舔舐嘴角防止皲裂只会加重病情,并可导致湿疹样炎症、葡萄球菌感染和皮褶肥大。

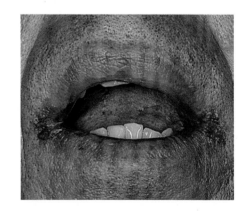

图 9.45 口角炎。慢性炎性皮损表面易发生混合性酵母菌和细菌感染,出现痂壳和分泌物,皮损疼痛。

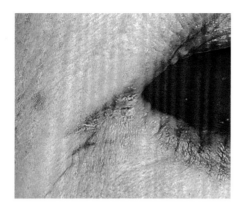

图 9.46　口角炎。这名老年患者因唾液流入嘴角皱褶,导致该处反复发炎。

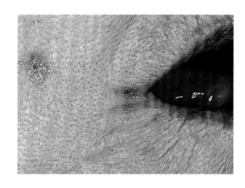

图 9.47　口角炎。嘴角皮褶形成裂隙。这些微小裂隙反复暴露于唾液中会导致浸渍并发炎。

皮肤真菌感染

描述

- 皮肤癣菌(小孢子菌属、毛癣菌属及表皮癣菌属)感染皮肤,产生红色的丘疹、脓疱及结节,继而融合形成具有活动边界、中央相对正常的圆形斑块。

病史

- 来自动物(亲动物性)和土壤(亲土壤

性)的皮肤癣菌会诱发人体剧烈的炎症反应,形成红肿和脓疱。
- 亲人性的皮肤癣菌只能在人体皮肤和指甲上生长,引起轻度炎症反应,形成轻微红斑,其上有少量鳞屑。
- 皮肤癣菌引起的皮肤感染也叫作癣,并根据不同身体受累部位进行命名(头皮感染——头癣,胡须感染——须癣,面部——面癣,身体——体癣,手掌——手癣,足部——足癣,指/趾甲——甲真菌病)(表 9.1)。
- 皮肤癣菌的易感因素包括潮湿、浸渍皮肤,接触动物(如牛、狗、猫)、患有皮肤癣菌的家庭成员(特别是头癣和甲真菌病)、局部应用皮质类固醇、免疫抑制状态(如糖尿病和化疗)和运动员(如摔跤选手)。
- 皮肤癣菌感染通常比较隐匿。

皮肤表现

- 典型的皮肤癣菌感染表现为丘疹和斑块,伴环形边界和白色鳞屑。
- 皮肤癣菌感染毛囊,出现粉红或红色的丘疹结节。
- 脓疱由强烈的炎症所致(如亲动物性或亲土壤性真菌感染)。

实验室检查

- 应从皮损活动性的边缘取材行氢氧化钾湿片镜检。
- 从皮损的活动性边缘中可查见大量菌丝。
- 真菌培养对于明确诊断是必要的(如头癣、须癣和 Majocchi 肉芽肿)。

表 9.1　在皮肤癣菌感染的不同临床模式之间独特的病史、临床表现、诊断及治疗的差异

癣	病史	临床表现	诊断	治疗
头部	90%由断发毛癣菌感染所致 来自猫身上的犬小孢子菌 污染物在头癣传播中意义较大 非洲裔美国人和西班牙人更常见 儿童更常见	四种模式： (1)脂溢性皮炎—最常见 (2)炎症性(脓癣)—沼泽样头皮—可能与蜂窝织炎相混淆 (3)黑点—大片区域的斑秃 (4)脓疱，少量鳞屑，颈后淋巴结肿大	氢氧化钾涂片常为阴性 培养—具有诊断价值 可能需要使用毛刷或棉棒培养法 伍德灯—仅一犬小孢子菌属感染时呈阳性	脓癣—可能需要泼尼松和抗葡萄球菌抗生素联合使用 外用二硫化硒或酮康唑香波减少真菌性脱屑
面部及躯干	温热气候地区更常见，棒跤选手好发，在有肢体接触的运动中容易复发	模式： (1)环形斑块(经典型) (2)深在炎症—红色结节和脓疱 (3)Majocchi肉芽肿—深部毛囊感染	氢氧化钾涂片—大量菌丝 需要做细菌及真菌培养	棒跤选手可能需要整个赛季的治疗来预防复发
胡须	农民—各色性癣和棒跤选者 病情进展缓慢 常累及部分胡须 毛皮常稀疏，易脱落	以毛囊性脓疱起病 模式： (1)环形模式—红色毛癣菌和紫色毛癣菌 (2)毛囊模式—须癣毛癣菌和抗状毛癣菌	氢氧化钾涂片 细菌、真菌培养	局部外用抗菌制剂无效 治疗与头癣类似

（续）

表 9.1（续）

癣	病史	临床表现	诊断	治疗
手	成人更常见 起病隐匿 常与足部及甲感染有关	模式： (1)环形模式 (2)手掌皮肤增厚 (3)白色鳞屑——"手双足"	氢氧化钾涂片和真菌培养	外用抗真菌治疗常有效 必须同时治疗指甲和足部感染来预防复发
足部	是皮肤癣菌最常见感染部位 青春期前的儿童少见 易感因素：鞋子,衣帽间,公共浴池 特应性个体更易出现红色毛癣菌的反复感染	模式： (1)趾间型—皮损泛发至足底和足背 (2)鳞屑型—增厚的皮肤或角化型（红色毛癣菌） (3)水疱型—可能为脓疱—对真菌的过敏反应,可累及远隔部位	氢氧化钾涂片和真菌培养	症状缓解后仍需使用外用抗真菌治疗至少 2 周以防止复发 醋酸铝溶液用于潮湿的水疱性皮损 严重复发性病例—口服抗真菌药物 2~4 周 "播散性湿疹"可能需要局部皮质类固醇,而在严重病例中甚至需要系统使用皮质类固醇
腹股沟	更常见于青春期后男性 易感因素：多汗,其他部位的皮肤真菌感染,趾/指甲真菌感染	腹股沟区进展性的鳞屑,粉红色的丘疹,脓疱以及半月形的红色斑块 阴囊很少受累	氢氧化钾涂片和真菌培养	对于酵母菌和皮癣菌有活性的抗真菌药物（如益康唑,克霉唑） 口服抗真菌药用于严重或治疗抵抗病例 避免使用复方抗真菌膏—可能导致皮肤萎缩

- 对于犬小孢子菌或奥杜盎小孢子菌引起的头癣,使用伍德灯照射,会看到病发出蓝色或绿色的荧光。

鉴别诊断

- 面部、手掌、躯干及四肢的皮肤癣菌感染:
  - 钱币状皮炎;
  - 银屑病;
  - 脓疱病;
  - 花斑糠疹。
- 间擦部位的皮肤癣菌感染:
  - 念珠菌性间擦疹;
  - 反向型银屑病;
  - 红癣(微小棒状杆菌);
  - 脂溢性皮炎;
  - Hailey–Hailey 病。
- 皮肤癣菌感染毛发时:
  - 细菌性毛囊炎;
  - 单纯疱疹病毒感染;
  - 水痘–带状疱疹病毒感染;
  - 银屑病;
  - 脂溢性皮炎。

治疗

- 皮肤受累面积小时可外用药物治疗,1~2 次/天,持续 2~6 周。
  - 咪唑类(克霉唑、益康唑、咪康唑、奥昔康唑、舍他康唑、卢立康唑、依柏康唑)。
  - 丙烯胺类(特比萘芬、萘替芬、布替萘芬)。
  - 环吡酮。
  - 托萘酯。
  - 十一碳烯酸。
- 广泛的皮肤或头发受累时应系统抗真菌治疗。
  - 特比萘芬—皮肤感染:250mg/d,持续 1~2 周;头发感染:250mg/d,持续 3~4 周,儿童剂量见下表(表 9.2)。
  - 伊曲康唑—皮肤感染:200mg/d 或 3~5mg/(kg·d)(最大剂量为 200mg),持续 1 周;头发感染:5mg/(kg·d)(成人最大剂量为 400mg,儿童最大剂量为 500mg),持续 4~8 周。
  - 灰黄霉素—皮肤感染:成人 500~1000mg/d(微粒),或 375~500mg/d(超微粒),持续使用 2~4 周;儿童剂量为 15~20mg/(kg·d),持续 2~4 周。头发感染:成人超微粒 10~15mg/(kg·d)(最大剂量为 750mg),持续 6~8 周;儿童 (悬浮微粒)20~25mg/(kg·d),持续 6~8 周。
  - 氟康唑——皮肤感染:每周 6mg/kg(最大剂量为 200mg) 持续 2~4 周;头发感染:同样剂量使用 3~6 周。

小贴士

- 足癣可能需要长期局部及系统抗真菌治疗。
- 难辨认癣是一种局部的皮肤真菌感染,其临床表现由于局部应用皮质类固

表9.2　特比萘芬的每日剂量	
体重	**每日剂量**
<20kg	62.5mg(1/4 片)
20~40kg	125mg(1/2 片)
>40kg	250mg(1 片)

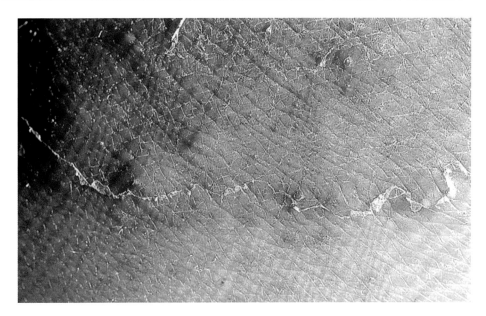

图 9.48 皮肤真菌感染。真菌皮肤感染形成活动性边缘,是特征性的炎症模式。在活动性边缘处有大量菌丝,是进行氢氧化钾涂片镜检的最佳取材部位。除了手掌和足底,所有部位的皮肤癣菌感染均表现为此模式。

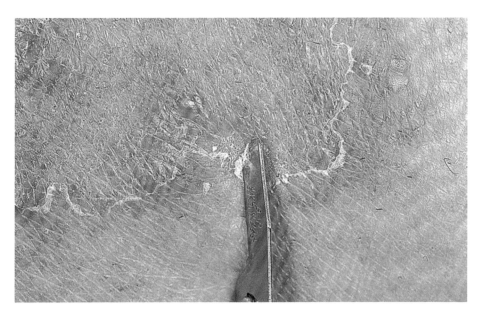

图 9.49 皮肤真菌感染。鳞屑标本的取材:使用 15 号手术刀片,垂直于皮损表面,平稳地多次刮取鳞屑。

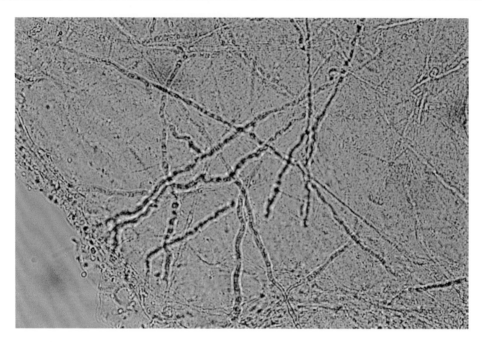

图 9.50 皮肤真菌感染。皮肤癣菌表现为半透明、分枝的棒状细丝(菌丝),宽度均一,菌丝被横向分隔(隔膜)分为间距不等的节段。

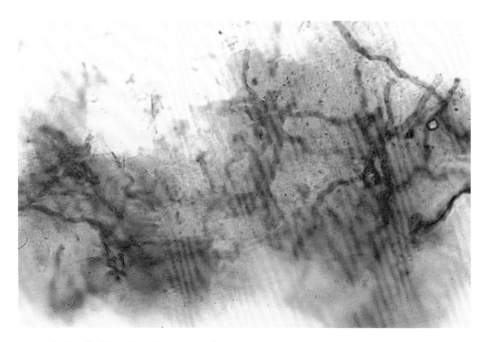

图 9.51 皮肤真菌感染。氢氧化钾湿片可能较难查见菌丝。派克蓝墨水和其他染色剂可使菌丝着色,低倍镜下可见。

醇变得不典型。

- 石棉状癣是脂溢性皮炎的一种类型,发生在儿童,常被误诊为头癣。
- 棉棒培养法是一种对儿童患者有效的培养方法。
- 癣在局部应用类固醇后会导致感染加重,形成多个环形皮损和脓疱,被称为难辨认癣。

儿童注意事项

- 炎症性头癣(脓癣)与蜂窝织炎类似。儿童患者出现大面积伴有渗出的斑块时,需要做培养,并且除了治疗细菌感染外,还要使用抗真菌药物。
- 对于标准方案治疗不佳的慢性尿布皮炎婴儿,需转诊给皮肤科专家,评估有无潜在的组织细胞增多症或营养不良,如肠病性肢端皮炎。
- 有宠物猫的儿童有患脓癣的风险。需避免使用含有激素和抗真菌的复方制剂。

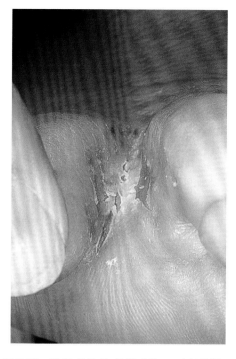

图 9.52 趾间型足癣(足蹼感染)。过紧的鞋子压迫足趾,在足蹼间形成一个温暖而潮湿的环境,这种环境非常适合真菌生长。

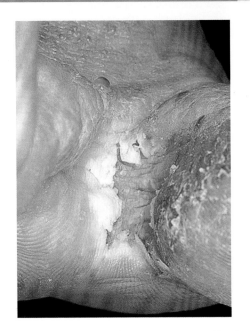

图 9.53 趾间型足癣(足蹼感染)。趾间干燥、脱屑、皲裂、发白、浸渍、潮湿。

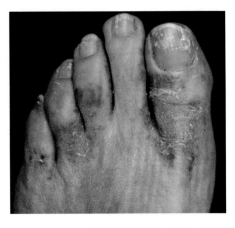

图 9.55 足癣。趾间受累并泛发至足背。氢氧化钾涂片检查可鉴别湿疹。

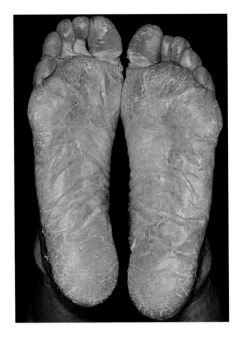

图 9.54 足癣。足底的癣常表现为足跖干燥、脱屑。单足或双足的整个足底都可能受累。有时在氢氧化钾涂片中很难查见菌丝。此类感染局部药物治疗疗效不佳。

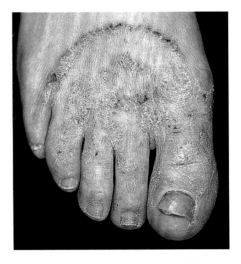

图 9.56 足癣。典型的真菌感染性模式。

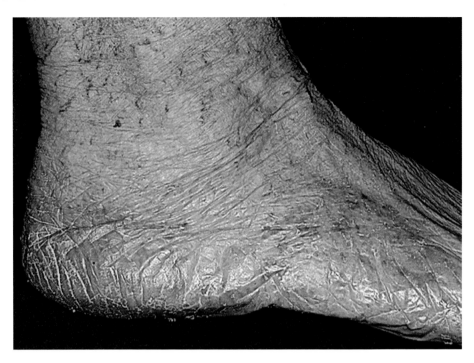

图 9.57　足癣。红斑、鳞屑泛发至足侧缘。此种感染模式类似湿疹。

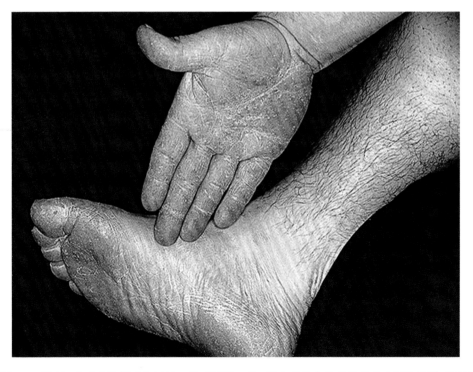

图 9.58　足癣。典型感染模式为两手一足或两足一手。图中手掌和足底的整个表面均受累,类似干燥的皮肤。

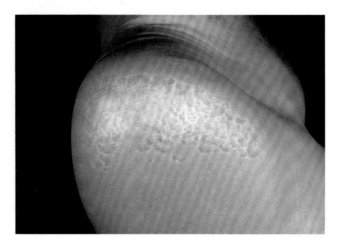

图 9.59 窝状角质松解症。纵向的沟纹和凹点是其典型表现。窝状角质松解症是由潮湿环境中大量细菌生长所致。

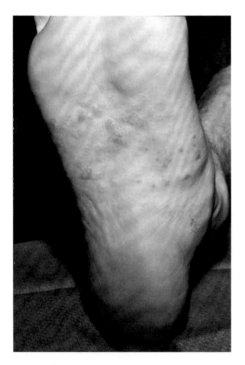

图 9.60 足癣。患者双足足底出现由皮肤癣菌感染所致的瘙痒性水疱。

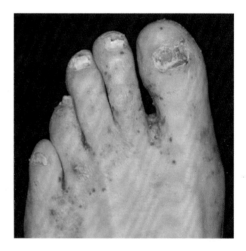

图 9.61 甲真菌病和足癣。甲真菌病患者具有患足癣的风险。足癣有可能会导致蜂窝织炎,特别是在糖尿病患者中。

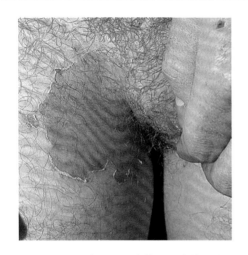

图 9.62　股癣。半月形斑块伴界限清楚的鳞屑，有时伴有水疱的皮损边界可超出腹股沟进展至大腿上。皮损边界内的皮肤呈棕红色，鳞屑较少，可出现红色丘疹。

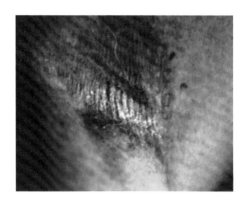

图 9.64　红癣。微细棒状杆菌感染与念珠菌性间擦疹可出现相似的临床表现，所以伴表面鳞屑的粉色皮疹应进行伍德灯检查。红癣在伍德灯下表现为珊瑚红色荧光。卫星灶状的脓疱可见于念珠菌性间擦疹。

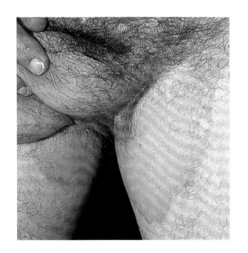

图 9.63　股癣。整个皮损表面干燥伴鳞屑。阴囊受累少见，与之相反，阴囊的念珠菌感染则相对常见。

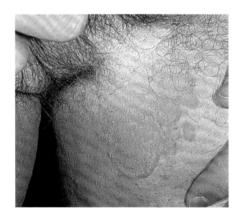

图 9.65　股癣。钱币癣模式的感染亦可见于腹股沟。

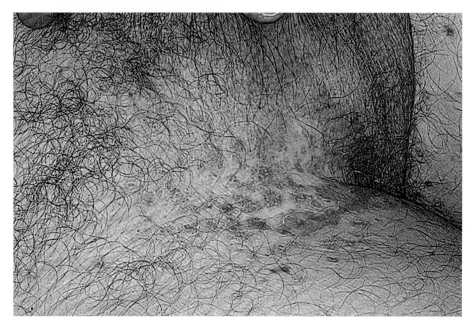

图 9.66 股癣。钱币癣模式,可见多发的圆形浅表斑块,边缘可见鳞屑。皮损可见于双侧大腿至阴囊的侧面。

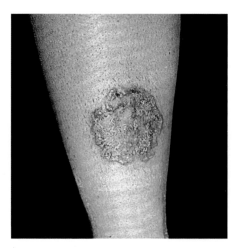

图 9.67 体癣。炎症性皮损。在典型的钱币癣中,皮损最开始表现为扁平脱屑的斑点, 然后形成高出皮面的边界,并以不同的速度向四周扩展。在伴有鳞屑的活动性边缘可见凸起的红色丘疹或水疱。

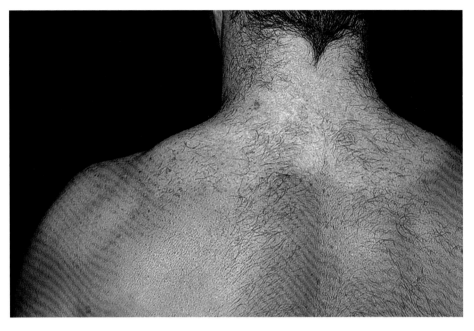

图 9.68 体癣。环形皮损。更大面积的皮损可伴轻度瘙痒或无症状。皮损扩散至一定范围后持续数年而没有好转的趋势。

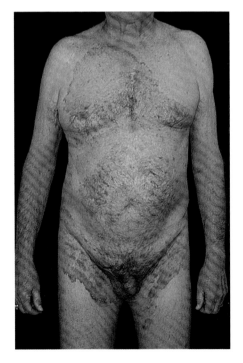

图 9.69 体癣。体癣可无症状或自觉瘙痒。感染隐匿并持续数年。可出现大面积受累。

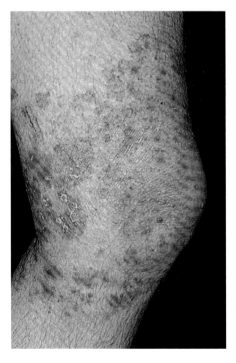

图 9.70 难辨认癣。此患者数月前被误诊为银屑病,反复外用氯倍他索治疗导致感染扩散。

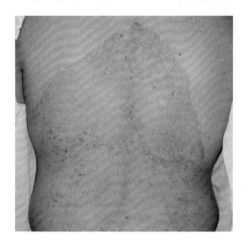

图 9.71 体癣。背部大片地图样斑块,可见高出皮肤且较多鳞屑的活动性边缘。

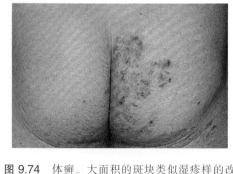

图 9.74 体癣。大面积的斑块类似湿疹样的改变。

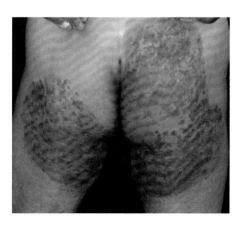

图 9.72 体癣。臀部受累常为腹股沟感染(股癣)扩散所致。

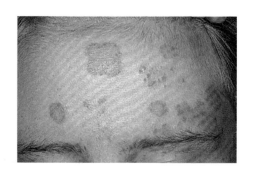

图 9.75 面癣。癣常发生于面部,类似湿疹、银屑病或脂溢性皮炎。局部应用类固醇后会形成广泛的难辨认的感染模式。

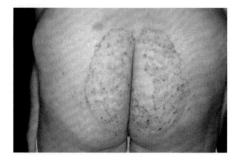

图 9.73 体癣。注意图中环形模式和具有鳞屑的活动性边缘。

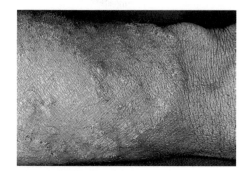

图 9.76 体癣。圆环状的皮损,边缘及中央可见丘疹和水疱。

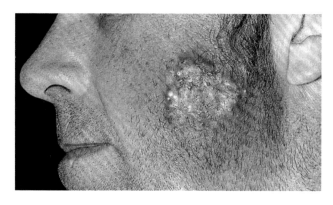

图 9.77　疣状毛癣菌。"谷仓性瘙痒"常见于农民。他们在挤牛奶时将头靠在已感染真菌的奶牛上而被传染。源自奶牛的真菌感染可导致剧烈的炎症反应。

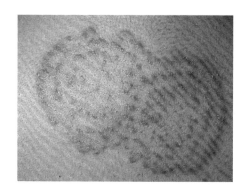

图 9.78　体癣。癣的典型感染模式。该患者使用曲安奈德后形成的同心圆样皮损。

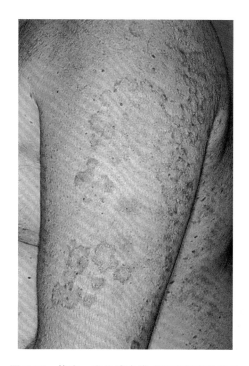

图 9.79　体癣。癣的感染模式具有很高的特异性。

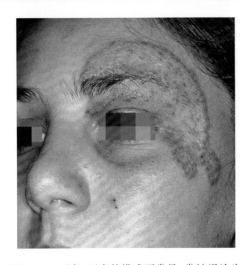

图 9.80　面癣。面癣的模式不常见,常被误诊为湿疹或脂溢性皮炎。注意其境界清楚的鳞屑性边缘。

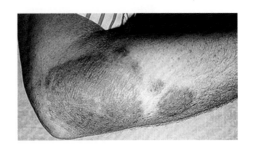

图 9.82　体癣。此巨大的斑块曾被诊断为银屑病。但它缺乏银屑病斑块表面的银白色鳞屑。鳞屑性的边缘是其诊断要点。

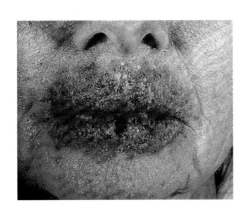

图 9.81　难辨认癣。局部应用类固醇治疗后真菌感染通常会失去典型的临床特征,包括弥漫性的红斑鳞屑、散在脓疱或丘疹,以及棕褐色的色素沉着。

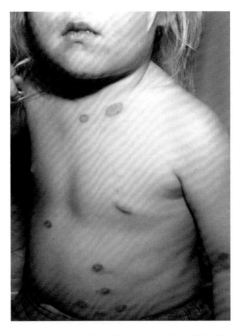

图 9.83　体癣。该患儿由于宠物猫而导致炎症性的体癣。炎症性癣可通过氢氧化钾涂片与环形皮炎和脓疱病相鉴别。

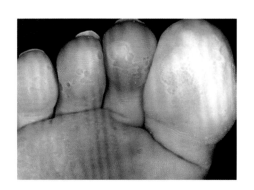

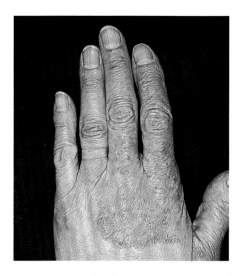

图 9.84　窝状角质松解症常易与足癣相混淆。足部湿润且有臭味。患者需要氧化铝和外用红霉素治疗。

图 9.85　手背的癣(手癣)具有体癣的全部临床特征。指甲也常受累。

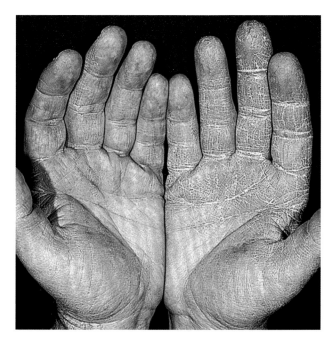

图 9.86　手掌的癣与足底的癣一样,表现为干燥的弥漫性角化过度。患者可能没有自觉症状,常无法察觉到此类感染,可归因于繁重的体力劳动。

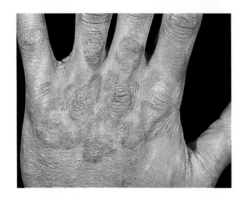

图 9.87　难辨认癣。局部应用类固醇会使真菌感染失去典型的临床特征。图中可见多发性环形皮损。

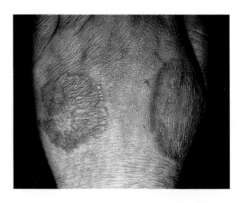

图 9.88　手部皮肤癣菌感染。癣的感染模式。皮损已有数月。外用抗真菌乳膏治疗有效。

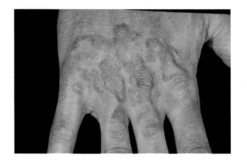

图 9.90　难辨认癣。注意图中的环形模式及其伴有鳞屑的活动性边缘。

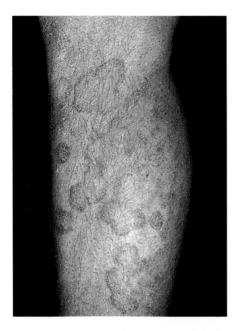

图 9.89　难辨认癣。局部应用类固醇会使真菌感染失去其典型的临床特征。图中可见,原本局限性的皮损已广泛扩散。

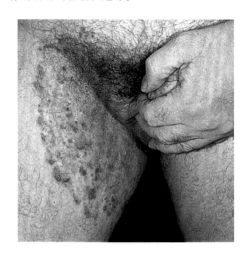

图 9.91　难辨认癣。局部应用类固醇乳膏会改变癣的典型临床表现。在皮损边缘和中央有时可见红色丘疹。这种非典型表现可能使医师无法立刻诊断为癣。

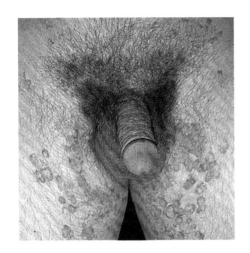

图 9.92 难辨认癣。皮疹范围可能更为广泛,并且可能缺乏伴有鳞屑的活动性边缘。

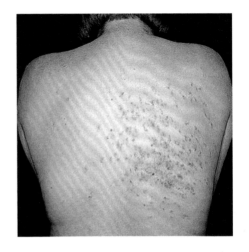

图 9.93 难辨认癣。癣可表现为弥漫性的红斑鳞屑、散在脓疱或丘疹,以及棕褐色的色素沉着,但所有这些临床特征该患者均没有。

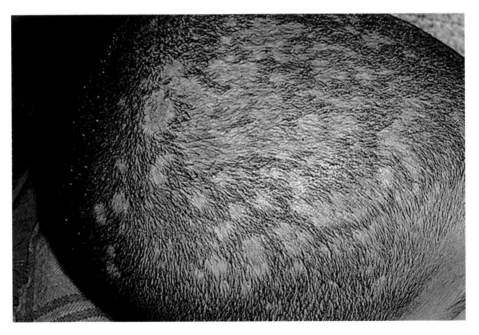

图 9.94 头癣伴头皮大量环形的鳞屑和脱发区域。伍德灯下毛发呈绿色荧光。真菌培养可见来自宠物猫的犬小孢子菌。

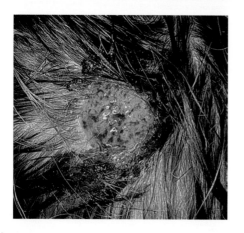

图 9.95 炎症性头癣(脓癣)。该皮损可见剧烈的炎症反应,表现为疼痛性的、柔软沼泽样脱发区,其上可见脓疱。伴有枕部淋巴结炎。

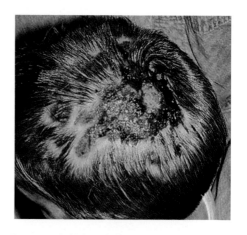

图 9.96 由断发毛癣菌感染所致炎症性头癣。因这种破坏性感染导致永久性脱发。

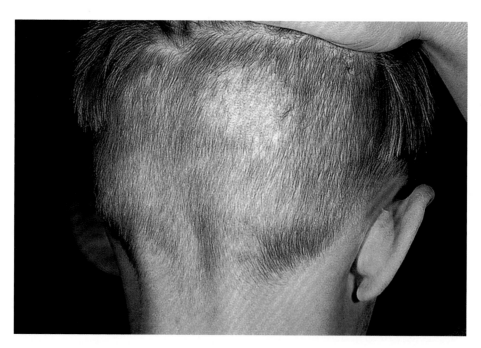

图 9.97 头癣。可见鳞屑和脓疱。原有的慢性感染可出现炎症反应。

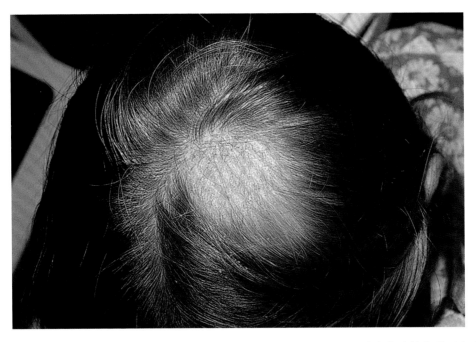

图 9.98 头癣。非炎症性皮损病程进展缓慢可持续数月。头发从头皮表面或头皮下断裂,从而在头皮形成"黑点"。

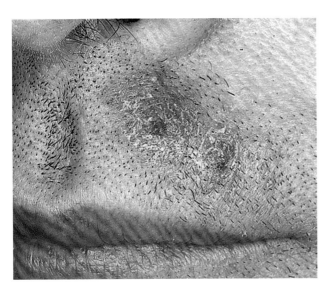

图 9.99 须癣。此类癣起病隐匿,起初为一些小的毛囊性脓疱。皮损逐渐融合形成类似细菌感染或脂溢性皮炎的临床表现。氢氧化钾涂片检查可明确诊断。

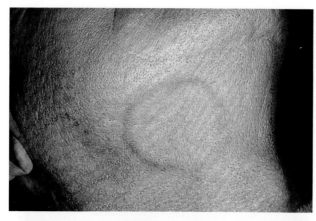

图 9.100 须癣。浅表感染。这种模式与体癣的环形皮损类似。毛发常受累。

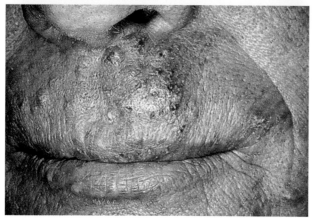

图 9.101 须癣。深在性毛囊真菌感染。此模式的临床表现与细菌性毛囊炎类似,但该病进展更为缓慢且常局限于胡须的单个区域。

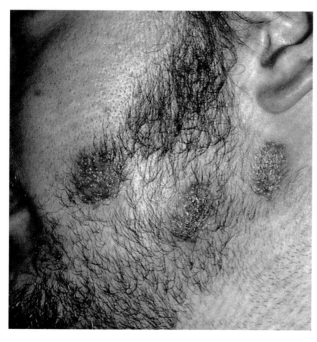

图 9.102 须癣。头癣和须癣可能伴有葡萄球菌的继发感染。当患者头发和胡须区域出现炎症剧烈的皮疹时,必须要考虑癣。

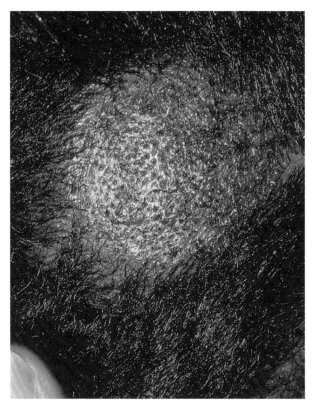

图 9.103 断发毛癣菌。黑点癣会导致无炎症或无鳞屑脱发。

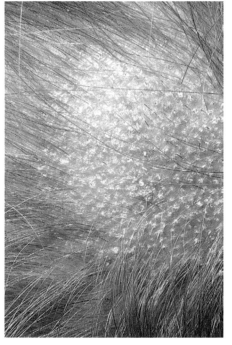

图 9.104 断发毛癣菌。稀疏的头发会形成具有白点的脱发区。

(李厚敏 冉昕 庄凯文 译 冉昕 李厚敏 审校)

第 10 章

发疹性疾病和药物反应

James G. H. Dinulos

非特异性病毒疹

描述

- 发疹常作为系统性疾病发生的标志。病毒疹是指病毒感染所致皮疹。
- 大多数病毒导致类似的皮疹，故有非特异性病毒疹一词。

病史

- 非特异性病毒疹是最常见的病毒疹，其诊断有挑战性。
- 病史中的一些因素（如季节、暴露史、当地和区域流行情况）对于可疑病毒疹患者的诊断非常重要。
- 冬季非特异性病毒疹大多是由呼吸道病毒所致，而夏秋季则多因肠道病毒所致。
- 导致非特异性病毒疹的病毒包括非脊髓灰质炎肠道病毒（肠道病毒、柯萨奇病毒、埃可病毒）、EB 病毒、人类疱疹病毒 6、人类疱疹病毒 7、细小病毒 B19 和呼吸道病毒（鼻病毒、腺病毒、副流感病毒、呼吸道合胞病毒、流感病毒）。

皮肤表现

- 非脊髓灰质炎肠道病毒可导致泛发性红色斑疹和丘疹。
- 有时这些病毒可导致出现类似脑膜炎球菌血症的瘀点。
- EB 病毒可致咽炎、麻疹样皮疹（5%~15%）、水疱、荨麻疹样皮疹和瘀点。35% 的患者可出现眶周水肿。
- 所有呼吸道病毒可致播散性粉红色斑疹、丘疹，并可融合成片。多数腺病毒感染可致传染性强的角膜结膜炎。
- 儿童丘疹性肢端皮炎（Gianotti-Crosti 综合征）是一种以面部、肢端和臀部的均一、散在丘疹和水疱为特征的病毒疹。
- 单侧侧胸壁发疹病（非对称性、近屈曲部位的发疹）的皮疹位于侧胸壁和近腋窝处。有时这种病毒疹可播散至另一侧胸壁和肢端。
- 丘疹-紫癜性手套和短袜样综合征是一种急性自限性疾病，以掌跖瘀点、红斑为特征。患者可伴发热和流感样症状。大多数病例由细小病毒 B19 所致。

- 严重的柯萨奇病毒 A6 感染可表现为类似播散性单纯疱疹感染的糜烂、水疱和大疱（"柯萨奇湿疹"）。

非皮肤表现

- 非皮肤表现因病毒种类不同而异。大多数非特异性病毒疹伴发热和全身症状。
- 非脊髓灰质炎肠道病毒可致发热、腹痛和呕吐。可有多器官受累，包括中枢神经系统、肺部和心血管系统。此类病毒感染可模仿严重的细菌感染表现。
- EB 病毒可致发热、咽痛、淋巴结肿大、

腹痛、肌痛和肝脾大。

实验室检查和活检

- 实验室检查结果的评估应以病史和体格检查为基础。
- 皮肤活检结果无特异性，但有助于同葡萄球菌性烫伤样皮肤综合征和药物超敏反应相鉴别。

鉴别诊断

- 药物超敏反应。
- 川崎病。

👫 儿童注意事项

- 病毒疹好发于儿童，难以与麻疹样药疹相鉴别。
- 5% 的疫苗接种者可发生麻疹疫苗疹。
- 小的婴儿发疹伴迁延性发热时应考虑川崎病。

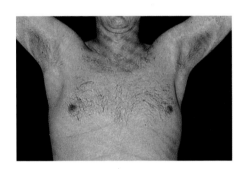

图 10.1　非特异性病毒疹。病毒疹和药疹可有同样表现，均为对称和泛发。

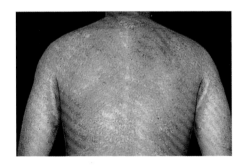

图 10.2　非特异性病毒疹。病毒疹可有不同的表现。这种对称性斑丘疹可突然发生，同时伴发其他病毒感染症状。既往无服药史。

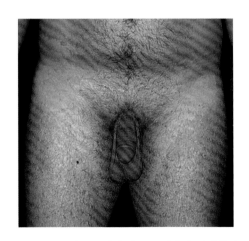

图 10.3　非特异性病毒疹。这种突发对称性皮疹仅伴轻度瘙痒，未经治疗可于 2 周内消退。

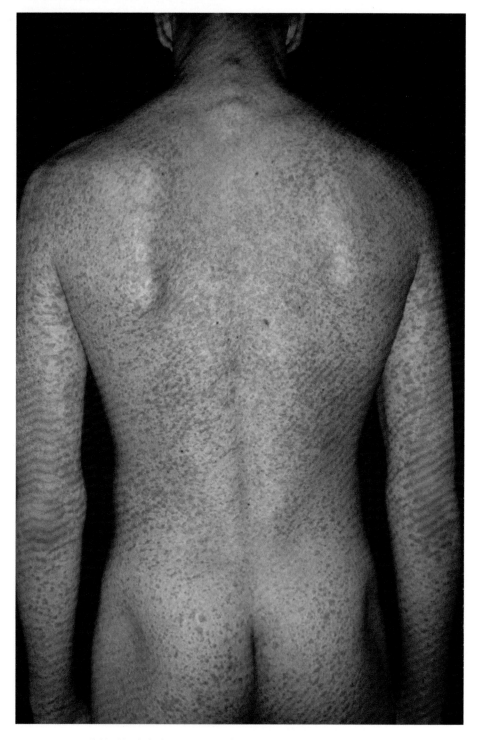

图 10.4　非特异性病毒疹。泛发性非瘙痒性红色丘疹也可为麻疹样皮疹的表现。

- 葡萄球菌性烫伤样皮肤综合征。
- 毒素介导性红斑(中毒性休克综合征、葡萄球菌性中毒性休克综合征)。

病程及预后

- 大多数非特异性病毒疹是自限性疾病,1~2 周消退。
- Gianotti-Crosti 综合征的皮疹可持续至 8 周。

幼儿急疹

描述

- 幼儿急疹是一种以高热、热消退后突然弥漫发疹为特征的病毒疹。

病史

- 幼儿急疹发生于 6 月龄至 3 岁的婴幼儿,6 个月为发病高峰。
- 本病由人类疱疹病毒 6 型和人类疱疹病毒 7 型所致。
- 尽管幼儿急疹可在一年当中任何时间发生,大多数病例在早春发病。
- 潜伏期为 12 天(5~15 天)。
- 除了高热(38.3℃~41.1℃)外,婴儿一般情况好。

皮肤表现

- 热退 2 天内,颈部、躯干、四肢近端和面部出现小的粉红色杏仁状斑疹。
- 皮疹不痒,数天至一周消退。
- 30%的儿童出现眼睑水肿。

- 大多数患儿的悬雍垂和软腭可见粉红色丘疹。

非皮肤表现

- 14%的患儿出现易激惹。
- 常伴颈后、枕部和耳后淋巴结肿大。
- 有时可见囟门外突。
- 并发症包括高热惊厥、无菌性脑膜炎、偏瘫、脑炎或脑病。

实验室检查和活检

- 开始发热时白细胞增多。
- 伴粒细胞减少和淋巴细胞相对增多的白细胞减少在体温增高时出现,直至皮疹消退。
- 可进行血清学检查,但通常帮助不大。
- 皮肤病理改变无特异性。

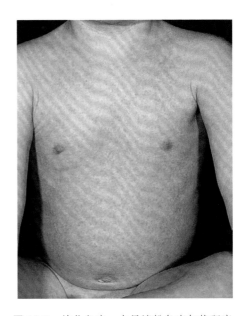

图 10.5　幼儿急疹。大量淡粉色杏仁状斑疹。

鉴别诊断

- 其他病毒疹(如副流感病毒、细小病毒B19、风疹病毒、肠道病毒)。
- 药疹。

病程及预后

- 前驱症状是突然出现 39.4℃~41.1℃的高热。
- 尽管高热,大部分儿童一般情况很好。

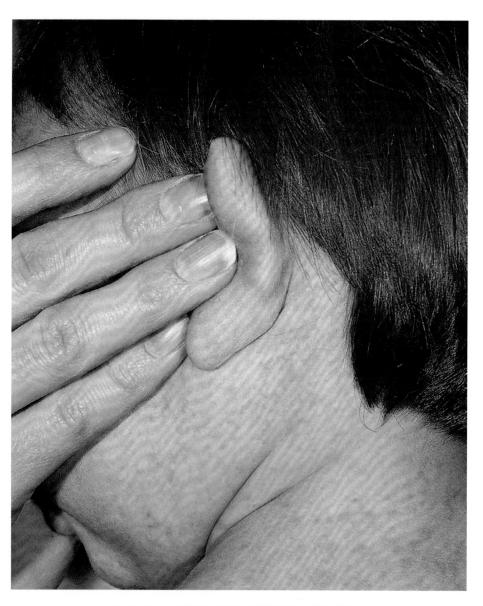

图 10.6 幼儿急疹。淡粉色斑疹最先出现在颈部。

- 幼儿急疹是急诊科就诊、高热惊厥和住院的一个主要原因。

治疗

- 对乙酰氨基酚和布洛芬是有效的退热药。
- 免疫缺陷者或病情严重的患儿需要抗病毒治疗(泛昔洛韦、更昔洛韦、西多福韦、膦甲酸)。

小贴士

- 婴儿发热伴抽搐时,即便是不伴皮疹,也需考虑疱疹病毒 6 型和 7 型感染。
- AIDS 患者可表现为播散性、多系统受累,移植患者可出现潜伏病毒再激活。

传染性红斑(第五病)

描述

- 传染性红斑又称为第五病,或掌掴面颊病,是一种常见的病毒疹,表现为鲜红的面颊和手臂的花边状红斑。

病史

- 传染性红斑于冬春季发病,可呈社区性暴发流行。
- 本病由细小病毒 B19 所致,经呼吸道分泌物、血液或母婴垂直传播。
- 5~14 岁儿童为高发人群。
- 暴发期间,60%的易感学龄儿童和30%的易感成人发病。
- 常为无症状感染。

- 潜伏期为 4~14 天。
- 潜伏期症状通常无或轻微。约 10%的病例在发疹前有瘙痒、低热、倦怠和咽痛。
- 不伴淋巴结肿大。年龄较大者可伴关节痛。

皮肤表现

- 面部红斑呈面颊被掌掴状。红色丘疹数小时内快速融合成轻微水肿的、皮温高的、丹毒样红色斑块,斑块对称分布于双侧面颊, 鼻唇沟和口周不被累及。掌掴状红斑 4 天内消退。
- 掌掴状红斑出现约 2 天后, 四肢近端出现"渔网"样的花边状红斑,后波及躯干和臀部,6~14 天后消退。
- 接下来的 2~3 周,皮疹消退,但可在原部位复发。日晒、热水浴及其他物理或情绪因素可加重皮损。
- 皮疹消退后无鳞屑和色素沉着,掌跖部位不受累。

非皮肤表现

成人

- 女性患者可伴瘙痒和关节炎。瘙痒程度不一,可局限或泛发。
- 女性患者易发展为中重度对称性多关节炎,尤其是手部小关节和膝关节,类似类风湿关节炎,关节炎的病程长短不一,2 周至 4 年。
- 男性患者一般不发生关节炎。
- 关节炎之前可出现非特异性斑疹,与典型的花边状红斑不同。

■ 流感样症状和关节痛与 IgG 抗体产生相关,提示免疫复合物对皮外表现起重要作用。

儿童

■ 与成年女性通常发生关节炎和关节痛不同,仅 8%~10% 的儿童出现关节症状。

■ 儿童患者常累及大关节而不是小关节。膝关节(82%)最易被累及,其次依次为踝关节、腕关节、肘关节、颈椎、手足关节、髋关节、肩关节和胸锁关节。

■ 关节症状持续时间通常不足 4 个月,但一些持久性关节炎病例可达 2~13 个月,这达到了幼年类风湿关节炎的诊断标准。

妊娠期女性

■ 50%~60% 的育龄期女性对细小病毒 B19 呈免疫状态。

■ 家庭成员暴露者有 50% 的血清转化风险,而日托或教室暴露者有 20%~50% 的血清转化风险。

■ 妊娠期感染后,急性期仅有 30%~44% 的病例有症状(关节痛和皮疹)。

■ 妊娠 20 周前感染后造成胎儿丢失(流

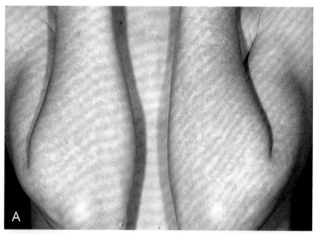

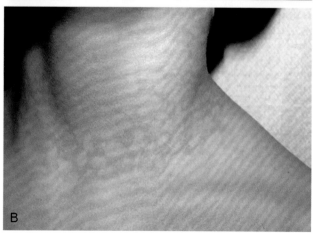

图 10.7 (A,B)传染性红斑。网状模式的红斑。

产、死胎、死产）的整体风险是 8%~17%，妊娠 20 周后的风险为 6%~20%。

▪ 胚胎感染可致贫血、高输出性心力衰竭、胸腔积液、羊水过多和非免疫性胎儿水肿。

▪ 整体上，大多数细小病毒 B19 感染的妊娠期女性可分娩健康的婴儿。

实验室检查和活检

▪ 对于免疫缺陷宿主的急性细小病毒 B19 感染，采用酶联免疫分析的方法检测血清中 IgM 抗体是最为敏感的指标。该抗体可持续存在 6 个月以上。

▪ 聚合酶链反应是检测细小病毒 B19 最敏感的方法，也是免疫缺陷患者首选的检测方法。该方法可用于检测胎儿和母亲的血液，以及羊水。

▪ 疾病暴露的妊娠期女性应行血清学或其他诊断性检测。

▪ 所有感染细小病毒 B19 的妊娠期女性应行连续的胎儿超声监测。

鉴别诊断

▪ 猩红热。

▪ 肠道病毒感染。

▪ 风疹。

▪ 类风湿关节炎（有关节症状时）。

病程及预后

▪ 皮疹出现后患者即不再具有传染性。

▪ 大多数感染为自限性，且不伴后遗症。

🧒 儿童注意事项

● 当出现皮疹时，患儿即能返回托儿所和学校。

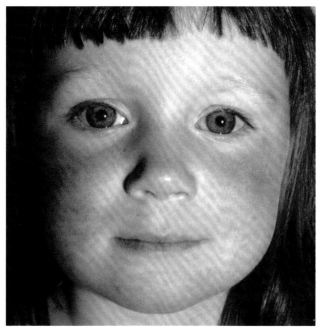

图 10.8　面部红斑呈"拍红的面颊"外观。面颊的红色斑块不累及鼻唇沟和口周皮肤。

治疗

- 非甾体抗炎药(NSAID)可控制大多数患者的关节症状。
- 应告知患者这种不常见的皮疹会消退,无须治疗。
- 如果胎儿感染,应在三级医疗中心进行胎儿宫内状况评估和治疗。

川崎病

描述

- 川崎病又称皮肤黏膜淋巴结综合征,是一种病因未明、好发于婴幼儿的急性多系统性血管炎。
- 其近期和远期的主要死亡原因是心血管受累。
- 在世界范围内呈散发或流行,但在日本最常见。
- 发病年龄为 7 周龄至 12 岁(平均 2.6 岁),罕见报道成人病例。
- 罕见复发。
- 6 月龄以下和 5 岁以上的患者,诊断通常被延误。

CDC 的川崎病诊断标准

- 满足以下六条临床特征中五者可诊断为川崎病:
  - 不明原因的发热超过 5 天(95%);
  - 双侧结膜充血(87%~90%);
  - 口唇和口腔变化(85%~95%);
  - 颈部淋巴结直径>1.5cm(60%~70%);
  - 伴水疱或结痂的多形性皮疹(85%~90%);
  - 四肢末端的变化(90%~95%)。
- 如果其他疾病已被排除,上述六条不足五条,患者有冠状动脉瘤,也可诊断为川崎病。
- 6 月龄以下婴儿仅有迁延性发热和冠状动脉瘤("非典型川崎病"),对于所有不明原因发热的小婴儿,把川崎病纳入诊断的考虑范围非常重要。

皮肤表现

结膜感染

- 结膜感染出现在发病 4 天之内,1 周消退。
- 70%的病例发生葡萄膜炎。
- 不出现脓性分泌物或溃疡。

口腔黏膜改变

- 发病 3~5 天后口唇和咽部潮红。
- 口唇表现为干燥、皲裂、破溃和结痂。
- 增生性舌乳头导致"草莓舌"(80%),这类似猩红热所见。

肢端改变

- 发病 2~5 天后,掌跖潮红,手足呈非凹陷性水肿。疼痛可非常严重,以致限制行走和手的使用。水肿持续约 1 周。
- 手足脱屑发生在发热 10~14 天后。皮肤脱屑呈大片状,从指甲和指尖周围开始,发展至掌跖部。
- 数周后甲部可见 Beau 线。

皮疹

- 发热后不久即出现皮疹。

皮疹呈多形性，可见斑疹、丘疹、荨麻疹样及多形红斑样皮损。荨麻疹样皮损和播散性、深红色斑丘疹最为常见。

尿布区皮炎常见，于第 1 周出现，红色斑疹和丘疹可融合。5~7 天内出现脱屑。

伴尿布区炎症的儿童，皮肤剥脱出现在皮损边缘、阴唇及阴囊。

会阴脱屑发生在指尖和趾部脱屑 2~6 天之前。

非皮肤表现

发热

发热，不伴寒战或出汗，持续 5~30 天（平均 8.5 天）。

发热突然出现，体温高达 38.3℃~40℃，抗生素或退烧药无效。

颈部淋巴结肿大

肿大淋巴结质地坚实、无触痛、不化脓，通常局限于单个颈部淋巴结。

心脏受累

在美国，川崎病是儿童获得性心脏病的主要原因。如果未治疗，20%~25%的儿童发生冠状动脉瘤。

川崎病早期，超过 50%的患者出现伴心动过速、奔马律的心肌炎，这些心律失常有时导致猝死。

亚急性期，约 1/4 的患者出现中动脉（尤其是冠状动脉）动脉瘤。这些损害可持久存在，或形成瘢痕性动脉狭窄，或血管造影示消退。动脉瘤和血栓形成出现在发病 12~25 天之间，这可导

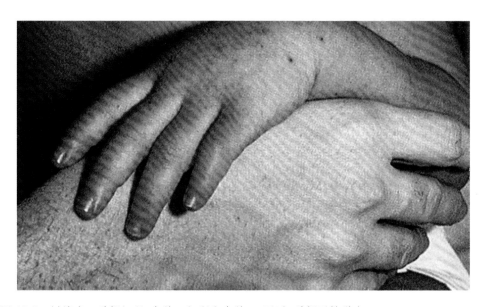

图 10.9 川崎病。手部红斑、水肿。红斑和水肿 14 天后，手部开始脱皮。(Courtesy of Nancy B. Esterly, MD.)

致充血性心力衰竭、心包积液、心律失常和因心肌缺血或动脉瘤破裂所致的死亡。

■ 疾病高峰在第 3 周,此后通常缓解。

■ 心脏后遗症在男性患者、1 岁以下婴儿和 5 岁以上儿童中高发。

■ 1 岁以下的男性患儿,若伴迁延性发热、血小板升高和血沉加快,心脏受累的风险最大。

实验室检查

■ 没有诊断性试验。

■ 急性期以淋巴细胞增多(20 000~30 000/mm³)伴核左移、血小板增多和贫血为特征。

■ 发热时,伴血沉、C 反应蛋白水平、血清 α1−抗胰蛋白酶水平升高,并持续 10 周以上。

■ 血小板在发病第 10 天时开始升高,高峰达 600 000/mL~1 600 000/mL,30 天时恢复至正常。

病程及预后

■ 伴巨大动脉瘤(最大直径>8mm)的患儿预后最差。

■ 近 10% 的患儿治疗后临床症状无改善。

治疗

■ 发病 10 天内,单次静脉注射免疫球蛋白 2g/kg,并联合阿司匹林 30~80mg/kg。热退后,阿司匹林可减至 3~5mg/kg,每

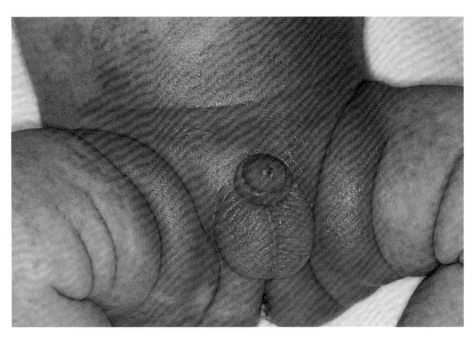

图 10.10　川崎病。发病 3~4 天后,可见播散性、烫伤样红色斑片,通常集中在肛周区域。5~7 天时,皮疹融合,并脱屑,脱屑从皮疹边缘开始。指尖和趾部脱屑出现在 2~6 天后。

天 1 次。这样治疗可使 80%~90% 的病例临床症状消退,冠状动脉瘤风险降至 2%~4%。

■ 约 10%的儿童对静脉注射用免疫球蛋白治疗抵抗。对这些病例,应考虑将甲强龙作为静脉注射用免疫球蛋白的替代治疗。

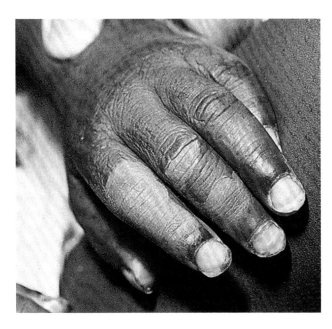

图 10.11　川崎病。手部脱皮约在发热后 2 周。(Courtesy of Nancy B. Esterly, MD.)

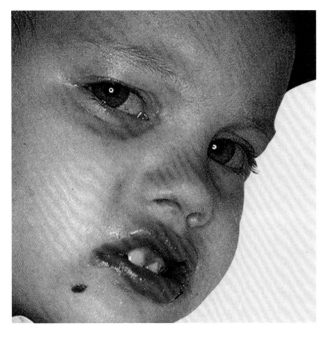

图 10.12　川崎病。非化脓性结膜感染以及伴皲裂、结痂的樱桃红样唇是本病的早期特征。(Courtesy of Anne W. Lucky, MD.)

药疹

描述

- 药疹是常见的药物治疗并发症,表现多样,能模仿多种皮肤病。

病史

- 药疹发生在 2%~3% 的住院患者,大多数病例曾用多种药物。
- 在药物副作用中,皮肤是最易受累器官。
- 患者可有发热,数小时后出现弥漫性斑丘疹、荨麻疹、泛发的瘙痒,或这些症状同时发生。
- 药疹的出现与患者的年龄、诊断和生存率无关。
- 药物的应用可在发疹前数周或数年。但机体致敏后,药疹可在数分钟至 24~48 小时内发生。
- 一种药物致敏的患者可对化学结构相关的药物发生交叉过敏。
- 大多数药疹的机制分两种:免疫性(之前描述过的四种类型超敏反应)和非免疫性(更常见)。

麻疹样药疹

- 最常见的药疹,斑丘疹损害通常与病毒疹难以区分。
- 用药 7~10 天后发疹,也可在停药后发疹。皮疹持续 1~2 周后消退。部分病例尽管仍在应用药物,药疹也可消退。

- 斑丘疹、红斑和丘疹可融合,以对称、泛发的方式分布,通常不累及面部,常伴瘙痒。黏膜、掌跖也可被累及。
- 对症治疗包括口服抗组胺药物和外用清凉洗剂(如 Sarna 洗剂)。

荨麻疹样药疹

- 阿司匹林、青霉素和血液制剂是导致荨麻疹样药疹的最常见原因,但几乎所有药物都能引起风团。
- 用药数分钟内(速发反应)至数小时(加速反应)出现过敏性 IgE 依赖的反应。
- 在循环免疫复合物病(血清病)中,荨麻疹在服药后 4~21 天发生;风团常在24 小时内消退,仅在其他部位复现。停用药物后,皮疹数周后消退。
- 非免疫性组胺反应可在数分钟内出现,此类致敏药物或因素(如吗啡、可待因、多黏菌素 B、龙虾、草莓)可直接作用于肥大细胞。
- 对症治疗包括口服抗组胺药物和外用清凉洗剂(如 Sarna 洗剂);外用局部类固醇激素无效。
- 严重病例需住院、观察、插管和应用肾上腺素。

内在–外在反应

- 外用药物先导致接触性皮炎。随后,当暴露于相同的口服药物或化学上相关的药物时出现局灶性发作或泛发的皮疹。
- 当继续使用致敏药物时,皮疹会加重和泛发。

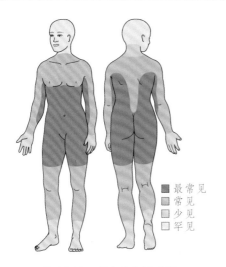

图 10.13　药疹分布示意图。

最常见
常见
少见
罕见

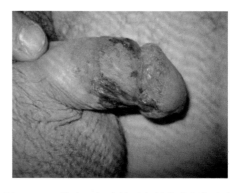

图 10.14　药疹。龟头是固定性药疹的好发部位。

- 内在-外在反应通常是局部潮红,尤其是腋窝和腹股沟。
- 外用或口服类固醇能控制这些皮疹。

多形红斑和中毒性表皮坏死松解症

- 多形红斑的皮疹呈靶形,重症多形红斑可形成大疱。
- 多形红斑可局限于皮肤或黏膜,也可泛发全身。
- 重症多形红斑通常由药物所致。肺炎支原体、单纯疱疹病毒感染和部分药物导致轻型多形红斑。
- 中毒性表皮坏死松解症是严重且致命的。死因是由于大面积的皮肤剥脱,进而致使体液丧失和败血症。
- 重症病例最好在烧伤科和 ICU 治疗。
- 口服类固醇的应用与否仍有争议。

剥脱性红皮病

- 表现为皮肤泛发性潮红和脱屑。
- 该病有致死的风险。

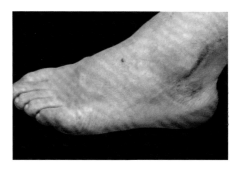

图 10.15　药疹。源于米诺环素的色素沉着包含黑素或铁,可见于下肢(皮损内可遗留瘢痕)和日光暴露部位。

固定性药疹

- 用药后迅速出现单个或多个、圆形、境界清楚、灰红色的斑块,每次用药后准确地出现在相同的部位。
- 一般在皮疹出现之前或同时伴有瘙痒和烧灼感,这些感觉可以是陈旧性皮疹再激活的唯一表现。
- 皮疹处通常可见水疱,之后破溃,继而脱屑或结痂(在大疱性皮损之后),痊愈时表现为棕色色素沉着。
- 皮疹可见于任何部位的皮肤和黏膜,

框 10.1 药疹与致敏药物

斑丘疹(发疹性)损害

- 氨苄西林
- 抗转录病毒药
- 巴比妥酸盐
- 二氟苯水杨酸(二氟尼柳)
- 吉他霉素
- 金制剂
- 人表皮受体抑制剂
- 异烟肼
- 甲氯芬那酸(敏康能)
- 吩噻嗪类
- 保泰松
- 苯妥英(5%儿童;剂量依赖性)
- 奎宁
- 磺胺类药
- 噻嗪类
- 酪氨酸酶抑制剂
- 硫脲嘧啶类
- 甲氧苄啶-磺胺甲氧异恶唑(伴艾滋病的患者)

紫癜性反应

- 阿司匹林
- 青霉素
- 射线照相染料
- 血清(动物来源)

血清病

- 阿司匹林
- 青霉素
- 链霉素
- 磺胺类药
- 硫脲嘧啶

痤疮样(脓疱性)药疹

- 溴化物
- 激素
  - 肾上腺皮质激素
  - 雄激素
  - 皮质激素
  - 口服避孕药

- 碘化物
- 异烟肼
- 锂剂
- 苯巴比妥(加重痤疮)
- 表皮生长因子受体抗体(西妥昔单抗)
- 苯妥英

秃发

- 别嘌呤醇
- 抗凝药
- 抗甲状腺药
- 化疗药
  - 烷化剂
  - 抗代谢药
  - 细胞毒药
- 秋水仙碱
- 降胆固醇药
- 吲哚美辛
- 左旋多巴
- 口服避孕药
- 普萘洛尔
- 奎纳克林
- 维A酸
- 铊
- 维生素A

结节性红斑

- 碘化物
- 口服避孕药
- 磺胺类药

剥脱性红皮病

- 别嘌醇
- 砷剂
- 巴比妥酸盐
- 卡托普利
- 头孢西丁
- 氯喹
- 西咪替丁
- 金盐
- 乙内酰脲

(待续)

框 10.1(续)

- 异烟肼
- 锂剂
- 汞利尿剂
- 对氨基水杨酸
- 保泰松
- 磺胺类药
- 磺脲类药

固定性药疹

- 阿司匹林
- 巴比妥酸盐
- 甲喹酮
- 安替比林
- 酚酞
- 保泰松
- 磺胺类药
- 四环素类药
- 甲氧苄啶–磺胺甲氧异恶唑
- 非甾体抗炎药(NSAID)
- (许多其他报道的药物)

扁平苔藓样药疹

- 抗疟药
- 砷剂
- β受体阻滞剂
- 卡托普利
- 呋塞米
- 金制剂
- 甲基多巴
- 青霉胺
- 奎尼丁
- 磺脲类药
- 噻嗪类

多形红斑样药疹

- 别嘌醇
- 巴比妥酸盐
- 卡马西平
- 乙内酰脲
- 米诺地尔
- 呋喃妥因

- NSAID
- 青霉素
- 酚酞
- 吩噻嗪类
- 利福平
- 磺胺类药
- 磺脲类药
- 舒林酸

狼疮样药疹

常见

- 肼屈嗪
- 普鲁卡因胺

可能

- 醋丁洛尔
- 卡马西平
- 乙琥胺
- 碳酸锂
- 青霉胺
- 苯妥英
- 丙硫氧嘧啶
- 柳氮磺胺嘧啶

不常见

- 氯丙嗪
- 氢氯噻嗪
- 异烟肼
- 甲基多巴
- 奎尼丁

光敏性药物

- 胺碘酮
- 卡马西平
- 氯丙嗪
- 呋塞米
- 灰黄霉素
- 洛美沙星
- 甲氨蝶呤(日晒再激活)
- 萘啶酮酸
- 萘普生
- 吩噻嗪类

(待续)

框 10.1(续)

- 吡罗昔康(费定)
- 补骨脂素
- 奎宁
- 磺胺类药
- 四环素类
  - 地美环素
  - 多西环素(较四环素和米诺环素少见)
- 噻嗪类药
- 甲苯磺丁脲

导致皮肤色素沉着的药物

- 促肾上腺皮质激素(像艾迪生病样的棕色)
- 胺碘酮(青灰色)
- 抗肿瘤药
  - 博来霉素(30%;棕色,斑片,线状)
  - 白消安(像艾迪生病样弥漫性色沉)
  - 环磷酰胺(甲)
  - 多柔比星(甲)
- 抗疟药(蓝灰色或黄色)
- 砷剂(弥漫性,棕色,斑状)
- 氯丙嗪(日光暴露处青灰色)
- 氨苯吩嗪(红色)
- 重金属
  - 铋
  - 金
  - 汞
  - 银
- 马来酸美西麦角(红色)
- 米诺环素(斑片或弥漫性蓝黑色)
- 口服避孕药(棕褐色)
- 补骨脂素
- 利福平(非常高剂量;红人综合征)

玫瑰糠疹样药疹

- 砷剂
- 巴比妥酸盐
- 铋化物
- 卡托普利
- 可乐定
- 金化合物

- 甲氧丙嗪
- 甲硝唑
- 吡本乍明

中毒性表皮坏死松解症

- 别嘌醇
- 保泰松
- 苯妥英
- 舒林酸

小血管皮肤血管炎

- 别嘌醇
- 苯妥英
- 肼屈嗪
- 青霉素
- 吡罗昔康(费定)(Henoch-Schönlein 紫癜)
- 丙硫氧嘧啶
- 奎尼丁
- 磺胺类药
- 噻嗪类

水疱和大疱

- 巴比妥酸盐(受压处;昏迷患者)
- 溴化物
- 卡托普利(天疱疮样)
- 头孢菌素类(天疱疮样)
- 可乐定(瘢痕性类天疱疮样)
- 呋塞米(光毒性)
- 碘化物
- 吡哌酸(光毒性)
- 萘普生(像皮肤迟发性卟啉病)
- 青霉胺(落叶性天疱疮样)
- 安替比林
- 吡罗昔康(费定)
- 磺胺类药

眼部类天疱疮

- 地美溴铵
- 碘依可酯
- 肾上腺素
- 碘苷
- 普鲁卡因

(待续)

框 10.1(续)

- 噻吗洛尔

化疗诱导肢端红斑

- 环磷酰胺
- 阿糖胞苷
- 多柔比星
- 氟尿嘧啶

- 羟基脲
- 巯嘌呤
- 甲氨蝶呤
- 米托坦
- 索拉非尼
- 苏尼替尼

但龟头是最好发部位。四环素、复方增效磺胺和非甾体抗炎药通常导致龟头处的固定性损害或固定性药疹。

- 再次接触这种药物至发病的时间是 30 分钟至 8 小时。
- 每次加重后,一些患者经历顽固期(数周至数月),在此期间,药物暴露不能激活皮损。
- 仔细询问病史很重要,因为患者常不会主动提及用药史。
- 采用可疑药物激发出皮损可确诊本病、预防复发、减轻患者对性病的担心。

药物诱导的色素沉着

- 很多不同的药物可导致色素沉着,这些药物包括抗心律失常药(胺碘酮)、抗疟药、抗生素(米诺环素)、抗病毒药(齐多夫定)、抗癫痫药(乙内酰脲)、化疗药、重金属、激素和抗精神病药(氯丙嗪)。色素沉着通常随时间延长而消退(数月至数年)。
- 胺碘酮导致灰红色色沉,之后变为蓝灰色或灰白色,色沉通常分布于光暴露区域。
- 米诺环素(美满霉素)通常导致痤疮皮损处的蓝灰色或盐灰色色沉,也累及

齿龈或其他任何部位。
- 齐多夫定导致甲的棕色纵行条纹,以及口唇和口腔黏膜的棕色色沉。
- 抗疟药导致面颊或其他部位典型的棕色色沉。
- 乙内酰脲可导致面部黄褐斑样棕色色沉。
- 博来霉素导致惊人的反应,包括躯干和四肢的鞭抽状色沉。
- 黄褐斑,一种典型的面颊和面中部的棕色色沉,与口服避孕药相关。宽谱UVB 和 UVA 也导致色沉。

苔藓样药疹

- 其临床和组织学模式类似扁平苔藓。
- 用药至发疹间的潜伏期是 3 周至 3 年。
- 皮疹为多发的、扁平的、瘙痒性紫红色丘疹,可累及口腔黏膜。
- 皮损消退后遗留棕色色沉。
- 金制剂、抗疟药通常是药物诱导性扁平苔藓最常见的原因。
- 病程慢性,停药后持续数周至数月。

光敏性药疹

- 系统和外用药物均能诱发光敏。
- 有两种主要的类型:光毒性反应和光

变态反应。

- 光毒反应与药物浓度相关,能影响任何人。首次用药即可发病,停药后皮损逐渐消退。皮损局限于光暴露处,光暴露 24 小时内出现红斑。

- 光变态反应少见,与药物浓度无关。光暴露 48 小时后发疹。皮疹可累及非光暴露处。

甲分离

- 甲分离是指甲板从甲床分离。

- 可见于光敏药物的应用,发生在应用四环素、补骨脂素和氟喹诺酮后。

小血管坏死性血管炎(可触及的紫癜)

- 小血管坏死性血管炎可由药物所致。

- 皮损通常集中于小腿。

- 肾脏、关节和颅内血管也可被累及。

化疗诱导的肢端红斑

- 掌跖部刺痛,之后数天表现为疼痛性、对称性、境界清楚的肿胀和红斑。

- 相比于足部,对手部的影响更为严重。

- 先是局部苍白,后水疱、剥脱和再上皮化。

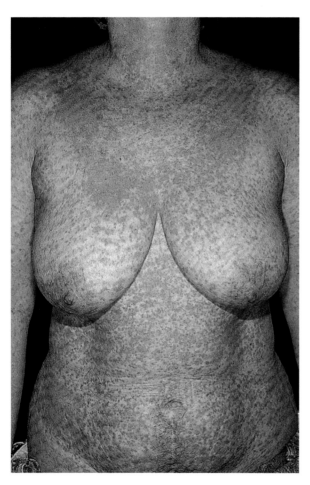

图 10.16　斑丘疹性药疹。斑丘疹性药疹通常难以同病毒疹相区别。氨苄西林可导致弥漫性斑疹、丘疹,但其他药物也可导致这种类型的药疹。

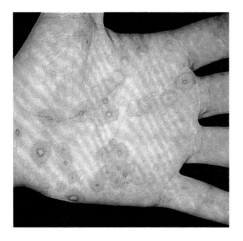

图 10.17 多形红斑。手掌可见经典的戒指样皮疹。

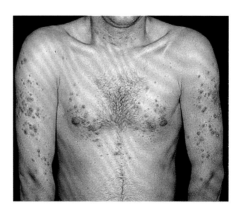

图 10.19 急性泛发性发疹性脓疱病。抗生素，尤其是 β-内酰胺类和大环内酯类是该型药疹的主要原因。

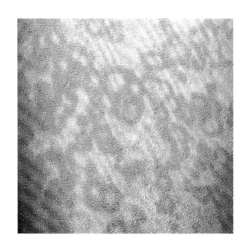

图 10.18 荨麻疹样药疹。药物是荨麻疹的一种常见原因。

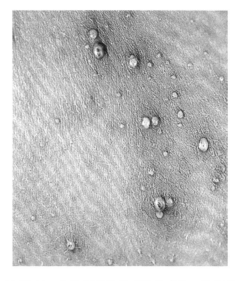

图 10.20 急性泛发性发疹性脓疱病。使用青霉素 5 天后出现无数脓疱，停药后，脓疱在 2 周内自行消退。

- 化疗诱导的肢端红斑大多发生在应用阿糖胞苷、氟尿嘧啶和多柔比星之后。
- 该反应是剂量依赖性的，可能是药物的直接毒性作用所致。
- 潜伏期是 24 小时至 10 个月，病情轻重不一。
- 阿糖胞苷易导致水疱的出现。
- 治疗尚存争议。治疗包括抬高患肢和

冷湿敷。
- 部分病例系统应用类固醇有效。
- 治疗期间使手足变凉会减慢血流，进而减轻反应。
- 调整药物剂量也有益于改善症状。

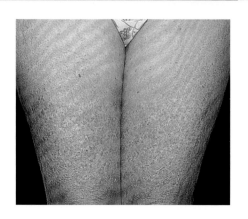

图 10.21 光敏性药疹。该患者服用噻嗪类降压药后在光暴露处出现红斑和丘疹。

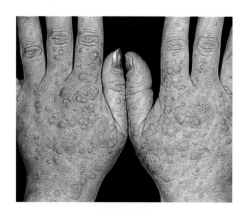

图 10.22 光敏性药疹。患者服用胺碘酮后出现对称分布的红色丘疹。

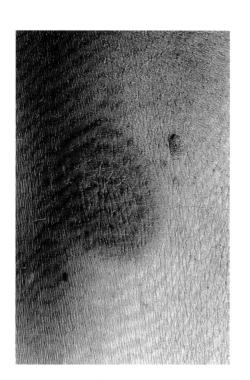

图 10.23 固定性药疹。服药后迅速出现,每次服药后准确地复发于相同的部位,皮疹单发或多发,圆形,境界清楚,呈灰红色。

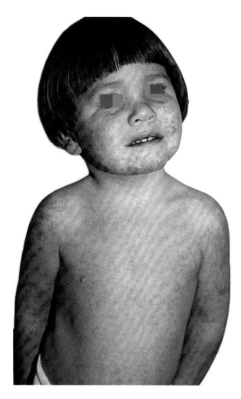

图 10.24 病毒疹。典型的病毒疹难以同斑丘疹性药疹相区别。

急性泛发性发疹性脓疱病

- 急性泛发性发疹性脓疱病以遍布全身大部的多发性细小的浅表性脓疱为特征。
- 导致本病最常见的药物是抗生素（大多数是青霉素）。
- 服药和发疹的间隔较短（平均 5 天），在 15 天内消退。
- 常伴发热、白细胞增多和病态面容。
- 脱屑，但不留瘢痕。
- 停用致敏药，单用润肤剂即可。

中毒性休克综合征

描述

- 中毒性休克综合征是一种急性毒素介导的、累及多系统的疾病，表现为高热、弥漫性红皮病、黏膜充血及严重的低血压。

病史

- 过去，中毒性休克综合征的患者大多是育龄期女性，其阴道感染或定植金黄色葡萄球菌产毒株（噬菌体 1 组；TSST-1，肠毒素 B、A、C1）。平均 4 天发病，使用高吸收卫生棉条者发病风险更高。
- 化脓性链球菌产毒株（M 蛋白型 1、3、12、28；毒素 SPE-A 或 SPE-B）也能导致中毒性休克综合征（链球菌性中毒性休克综合征）。在这型综合征中，感染灶通常累及皮肤或软组织。多数患者表现为菌血症。

- 非月经期相关的中毒性休克综合征所占比例为 20%~30%。潜伏期平均 7 天。细菌性气管炎（尤其是流感病毒 B 感染后）和烧伤患者是非月经期相关的中毒性休克综合征的高危人群。
- 中毒性休克综合征的发生与外科及非外科伤口感染、流产、分娩、鼻腔填塞术和避孕海绵相关。
- 在各型中毒性休克综合征中，易感宿主通常有较低或无毒素特异性抗体，以及利于毒素产生的局部因素。

皮肤表现

- 中毒性休克综合征在发病 1~3 天之内，表现为躯干的猩红热样皮疹，后波及四肢。发病早期，可表现为手足水肿（50%）、瘀点（27%）、结膜充血（85%）、口咽充血（90%）和外阴充血（100%）。发病 1 或 2 周后，多数患者表现为泛发的（累及掌跖）、瘙痒性猩红热样发疹，面部罕见受累。发病 10~21 天后，掌跖、指（趾）端脱屑。
- 在链球菌性中毒性休克综合征中，80% 的患者表现为皮肤软组织感染，70% 的患者表现为深部软组织感染，如坏死性筋膜炎，需立即手术清创。

非皮肤表现

- 中毒性休克综合征患者迅速发展为高热、腹痛、呕吐、头痛、肌痛，进而出现严重的低血压和多脏器衰竭。
- 中毒性休克综合征的儿童较成人更易出现呼吸窘迫。

实验室检查和活检

- 血液和血清生化异常可反映多脏器损害情况。
- 中毒性休克综合征的病理改变无特异性。
- 皮肤活检可将中毒性休克综合征与中毒性表皮坏死松解症、药物超敏反应相鉴别。

鉴别诊断

- 药疹。
- 川崎病。
- 婴儿结节性多动脉炎。
- 猩红热。
- 葡萄球菌性烫伤样皮肤综合征。
- 中毒性表皮坏死松解症。
- 病毒疹。

病程及预后

- 早期应用抗生素和支持治疗,死亡率低:整体 3.7%;男性 12.2%;女性 2.6%。

治疗

- 中毒性休克综合征的治疗目的是使脏器损害最小化,这可通过休克的支持治疗以及感染药物和外科治疗来实现。
- 中毒性休克综合征需采用耐 β 内酰胺

框 10.2　中毒性休克综合征病例定义

主要标准(需满足所有 4 条)

- 发热:体温>38.9℃(102℉)
- 皮疹:弥漫性或手掌红斑,后发展为手足边缘脱屑
- 黏膜:非化脓性结膜充血,或口咽部充血,或阴道充血或分泌物
- 低血压:成人(>16 岁)收缩压<90mmHg,或儿童收缩压低于同年龄 5%;直立性低血压,如由躺转为坐后舒张压下降>15mmHg;或有直立性晕厥史

多系统受累(需满足 3 条或以上)

- 胃肠道:发病时呕吐或恶心史
- 肌肉:发病 4~20 天后肌酸磷酸肌酶>实验室正常值上限 2 倍
- 中枢神经系统:患者未休克或无高热时,出现意识丧失或改变,不伴定位体征
- 肾脏:尿素氮或肌酐清除率>实验室正常值上限 2 倍;尿检异常(>5 白细胞/高倍视野;>

1 红细胞/高倍视野;蛋白>1+);或少尿为 24h 尿量<1mL/(kg·h)
- 肝脏:总胆红素>实验室正常值上限 1.5 倍;或谷丙转氨酶>实验室正常值上限 2 倍
- 血液:血小板减少(PLT<100 000/mm³)
- 心肺:成人呼吸窘迫综合征;或肺水肿;或新发的二度或三度心脏传导阻滞;低电压和 ST-T 段改变符合心肌炎标准;心力衰竭的表现,如新发奔马律,或发病期间胸片提示心脏体积增大,或心内科专家的诊断
- 代谢:血清钙<7mg/dL,伴血清磷<2.5mg/dL,总蛋白<5mg/dL

没有其他疾病的证据

- 当获得:血、咽、尿、脑脊液细菌培养阴性
- 当获得:钩端螺旋体、立克次体血清学检查阴性
- 缺少川崎病的证据:无单侧淋巴结病或发热不到 10 天

From Chesney RW, Chesney PJ, Davis JP, Segar WE. Clinical manifestations of toxic shock syndrome. *JAMA* 1981;246(7):741–748.

酶抗生素(苯唑西林、萘夫西林、头孢西丁、万古霉素、克林霉素)静脉治疗。3~5 天后，改为口服抗生素，总疗程

10~14 天。

■ 静脉注射用免疫球蛋白对部分患者有益，因为它可以中和抗体。

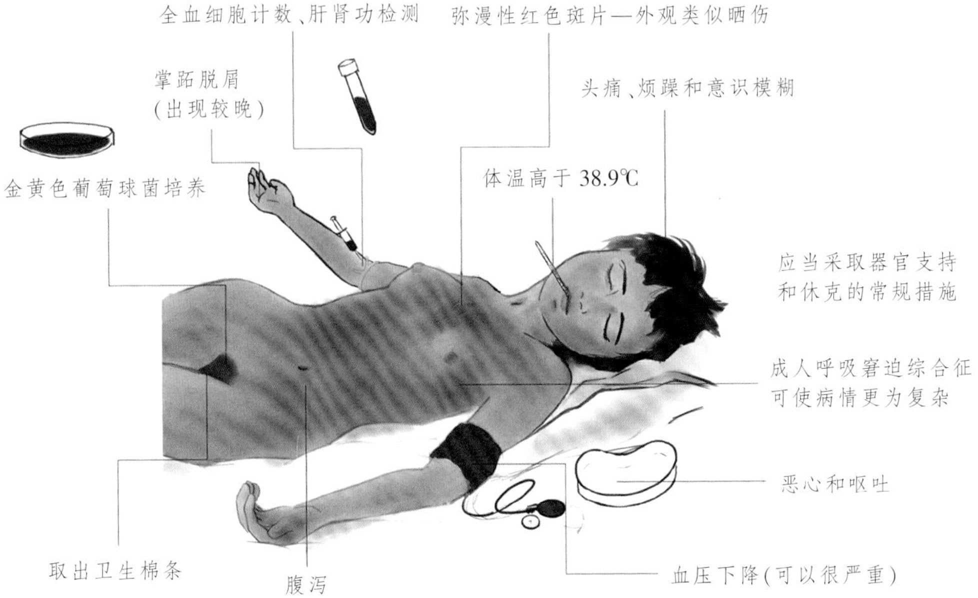

全血细胞计数、肝肾功检测

弥漫性红色斑片—外观类似晒伤

掌跖脱屑（出现较晚）

头痛、烦躁和意识模糊

金黄色葡萄球菌培养

体温高于 38.9℃

应当采取器官支持和休克的常规措施

成人呼吸窘迫综合征可使病情更为复杂

恶心和呕吐

取出卫生棉条

腹泻

血压下降(可以很严重)

图 10.25 中毒性休克综合征。(Netter illustration from www.netterimages.com.)

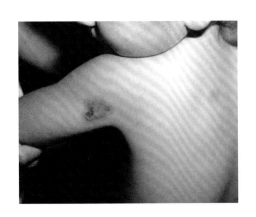

图 10.26 固定性药疹。儿童服用甲氧苄啶-磺胺甲异恶唑后出现固定性药疹。口服抗生素史有助于区分固定性药疹和环状肉芽肿。

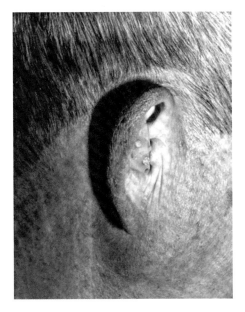

图 10.27 胺碘酮性药疹。胺碘酮可导致青灰色色素沉着。

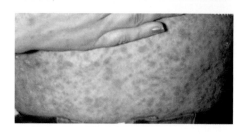

图 10.28 苔藓样药疹。皮肤活检证实苔藓样
药疹。停用致敏药后,苔藓样药疹可持续数月。

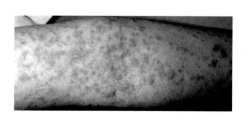

图 10.29 苔藓样药疹。苔藓样药疹呈深红色
至紫色,伴少量鳞屑。

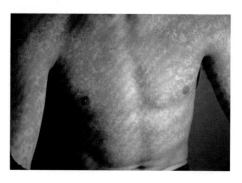

图 10.30 青霉素性药疹。因青霉素所致的弥
漫性麻疹样药疹。

(张江安 译 罗勇奇 审校)

第 11 章

超敏反应综合征和血管炎

James G. H. Dinulos

多形红斑

描述

- 多形红斑是一种以靶形皮损为特征的相对常见、经常复发的炎症性疾病。

病史

- 通常多形红斑与单纯疱疹、肺炎支原体和上呼吸道感染有关,但多形红斑也可与许多疾病有关(表 11.1)。
- 少见的情况为多形红斑与接触性过敏原、药物、结缔组织疾病、物理因素、X 线治疗、妊娠和内脏恶性肿瘤有关。
- 在至少 50% 的多形红斑患者中病因是未知的。
- 少数单纯疱疹感染再激活的患者发生复发性多形红斑。
- 多形红斑被认为是通过针对表达外源病毒或药物抗原的角质形成细胞所引起的细胞毒性免疫应答。

皮肤表现

- 顾名思义,多形红斑表现出多种形态

的皮损:靶形损害、红斑和丘疹、荨麻疹样损害、水疱和大疱。
- 如果发现靶形损害,患者应仅在临床上诊断为多形红斑。
- 靶形损害开始表现为暗红色、圆形斑疹和丘疹,可伴有灼热感和瘙痒。
- 这些早期皮损表现为突然对称性出现在手掌、脚掌、手背和脚背上,以及前臂和腿的伸侧。在非特异性早期病变在 24~48 小时内演变成靶形损害之前,不易作出多形红斑的诊断。
- 典型的"虹膜"或靶形损害是由红色斑

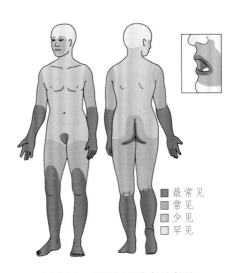

图 11.1 多形红斑分布示意图。

表 11.1	多形红斑的致病因素	
约 90% 的病例为感染诱发	致病病毒以发病率的降序排列	疱疹病毒:1 型和 2 型单纯疱疹病毒、Epstein-Barr 病毒、巨细胞病毒,水痘-带状疱疹病毒
		腺病毒
		肠道病毒:柯萨奇病毒 B5、埃可病毒
	致病细菌以发病率的降序排列	肺炎支原体
		白喉棒状杆菌
		溶血性链球菌
		嗜肺军团菌
		沙门菌
		麻风分枝杆菌
		肺炎球菌
药物(<10% 的病例)	高度可疑致病药物按降序排列	磺胺类药物(甲氧苄啶、磺胺甲噁唑)
		非甾体抗炎药
		青霉素
		抗惊厥药(巴比妥酸盐,卡马西平)
		乙内酰脲
		巴戊酸
		别嘌呤醇
		抗真菌药(特比萘芬)
		昔康类 *(吡罗昔康、替诺昔康)
	其他	咪唑类
		氯美扎酮
		系统用皮质类固醇
		头孢菌素
		喹诺酮类
		四环素
免疫因素	免疫疾病	移植物抗宿主病
		炎性肠病
		结节性多动脉炎
		结节病
		系统性红斑狼疮
	免疫接种	卡介苗、乙型肝炎和天花免疫接种
其他	食物添加剂	苯甲酸
		硝基苯
	化学物质	香水
		萜类

* 一类与血浆蛋白紧密结合的非甾体抗炎药。

From Samin F, Auluck A, Zed C, Williams PM. Erythema multiforme:a review of epidemiology, pathogenesis, clinical features, and treatment. *Dent Clin North Am* 2013;57(4):583-596.

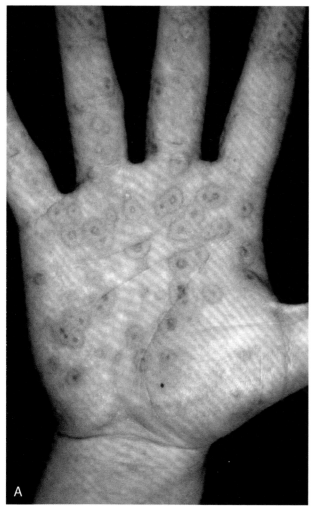

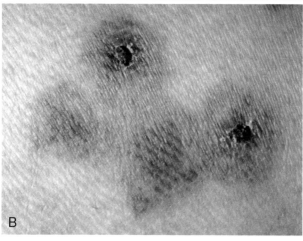

图 11.2　多形红斑。(A,B)暗红色斑疹或荨麻疹样丘疹在 24~48 小时内直径扩大至约 2cm。在皮损中心发展出丘疹、水疱或大疱,然后变得扁平且可消失。皮损外围颜色发绀,形成典型的靶形损害。

丘疹离心扩散到 1~3cm 的圆周形成的。虹膜中心表现为深红色、紫红色或水疱,这与表皮的急性损伤相关。这一中心区域周围环绕着苍白的水肿带,而其又被边缘锐利且境界清楚的红斑所环绕。

- 皮肤损害成群出现,在 1~2 周内消退,不遗留瘢痕。
- 炎症后色素变化很常见[色素减退和(或)色素沉着过度]。
- 口腔可出现大疱和糜烂。
- 多形红斑中见到的荨麻疹样斑块与荨麻疹的风团不同,前者保持恒定,不会在 24 小时内消退。
- 皮肤创伤部位可诱发出多形红斑的皮肤损害病变(Koebner 现象)。

非皮肤表现

- 多形红斑的前驱症状可有咳嗽、乏力和发热,并可能与肺炎相关。

实验室检查和活检

- 实验室检查是不必要的。水疱或糜烂提示单纯疱疹病毒感染,可通过病毒培养或直接免疫荧光证实。
- 皮肤活检显示伴有坏死角质形成细胞的界面改变,当诊断无法确定时可能有帮助。

病程及预后

- 多形红斑一般在 1 个月内消退。
- 发生与再激活单纯疱疹相关的多形红斑的患者可能需要抑制性治疗,以防止复发。

治疗

- 大多数多形红斑患者无须治疗。
- 水疱破裂和皮肤糜烂可采取局部措施,如局部外用抗生素。
- 泛发性多形红斑对系统应用皮质类固醇治疗 1~3 周反应迅速。应用泼尼

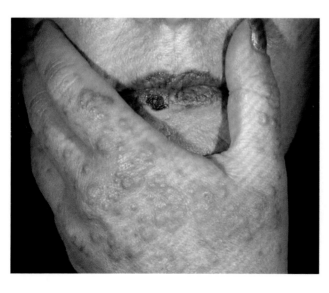

图 11.3 多形红斑。手掌、手背和前臂伸侧是靶形损害的早期好发部位。多形红斑可由单纯疱疹病毒感染引起。

松 40~80mg/d 至皮疹消退,然后适当减量。

- 复发性疱疹相关多形红斑可通过口服阿昔洛韦(200mg,每天 2~3 次或 400mg,每天 2 次)、伐昔洛韦 500mg/d,或泛昔洛韦 125mg,每天 2 次,进行持续性抑制病毒治疗。

Stevens-Johnson 综合征和中毒性表皮坏死松解症

描述

- Stevens-Johnson 综合征(SJS)和中毒性表皮坏死松解症(TEN)是两种以体表面积(BSA)不同程度出现表皮坏死为特征的疾病 (SJS:<10%BSA,SJS/TEN 重叠:10%~30%BSA,TEN:> 30% BSA)。

病史

- SJS 发生率是 TEN 的 3 倍。
- SJS 的死亡率为 10%,TEN 死亡率超过 30%。
- 80%~95%的 TEN 由药物反应引起。最常见的药物是复方新诺明和其他磺胺类药物、拉莫三嗪、卡马西平、苯妥英、苯巴比妥、柳氮磺胺吡啶、氨基青霉素、头孢菌素、喹诺酮类、奥昔康非甾体抗炎药、别嘌呤醇和奈韦拉平。
- 平均而言,TEN 发生在服用药物 2 周后。

- 患有艾滋病的患者感染 TEN 的风险比一般人高 1000 倍,部分可能与抗反转录病毒用药相关。
- 某些自身免疫疾病,如系统性红斑狼疮似乎更容易发生药物诱导的 TEN。
- 近期免疫接种(白喉-百日咳-破伤风、麻疹、脊髓灰质炎、流感)、病毒感染(巨细胞病毒、EB 病毒、单纯疱疹、水痘-带状疱疹、甲型肝炎、登革热)、支原体感染、链球菌感染、梅毒、组织胞浆菌病、球孢子菌病和结核病可促发 TEN。
- 急性移植物抗宿主病和造影剂可与 TEN 相关。
- TEN 是由易感宿主中 CD8 T 细胞介导的细胞死亡引起的。

皮肤表现

- 大多数患者出现弥漫性红色"晒伤样"疼痛性皮肤,伴有散在靶形损害和大疱。大疱迅速融合成片,导致皮肤广泛剥脱。
- 全层表皮坏死和脱离(坏死分解)留下疼痛性鲜亮的裸露表面。
- 轻微侧压即可使表皮脱离。
- 黏膜部位出现极其疼痛的糜烂。
- TEN 的皮肤后遗症包括色素沉着、发疹性黑色素细胞痣、甲营养不良和头发稀疏。

非皮肤表现

- 包括眼部(干燥综合征、睑球粘连、角膜瘢痕、失明)、肺部(慢性支气管炎和呼吸道阻塞)、口腔(唾液流量减少、牙周病)、泌尿生殖系统(阴道粘连、龟头炎和泌尿生殖系统狭窄)和消化系统(食管狭窄)。

实验室检查和活检

■ 皮肤活检可以帮助区分 TEN 和葡萄球菌性烫伤皮肤综合征。剥落的皮肤可以像"果酱卷"样卷到圆形木制涂抹器上,然后送去冷冻切片。这个快速简单的检测显示,在葡萄球菌性烫伤皮肤综合征表现为浅层表皮裂隙,在 TEN 则表现为全层表皮坏死。

■ 皮肤活检组织进行直接免疫荧光检测可以区分 TEN 和自身免疫疱病,如副肿瘤性天疱疮。

鉴别诊断

■ 金黄色葡萄球菌烫伤皮肤综合征。
■ 移植物抗宿主病。
■ 葡萄球菌中毒性休克综合征。
■ 川崎病。
■ 急性发病的副肿瘤性天疱疮。

病程及预后

■ SJS/TEN 可有发热、乏力、咳嗽和腹痛前驱症状。
■ 预后差的因素包括老年、广泛的水疱、免疫缺陷、中性粒细胞减少、肾功能受损和使用多种药物。
■ 总体而言,TEN 的死亡率为 30%~50%。
■ 急性移植物抗宿主病相关 TEN 的死亡率接近 100%。

治疗

■ 治疗方案以止痛为主,识别和治疗感染源,停用可疑致敏药物,维持液体和营养需求,并提供细致的局部伤口护理。必要时,重症患者应在烧伤病房进行治疗。

儿童注意事项

• 儿童的治疗原则和成人相同。
• 总体而言,儿童死亡率低于成人。

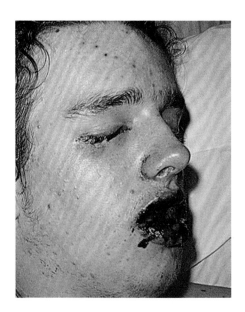

图 11.4　Stevens-Johnson 综合征。严重的大疱形成。结膜和口腔出现大疱。

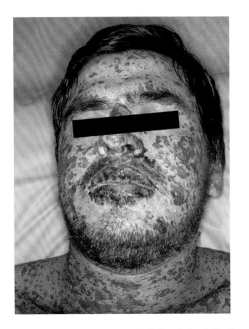

图 11.5 Stevens–Johnson 综合征。皮损呈扁平、非典型的靶形损害，或紫癜性斑疹广泛分布于躯干。此例泛发的病例皮损已糜烂和感染。

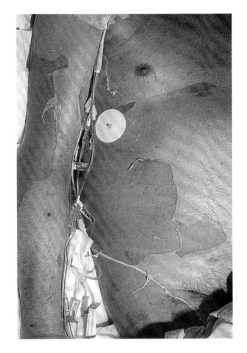

图 11.7 中毒性表皮坏死松解症中全层表皮的脱落。

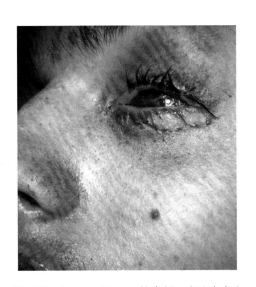

图 11.6 Stevens–Johnson 综合征。在这个青少年男孩中所见的渗出性结膜炎必须用眼用软膏进行治疗，以防止粘连。

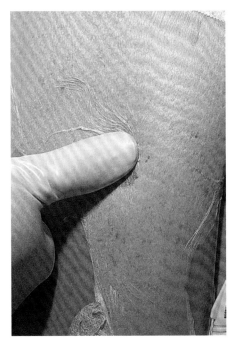

图 11.8 在中毒性表皮坏死松解症中轻压引起皮肤起皱（尼氏征）。

结节性红斑

描述

- 结节性红斑是以小腿伸侧表面淡红色结节为特征的脂膜炎。

病史

- 在成年人中,女性结节性红斑的发病率是男性的 5~6 倍,发病高峰年龄为 20~30 岁。在儿童中,男女发病率相等。

- 结节性红斑被认为是由多种抗原刺激的超敏反应所致。

- 多种细菌、病毒、真菌、寄生虫、药物、恶性肿瘤和结缔组织疾病都可与结节性红斑发病相关(框 11.1)。在美国,结节性红斑通常与链球菌感染和结节病

框 11.1 结节性红斑:相关因素和药物

感染

细菌感染

- 链球菌
- 结核
- 耶尔森鼠疫杆菌
- 支原体
- 鹦鹉热
- 布鲁菌属
- 弯曲杆菌属
- 志贺杆菌属
- 沙门菌属
- 麻风病
- 细螺旋体病
- 兔热病

病毒感染

- EB 病毒
- 乙型肝炎病毒
- 羊痘病毒
- 单纯疱疹病毒
- 巴尔通体

真菌感染

- 球孢子菌病
- 芽生菌病
- 组织胞浆菌病
- 孢子丝菌病

- 皮肤癣菌病

寄生虫感染

- 蛔虫病
- 阿米巴病
- 贾第鞭毛虫病

药物

- 磺胺类药
- 口服避孕药
- 溴化物
- 碘化物
- 米诺环素
- 金制剂
- 青霉素
- 水杨酸类

恶性肿瘤

- 淋巴瘤
- 白血病
- 肾细胞癌
- 放射治疗后

炎症状态

- 结节病
- 溃疡性结肠炎
- 克罗恩病
- 白塞病
- Sweet 综合征

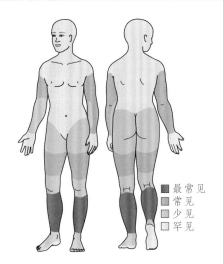

图 11.9　结节性红斑分布示意图。

最常见
常见
少见
罕见

相关。

- 半数病例为特发性。

皮肤表现

- 结节性红斑的特征是淡红色至暗红色坚硬结节,边界不明显,在胫前对称出现。结节性红斑也可发生于头部、颈部、躯干、手臂和大腿。
- 结节性红斑在 1~2 周后消退,表现类似于瘀伤,不会残留瘢痕。
- 常见踝部水肿和下肢疼痛。

非皮肤表现

- 结节性红斑可伴随发烧、乏力、腹泻、头痛、结膜炎和咳嗽。

实验室检查和活检

- 实验室评估应以病史和体格检查为指导。初始检查应包括咽拭子培养或链球菌属快速检测、全血细胞计数和胸片检查。
- 深及脂肪的皮肤活检对非典型病变有诊断帮助。
- 胸片可看到双侧肺门淋巴结肿大。结节病和其他疾病所引起的结节性红斑可出现此病变。

鉴别诊断

- 蜂窝织炎。
- 感染性的昆虫叮咬。
- 轻微创伤。
- 其他形式的脂膜炎。
- 过敏性紫癜。
- 浅深血栓性静脉炎。
- 血管炎。

病程及预后

- 新的群发性皮损通常持续 3~6 周,但极少数结节性红斑可持续数月至数年。

治疗

- 应明确和治疗相关的疾病和感染。停止诱发皮损的药物治疗。
- 通常,休息、压缩绷带和非甾体抗炎药可缓解症状(吲哚美辛、萘普生)。
- 过饱和的碘化钾和全身性应用皮质类固醇有助于慢性复发性结节性红斑的治疗。每日服用 300~900mg 碘化钾溶液,结节性红斑皮损可在 48 小时内好转,2 周内消退。

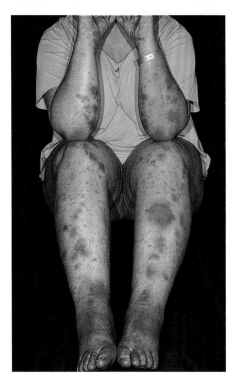

图 11.10　结节性红斑。在特征性分布部位见红色、结节样肿胀。

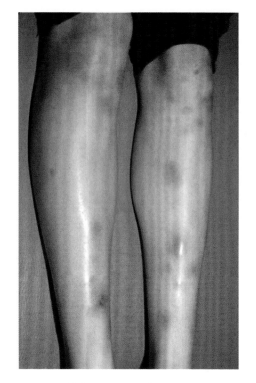

图 11.11　结节性红斑。皮损开始为胫前红色、结节样肿胀。通常双下肢都会受影响。皮损边界界定不清,直径为 2~6cm。

皮肤小血管炎(变态反应性血管炎)

描述

- 皮肤小血管炎概述了一组以皮肤小血管炎症为特征的疾病,主要累及毛细血管后微静脉。主要皮损为可触及性紫癜。

病史

- 皮肤小血管炎可由许多感染病原体、药物、化学制剂、食物过敏原(框 11.2)、

慢性结缔组织病和恶性肿瘤诱发(框 11.3)。

- 60%的患者未找到诱发因素或合并疾病。

- 皮肤小血管炎是由毛细血管后微静脉内免疫球蛋白 G(IgG)或 IgM 免疫复合物沉积引起的。

皮肤表现

- 早期病变显示血管损伤轻微,表现为无临床症状的紫癜性斑疹。

- 随着时间的推移,血管损伤越来越多,皮损融合,变得明显水肿且可触及,大

框 11.2 皮肤小血管炎的诱发因素

感染

细菌

- β-溶血性 A 群链球菌
- 金黄色葡萄球菌

病毒

- 甲型、乙型和丙型肝炎病毒
- 单纯疱疹病毒
- 流感病毒

真菌

- 白色念珠菌

原虫

- 疟原虫

寄生蠕虫

- 埃及血吸虫
- 曼森裂体吸虫
- 旋盘尾丝虫

药物

- 胰岛素
- 青霉素
- 乙内酰脲

- 链霉素
- 氨基水杨酸
- 磺胺类药
- 噻嗪类
- 吩噻嗪系
- 维生素
- 保太松
- 奎宁
- 链激酶
- 他莫昔芬
- 抗流感疫苗
- 口服避孕药
- 血清

化学制剂

- 杀虫剂
- 凡士林产品

食品过敏原

- 牛奶蛋白
- 谷胶

Adapted from Lotti T, Ghersetich I, Comacchi C, Jorizzo JL. Cutaneous small-vessel vasculitis. *J Am Acad Dermatol* 1998;39:667-687.

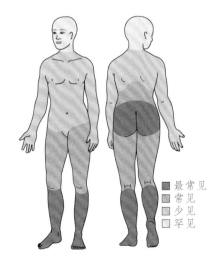

最常见
常见
少见
罕见

图 11.12 皮肤小血管炎分布示意图。

小从<1mm 到几厘米不等。可发生紫癜性丘疹、结节、脓疱、水疱、大疱和溃疡。

- 皮损可发生于任何身体低位区或受压区域(如卧床患者的背部和手臂)。较少发生在面部、手掌和足底部位。
- 皮损可有瘙痒、疼痛,成群出现。
- 患者常出现踝关节和下肢水肿。

非皮肤表现

- 每次皮损群发通常伴随着关节痛、肌痛、发热和全身乏力。
- 免疫复合物沉积在肾脏、肠道、肺、心

框 11.3　皮肤小血管炎的因素

慢性疾病

- 系统性红斑狼疮
- 干燥综合征
- 类风湿关节炎
- 白塞病

高球蛋白状态

- 冷球蛋白血症
- 短肠综合征
- 溃疡性结肠炎
- 囊性纤维病
- 原发性胆汁性肝硬化
- HIV 抗体阳性与艾滋病

恶性肿瘤

- 淋巴增生性疾病
- 霍奇金病
- 蕈样霉菌病
- 淋巴肉瘤
- 成人 T 细胞性白血病
- 多发性骨髓瘤

实体瘤

- 肺癌
- 结肠癌
- 肾癌
- 前列腺癌
- 头颈部癌
- 乳腺癌

Adapted from Lotti T, Ghersetich I, Comacchi C, Jorizzo JL. Cutaneous small-vessel vasculitis. *J Am Acad Dermatol* 1998;39:667–687.

脏、神经系统、关节和眼睛，可引起多脏器损害。

实验室检查和活检

- 实验室检查应以病史和体格检查的发现为指导。基本的实验室检查应包括其他器官系统是否有血管炎和共存疾病。初始筛查包括胸片、血清总蛋白、全血细胞计数、肝酶、血尿素氮、肌酐、电解质、血钙、尿酸、红细胞沉降率、抗核抗体和尿液分析。
- 在血管炎活动期间，红细胞沉降率总是升高的。
- 皮肤活检显示白细胞碎裂性血管炎。

鉴别诊断

- 血小板减少性紫癜。
- 药疹。

- 弥散性血管内凝血。
- 暴发性紫癜。
- 脓毒性血管炎。
- 脓毒性栓子。
- 菌血症。

病程及预后

- 皮肤小血管炎常在 1 个月内消退。然而，部分患者可发展为长达数年的慢性、反复性损害。

治疗

- 消除诱发因素和恰当治疗共存的疾病可使皮肤小血管炎消退。
- 部分患者局部外用类固醇药膏和抗生素有效。
- 抗组胺类药物和非甾体抗炎药能有效控制发热、肌痛和关节痛症状。

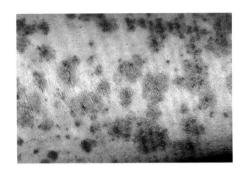

图 11.13　皮肤小血管炎。变态反应性血管炎的最初症状是紫癜。皮损大小从针尖大小至几厘米不等,然后演变成丘疹、结节、水疱、大疱或形成浅表梗死性溃疡。这提供了可以触及的病变,因此,称之为可触及性紫癜。

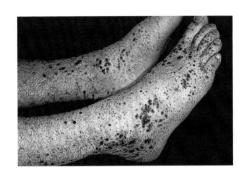

图 11.14　皮肤小血管炎。紫癜多见于双下肢的小血管变态反应性血管炎。

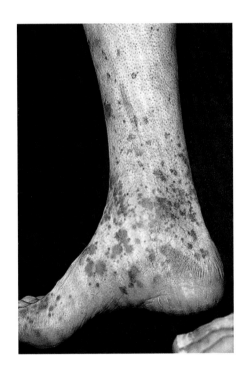

图 11.15　皮肤小血管炎。紫癜大小从针尖大小至几厘米不等。这是一个早期的病例伴轻微肿胀。

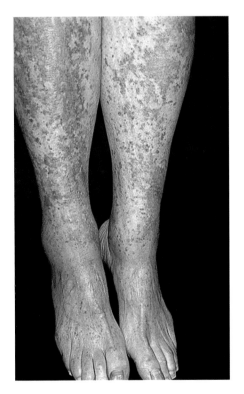

图 11.16　皮肤小血管炎。少许至大量的紫癜性损害常见于双下肢,但也可能发生在任何身体低位区域,包括长期卧床患者的背部和手臂。

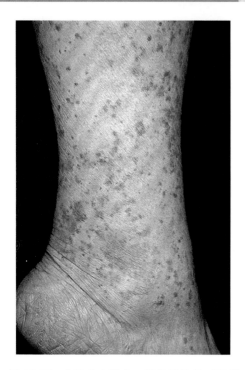

图 11.17 皮肤小血管炎。损害最常见于腿部及踝关节。各种皮损同时成群出现。水肿常在可触及性紫癜出现后迅即发生。病变有轻度瘙痒或疼痛。皮损 3~4 周内可消失,会留下色素沉着和萎缩性瘢痕。

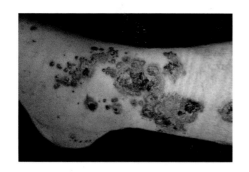

图 11.18 血管炎。严重的变态反应性血管炎会导致大疱和糜烂。

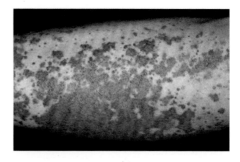

图 11.19 血管炎。在变态反应性血管炎中,紫癜性丘疹可融合成大片斑块。

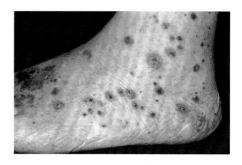

图 11.20 血管炎。变态反应性血管炎产生可触及性紫癜和小水疱。

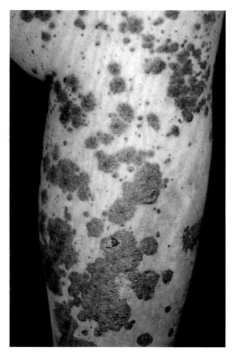

图 11.21 血管炎。变态反应性血管炎可在下肢产生大小不一的可触及性紫癜。

- 系统应用皮质类固醇(泼尼松 60~80mg/d)对控制系统损害和皮肤溃疡有效。可通过 3~6 周缓慢减量来防止复发。
- 当系统应用皮质类固醇无效时可使用免疫抑制剂(环磷酰胺、甲氨蝶呤、咪唑硫嘌呤、环孢素)。

免疫球蛋白 a 相关血管炎(过敏性紫癜)

描述

- IgA 血管炎是一种由于 IgA 免疫混合物沉积在毛细血管后微静脉的白细胞碎裂性小血管炎,主要发生在儿童。
- IgA 血管炎的特征是可触及紫癜、关节疼痛、腹痛和肾小球肾炎。

病史

- IgA 血管炎和川崎病是两种最常见的儿童血管炎。90%的 IgA 血管炎发生在 10 岁以下儿童。4~8 岁男性患儿发病风险最高。
- 在儿童中,发病高峰期在秋、冬季,一般在急性呼吸道感染 1~2 周后出现症状。
- 在成人中,发病高峰期在冬、夏季节。

皮肤表现

- 皮损起初为对称性淡红色至红色斑疹,后迅速发展成紫癜性丘疹。
- 皮损为针头至 2cm 大小, 好发于臀部和下肢。
- 如其他小血管炎一样,IgA 血管炎皮损成群出现且 2 周内减退。
- 可有明显的手足水肿。
- 3 岁以下儿童可有显著的眶周、头皮和耳部水肿。

非皮肤表现

- 紫癜出现前 2 周,40%的儿童患有低热、头痛、关节痛和腹痛。
- 最常见的皮肤外受累及的表现是关节痛(80%)、腹痛(70%)和肾脏变化(45%)。
- 极少数患者出现系统性损害,包括癫痫发作、神经功能不全、肺出血、心肌炎、肝大、腮腺炎、肾上腺坏死和胆囊水肿。
- 不到 5%的患儿有消化道大量出血和肠套叠的风险(尤其是大龄儿童)。
- 男性患儿可出现阴囊水肿。阴囊疼痛可发生在紫癜之前,使之与睾丸扭转鉴别困难。

实验室检查和活检

- 诊断依据典型的临床特征。
- 在不典型病例中,皮肤活检显示白细胞碎裂性血管炎。皮肤活检组织应进一步行直接免疫荧光寻找 IgA 免疫复合物。
- 辅助性早期的实验室检查包括全血细胞计数、凝血功能、血尿素氮、肌酐、肝酶、胆红素、淀粉酶、脂肪酶和尿液分析。

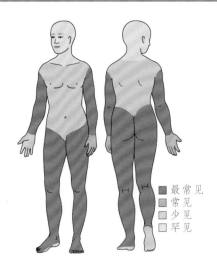

■	最常见
▨	常见
□	少见
□	罕见

图 11.22 过敏性紫癜分布示意图。

■ 有严重腹痛的患者应行腹部超声排除肠套叠。为进一步明确诊断,可请胃肠病或外科专家会诊。

■ 患者合并高血压或实验室检查提示肾炎的患者应进一步请肾病医师会诊。

鉴别诊断

■ 细菌性败血症。

■ 溶血性尿毒症综合征。

■ 链球菌感染后肾小球肾炎。

■ 落基山斑疹热或其他立克次体病。

■ 其他类型小血管炎。

病程及预后

■ 多数患儿疾病有自限性,病程延续少于 1 个月。

■ 肾脏受累的程度可能决定患者的长期预后。

■ 20%的成人患者容易复发且并发肾病的风险高于儿童。

儿童注意事项

• 应对患有严重腹痛和肾炎的儿童快速转诊。

• 在紫癜消退后,应密切随访儿童肾脏受累情况,并定期检查血压和尿液 3 个月。

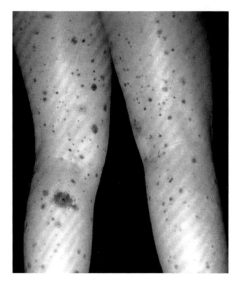

图 11.23 过敏性紫癜。下肢散在的可触及的紫癜是这种白细胞碎裂性血管炎的特征。

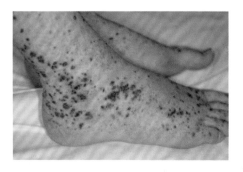

图 11.24 过敏性紫癜可导致下肢肿胀和可触及的紫癜。

治疗

▪ 非甾体抗炎药能有效缓解关节痛。

▪ 有严重肾损害和胃肠道并发症的患者可予皮质类固醇和免疫抑制剂治疗。

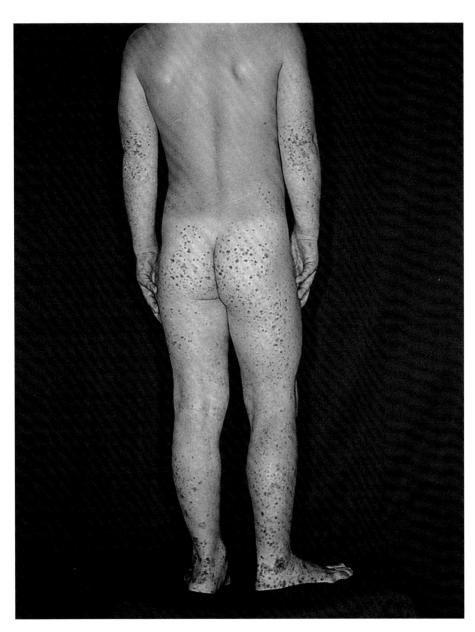

图 11.25 过敏性紫癜是一种全身性血管炎,其特征为可触及的紫癜、腹部绞痛、消化道出血、关节痛和肾脏受累。可触及紫癜最常见于下肢和臀部,也可出现在上半身。

Schamberg 病 (Schamberg 紫癜)

描述

- Schamberg 病是进行性色素性紫癜的一种类型，是一种淋巴细胞性毛细血管炎，其特征为瘀点和褐色紫癜斑，通常发生在下肢。

病史

- Schamberg 病从下肢远端缓慢进展并逐渐累及近端。
- 成年患者以男性多见。儿童患者则以女童多见。
- Schamberg 病是一种淋巴细胞性血管炎，提示其是由细胞介导的超敏反应。

皮肤表现

- 患者出现多发的境界清楚的橙褐色、针头大小的"辣椒粉"样斑疹，伴有大量瘀点。皮损常对称性发生于下肢，偶见于上半身。
- 新发的瘀点呈鲜红色，随着时间推移变成紫红色，后进展成由含铁血黄素沉积的棕褐色斑点。
- Schamberg 病可不对称出现，尤其是在青春期发病时。
- 可有轻微的红斑、鳞屑和瘙痒。

非皮肤表现

- Schamberg 病是一种孤立的皮肤病。

实验室检查和活检

- 实验室检查不是必要的。
- 皮肤活检可排除白细胞碎裂性血管炎。
- 皮肤病理显示血管周围单核细胞浸润伴红细胞外渗。

鉴别诊断

- 皮肤 T 细胞淋巴瘤。
- 钱币状湿疹。
- 维生素 C 缺乏病。
- 老年性紫癜。
- 接触性皮炎。
- 药物性紫癜。
- 淤积性皮炎。
- 人为性皮炎。

病程及预后

- Schamberg 病是一种无内脏受累的慢性病。大多数患者的病情随时间而改善。

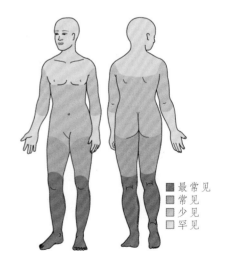

■ 最常见
▨ 常见
▧ 少见
□ 罕见

图 11.26　Schamberg 病分布示意图。

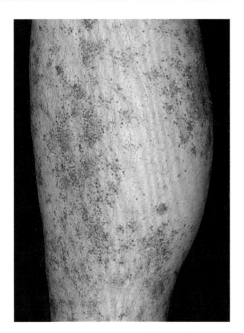

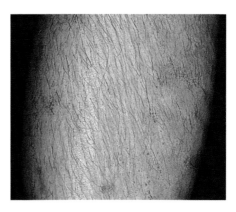

图 11.29　Schamberg 病。这些皮损变化细微，类似于淤积性皮炎的过度色素沉着。

图 11.27　Schamberg 病。无症状、形状不规则和大小不一的斑疹，好发于下肢。橙褐色、针头大小的"卡宴辣椒粉"样斑点是本病的典型特征。

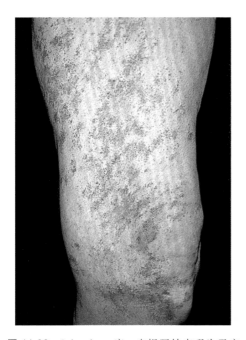

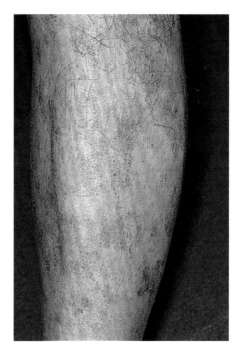

图 11.28　Schamberg 病。皮损开始表现为无症状的局限性皮肤出血，由于血液从受损血管中外渗，出血增多且皮疹可触及。

图 11.30　Schamberg 病。皮损分布杂乱。"卡宴辣椒粉"样斑点没有前面图例的明显。

治疗

- 色素沉着可外用化妆性乳膏,如使用 Dermablend 遮瑕。
- 尽管有采用以下治疗,没有一贯有效的治疗方法:
  - 强度为 5 级的局部类固醇。
  - 己酮可可碱 300mg/d,共 8 周。
  - 芸香苷(口服生物类黄酮)50mg,每天 2 次,维生素 C 500mg,每天 2 次,共 8 周。

Sweet 综合征(急性发热性嗜中性皮病)

描述

- Sweet 综合征是以淡红色到红色疼痛性斑块为特征的伴有发热、乏力和白细胞增多的急性炎症性皮疹。

病史

- Sweet 综合征可在所有年龄段的成人(平均年龄 56 岁)发生,但在儿童中少见。
- 在许多患者中,疾病发作之前有上呼吸道感染。
- 在 15%~20% 的患者,Sweet 综合征是一种副肿瘤性疾病(血液系统恶性肿瘤、实体瘤),且可先于恶性肿瘤 6 年发生。
- 副肿瘤性 Sweet 综合征可累及黏膜,易复发,多见于男性。

- 其他相关疾病包括链球菌感染、炎性肠病、自身免疫性疾病(桥本甲状腺炎、干燥综合征)、骨髓增生异常综合征和急性粒单核细胞白血病。
- Sweet 综合征可与妊娠相关。
- Sweet 综合征可能是由药物引起的,其中包括粒细胞集落刺激因子、异维 A 酸、复方新诺明、硼替佐米、硫唑嘌呤、酮康唑、呋喃妥因和环丙沙星。

皮肤表现

- Sweet 综合征的皮损为急性发作伴随疼痛。皮损呈现紫红色和"多汁的"(假水疱)外观。
- 皮损可发生在任何部位的皮肤表面,但好发于头部、颈部、腿部、手臂、手背和手指。

非皮肤表现

- 全身症状包括体温高于 38°C(50%)、乏力、关节痛或关节炎(62%)、眼睛受

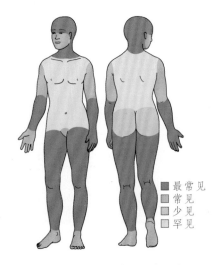

最常见
常见
少见
罕见

图 11.31　Sweet 综合征分布示意图。

累(结膜炎、巩膜外层炎、巩膜睫状体炎)(33%)和阿弗他口炎(13%)。

- 罕见的情况为中性粒细胞浸润在上呼吸道、肺部、肝脏、肾脏和大脑。

实验室检查和活检

- 应进行全血细胞计数、综合代谢检查、红细胞沉降率和尿液分析检查。
- 根据病史和体格检查发现对恶性肿瘤相关的 Sweet 综合征进行适当的检测。
- 常见的实验室结果异常包括白细胞计数>8000 个细胞/毫升、嗜中性粒细胞比例>70%、红细胞沉降率升高和碱性磷酸酶升高(40%)。
- 皮肤活检显示真皮中有大量嗜中性粒细胞,并有明显的表皮下水肿而无血管炎。

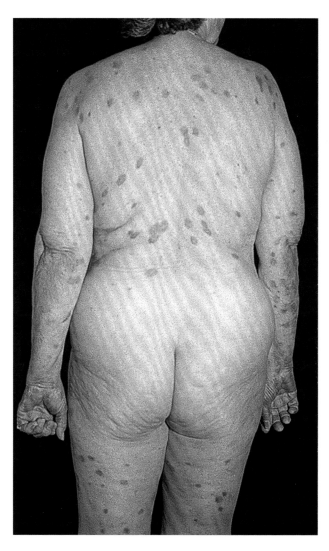

图 11.32　Sweet 综合征。急性发作的疼痛性红色斑块、结节、假水疱,偶尔可在四肢出现环形或弧形水疱。有时皮损泛发躯干。

鉴别诊断

- 多形红斑。
- 结节性红斑。
- 药物不良反应。
- 荨麻疹。

病程及预后

- 在一些患者中,Sweet 综合征具有自限性。
- Sweet 综合征对全身性应用皮质类固醇反应迅速。通常,实验室检测数值在

72 小时内恢复正常范围,皮损在 3~9 天内清除。

- 15%的患者间歇性复发数年。

治疗

- 全身性应用皮质类固醇[泼尼松 0.5~1.5mg/(kg·d)]能快速改善症状,并且可在 2~6 周内逐渐减少剂量。
- 米诺环素 100mg 每天 2 次或多西环素 100mg 每天 2 次可能有效。
- 口服碘化钾 15mg/(kg·d)能抑制嗜中性粒细胞趋化性,其作用相当于全身

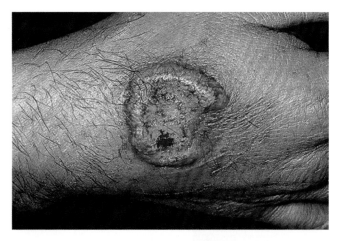

图 11.33 Sweet 综合征。皮损是疼痛性的红色丘疹和斑块,也可是假性水疱或脓疱。脓疱发生在皮损上或其边缘。皮损常多发,但也可见单发皮损。斑块的直径通常为几厘米,但也可出现直径达 20cm 的皮损。

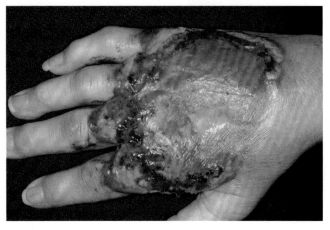

图 11.34 非典型性 Sweet 综合征 (亦称为手背嗜中性皮病)是一种新近描述的疾病。手背出现剧烈疼痛性、蓝色到紫色的化脓性结节和斑块,常伴溃疡形成。口服皮质类固醇有效,抗生素无效。

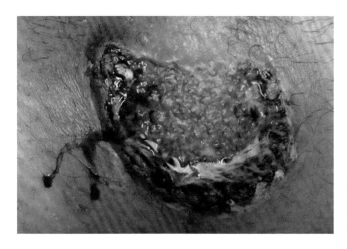

图 11.35　坏疽性脓皮病。坏疽性脓皮病与 Sweet 综合征相似，可通过皮肤活检进行鉴别。

性皮质类固醇。

■ 其他治疗方法包括秋水仙碱、氨苯砜、氯法齐明、非甾体抗炎药和环孢素。

■ 当存在潜在恶性肿瘤和相关药物时，必须去识别并去除。

脂膜炎

描述

■ 脂膜炎是一组引起皮下脂肪炎症反应的疾病。

病史

■ 脂膜炎通常发生于潜在的系统性疾病或皮肤疾病，原发特发性病变很罕见。

皮肤表现

■ 脂膜炎表现为散在的淡红色至深红色疼痛性结节和坚实的硬块。

■ 某些类型的脂膜炎可引起广泛的皮肤坏死和破坏（钙化防御）。

非皮肤表现

■ 非皮肤表现因脂膜炎的类型而异。

实验室检查和活检

■ 实验室检查应以病史和体格检查为指导。

■ 对于大多数患者，皮肤活检是脂膜炎的一个重要诊断性评价组成部分。早期病变应切除到足够深，包括皮肤全层和丰富的脂肪。深度切除的活检提供了足够的标本。

鉴别诊断

■ 某些脂膜炎类型如下：

• 结节性红斑；

• α-抗胰蛋白酶缺乏脂膜炎；

• 寒冷性脂膜炎；

• 新生儿皮下脂肪坏死；

• 胰源性脂膜炎；

• 狼疮性脂膜炎；

• 结节病；

• 肾衰竭钙化性脂膜炎（钙化防御）；

- 真菌和细菌性脂膜炎；
- 结节性多动脉炎；
- 硬化性脂膜炎；
- 白血病和淋巴瘤。

病程及预后

▪ 病程和预后取决于脂膜炎的类型。

治疗

▪ 与系统性疾病相关的脂膜炎随着潜在疾病的治疗而改善。其他类型的脂膜炎(结节性红斑和寒冷性脂膜炎)具有自限性,只需要对症治疗(框11.4)。

框 11.4　脂膜炎的组织病理学分类

以间隔性脂膜炎为主
- 皮肤结节性多动脉炎
- 结节性红斑
- 白细胞碎裂性血管炎
- 类脂质渐进性坏死
- 渐进性坏死性黄肉芽肿
- 类风湿性结节
- 硬皮病
- 皮下环状肉芽肿
- 浅表性血栓性静脉炎

以小叶性脂膜炎为主
- α-抗胰蛋白酶缺乏症
- 钙化防御
- 寒冷性脂膜炎
- 克罗恩病
- 晶体储备性组织细胞增生症
- 组织细胞吞噬性脂膜炎
- **Bazin** 硬红斑
- 麻风结节性红斑

- 人工性脂膜炎
- 痛风脂膜炎
- 感染性脂膜炎
- 皮下脂肪萎缩
- 卢西奥现象
- 狼疮性脂膜炎(深在性红斑狼疮)
- 类风湿性关节炎相关中性粒细胞小叶性(脓疱性)脂膜炎
- 草酸盐沉积症
- 胰源性脂膜炎
- 皮肌炎中的脂膜炎
- 放射后假硬皮病样脂膜炎
- 类固醇性脂膜炎
- 新生儿硬肿症
- 硬化性脂膜炎
- 新生儿皮下脂肪坏死
- 皮下结节病
- 创伤性脂膜炎

Adapted from Requena L, Yus ES. Panniculitis. Part I. Mostly septal panniculitis. *J Am Acad Dermatol* 2001;45:163–183.

(刘栋华 译　王明悦 审校)

第**12**章

寄生虫病和节肢动物叮咬

M. Shane Chapman

疥疮

描述

- 疥疮是由人疥螨引起的皮肤寄生虫感染。
- 特点是剧烈瘙痒的皮疹,也可能是"七年之痒"的病因。

病史

- 疥疮患者主诉皮疹不间断地瘙痒,以至于无法停止搔抓,即使在被检查时也是如此。
- 一个家庭中只有一个成员出现疥疮的情况比较少。
- 通常家庭的其他成员因为亲密接触,尤其是同床,也会有相同的症状。
- 结节状皮损需要很长的时间才能完全消除。
- 结痂性疥疮(成千上万的螨虫)患者可能是疥疮流行的源头,多见于公共机构照料的生活不能自理的患者或者免疫功能不全的患者。

- 充分治疗后的持续瘙痒是因为对螨粪及其残骸的过敏反应时间延长。

皮肤表现

- 疥疮的经典皮损是线状或弯曲的"虫道";表现为线状的、弯曲的、S形略微隆起的水疱或丘疹,宽度可达 1~2mm。
- "虫道"及其他疥疮皮损最常见于间擦部位,如指缝、手腕、手足两侧、指(趾)缝,以及生殖器部位,包括阴茎龟头、臀部和阴囊。
- 与成人相比,婴儿的掌跖和头皮受累较常见。
- 疥疮也可表现为散在的炎性脓疱、线状水疱、丘疹,甚至更大的结节。
- 个别皮损可能被抓破、出血和结痂。
- 疥疮的皮疹及瘙痒通常在感染后 2~6 周出现。
- 可继发湿疹和脓疱疮。
- 一种独特的临床亚型是结痂性疥疮(挪威疥)。患者通常患有痴呆、唐氏综合征或免疫抑制,表现为很厚的结痂和湿疹样皮炎,尤其是在手足部位。这些皮损中含有大量的螨虫。

实验室检查

- 疥疮标本中可以看到螨虫、虫卵和粪便。
- 疥疮标本的制备包括将矿物油滴在虫道、水疱或丘疹,以保护螨虫粪便。用15 号刀片刮擦隧道,后涂于载玻片上,将盖玻片盖好,用显微镜观察。
- 氢氧化钾及加热(用于鉴别癣)可使螨虫更容易被识别,但会破坏螨粪。

- 螨虫并不总是易于识别,有时其身体部分、粪便或虫卵更容易被看到。

鉴别诊断

- 湿疹。
- 干燥症。
- 药疹。
- 昆虫叮咬。
- 脓疱疮。
- 毛囊炎。

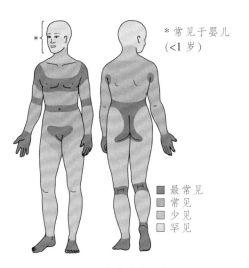

图 12.1　疥疮分布示意图。

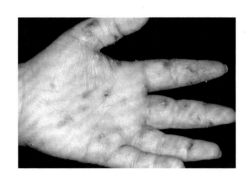

图 12.2　疥疮:水疱和虫道。虫道最常发生在指缝、手腕、手足两侧、阴茎、臀部、阴囊,以及婴儿的掌跖。

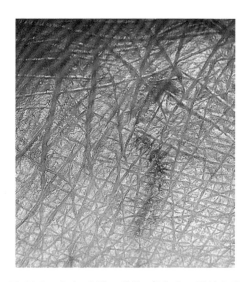

图 12.3　疥疮:虫道。线性、弯曲或 S 形的虫道大约和 2 号缝合材料一样宽,2~15mm 长。滴一滴墨水可使皮损变得更明显。

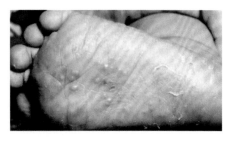

图 12.4　疥疮:水疱和脓疱。婴儿足底散在的水疱和脓疱以及表面的鳞屑,是疥疮的常见表现。

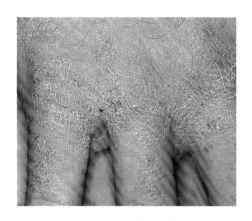

图 12.5 疥疮:继发性皮损由感染或搔抓引起。鳞屑、红斑及各个阶段湿疹炎症的出现,是对搔抓或刺激的一种反应,这是过分积极的自我治疗导致的。

■ 淋巴瘤样丘疹病。

治疗

■ 从颈部向下将苄氯菊酯或林丹涂遍全身,包括指甲、趾甲下及肚脐。

■ 用药 12 小时后患者应沐浴,上述方案应持续一周。因曾报道有神经毒性,林丹应用于婴儿须谨慎。林丹在英国禁用。

■ 0.5%的马拉硫磷洗剂是有效的,与苄氯菊酯使用方式类似。

■ 发展中国家的标准方案包括用舒非仑皂洗澡,然后在颈部以下的全身使用苯甲酸苄酯洗剂,24 小时内洗掉,然后连续重复 3~5 天。这可能会引起刺激性皮炎,特别是在生殖器部位和脸部。无证据表明对妊娠结局有不良影响。此方案在美国不适用。

■ 头部和颈部通常不受影响,但如果出现皮损且需要治疗,应注意避开眼睛和嘴。

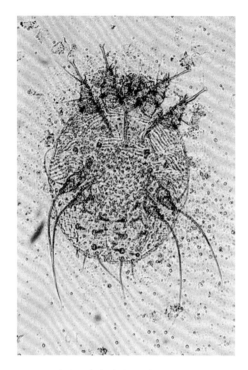

图 12.6 疥疮。氢氧化钾湿涂片中的疥螨(×40)。

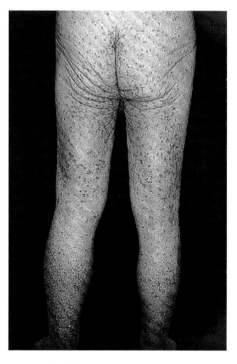

图 12.7 老年疥疮患者。局部外用类固醇治疗后病情加重。

■ 接受抗疥螨治疗时,所有的衣服和床上用品必须用热水烫洗并用烘干机烘干。

■ 房间里不需要采取熏蒸或灭螨处理。

■ 单剂量口服伊维菌素(6mg 可分割片剂,200μg/kg)对大多数患者也是安全有效的。在 1~2 周内重复给药是常见的用法,可提高治愈率。伊维菌素与局部治疗联用也可提高治愈率。

■ 对于老年疥疮患者,伊维菌素应谨慎使用。

■ 全面抗疥螨治疗后,局部外用类固醇可用于控制瘙痒和炎症。

■ 病灶内注射类固醇可以治疗持续性结节性皮损。

■ 即使螨虫已被清除,治疗后的瘙痒还可能持续数周或数月。

小贴士

■ 任何对泼尼松治疗无反应的全身性瘙

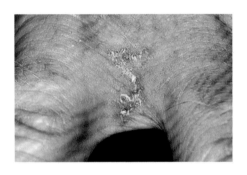

图 12.8 疥疮。指缝的瘙痒性小水疱和结痂性斑疹,这是发现活动性疥疮皮损的特征性部位。

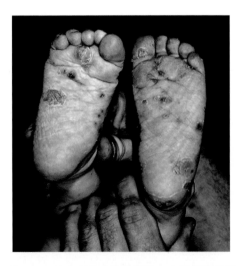

图 12.9 足底疥疮感染后期的大小不等的鳞屑性椭圆形粉红色斑片,部分可见周边干燥的鳞屑,其他一些皮损伴有小的出血性糜烂。

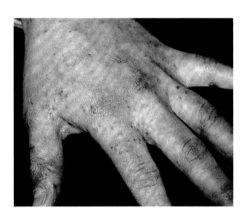

图 12.10 疥疮。剧烈瘙痒的针尖大小的水疱散布在手背,可能会被误诊为接触性过敏或手部湿疹。

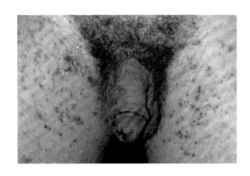

图 12.11 疥疮。大腿内侧许多瘙痒性水疱和阴茎龟头上小的糜烂,所有这些都是在性交过程中通过直接接触传播的疥疮的特征。

痒性皮疹,或任何因类固醇治疗而恶化的瘙痒性皮疹都应考虑可能是疥疮。

■ 即使经过充分治疗的疥疮也可能在治疗后持续瘙痒数天至数周,这种情况无须再次治疗。如果怀疑治疗不完全或再次感染,应再次进行刮片检查。

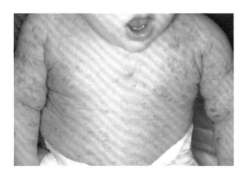

图 12.12　婴儿泛发性疥疮感染，伴剧烈瘙痒。这种程度的疥疮感染通常与特应性皮炎背景有关。

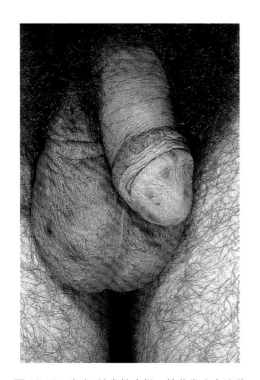

图 12.13　疥疮:继发性皮损。结节发生在遮盖区域,如臀部、腹股沟、阴囊、阴茎和腋窝。阴茎和阴囊上的结节是疥疮的特征性表现。

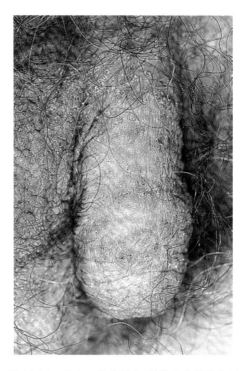

图 12.14　疥疮。此病例中,继发性皮损是主要临床表现。螨虫严重感染,表现为脓疱、鳞屑和红斑。

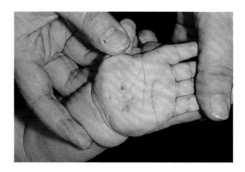

图 12.15　疥疮。婴儿的掌跖可出现水疱和脓疱。

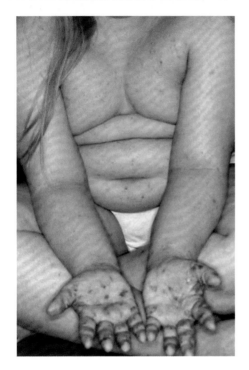

图 12.16 疥疮。图示患儿病程达 3 个月以上,可见大量泛发性皮损。

虱子(虱病)

描述

- 虱子是扁平、无翅昆虫,寄生于头皮、躯干和耻骨区域的毛发。
- 每种昆虫偏好身体的特定部位。
- 虱子有三对腿,位于头部正后方的身体前部。腿部有锋利的爪子,便于进食并使得虱子可以攀附并抓牢头发或衣服。
- 虱子附着在皮肤上,以人体血液为食。它们在毛干上产卵或幼虫。
- 幼虫是附着在毛干上的硬的、白色、椭圆形虱卵。
- 罕见情况下,虱子可以传播疾病,如流行性斑疹伤寒和回归热。
- 每种昆虫根据其感染身体的部位而命名。
  - 头虱感染是由头虱引起的。
  - 体虱感染是由体虱引起的。
  - 阴虱感染是由阴虱引起的。

头虱

- 头虱感染具有高度传染性。
- 直接接触是主要的传染途径。
- 虱子更常出现于儿童的头发上。
- 这种昆虫是一种专性人体寄生虫,因此不能在其他动物或家具上存活。
- 头虱不携带任何已知的人类疾病。
- 虱子每 3~6 小时食用一次血液。
- 它们存活约 1 个月。
- 雌虫每天产 7~10 个虫卵。
- 虫卵或幼虫牢固地黏附在离头皮表面约 1cm 的发干上,并在 8~10 天内孵化。

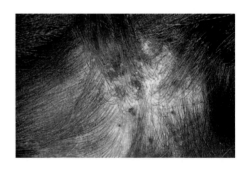

图 12.17 头虱。头虱最常见于枕部。幼虫位于头皮表面上方约 1mm 处的毛干上。儿童瘙痒往往很剧烈,夜晚虱子进食时情况更糟。表皮脱落处可能会被感染。然后出现渗出和结痂,伴随局部淋巴结肿大。

更多信息可以在 National Pediculosis Association 的网站上找到。（http://www.headlice.org）

病史

- 头虱感染通常由教师、学校护士或营地护士诊断。
- 女孩较男孩更容易被感染。
- 通过帽子、梳子或耳机传染常见。
- 感染可以导致颈背部轻度瘙痒或没有任何症状。
- 偶尔会出现后颈部淋巴结肿大。
- 非裔美国人很少感染。
- 睫毛感染更常见于儿童患者。

皮肤表现

- 幼虫是牢固黏附在发干上的白色小虫卵。
- 有时幼虫比虱子更容易见到。
- 头虱的长度为 3~4mm。通过仔细观察，可以在发干和头皮上看到它们。
- 诊断通常并不困难，但可能需要重复检查。
- 头虱身体细长，类似于体虱，但更小。
- 如果丘疹发生感染，会发生蜜色结痂或继发性脓疱疮和淋巴结肿大。
- 感染可能会引起睑缘炎，出现睑缘瘙痒、脱屑、结痂和脓性分泌物。
- 幼虫是发亮的，因此伍德灯可用于儿童筛查。

鉴别诊断

- 脂溢性皮炎。
- 脓疱疮。

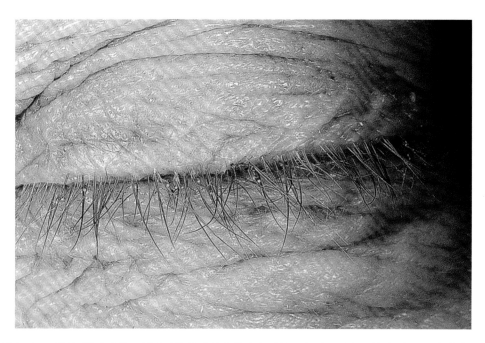

图 12.18　虱子：睫毛感染。睫毛感染几乎只在儿童中可见。它可以引起睑缘炎，出现睑缘瘙痒、脱屑、结痂和脓性分泌物。

▪ 昆虫叮咬。

治疗

标准外用方案

▪ 1%苄氯菊酯洗液是一种非处方制剂,通常是治疗大多数类型虱子的首选药物。洗发干燥后,用其浸透头发和头皮,在 10 分钟内冲洗干净。间隔 1 周后,可能还需要 1~2 次治疗。

▪ 可以在柜台购买具有增效作用的除虫菊酯洗发水/乳。可能需要间隔 1 周进行 2~3 次治疗。

▪ 若治疗失败,可以应用 5%苄氯菊酯,戴上浴帽后留在头发上过夜。

▪ 将林丹洗发水留在头皮和头发上 5 分钟,然后洗掉。重复治疗 1 周。

▪ 0.5%马拉硫磷洗剂能够迅速杀虱及虫卵。它也可用于治疗对除虫菊酯和苄氯菊酯产生耐药性的头虱。洗剂使用

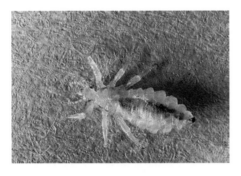

图 12.19　体虱。三种虱子可感染人类,三者具有相似的解剖学特征。每种虱子都是小的(<2mm)、扁平的无翅昆虫,三对腿位于头部后面的身体前部。腿部有锋利的爪子,便于进食并使得虱子牢牢攀附于头发或衣服。体虱是三者中最大的一种,而且形状和头虱相似。

8~12 小时;如有必要,在 7~9 天后再次使用。

▪ 近年来,出现了对苄氯菊酯和林丹具有耐药性的虱种。

▪ 所有药剂应在 1 周内重复使用,否则较年轻的虱子和幼虫可能无法根除。

▪ 在治疗后的 1 周,用特殊的虱子梳梳理头发也很有帮助。

▪ 对所有亲密的家庭成员进行治疗存在争议,但常被推荐。

▪ 头饰、衣服、刷子、梳子和床单用热水洗 10 分钟。将不能洗涤的物品密封在塑料袋中 3 天。

替代疗法或"家庭疗法"

▪ 为了闷死虱子,将凡士林、蛋黄酱或润发油涂抹在头皮上并戴上浴帽过夜。

▪ 上述治疗必须用很大剂量才能闷死所有虱子。这种治疗方法不能杀死幼虫,因此应每周重复治疗,持续 4 周。

▪ 头发清洁 1-2-3 发胶是一种能在 15 分钟内杀死虱子的油。

▪ 作为最后的手段,可以剃光头发和其他受影响的毛发区域。

口服治疗

▪ 伊维菌素单次口服剂量按 $200\mu g/kg$(常用成人剂量为单剂量 12mg)计算,重复治疗 1~2 周。

▪ 甲氧苄啶-磺胺甲恶唑(复方新诺明)能够杀死虱子中共存的细菌。可能须延长疗程。

▪ 抗生素用于治疗继发性感染,如葡萄球菌性脓疱疮。

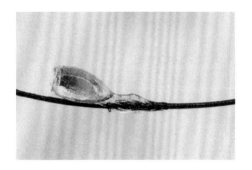

图 12.20　体虱。虱卵黏附在毛干上，它依赖于身体的温度来孵化，因此附着在靠近头皮表面（头皮上方约 1cm）。

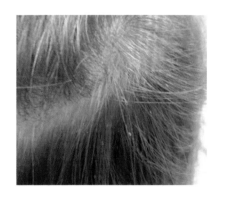

图 12.21　头虱。通常在毛干上可见坚硬的、白色的、黏附性小结节，需要凑近观察。

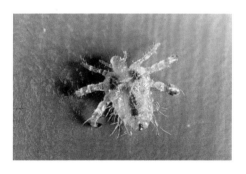

图 12.22　阴虱。阴虱是最小的虱子，其具有效短的椭圆形身体和突出的爪子，与海蟹相似。

去除虱卵

- 去除虱卵非常必要，但是很困难。
- 在治疗后的 1 周内，用特殊的虱子梳梳理头发也很有帮助。
- 将虱卵清除凝胶涂抹在头发上，通过梳头去除在除虱治疗中幸存的虫卵。
- 用 50% 的醋和 50% 的水浸透头发，15 分钟后洗掉，有助于使虫卵"脱胶"。

蝇蛆病

描述

- 蝇蛆病是由非叮咬蝇的幼虫阶段感染动物或人体组织导致的。
- 人肤蝇导致人类蝇蛆感染。
- 这种苍蝇原产于中美洲和南美洲。
- 雌蝇利用蚊子的下腹部传播它的卵。

病史

- 在从中美洲和南美洲返回的旅行者中可以发现蝇蛆幼虫感染。
- 雌性皮蝇利用蚊子作为载体，通过捕获蚊子并在释放它们之前将蝇卵附着在其身体上进行传播。
- 在蚊子叮咬部位，蝇幼虫通过蚊子不经意地附着在皮肤上，并侵入皮下组织，在皮下组织中成熟为蛆。
- 幼虫在皮下组织中存活，并且表现为红斑丘疹或结节，可被误认为是伴炎症的囊肿或疖。
- 丘疹内可见 1~2mm 的中央凹陷，由幼虫的呼吸管组成。

- 许多患者主诉为皮肤内不适与异物移动感。
- 在成熟时,幼虫离开身体落到地上并成为成虫。

皮肤表现

- 直径为 2~10mm 的嫩红色结节。
- 病变通常发生于头皮、面部、上臂或胸部。
- 幼虫呼吸管是可活动的,可以看到每分钟在皮肤内打开和关闭一次。
- 红肿的囊肿样结构在数天至数周内扩大,被称为肿块。
- 浆液性或脓性物质可从开口排出。
- 除非对结节进行严密检查,或怀疑有蝇蛆感染,否则可能会被误诊。
- 疫区接触史有助于做出疑似诊断。

实验室检查

- 取出后的蝇蛆幼虫表现为肥嫩的、白色袋状蠕虫,具有圆形黑色针状体,一端有呼吸管。幼虫长 10~15mm。
- 重要的是去除整条幼虫,因为在不完全去除的情况下可能会发生感染。
- 每个病灶只有一条幼虫。

鉴别诊断

- 红肿或破裂的表皮囊肿。
- 疖肿或脓肿。
- 虫咬反应。

治疗

- 人类蝇幼虫需要氧气,因此可以通过

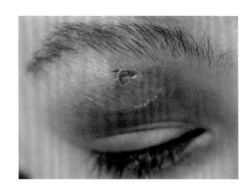

图 12.23 上眼睑可见有蝇幼虫开放式呼吸器官的红肿结节。

外用凡士林或杆菌肽素闭塞氧气,迫使幼虫到皮肤表面。在某些情况下,可以在开口处使用培根脂肪、胶带或指甲油来隔绝氧气。

- 幼虫被窒息,在冒出来呼吸空气时进入油腻的陷阱。通常在敷用后 30 分钟至 3 小时,可以用镊子夹取幼虫。
- 另一种技术是在幼虫下面注射利多卡因,压力可能会迫使其离开孔口。
- 有时需要使用 11 号刀片呈交叉或十字形扩大开口,这样可以轻松取出幼虫。

小贴士

- 苍蝇的生命周期很独特,雌蝇将卵粘在蚊子或蜱虫的身体上,在它们叮咬或进食时不知不觉地虫卵或幼虫附着到宿主上。
- 大多数被怀疑为蝇蛆病的患者,是因为近期曾前往中美洲或南美洲旅行。
- 另一种不太常见的蝇蛆病是由红褐色沙蚤(穿皮潜蚤)引起的潜蚤病。
- 潜蚤病可见于从非洲、中美洲或南美

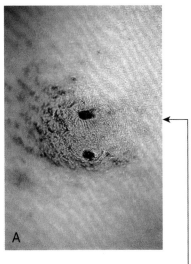

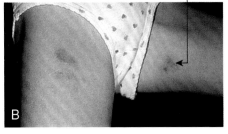

图 12.24 蝇蛆病。(A)形成直径 2~4mm 的红色丘疹。在幼虫周围的组织中发生强烈的炎症反应。(B)蝇蛆病。皮损可发生在面部、头皮、胸部、手臂或腿部。

洲返回的旅行者的足底、趾缝和脚踝。

蜂蜇伤

概述

- 蜜蜂是最常见的昆虫叮咬来源，可引起严重的过敏反应。
- 蜜蜂的毒刺在叮刺时与蜜蜂的腹部分离，嵌入脊椎动物的组织中。

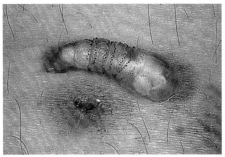

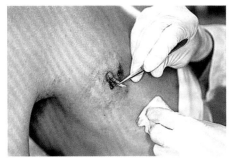

图 12.25 蝇蛆病。通常没有必要扩大开孔，但在如图所示的情况下，使用 11 号手术刀片来扩大开孔，有助于用镊子拔出这个非常大的蛆。将利多卡因注入洞中有助于取出。

- 黄蜂和其他蜂类的刺在叮刺时不会分离。分离的毒刺具有很好的诊断价值，可用于区分蜜蜂与其他蜂类及黄蜂的叮咬。

病史

- 最初的尖锐或刺痛持续几分钟，然后出现轻度烧灼感。症状会在几天后消失。
- 大部分儿童的反应是轻微的。
- 出现较深真皮反应的儿童仍具有良性病程，并且不太可能会反复发作。
- 严重反应在成人中更常见。
- 可能发生局部或全身过敏反应。
- 曾被叮咬致敏过的患者可能发生剧烈

的局部反应，在刺痛后数小时出现水肿，并在几天内消退。

- 头、颈部蜇伤时水肿更突出。
- 全身毒性反应可能会在蜇伤后数小时发生。
- 呕吐、腹泻、头痛、发烧、肌肉痉挛和意识丧失都可能发生。
- 过敏反应包括瘙痒、荨麻疹、呼吸短促、喘息、恶心和腹部绞痛。这些症状发生于刺痛后几分钟到 1 小时内。
- 大多数致命的蜜蜂和黄蜂蜇伤发生于 40 岁以上、头部或颈部受到单一蜇伤的过敏性体质患者。死亡原因为呼吸功能障碍或过敏反应。
- 迟发性过敏症状（蜇伤后最多 1 周）症状表现从过敏反应到血清病不一，严重程度因人而异。
- 多发性蜇伤可导致非过敏性体质患者死亡。
- 蜂毒的半数致死剂量估计为 500~1500 次叮刺。

皮肤表现

- 在蜇伤后几分钟出现中央有微小红点的、隆起的、粉红色风团，持续约 20 分钟。
- 可能发生血管性水肿，这是一种局部反应，表现为 10~50cm 的区域变厚、变硬及水肿。

鉴别诊断

- 荨麻疹。
- 血管性水肿。

- 其他昆虫叮咬。

治疗

- 应该尽快移除毒刺。如果毒刺被刮掉或夹断，中毒程度没有差异。移除毒刺仅延迟几秒钟也会导致更多的毒液释放。
- 局部的非过敏性反应用冰凉的湿敷料处理，而过敏性反应可能需要抗组胺药。
- 严重的全身反应用肾上腺素 1:1000（0.3~0.5mL 皮下注射）治疗，如果病情需要，每隔 20 分钟重复一次。
- 如果患者低血压，可以静脉注射 1:10 000 的肾上腺素。
- 静脉注射甲泼尼龙可用于治疗全身性反应，以减少血管活性化合物的释放。
- 可用预装的肾上腺素注射器套件（例

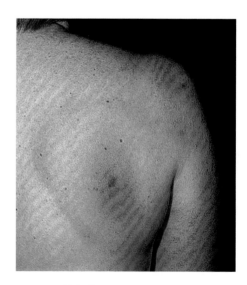

图 12.26 蜂蜇伤。直径大于 10cm 的局部过敏反应。

如,EpiPen Auto-Injector、Ana-Kit)。

■ 可以口服或肌内注射抗组胺药（如苯海拉明)25~50mg。

■ 蜂毒免疫疗法对有全身反应的患者非常有效。

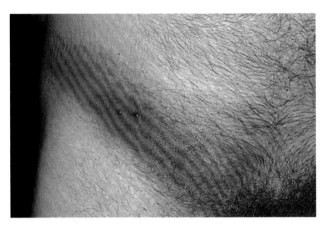

图 12.27　蜂蜇伤。蜇伤后几分钟开始出现大的荨麻疹性斑块。中心的黑点是蜇伤部位。皮损瘙痒剧烈,给予冷湿敷处理。

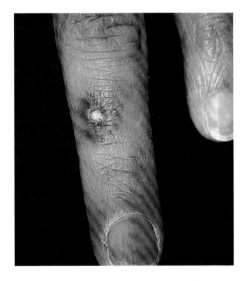

图 12.28　蜜蜂蜇伤。在蜜蜂蜇伤部位发生严重的局部反应,表现为坏死和溃疡。

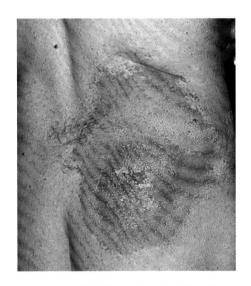

图 12.29　蜜蜂蜇伤。已知蜜蜂蜇伤过敏史患者的巨大荨麻疹性斑块。

黑寡妇蜘蛛叮咬

描述

- 成年雌性黑寡妇蜘蛛(美国毒蛛)长 3~4cm，有一个像大葡萄一样有光泽的肥胖腹部。
- 黑寡妇蜘蛛在腹部腹面有一个特征性的红色沙漏形标记。
- 黑寡妇蜘蛛在美国南部到新英格兰南部被发现，但同一种类的寡妇蜘蛛存在于美国其他地区及世界上其他国家。
- 全身性疾病是由于神经毒素的毒性导致的。只有雌性蜘蛛才有毒性。
- 毒液(α-黑寡妇蜘蛛毒素)的蛋白质成分导致运动神经末梢的乙酰胆碱耗尽和肾上腺素能神经末梢的儿茶酚胺释放，这是导致相关症状的原因。

病史

- 黑寡妇蜘蛛接触人类通常是因为人类靠近它在木头或木材桩、圆木下方、谷仓缝隙或鞋子中结的网。
- 黑寡妇蜘蛛没有攻击性，但是当其生存环境受到干扰或无意中被困住或压在皮肤上时，它会进行攻击。
- 最初的咬伤反应可能只是轻度疼痛。
- 腹痛(100%)、高血压(92%)、肌肉不适(75%)、目标皮损(75%)，以及烦躁或激动(66%)是最常见的症状。
- 可能发生迁移性肌肉痉挛、头痛、恶心、呕吐、高血压、虚弱、震颤、感觉异常及最终瘫痪。
- 痉挛性腹痛是常见、典型的主诉；它类似急腹症，在咬伤后数分钟到数小时后发生。
- 症状可以在 24 小时内逐渐加重，然后在 2~7 天内缓慢消退。
- 残留的虚弱、刺麻感、神经紧张和肌肉痉挛可持续数周至数月。
- 幼儿或老年患者可能会出现惊厥、瘫痪和休克。死亡较罕见。
- 所有症状统称为毒蛛中毒。

皮肤表现

- 临床表现多变；通常在咬伤部位发生轻微的红斑或肿胀。
- 可以看到红褐色的牙痕。
- 咬伤部位的引流淋巴结可能出现疼痛和肿大。

鉴别诊断

- 棕色隐居蜘蛛叮咬。
- 急腹症。

治疗

- 应该使用冰来限制毒液的扩散。
- 抗毒血清用于严重的中毒和阿片类镇痛药及镇静催眠药(如劳拉西泮)难以控制的疼痛。治疗急性症状的抗毒血清(黑寡妇蜘蛛)通过肌内或静脉内给药。对于出现持续症状(例如，虚弱、肌肉痉挛、直立性心动过速、血压升高)的患者，抗毒血清咬伤数天后(长达 90 小时)也是有效的。症状通常在治疗后 3 小时内减轻，偶尔会进行重复治疗。

须在可控环境中用药,因为可能会发生严重的过敏反应。

▪ 口服或静脉注射阿片类药物和苯二氮䓬类药物可缓解疼痛。

▪ 肌松剂,如地西泮(安定)和美索巴莫,也可能有帮助。

小贴士

▪ 患者报告蜘蛛叮咬,特别是来自黑寡妇和棕色隐居蜘蛛,比实际发生的更多。

▪ 当叮咬确实发生时,须根据症状群进行临床诊断。

▪ 实验室检查和活检对明确诊断没有帮助。

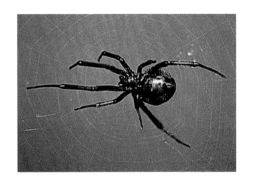

图 12.30　黑寡妇蜘蛛。只有成年雌性蜘蛛有能力进行毒化。它们的总长度为 4cm,身体光滑且呈黑色,具有一个类似于老式鞋扣的球形腹部、细长的腿,以及腹部下方的红色沙漏标记。黑寡妇蜘蛛在圆木旁且靠近地面的安全区域和黑暗隐蔽的地方结网,如旧谷仓、木材堆和厕所的裂缝中。它们通常离开网的时候不会咬人,因为它们笨拙且需要网的支撑。

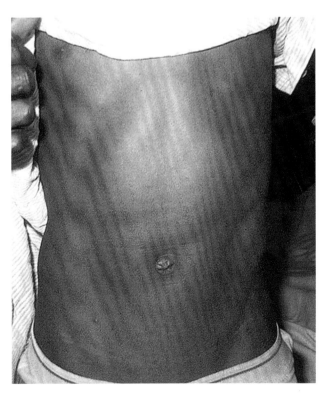

图 12.31　黑寡妇蜘蛛咬伤。严重的肌肉疼痛是中毒的早期症状。疼痛始于咬伤部位附近的肌肉,然后波及其他肌群。痉挛和肌肉收缩可能发生在任何肌群,但在腹部最严重。疼痛类似阑尾炎。

棕色隐居蜘蛛叮咬

描述

- 棕色隐居蜘蛛(褐隐毒蛛)叮咬可能导致坏疽或皮肤坏死。
- 蜘蛛呈黄色、棕褐色或棕色,可通过其头胸部的深棕色小提琴形状标记识别(因此称为小提琴背蜘蛛)。
- 体长 10~15mm,腿长约 25mm。
- 棕色隐居蜘蛛是一种胆怯的、夜间活动的、非侵略性的蜘蛛。
- 它生活在黑暗的地方,如柴堆、岩石下、阁楼、车库或地下室的黑暗角落。
- 多见于美国中南部。

病史

- 人类与蜘蛛接触都是偶然的。
- 叮咬经常被忽视。
- 由于血管痉挛引起局部组织缺血,在咬伤部位 6~8 小时后出现局部疼痛、灼热和刺痛。
- 全身症状如发热、寒战、恶心、呕吐、虚弱、关节和肌肉疼痛等不常见。上述症状在咬伤后 12~24 小时出现,与局部反应的程度无关。
- 鞘磷脂酶 D 具有细胞毒性和溶血毒性,是引起坏死的毒素。
- 死亡较罕见;大多数患者对治疗反应良好。

皮肤表现

- 咬伤部位可能显示局部的荨麻疹样反应,在病程早期有极轻微的发红和肿胀。
- 10%的病例出现显著的皮肤坏死。
- 皮肤发绀,几天内发展为皮肤坏死。
- 最严重的反应发生在脂肪较多的部位,如大腿、腹部和臀部。
- 皮肤坏死可能很深,最终会留下需要数周到数月才能愈合的溃疡。
- 曾有被棕色隐居蜘蛛咬伤颈部后出现上呼吸道阻塞的报道。

实验室检查和病理学

- 病理结果取决于活检的时间。
- 病程早期有中性粒细胞,随后出现表皮、附件和真皮的"木乃伊"凝固性坏死。
- 血管炎可能发生在较大的血管中,类似于结节性多动脉炎,并导致皮肤坏死。

鉴别诊断

- 蜂窝织炎和感染。
- 坏疽性深脓疱病。

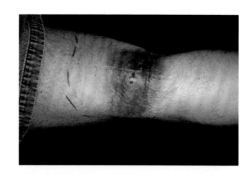

图 12.32 棕色隐居蜘蛛叮咬。出现孤立的、大的疼痛性硬结和出血性斑块,中央有小孔和坏死,是蜘蛛咬伤的特征。坏死可能继续变得更严重,并最终脱落。

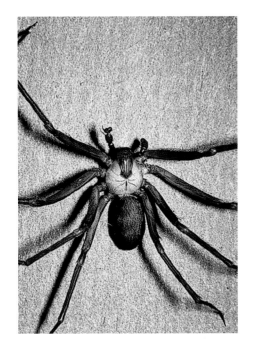

图 12.33　棕色隐居蜘蛛/褐隐毒蛛（小提琴背蜘蛛）很小，体长约 15mm，颜色从黄色或棕褐色到深棕色不等。

- 坏死性血管炎。
- 坏死性筋膜炎。
- 坏疽性脓皮病。
- 结节性多动脉炎。

治疗

- 大多数咬伤仅通过支持治疗即可治愈。
- 通过冰/冷湿敷料、抬高患肢和轻度镇痛药治疗轻度局部反应。寒冷可限制鞘磷脂酶 D 的活性。
- 坏死的皮肤需要局部伤口和溃疡护理。通常不需要清创手术。
- 必要时给予抗生素和破伤风类毒素。

- 口服 50~100mg/d 氨苯砜可能有助于预防严重的坏死。
- 全身应用类固醇存在争议。

小贴士

- 需要高度怀疑才能做出棕色隐居蜘蛛叮咬的诊断。
- 棕色隐居蜘蛛叮咬可以产生明显的皮肤坏死反应，可能与其他系统性疾病混淆。

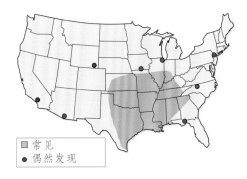

常见
偶然发现

图 12.34　棕色隐居蜘蛛（褐隐毒蛛）在美国的分布。

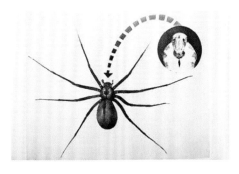

图 12.35　棕色隐居蜘蛛。蜘蛛背上有一个特征性的深色小提琴形标记。小提琴标记的宽阔底部靠近蜘蛛头部，小提琴标记的琴杆指向其腹部。

莱姆病

描述

- 莱姆病是一种蜱媒传染病，由伯氏疏螺旋体引起。
- 莱姆病进展分为三期,可能累及几乎所有器官系统。
- 莱姆病的皮损称为游走性红斑。
- 欧洲存在不同类别的疏螺旋体可引起莱姆病。

病史

- 莱姆病在不同时期会累及许多器官系统,表现类似其他数种疾病。
- 在被感染性蜱叮咬后 3~28 天发病。
- 疾病的三个时期可同时或单独出现。
- 第一期:出现离心性扩展的环状红斑(游走性红斑)和流感样症状,包括发热、头疼和关节痛。
- 第二期:出现心脏和神经系统疾病。
- 第三期:关节炎和慢性持续性神经系统疾病。

皮肤表现

- 蜱叮咬最初造成叮咬部位的炎性叮咬反应。叮咬可无痛感、不易被发现。
- 蜱必须黏附至少 24 小时才会发生感染。
- 并非所有患者都出现皮肤表现(游走性红斑最具特征性)。
- 游走性红斑为鲜红色皮疹,从疏螺旋体的接种部位向外扩展开。

- 皮损开始表现为一个小丘疹,而后形成一个缓慢增大的环形红斑,2~3 周红斑褪去,表面正常或呈淡蓝色。
- 红斑保持平坦,压之变白,(罕见)形成水疱。直径可达 10cm 及以上。
- 游走性红斑的扩展边缘可轻度隆起。
- 20%~50%的患者在随后血液播散的部位出现多个同心圆。

实验室检查

- 缺少游走性红斑的临床表现时,难以诊断莱姆病。
- 常规实验室检查无助于确诊。
- 血清学检测是诊断莱姆病唯一实用的实验室方法,但其常见问题是不敏感和实验室间的变异性。
- 通过酶联免疫分析法测定血清中抗疏螺旋体抗体,检测结果中感染初期患者的阳性率为 25%,感染 4~6 周后的阳性率为 75%,即使已使用抗生素治疗。
- 对于酶联免疫分析法获得的阳性或不确定性的结果,可用更具特异性的蛋白质免疫印迹试验进行验证。
- 高滴度 IgG 或 IgM 提示疾病,但低滴度可能误导对疾病的判断。
- 用改进的 Barbour-Stoenner-Kelly 培养基培养患者活组织内的伯氏疏螺旋体是可能的,但不实用。

鉴别诊断

- 荨麻疹。
- 癣。

- 昆虫叮咬。
- 环状肉芽肿。
- 蜂窝织炎。
- 固定型药疹。

治疗

- 预防蜱叮咬是第一道防线。
- 患者应穿戴防护服装，将裤脚塞入袜子,不穿露趾鞋。
- 可在皮肤上涂抹 N,N-二乙基甲苯酰胺,在衣物上喷涂苄氯菊酯。
- 应尽早发现并清除蜱虫。

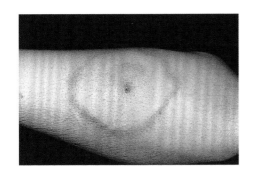

图 12.36　游走性红斑:靶心损害。

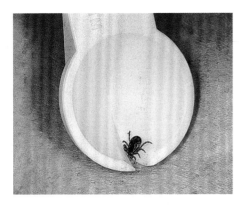

图 12.37　莱姆病。一种被称为 Ticked Off 的简易塑料工具可移去蜱,包括蜱的口器部分。这种廉价工具普遍可得。

- 一些特殊的工具可用来清除蜱(例如, Ticked Off)。
- 早期莱姆病的成年患者,应持续 21 天给予多西环素 100mg,每天 2 次;或阿

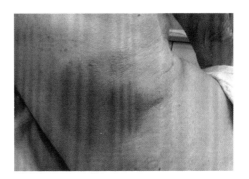

图 12.38　大的游走性红斑损害对称性扩展。

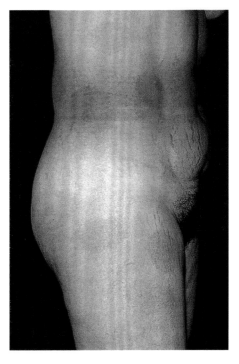

图 12.39　莱姆病。皮疹最常见的形态是环状,但当游走至皮褶后,形态会发生改变。可出现多发性损害。

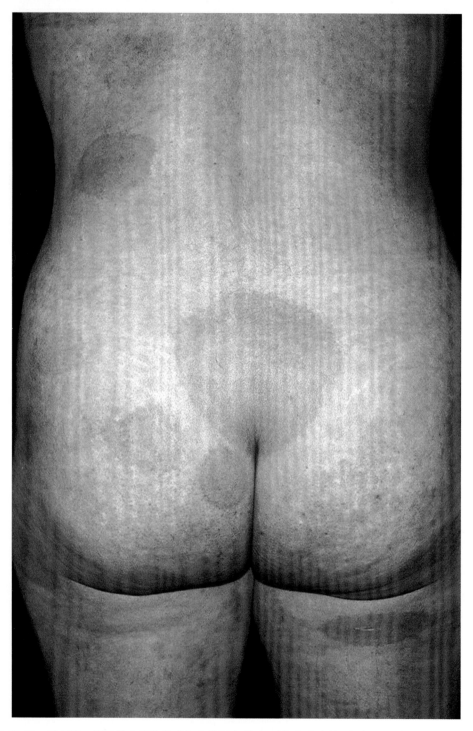

图 12.40 莱姆病。播散性疏螺旋体感染的特征表现:躯干部位多发性、大小不一、中心淡蓝色的粉红色圆形靶样斑疹。点状中心不一定始终存在,可多发皮损且可能无自觉症状,但出现多发性游走性红斑的患者通常伴发热和不适。

莫西林 500mg，每天 3 次；或头孢呋辛酯(新菌灵)500mg，每天 2 次。

- 对于 8 岁以下患儿，给予阿莫西林，每天 30mg/kg，分次给药；或头孢呋辛酯 250mg，每天 2 次。
- 疾病进入第二期或第三期时，可能需要更强效的治疗。
- 在发现一只明显充盈的鹿蜱的 72 小时内，或在一个来自莱姆病高发地区的成人身上发现蜱黏附超过 72 小时，可给予单剂量 200mg 的多西环素。
- 在发现一只黏附 36~72 小时的鹿蜱后，在 72 小时内，未知是否携带疏螺旋体，考虑给予单剂量 200mg 的多西环素。
- 若蜱黏附不超过 36 小时，不必治疗。然而，一些患者和医生可能倾向于进行预防性治疗。
- 在儿童中，预防性治疗的剂量和有效性尚无评价。
- 对于莱姆病滴度升高的无症状患者的处理，尚无相关指南。

落基山斑点热

描述

- 落基山斑点热是一种由立氏立克次体引起的疾病，可能危及生命。
- 感染的特点是突然出现的发热、严重的头痛、肌痛、呕吐和瘀点。
- 通过蜱传播，通常为革蜱属或硬蜱属的蜱类。

- 微生物通过血流播散并在血管内皮细胞中繁殖。
- 最常发生于美国中南部、东南部和巴西，夏季和初秋常见。

病史

- 蜱叮咬通常不痛，故患者可能回忆不起近期的蜱叮咬史。
- 流行地区旅行史和近期户外活动史为有用线索。
- 在叮咬后，潜伏期平均为 6~8 天。
- 突然出现的发热(95%)、严重的头痛(90%)、肌痛(85%)和呕吐(60%)。

皮肤表现

- 皮肤表现出现于发热后的数天。蜱叮咬痕迹可能难以发现。
- 皮疹开始为散在的斑点，压之变白，在 2~4 天后变成瘀点。
- 特点为首先出现于腕部和踝关节。
- 数小时后，皮疹累及手掌和跖部(75%)，然后泛发。
- 约 15% 的患者不出现皮疹。无皮疹或无斑点疾病在成人中更常见。

非皮肤表现

- 严重病例可累及多器官。
- 25%~50% 的病例出现肝脾大。
- 神经系统症状包括癫痫、脑膜炎、脑神经麻痹和下肢轻瘫。
- 可能发生呼吸窘迫、腹痛、腹泻、严重肌痛、心肌炎、视网膜血栓、手背及足背水肿。

病程及预后

- 发热在 2~3 周内消退，皮疹消退后遗留炎症后色素沉着。
- 经治疗的患者死亡率为 4%，而未经治疗的患者死亡率为 20%。
- 死亡患者常表现为暴发的病程，在一周内死亡。

实验室检查

- 诊断必须依靠临床标准(发热、皮疹、头痛、肌痛)和蜱接触史，因为在疾病发生后的 7~14 天，实验室检查不能明确诊断。
- 组织学对诊断的作用有限；吉姆萨染色可用来识别血管中的微生物，但并不总是准确。
- 间接免疫荧光检测急性和恢复期血清相当准确，可用来明确诊断。
- 血清学证据出现在感染的第 2 周。滴度须高于 1:128。
- 白细胞计数可能升高、降低或正常；常见血小板减少、血清肝转氨酶水平升高和低钠血症。

鉴别诊断

- 脑膜炎球菌血症。
- 单核细胞增多症、麻疹及其他病毒疹。
- 细小病毒 B19(手套和短袜样改变)。
- 药疹。
- 中毒性休克综合征。
- 伤寒。
- 血管炎。
- 川崎综合征。

治疗

- 对于怀疑为落基山斑点热的病例，应给予经验性治疗。

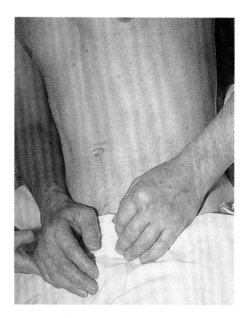

图 12.42　落基山斑点热。据报道,83%的病例出现皮疹，典型皮疹出现于第 4 天，皮疹首先出现于腕部和踝关节。数小时内累及手掌和跖部(73%)，然后泛发。皮疹开始为散在的斑点，压后变白；在 2~4 天变成瘀点。

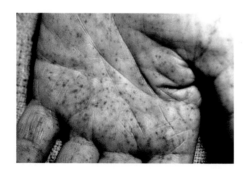

图 12.41　多发的弥漫性、针尖样、无自觉症状瘀点，散在分布于手部(足部)，此表现提示落基山斑点热，但还必须考虑到脑膜炎球菌血症。

- 目前治疗选择为多西环素 100mg,每天 2 次,用药至少 7 天,且须用至发热消退后至少 48 小时。
- 多西环素是治疗 9 岁以内患儿的最适宜药物。
- 可给予多达 5 个疗程的多西环素,出现牙齿变色的概率小。
- 给予氯霉素 50~75mg/(kg·d)可作为替代治疗。

小贴士

- 瘀点先出现于腕部和踝关节,后累及手掌和跖部,为特征性表现。
- 对于夏季来自流行区,伴发热、肌痛和头痛的患者,并且怀疑患有落基山斑点热的成年人,应考虑给予多西环素或四环素的治疗性试验。

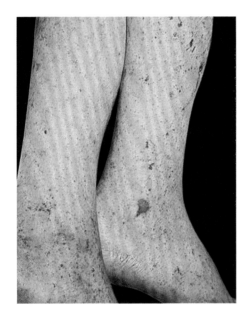

图 12.43 落基山斑点热。累及整个皮肤表面(包括手掌和跖部)的泛发性瘀点性皮疹。

跳蚤叮咬

描述

- 跳蚤叮咬的典型皮肤改变为小腿部位的红色至紫癜性丘疹,伴瘙痒。
- 常有跳蚤寄居的或空置住宅的接触史。

病史

- 下肢出现成片的红色或紫癜性丘疹,伴瘙痒。也可成簇分布在踝关节和腰部周围。
- 裤子和袜子能提供保护。
- 此瘙痒性皮疹具有自限性。取决于患者本身的敏感性,皮疹可在数天至数周后消退。
- 蚤卵能保持休眠状态超过 1 年时间,并能在感受脚步的震动后孵化。

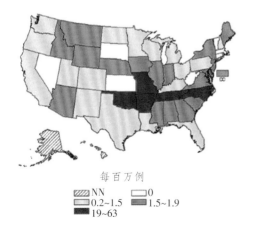

每百万例

- NN
- 0
- 0.2~1.5
- 1.5~1.9
- 19~63

图 12.44 2010 年报道的美国的落基山斑点热病例。(Courtesy of the Centers for Disease Control and Infection;http://www.cdc.gov.)

皮肤表现

- 最初可发现小红点或叮咬的斑点，常成簇分布于踝关节和小腿周围。
- 过敏的患者，尤其是儿童，可出现红色凸起的荨麻疹样皮损，即丘疹性荨麻疹。
- 过敏的患者可能瘙痒剧烈。
- 偶尔在丘疹周围可出现粉红色或红色晕。
- 持续搔抓会导致愈合后留下白色的圆形瘢痕。
- 诊断通常不难。

描述

- 跳蚤是一种体形小、呈棕红色、体硬、无翅膀的昆虫。
- 它侧面扁平，可使其在宿主的毛发之间穿行。
- 跳蚤体形较小，除非仔细观察，否则很难发现。

治疗

- 对叮咬部位进行对症处理。
- 局部使用激素和止痒药有助于缓解症状，如外用激素和 Sarna 洗液。
- 继发感染损伤需要给予抗生素。
- 对于瘙痒剧烈和丘疹性荨麻疹，外用弱效或中效激素有效。
- 必须完全清除跳蚤。感染的动物、动物垫料和地毯必须处理。

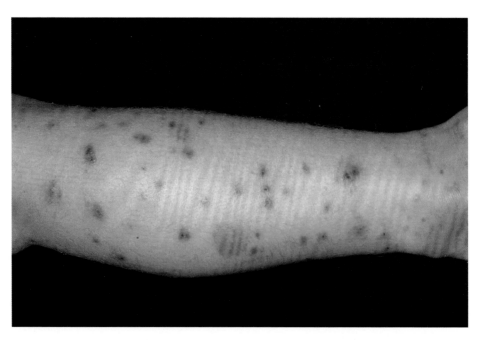

图 12.45　被跳蚤叮咬的儿童，皮疹被抓破、继发感染。这些皮损愈合后会留下瘢痕。

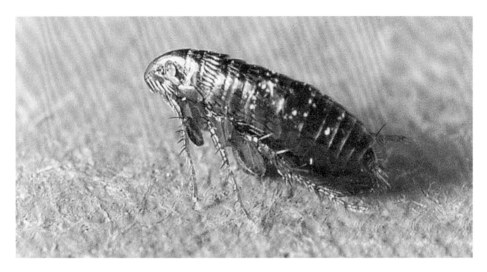

图 12.46 跳蚤为体形较小、红棕色的无翅昆虫,体硬,能跳约 60cm。它们有特征性的侧面扁平的腹部,可使它们在宿主毛发之间滑动。它们生存于地毯和动物身体,可跳到人体上。

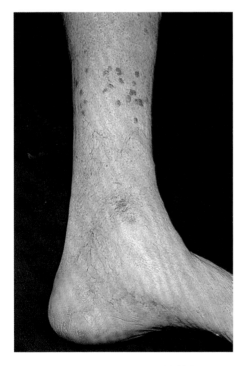

图 12.47 跳蚤叮咬呈群或簇状。

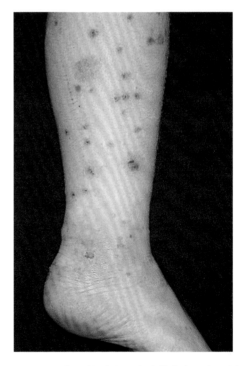

图 12.48 典型的跳蚤叮咬成簇分布于小腿周围。跳蚤的跳跃不超过小腿肚。儿童搔抓叮咬部位,导致皮损持续存在并继发感染。

皮肤幼虫移行症（匐行疹）

描述

- 皮肤幼虫移行症是由钩虫幼虫在皮肤中移行引起的感染。
- 巴西钩虫是北美最常见的致病种类。
- 亦称"匐行疹"，因其引起炎性、匐行性的皮疹，伴瘙痒。
- 该病是热带地区最常见的皮肤病。
- 它被认为是一种旅行者疾病。

病史

- 皮损通常开始于海滩度假的 3 周后，常见于加勒比海地区、非洲、南美洲、东南亚，甚至美国东南部。
- 在沙箱中玩耍的儿童、房屋内工作的木匠和管道工，也可能发生感染。
- 钩虫卵随动物粪便进入温暖的土壤或沙地，孵育成幼虫。
- 幼虫以土壤、蜕皮为食，可能接触到人类皮肤并通过毛囊和皲裂处穿入皮肤，引起皮疹。
- 当人行走在潮湿的被粪便感染的沙地上时，钩虫幼虫恣意地穿入皮肤。
- 特征性的皮损类似蛇游走的痕迹，伴瘙痒的炎症性匐行皮损。
- 若不给予治疗，幼虫通常在 2~8 周死亡，但有持续长达 1 年的病例报道。
- 幼虫最终随表皮成熟而脱落。
- 通常在治疗开始 2~3 天内，幼虫移行和瘙痒可缓解。
- 对于更强烈的过敏性炎症反应，可能需要 1 周才能缓解。

皮肤表现

- 由幼虫分泌物引起的局部瘙痒性炎症反应，出现于感染的 3 周内，通常发生于旅行者回国后。
- 典型皮损为管道直径 3mm 的红色至紫色匐行性皮损。
- 足部和踝部最常受累，其次为臀部、生殖器和手部。
- 患者发生中度至重度的瘙痒，有时可出现继发感染和湿疹样炎症。
- 幼虫每天移行约 2cm。

非皮肤表现

- Loeffler 综合征是巴西钩虫感染的一种可能并发症，包括肺部斑片状浸润和嗜酸性粒细胞增多。

实验室检查

- 通常根据病史和临床检查来诊断。

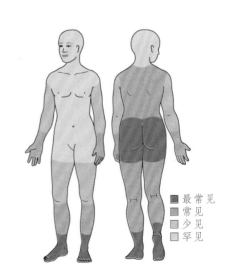

■ 最常见
■ 常见
■ 少见
□ 罕见

图 12.49　皮肤幼虫移行症分布示意图。

- 据报道,嗜酸性粒细胞计数可高达 30%,能辅助诊断。
- 对于 Loeffler 综合征,胸片检查可能发现肺部斑片状浸润。

治疗

- 利用液氮冷冻皮损前缘通常无效,但可尝试作为一线治疗。
- 给予伊维菌素 200μg/kg (平均剂量 12mg),单次口服有效。
- 伊维菌素治疗开始 5 天后皮损愈合。第二轮治疗使用相同剂量,防止复发。
- 阿苯达唑(400mg,每天 1 次,口服;或 200mg,每天 2 次,口服,连用 7 天)有

效,且耐受性好。起效迅速,治疗 3~5 天瘙痒消失,6~7 天皮损消退。
- 局部外用 15% 的噻苯达唑溶液或软膏,每天 3 次,连用 5 天。外用于皮损区及其前端边缘外 2cm 以内的区域,因为寄生虫常位于临床皮损之外。此制剂的制备通常难以获得。
- 抗生素用于治疗继发感染。
- 对于剧烈瘙痒,可能需要局部或全身使用激素。
- 通常在治疗开始 2~3 天内,幼虫移行和瘙痒得到缓解。
- 对于更强烈的过敏性炎症反应,可能需要 1 周左右才能缓解。

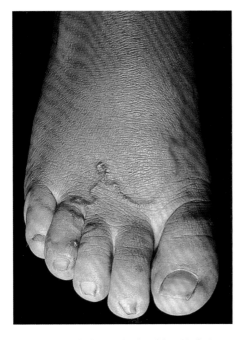

图 12.50　皮肤幼虫移行症。被困的幼虫通过表皮随机地每天横向前进几毫米到几厘米,产生一条管道,使人联想到一条在低潮时期无目的游走的海蛇留下的痕迹。

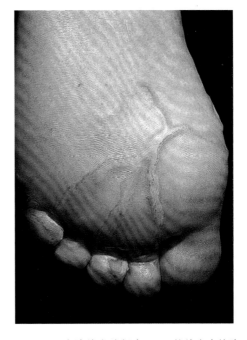

图 12.51　皮肤幼虫移行症。1cm 的幼虫直接隐藏在前进的扭曲波浪形管道的前端,管道呈红色到紫色,直径为 3mm。任何皮肤表面都能被累及。

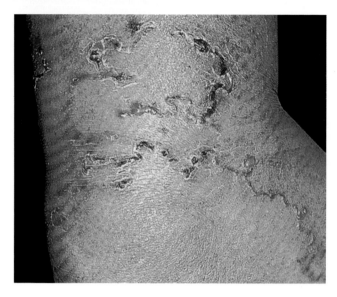

图 12.52　皮肤幼虫移行症。许多幼虫可能在同一区域出现，产生几条非常相似的波状线。

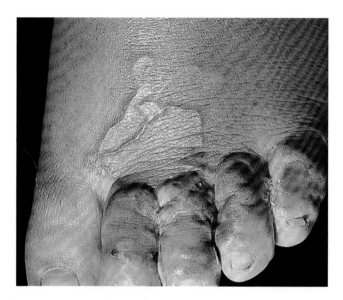

图 12.53　皮肤幼虫移行症。在幼虫游走过程中，可释放分泌物，引起一种局部炎症反应。患者发生中度至重度的瘙痒，可出现继发感染或湿疹样炎症。

火蚁叮咬

描述

- 火蚁属膜翅目,无翅。
- 它们从南美洲进口到美国,目前主要位于美国东南部。
- 火蚁体形小,呈黄红色或黄黑色,头部大。
- 它们有突出的上颚,能抓住皮肤,通过弓起身体,刺出尾部的螫刺。
- 它们堆建大的土丘,形成巨大的群体,流动性高,难以完全根除。
- 叮咬反应的表现从局部脓疱、大的迟发相反应到致死性的严重过敏反应不等。

病史

- 最初在叮咬处出现尖锐的灼痛。一只火蚁可造成多处叮咬。火蚁在皮肤上爬过,留下线状的叮咬皮损;或围绕着其颚附着处转动,形成一个环形的叮咬皮损。
- 未意识到危险的儿童为常见患者,踝关节和下肢常被叮咬。
- 建筑受到火蚁侵扰可能与室内叮咬有关。
- 全身性过敏反应可能发生,偶尔引起过敏性休克致死。
- 有病例报道,由单个叮咬引起的过敏性休克。

皮肤表现

- 典型皮损为两个针尖大的红色丘疹(咬痕),被一环形脓疱(螫刺)围绕。
- 水肿和瘙痒,伴随直径 5~10mm 风团出现。4 小时后形成无菌性水疱,24 小时后变为脓疱,3~10 天后脓疱消退,留下瘢痕。
- 偶尔可在局部形成巨大范围的迟发相反应,形成红色、水肿、质硬的瘙痒性斑块,持续 24~72 小时。

实验室检查

- 皮肤试验是诊断过敏的最常用方法。
- 毒液酶联免疫测定能确定火蚁的超敏反应。
- 对于怀疑为过敏性反应的患者,可通过放射变应性吸附法试验(RAST)检测体内的火蚁毒液的特异性 IgE 抗体。

鉴别诊断

- 其他昆虫叮咬。
- 毛囊炎。

治疗

- 冷湿敷有助于缓解不适。

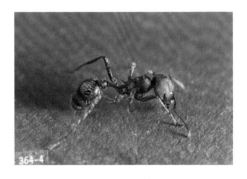

图 12.54　火蚁叮咬。火蚁体形小,黄红或黄黑相间,头部大,有一突出的弯颚片,尾部有一螫针。

■ 通常只需要给予外用止痒剂(Sarna 洗剂)和口服抗组胺药。

■ 对局部反应严重的患者可短程使用泼尼松。

■ 严重患者可考虑使用免疫治疗。

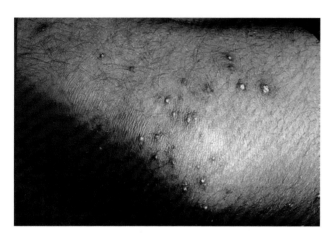

图 12.55 火蚁叮咬引起的皮损，多发性炎症性脓疱，1~2mm 大小。

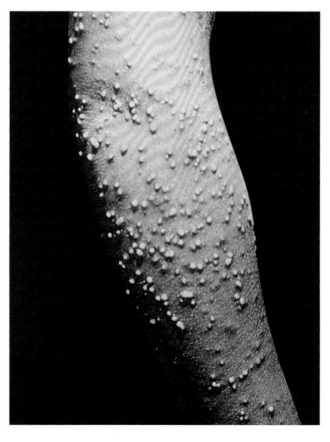

图 12.56 火蚁叮咬。一名儿童被一大群火蚁袭击后,出现许多脓疱。

游泳者痒

描述

- 游泳者痒是一种瘙痒性炎症性反应，由非人类血吸虫尾蚴引起，患者通常在淡水湖游泳时感染。
- 若皮损症状轻微，不具有特异性，易被漏诊。
- 皮损发生于泳衣未遮盖处的皮肤。
- 经常与海水浴者疹混淆，后者发生于泳衣遮盖处的皮肤。

病史

- 从钉螺里释放幼虫(尾蚴)，在水中寻找恒温动物宿主，如禽类，尤其是鸭和鹅，或者啮齿类，如麝鼠和河狸，但偶尔可穿入人类皮肤。
- 寄生虫从钉螺转移到鸟类和啮齿类动物体内，然后随感染的粪便和卵排出。
- 幼虫主要限于淡水湖和池塘。
- 这种疾病在全世界都可出现，但北美五大湖地区发病率最高。
- 尾蚴在穿入皮肤后死亡，导致炎症性皮肤反应。
- 皮疹的严重程度取决于人体敏感性。
- 第一次感染后初始症状轻微。
- 丘疹出现于初始致敏之后，发生于穿入皮肤的 5~15 天后。
- 典型皮疹在随后的暴露中出现。
- 当淡水从皮肤表面蒸发和尾蚴开始穿入皮肤时皮损出现。
- 瘙痒和皮疹在 2~3 天时达到高峰，未经治疗可在 2~3 周后消退。

皮肤表现

- 瘙痒在游泳后大约 1 小时出现。
- 数小时后出现散发性、剧烈瘙痒的、红肿的虫咬样丘疹。
- 偶尔出现脓疱围绕红斑。
- 高敏感性患者可能继发荨麻疹、水疱和湿疹斑块。
- 最明显的特征为皮疹的部位，累及泳衣未遮盖处的皮肤。

鉴别诊断

- 海水浴者疹(发生于泳衣遮盖下的皮肤)出现于在海水中游泳后。
- 热水池(假单胞菌)毛囊炎发生于接触热水池、温泉或游泳池后。
- 药疹。
- 湿疹和特应性皮炎。

治疗

- 皮疹具有自限性。
- 当皮疹消退时症状缓解。

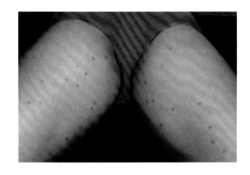

图 12.57　游泳者出现瘙痒。红色或粉红色瘙痒性斑疹，水肿几乎不高于皮面，可见于皮肤暴露部位(泳衣未遮盖处)，发生在淡水中游泳几小时后。

- 瘙痒可通过抗组胺药及冷湿敷控制。
- 严重的炎症可外用中效糖皮质激素。
- 继发感染可给予抗生素。
- 因大多数幼虫是在淡水从皮肤蒸发时穿入皮肤，因此离开水后立即用毛巾擦干，是一种有效的预防措施。

动物和人类咬伤

病史

- 应确定动物种类和动物行为。
- 应了解患者的健康状况，如免疫抑制。
- 猫牙长且尖利，常刺穿皮肤，有时可穿透至肌腱和骨。
- 狗通常造成挤压型伤口，也能造成穿透性伤口和撕裂伤。
- 在美国，每年大约有 500 万例动物咬伤病例，其中 80% 为狗咬伤，15% 为猫咬伤，2%~3% 为啮齿类咬伤，余下的来自小动物、农场动物、猴和爬行动物。
- 无端被野生动物或未接种疫苗的家畜袭击时，应考虑到狂犬病的传播。
- 除狗和猫之外，狐狸、浣熊、臭鼬（图 12.58）和蝙蝠的咬伤更可能与狂犬病相关。
- 看似轻微的咬伤，也能导致感染和严重并发症。
- 在美国，每年有 10~20 人死于狗咬伤，通常为幼儿。
- 婴儿或儿童造成的咬伤，可能由于成人虐待儿童，应该与成人咬伤进行鉴别。

体格检查和皮肤表现

- 应检查咬伤处的深度、下方的软组织和肌腱损伤。
- 应检查肌腱、骨骼和神经功能，以及血管的完整性。
- 挤压性损伤更常见于动物咬伤。
- 应评估是否穿入体腔和关节腔。
- 疼痛、红斑、化脓和肿胀提示感染，包括蜂窝织炎和筋膜炎。
- 成人咬伤可根据牙弓宽度确定，成人的牙弓宽度大于儿童（4cm）。

实验室检查

- 巴氏杆菌属是狗和猫咬伤的最常见致病源。
- 应从感染的伤口分离培养需氧菌和厌氧菌。
- 在损伤时进行培养可能价值不大。
- 对于挤压性损伤、可疑的骨折和异物穿透，需要进行放射性检查。

治疗

- 抗生素用于治疗和预防感染。
- 对于猫咬伤的深部穿透伤、需要外科清创术的伤口及污染的伤口，常规给予抗生素治疗。
- 无脾的、免疫功能不全的老年患者和糖尿病患者，常规给予抗生素治疗。
- 狗和猫咬伤的经验性治疗应针对巴氏杆菌、链球菌、葡萄球菌和厌氧菌。
- 狗和猫咬伤的经验性治疗类似。猫咬伤发现厌氧菌和多杀性巴氏杆菌的概率更大。口服阿莫西林-克拉维酸（3~7

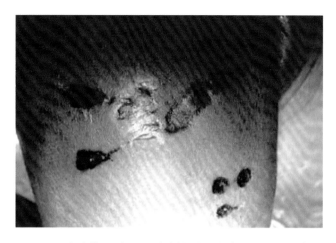

图 12.58　犬咬伤,呈大面积对称性、出血性糜烂和穿透性伤口。

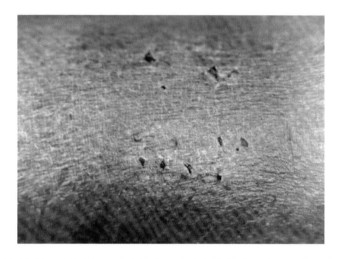

图 12.59　踝关节被臭鼬咬伤,可见咬伤和爪痕,周围呈紫癜性斑片。

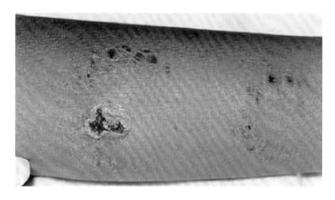

图 12.60　对称性、出血性和紫癜性糜烂,符合人类咬伤的表现。

天)被推荐作为动物和人类咬伤的一线治疗药物。口服的替代药物包括多西环素或青霉素 VK 联合双氯西林。其他抗生素还包括氟喹诺酮、复方新诺明、头孢呋辛;此外,可能还需要一种对厌氧菌有效的药物,如甲硝唑或克林霉素。第一代头孢菌素,如头孢氨苄、抗酶青霉素(如双氯西林)、大环内酯类(如红霉素)和克林霉素,治疗多杀性巴氏杆菌时疗效欠佳,应避免用于动物咬伤。

- 单独给药时,阿奇霉素或曲伐沙星可能有用。
- 判断是否缝合伤口,应根据对增加感染风险、功能和美观方面的权衡。
- 狗或猫咬伤引起的面部撕裂通常为闭合性的。
- 对于清洁伤口或易于清洗的伤口,应立即缝合。
- 处理动物咬伤时应考虑到狂犬病感染。
- 伤口用生理盐水或 1%碘附溶液进行高压冲洗。用肥皂清洗和用季铵化合物清洗咬伤,在降低狂犬病传播概率

上的效果相等。

- 健康表现的动物应被限制留观 10 天。
- 任何动物在咬伤人类之后,若出现野性或不规律行为,应被处死,并对其进行组织学检查以检测狂犬病。
- 若实验室检查确认动物患有狂犬病或动物未被捕获,则应进行狂犬病预防。
- 既往未接种疫苗的患者应接受人狂犬病疫苗(在三角肌区进行 5 次注射)和狂犬病免疫球蛋白(20IU/kg)。狂犬病免疫球蛋白应尽可能多地渗透到伤口及其周围,并且肌内注射应远离疫苗接种的部位。
- 接种疫苗为预防性;一旦出现狂犬病的征象,则存活率很低。
- 对于已接受两剂或两剂以下初次免疫的患者,应给予破伤风免疫球蛋白和破伤风类毒素。
- 对于已完成完整的初次免疫接种程序、但超过 5 年未接受加强免疫的患者,应单独给予其破伤风类毒素。

(尹志强 董励耘 译 尹志强 董励耘 审校)

第 13 章

水疱和大疱病

James G. H. Dinulos

疱疹样皮炎

描述

- 疱疹样皮炎是一种慢性瘙痒性水疱病，主要累及体表伸侧，常有谷胶敏感性表现。

病史

- 在成人疱疹样皮炎中，男性的发病率是女性的两倍。
- 在儿童中，女童更常患病。
- 大部分疱疹样皮炎患者有北欧血统。
- 疱疹样皮炎在亚洲和非洲人群中罕见。

皮肤表现

- 常见的特点是剧烈、持续的瘙痒和烧灼感。典型的皮疹为对称分布于肘部、膝部、骶部和后发际的群集水疱。
- 由于搔抓导致完整水疱很少见到。
- 患者也可出现非特异性的丘疹、荨麻疹、出血性斑疹和糜烂。
- 极少数情况下，皮疹仅局限于面部。
- 口腔损伤少见。

非皮肤表现

- 90%的患者有谷胶敏感性肠病。
- 皮肤疾病严重程度与肠道受累程度不相关。
- 疱疹样皮炎与甲状腺疾病(如桥本甲状腺炎)和肠病相关淋巴瘤有关。
- 谷胶限制饮食可减少肠病相关淋巴瘤的风险。

实验室检查

- 皮肤活检用于常规组织学检查和免疫

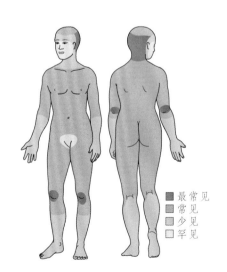

最常见
常见
少见
罕见

图 13.1　疱疹样皮炎分布示意图。

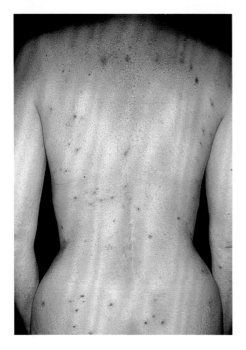

图 13.2 疱疹样皮炎。水疱呈对称性分布,出现在肘部、膝部、头皮和颈部、肩部和臀部。分布可能更为广泛。

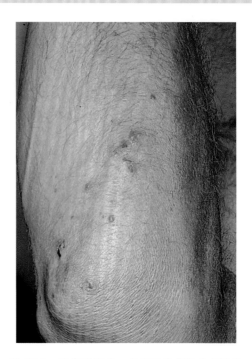

图 13.3 疱疹样皮炎。水疱可以单独或成簇出现,类似单纯疱疹。患者搔抓水疱以止痒;因此,通常很难找到一个完整的损伤进行活检。

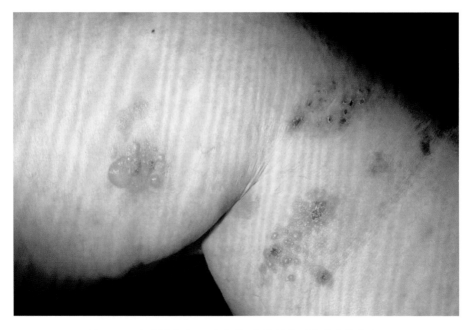

图 13.4 疱疹样皮炎。"疱疹样"指的是典型的群集性水疱。

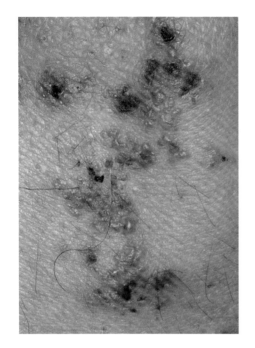

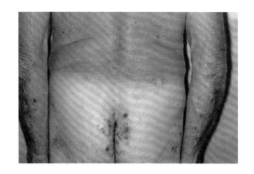

图 13.6 疱疹样皮炎。疱疹样皮炎的典型分布，即在肘部和臀部出现抓痕的皮损。

- 全身应用碘剂可能加重疱疹样皮炎。
- 疱疹样皮炎易复发，但通常口服砜类药物如氨苯砜或严格的无谷胶饮食能很好地控制病情。

图 13.5 疱疹样皮炎。炎症围绕的完整水疱散在于糜烂和抓痕中。

荧光检查。
- 90%的病例中可见免疫球蛋白 A（IgA）沉积在真皮乳头处。
- 70%未限制谷胶饮食的患者的血清中可检测出循环 IgA 抗肌内膜抗体。
- 血清 IgA 抗肌内膜抗体滴度与空肠绒毛萎缩严重程度相关。
- 对于怀疑为疱疹样皮炎的患者，须检测血清 IgA 水平和 IgA 抗谷氨酰胺转氨酶-2 抗体。
- 如果 IgA 抗谷氨酰胺转氨酶-2 的抗体升高，应检查抗肌内膜抗体。

病程及预后

- 疱疹样皮炎是慢性疾病，30%患者可自然消退。

鉴别诊断

- 节肢动物叮咬。
- 疥疮（当抓破后，产生剧烈的瘙痒；可寻找虫道）。
- 特应性皮炎。
- 慢性单纯性苔藓。

治疗

- 无谷胶饮食可控制疱疹样皮炎并减少口服药物的需求。
- 谷胶是存在于小麦、黑麦和大麦中的一种蛋白。
- 米饭、燕麦和玉米不含谷胶。
- 治疗可以改变症状严重程度，但不能改变病程。
- 口服氨苯砜每天 100~150mg 是首选，通常可在 48~72 小时缓解瘙痒和灼痛感。
- 氨苯砜每天维持剂量为 25~200mg。

- 治疗前应检测葡萄糖-6-磷酸脱氢酶水平。低水平患者的溶血风险增加。
- 每天给予柳氮磺胺吡啶 500~1500mg 对一些患者有效,可作为氨苯砜的替代药物。
- 给予四环素 500mg,每天 1~4 次;米诺环素 100mg,每天 2 次;烟酰胺 500mg,每天 2~3 次,对一些病例有效。

小贴士

- 剧烈的难以缓解的瘙痒,对泼尼松无反应,提示疥疮或疱疹样皮炎。
- 免疫荧光可确诊疱疹样皮炎。
- 尽管疱疹样皮炎是水疱性疾病,但大疱

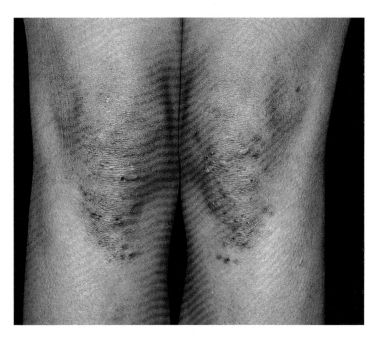

图 13.7 疱疹样皮炎中呈对称分布的水疱。

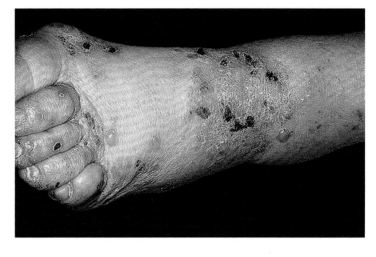

图 13.8 疱疹样皮炎。更广泛的受累可以产生水疱和大疱。大疱性脓疱疮和大疱性类天疱疮也可用于鉴别诊断。

很少见；瘙痒会引起搔抓，抓破水疱和小疱，仅遗留结痂的丘疹和小的糜烂。

寻常型天疱疮

描述

- 寻常型天疱疮是少见的、危及生命的自身免疫性表皮内水疱病，可累及皮肤和黏膜。

病史

- 平均发病年龄为 60 岁（译者注：中年起病）。
- 没有性别倾向（译者注：女性较男性略多）。
- 据估计，发病率为每 100 万人发生 0.5~3.2 例。
- 阿什肯纳兹犹太人后裔的发病率最高，与人类白细胞抗原 HLA-DR4 和 HLA-DR8 有关，非犹太裔患者与人类白细胞抗原 HLA-DR6 和 HLA-DR5 有关。
- 口腔糜烂通常早于皮肤水疱数周或数月出现。
- 瘙痒少见；大部分患者主诉疼痛和刺激感。

皮肤表现

- 水疱直径为 1~3cm 或更大。
- 水疱逐渐出现，可长时间局限在某处，如果不治疗可泛发全身。
- 水疱易破。

- 按压完整的小水疱可使疱液从周围 IgG 沉积的表皮中层分离（Asboe-Hansen 征）。
- 在完整的皮肤上进行摩擦可导致水疱出现（Nikolsky 征）。
- 糜烂持续数周后愈合，遗留褐色色素沉着。
- 50%~70% 的患者会出现疼痛性口腔糜烂，且早于皮肤水疱数周或数月出现。
- 咽部和食道可出现水疱、糜烂和条索状的红斑。

实验室检查

- 皮肤活检显示表皮内疱、棘层松解（表皮细胞分离）和轻中度的嗜酸性粒细胞浸润。
- 活检时取两处行直接免疫荧光检查，一处取自新鲜水疱的边缘，另一处取自周围正常皮肤。
- IgG 和补体 C3（常出现）在表皮细胞间沉积。

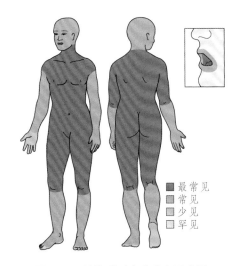

最常见
常见
少见
罕见

图 13.9 寻常型天疱疮分布示意图。

- 在疾病活动期,80%~90%的患者行间接免疫荧光检查可发现循环血清抗体IgG。
- 抗体攻击桥粒芯蛋白-3,其是一种角质形成细胞间的黏附分子。
- 抗体水平反映疾病活动度,须定期监测。
- 定期对血清进行滴度变化的检测有助于评估临床病程。

病程及预后

- 在过去,绝大多数患者都会死亡,主要是因为皮肤感染所致。
- 现代治疗使得死亡率降至 5%~15%,主要是激素治疗的并发症所致。
- 患者的并发症包括骨质疏松、糖尿病和高血压,都会增加死亡风险。

鉴别诊断

- 落叶型天疱疮和副肿瘤性天疱疮(肿瘤相关天疱疮)。

治疗

- 治疗非常复杂,最好在专家指导下完成。

- 治疗的目标是抑制水疱形成和维持皮肤屏障。
- 标准治疗包括泼尼松联合一种免疫抑制剂,如硫唑嘌呤或吗替麦考酚酯。

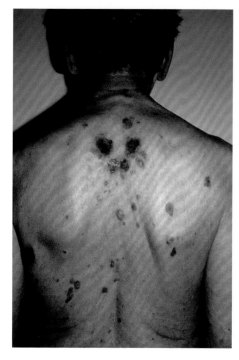

图 13.11　寻常型天疱疮。大面积不规则的潮湿的糜烂间有完整松弛的水疱。

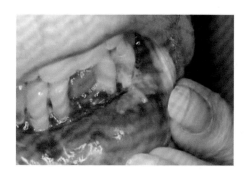

图 13.10　寻常型天疱疮。孤立疼痛的口腔糜烂是寻常型天疱疮的首发表现。

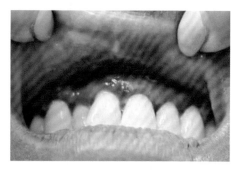

图 13.12　口腔糜烂通常早于皮肤水疱数周或数月出现。

- 辅助药物具有减少激素剂量的作用。
- 治疗方案的选择受患者年龄和疾病受累程度的影响。
- 泼尼松初始剂量标准为每天 40 ~

120mg，随后减量至控制疾病活动的最小剂量。

- 在糖皮质激素使用同时或之后可加用霉酚酸酯或硫唑嘌呤。
- 对于某些患者，经静脉给予免疫球蛋白、糖皮质激素冲击治疗、口服氨苯砜和皮损内注射糖皮质激素效果可能优

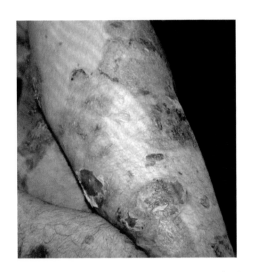

图 13.13 寻常型天疱疮。由于疱顶只有一部分菲薄的上层表皮且非常脆弱，导致松弛的水疱易破。愈合遗留褐色色素沉着，但不形成瘢痕。

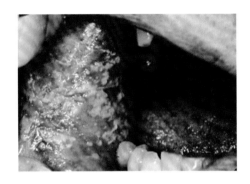

图 13.14 增殖型天疱疮是寻常型天疱疮的一种局限型，累及口腔、腹股沟部位，是由于抗体攻击桥粒芯蛋白-3 所致。

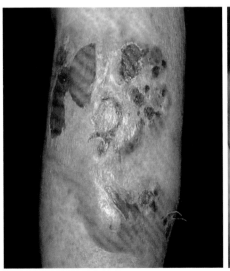
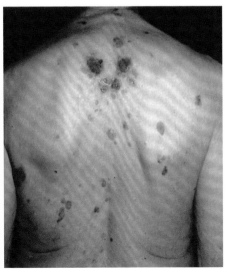

图 13.15 寻常型天疱疮。松弛易破的水疱。广泛的皮肤受累，皮肤屏障破坏，使患者暴露于脓毒血症的危险中。严重患者的治疗应与烧伤患者类似。

于前文讨论的方案。

- 治疗中止前应进行直接免疫荧光检查（译者注：直接免疫荧光检查为有创检查，此时更常应用的是血清中自身抗体检测）。
- 直接免疫荧光检查结果阴性是病情缓解的一个很好的提示（译者注：直接免疫荧光检查为有创检查，此时更常应用的是血清中自身抗体检测）。
- 利妥昔单抗可以诱导临床缓解。

小贴士

- 寻常型天疱疮可仅有口腔损伤。
- 寻常型天疱疮的早期皮肤表现可类似于大疱性类天疱疮和其他自身免疫性疱病。
- 强烈建议将疑诊的患者转诊至皮肤科，因为诊断和治疗需要专业培训。

落叶型天疱疮

描述

- 落叶型天疱疮是一种自身免疫性表皮内水疱病，其特征性表现是结痂的斑块和糜烂。
- 相比寻常型天疱疮，水疱在表皮更表浅的位置。

病史

- 发病年龄范围比寻常型天疱疮更广。
- 中年及以后起病。
- 无种族差异。

- 疼痛和烧灼感比瘙痒更常见。
- 阳光和高温会加重体征和症状。
- 据报道，大约5%服用D-青霉胺或卡托普利的患者可出现落叶型天疱疮。

皮肤表现

- 损伤在面部呈"脂溢性分布"，或首先出现在头皮、胸部和上背部。
- 完整的水疱不常见。
- 疱顶菲薄易破，血清渗出后干涸，形成局限或广泛的结痂。
- 完整的薄壁水疱有时可见于糜烂的边缘。
- 从侧面按压可游离表皮的上部。

非皮肤表现

- 胸腺瘤、重症肌无力和其他自身免疫性疾病的发病率升高。

实验室检查

- 皮肤活检显示表皮内疱或表皮上部棘层松解（表皮细胞分离）及轻中度嗜酸性粒细胞浸润。
- 活检时取两处行直接免疫荧光检查，一处取自新鲜皮损的边缘，另一处取自邻近部位的正常皮肤。
- IgG和补体C3（常出现）在表皮细胞间沉积。
- 在疾病活动期，75%的患者行间接免疫荧光检查可发现循环血清抗体IgG。
- 抗体攻击桥粒芯蛋白-1，其是一种角质形成细胞间的黏附分子。
- 抗体水平反映了疾病活动度。

鉴别诊断

- 皮损边界清楚，不像寻常型天疱疮形成大的糜烂面。
- 脓疱疮的表现与落叶型天疱疮类似。
- 脂溢性皮炎。

病程及预后

- 持续数年可能只局限在某处，或进展迅速，泛发至剥脱性红皮病阶段。
- 可持续数年，如不治疗有致死可能。

治疗

- 早期局限型可以使用I~Ⅲ级外用类固醇控制。
- 疾病活动的泛发类型的治疗原则类似寻常型天疱疮。

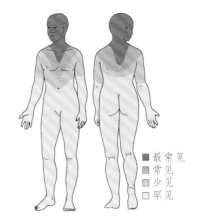

■ 最常见
□ 常见
□ 少见
□ 罕见

图 13.16 落叶型天疱疮分布示意图。

- 美罗华可诱导缓解。

小贴士

- 早期落叶型天疱疮可能类似脂溢性皮炎或其他丘疹鳞屑类疾病。

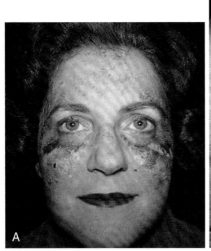
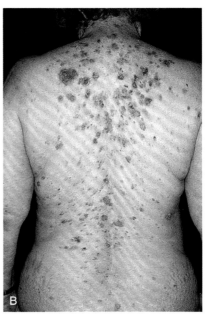

图 13.17 落叶型天疱疮。(A)疾病在面部逐渐出现，呈"蝶形"分布，或首发于头皮、胸部或上背部，表现为局限或广泛连续的红斑、鳞屑、结痂或偶尔的水疱。(B)疱顶菲薄易破。血清渗出后干涸，形成局限或广泛的结痂。完整的薄壁水疱有时可见于糜烂的边缘。

大疱性类天疱疮

描述

- 大疱性类天疱疮是最常见的自身免疫性表皮下水疱病。

病史

- 大疱性类天疱疮主要累及老年患者,多数病例在 60 岁后发病。
- 儿童发病的病例也有报道,但极其少见。
- 没有种族或性别差异。
- 存在抗半桥粒蛋白的 IgG 自身抗体。
- 产生自身反应性抗体的诱发因素未知。
- 呋塞米、卡托普利和一些非甾体抗炎药等可以诱发。

皮肤表现

- 皮疹通常泛发,但好发于皮肤皱褶、屈侧和受压部位。
- 大疱性类天疱疮患者首先出现一个局限性的红斑或瘙痒性的风团样丘疹,然后融合成斑块。
- 水疱前(荨麻疹样)阶段,常被误诊为荨麻疹。
- 斑块在 1~3 周内转为暗红色,其上迅速形成水疱、大疱。
- 常有中重度的瘙痒。
- 水疱紧张且保持结构的完整。
- 与天疱疮不同,用力按压水疱不会导致其向正常皮肤扩散。揉搓正常皮肤不会产生水疱。
- 水疱在 1 周内破溃,形成糜烂的基底,可快速愈合。

非皮肤表现

- 在一些患者中, 外周血嗜酸性粒细胞增高。
- 口腔可出现轻微且短暂出现的水疱。

实验室检查

- 皮肤活检显示表皮下疱, 嗜酸性粒细胞在真皮和疱内浸润。
- 水疱边缘皮肤组织行直接免疫荧光检查证实, 大约90%的病例有 IgG 和(或)补体 C3 线状沉积在基底膜带。
- IgG 自身抗体可直接识别半桥粒蛋白中的 BPag1(230kd),或较少被识别的 BPag2(180kd)(译者注:BP180 的自身抗体更常见, 两种抗体有时都可被检出)。
- 直接免疫荧光检查可用于判断对治疗的反应。
- 病情缓解后,补体 C3 的沉积也会消失。
- 间接免疫荧光检查可发现 70%患者的血清中存在 IgG 抗体。
- 循环抗体水平与疾病活动度不相关。

鉴别诊断

- 寻常型天疱疮。
- 疱疹样皮炎。
- 大疱性药疹。
- 获得性大疱性表皮松解症。
- 瘢痕性类天疱疮。

病程及预后

- 未经治疗的大疱性类天疱疮可能是局限性的，并趋于自发消退，亦可快速泛发。
- 复发常不如首次发作严重。
- 病程为 9 周至 17 年。
- 2 年缓解率为 30%，3 年可达 50%。
- 有超过 5 年病情缓解后复发的报道。
- 第一年死亡率为 19%，常由治疗副作用或患者并发症所致。

治疗

- 治疗的目标是抑制水疱形成、减轻瘙痒、维持皮肤屏障和控制继发感染。
- 可给予羟嗪 10~50mg，每 4 小时 1 次以控制瘙痒。羟嗪可导致嗜睡，老年人使用须谨慎。
- Ⅰ级外用类固醇（氯倍他索）可用于控制局限型或局部病情，每天外用 2 次，直至皮损愈合。
- 米诺环素、四环素或红霉素可能有效。

- 每天给予烟酰胺 1.5~2.5g 可能有效。
- 约 40% 的患者（特别是患者活检示嗜中性粒细胞增多）对氨苯砜每日 100mg 有效。
- 每周给予甲氨蝶呤 10mg 可有效治疗大疱性类天疱疮。
- 可每天给予泼尼松 1~1.5mg/kg 至水疱消退。大部分患者的病情可在 28 天内得到控制，剂量逐渐递减（译者注：如果剂量足够，病情常在 1 周内控制）。
- 可考虑辅助使用免疫抑制剂，如霉酚酸酯或硫唑嘌呤。
- 对于传统的免疫抑制剂治疗无效的患者可以经静脉给予丙种球蛋白。
- 一些患者可选用利妥昔单抗诱导缓解。

小贴士

- 长期缓解需要对泼尼松和其他药物逐渐减量。

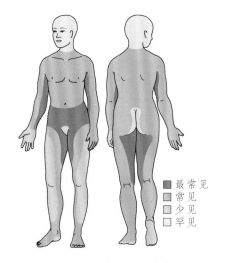

图 13.18　大疱性类天疱疮分布示意图。

图例：
- ■ 最常见
- ▨ 常见
- ▥ 少见
- □ 罕见

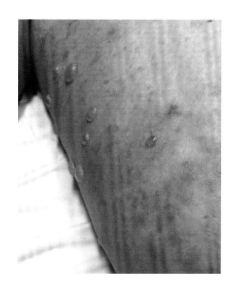

图 13.19　大疱性类天疱疮。类天疱疮初始为局限的红斑或瘙痒的荨麻疹样斑块，皮损逐渐变得更加水肿和广泛。

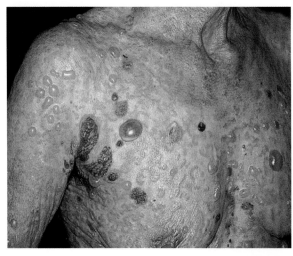

图 13.20　大疱性类天疱疮。皮疹通常泛发,但最常出现的位置是下腹部、腹股沟和四肢的伸侧。掌跖亦受累。斑块在 1~3 周进展成暗红或紫色,类似多形红斑,其上快速出现水疱和大疱。

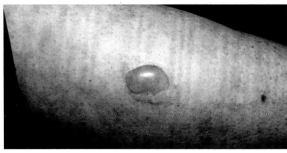

图 13.21　糖尿病性大疱。本病与大疱性类天疱疮的不同之处在于非红斑基础上的水疱。

(王明悦 译　刘红 审校)

第 **14** 章
结缔组织疾病

Kathryn A. Zug

红斑狼疮

描述

- 皮肤型红斑狼疮是一种临床表现各异的疾病——从慢性皮肤型红斑狼疮(CCLE)的仅有皮肤慢性损伤，到亚急性皮肤型红斑狼疮(SCLE)的多形性皮损广泛分布，再到系统性红斑狼疮(SLE)的多器官受累。

- 红斑狼疮被认为是 T 细胞(功能)失调导致 B 细胞活化，从而产生大量针对自身细胞抗原(如 DNA、RNA 和 RNA 蛋白复合物等)的自身抗体。

- 药物性狼疮的亚型包括药物性 SLE、SCLE 和 CCLE，其临床表现和血清学发现可能与特发性狼疮相似。最常见的与药物性 SLE 相关的药物包括肼屈嗪、普鲁卡因胺、异烟肼、甲基多巴、氯丙嗪、奎尼丁、米诺环素。药物性狼疮通常不累及肾脏和中枢神经系统。

治疗总览

- 检查药物相关性,可能的话,停用可能引发红斑狼疮的可疑药物。

- 防晒霜及其他各种防晒措施是治疗的基本要素。

- 使用可阻挡广谱长波紫外线(UVA)的防晒霜——尤其是含有"麦色滤"(Mexoryl SX,也称为"依茨舒",水溶性)或 Mexoryl XL(脂溶性)或二氧化钛和氧化锌的防晒霜。

- 理想的广谱防晒霜有理肤泉的 Anthelios XL SPF 60 和欧莱雅的 Ombrelle SPF 60 防晒霜。

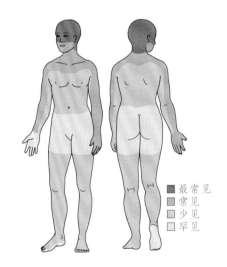

图 14.1 红斑狼疮分布示意图。

- 防晒衣可以从 Sun Precautions、Coolibar 或者其他供应商购买。
- 防晒可能会导致患者维生素 D 水平低下，应适当补充维生素 D。
- 鼓励患者戒烟来更好地控制疾病，通常吸烟患者疗效较差。
- 对于红斑狼疮患者，有多种治疗方案可供选择，单用外用药物治疗还是加用系统性药物治疗主要取决于病情的严重程度及其他具体的基础疾病状况。
- 新型免疫调节剂，如吡美莫司乳膏（爱宁达）或他克莫司软膏（普特彼），是有效的辅助治疗药物。每天 2 次，涂于皮损表面并保留一段时间。对于面部的皮损，这两种外用药特可能是首选。
- 标准治疗包括外用或皮损内注射皮质类固醇、维 A 酸类药物、口服抗疟药。
- 超强效（Ⅰ级）和强效（Ⅱ级）外用类固醇类药物，每天 2 次，持续 2 周，周期性使用；配合保湿霜使用 1 周。
- 类固醇类药物，如曲安奈洛酮（Kenalog）10mg/mL，CCLE 皮损下注射。
- 皮质类固醇浸渍胶布（氟氢缩松胶布）可用于 CCLE 皮损。
- 羟氯喹每日 1 次，200~400mg（每日 1 次，少于 6.5mg/kg）是有效的一线口服治疗；起效需 4~8 周。每 6 个月至 1 年最少进行一次眼科检查。奎纳克林可用于治疗对羟氯喹有耐药性的患者，剂量为 50~100mg/d。
- 其他治疗 CLE 的药物包括氨苯砜，每日 2 次，每次 25~200mg（特别适用于大疱性红斑狼疮、红斑狼疮的血管炎性病变，或伴有 SCLE 的荨麻疹性血管炎和口腔溃疡）；沙利度胺，每天分剂量服用 50~300mg；磺胺嘧啶，每天分剂量服用 1.5~2g；维 A 酸类药物（例如，阿维 A，每天 1 次，每次 10~50mg 或异维 A 酸，每天 1 次，1mg/kg）。泼尼松，每天 1 次，0.5~1.5mg/kg，也是一种选择，但应避免长期使用。免疫抑制剂包括硫唑嘌呤[1~2.5mg/(kg·d)]、甲氨蝶呤（每周 1 次，一次使用量不超过 20mg）、霉酚酸酯（每天 2 次，500~1000mg）、环磷酰胺等的使用可以减免类固醇类药

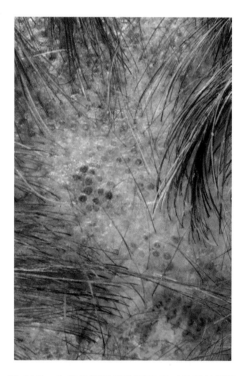

图 14.2 头皮的慢性皮肤型狼疮（盘状红斑狼疮）。图中可见过度角化、炎症以及陈旧性瘢痕和毛囊角栓。角蛋白聚集和毛囊孔扩张导致了毛囊角栓。

物的使用。

- 大剂量静脉注射免疫球蛋白(IVIG)，1g/kg，每天 1 次，每月连续两天；治疗费用高，作用持续时间有限。
- 利妥昔单抗单独或联合其他药物治疗在严重的难治性 CLE 患者治疗中被证实有效。

- SLE 患者除了皮肤损伤，常伴随系统性疾病，须进行系统性免疫抑制治疗。

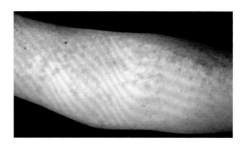

图 14.5 SLE 患者的前臂散在融合性红斑。

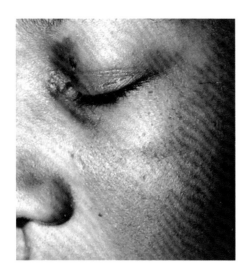

图 14.3 红斑狼疮。面颊区域的红斑通常不累及鼻唇沟和鼻尖。蝶形红斑为急性皮肤红斑狼疮所特有，见于 20%~60% 的红斑狼疮患者。

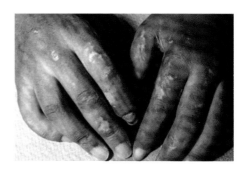

图 14.6 泛发型 DLE 患者的手背部多发萎缩性斑点。慢性皮肤型红斑狼疮的皮损为瘢痕形成。

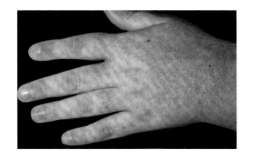

图 14.4 红斑狼疮。粉红色的红斑在指骨近端关节和手背上融合。这些区域的受累符合红斑狼疮皮损分布于曝光部位的特点。

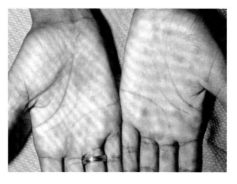

图 14.7 SLE 患者的手掌散在分布紫色斑疹。

慢性皮肤型红斑狼疮

描述

- 慢性皮肤型红斑狼疮是皮肤型红斑狼疮的最常见类型；皮损可局限于头颈部，亦可广泛分布。皮损包括鳞屑性红斑丘疹和斑块，常伴中央萎缩和瘢痕。
- 慢性皮肤型红斑狼疮皮损不总是"盘状"的，故此术语应不再使用。

病史

- 慢性皮肤型红斑狼疮常见于女性。
- 非裔美籍人群可能更常见。
- 发病高峰为 30~40 岁。
- 创伤和紫外线可引发和加剧皮损。
- 50%的红斑狼疮患者存在光敏反应。
- 系统性疾病发病率较低，1%~5%的病例进展为 SLE。皮损广泛性分布的患者更易发展为系统性疾病。
- 瘢痕性脱发为永久性。
- 药物诱导的 CCLE 非常罕见，可由肿瘤坏死因子(TNF)-α 抑制剂引起。
- 儿童盘状红斑狼疮(DLE)不常见，患儿皮损泛发时与系统性红斑狼疮相关。

实验室检查

- 抗核抗体(ANA)只在 20%的病例中呈阳性；抗 SSA 抗体很少见。
- 通过全血细胞计数、尿液分析(尿蛋白含量大于 3)、抗核抗体、红细胞沉降率来评估系统性红斑狼疮。若 ANA 阳性，则评估可提取性核抗原抗体（抗dsDNA 抗体、抗 SS-A/SS-B 抗体、抗 Smith 抗体、抗磷脂抗体）。
- 皮肤活检显示界面皮炎，表现为毛囊角栓、血管及附属器周围淋巴细胞浸润，可能有瘢痕形成。

皮肤表现

- 皮损可发生于体表任何部位，最常见于头皮、面部和耳部。
- 早期可见 1~2cm 的隆起性红色或紫红色斑块，边界清晰，顶端平整，上覆牢固的黏着性鳞屑，无全身症状。
- 毛囊角栓非常明显，剥去鳞屑，可见下表面像一条被多个地毯钉穿透的地毯。
- 表皮萎缩使表面呈光滑的白色或褶皱样外观。
- 增生性或疣状皮损可累及手掌、脚底或口腔黏膜。
- 病变持续数月后可自行消退或进一步萎缩，最终形成光滑的白色或色素沉着的凹陷性瘢痕，伴毛细血管扩张和瘢痕性脱发。
- 头皮病变最初表现为红斑、鳞屑和毛囊角栓。
- 毛囊破坏导致不可逆转的瘢痕性脱发，部位随机分布。
- 药物诱导的 CCLE 可能具有典型的盘状皮损或狼疮肿胀性皮损。2/3 的病例中 ANA 阳性。

治疗

- 初始治疗可选用超强效（Ⅰ级）和强效（Ⅱ级、Ⅲ级）外用类固醇类药物(例如，

0.05%醋酸氟轻松软膏）、皮损内注射用类固醇类、抗疟药（例如，羟氯喹200mg，每天 2 次）或阿维 A（25～50mg/d）。羟氯喹和阿维 A 效果相当，但阿维 A 副作用更多，且成本更高。其他药物包括氨苯砜和口服皮质类固醇难治性病例可用甲氨蝶呤、硫唑嘌呤、沙利度胺或异维 A 酸治疗。IVIG 可尝试用于顽固性病例。他克莫司软膏(商品名：普特彼)可能对部分患者有效。防晒霜是治疗的一个重要方面，应每天坚持使用广谱防水防晒霜（见治疗总览）。

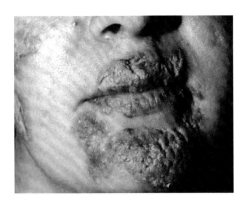

图 14.8　DLE 患者口周伴凹陷性瘢痕的圆形红斑样斑块。防止这些皮损形成瘢痕的治疗是必要的。

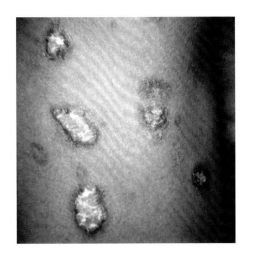

图 14.9　慢性狼疮患者红斑样伴色素沉着的卵圆形中央鳞屑性斑块。活检证实了诊断。

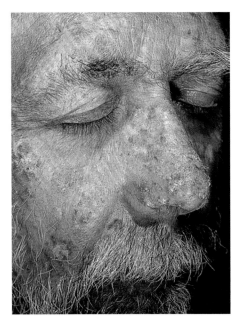

图 14.10　CCLE。面部是最常见的受累部位。表皮萎缩发生较早，表面呈光滑的白色样或褶皱样外观。

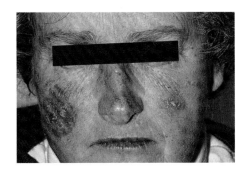

图 14.11　CCLE。图中可见红色斑块和鳞屑，尚未形成瘢痕。

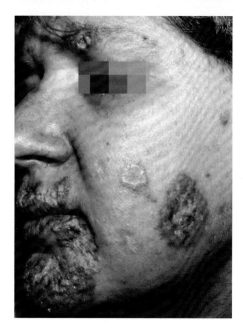

图 14.12　典型 DLE 皮损。中央可见萎缩性瘢痕，周围区域炎症明显。

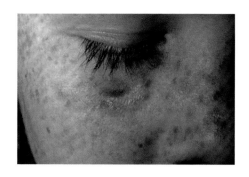

图 14.13　脸颊中部淡粉红色鳞屑性斑块。应注意毛囊角栓。可能之前有瘢痕性皮损。皮肤活检结果符合 CCLE。

亚急性皮肤型红斑狼疮

描述

- SCLE 是一种以分布于曝光部位的无

瘢痕形成，银屑病样红斑皮损或环形皮损为典型特征的 CLE。

- SCLE 多见于中青年白人女性。

病史

- 多在日光暴晒后突然暴发，并随着时间的推移逐渐累及更多的皮肤。

- 皮损见于上躯干、颈部、上背部与肩部、手臂伸侧、面部和手背。

- 相比 SLE，SCLE 患者内脏受累少且轻，甚至没有表现。

- 单个皮损可持续数月。

- SCLE 趋向于慢性和复发，病情在春夏季或暴晒时最活跃。

- 药物相关性 SCLE 是最常见的药物性狼疮，患者年龄通常大于特发性 SCLE 患者。临床和血清学表现与特发性 SCLE 患者相似，但更常累及腿部，且可见大疱。通常没有关节炎、浆膜炎和主要器官受累。疾病通常在开始用药的 4~20 周内进展。SCLE 相关的药物包括钙通道阻滞剂、血管紧张素转换酶抑制剂、噻嗪类利尿剂、盐酸特比萘芬、他汀类药物、他莫昔芬、质子泵抑制剂、抗抑郁剂安非他酮、非甾体抗炎药吡咯西康和萘普生、β-干扰素、来氟米特、多西他赛和抗 TNF 药。

皮肤表现

- SCLE 分为两型：丘疹鳞屑型和环状多环型。环状多环形皮损可附着少量鳞屑。

- 皮损多发于曝光的躯干部位，腰部以

下少见。

- 环状皮损中央可见灰白色色素减退和毛细血管扩张，皮损消退时，更加明显。数月后色素减退消失，但毛细血管扩张仍然存在。
- 毛囊角栓、黏着性鳞屑、瘢痕、皮肤萎缩等较典型的 DLE 皮损在 SCLE 患者中不明显。
- 其他体征包括 70%~90% 患者可见的光敏感、甲周毛细血管扩张、CCLE 表现和坏死性血管炎。
- SCLE 的其他类型包括新生儿红斑狼疮、补体 C2 缺乏性红斑狼疮样综合征、药物诱导性 SCLE 和肿胀性狼疮。

实验室检查

- 50%~72% 的病例中，ANA 滴度升高。
- 50%~100% 的病例中，抗 Ro（抗 SS-A）抗体效价升高。具有 Ro/SSA 抗体的患者发生新的自身免疫性疾病和药物诱导性 SCLE 的风险增加。
- 抗 La（抗 SS-B）在少数患者中呈阳性，它通常与抗 Ro（抗 SS-A）共存，不单独出现。
- 25%~50% 的 SCLE 患者存在白细胞减少。

鉴别诊断

- 药疹或药物性狼疮。

- 皮肌炎。
- 二期梅毒。
- 银屑病。
- 皮肤 T 细胞淋巴瘤。
- 脂溢性皮炎。
- 体癣。

讨论

- 尽管没有严格的皮肤受累，但 SCLE 患者不符合 SLE 的诊断标准；某些患者存在肾脏或神经系统受累及其他全身症状，如乏力、关节痛等。血液系统受累，如白细胞减少、补体水平低下、淋巴细胞减少等也可发生。SCLE 总体预后比系统性红斑狼疮好。携带 Ro 抗体的母亲可能会传递新生儿狼疮；一项研究表明其发生率为 7.6%。

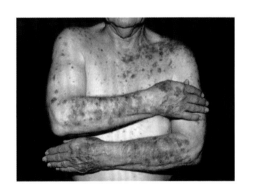

图 14.14　SCLE 患者的丘疹鳞屑型圆形斑片分布于曝光部位。始终要考虑是否为药物性 SCLE。

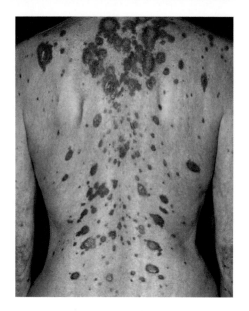

图 14.15 SCLE 的环形和多环形红斑斑块。可见皮损边界附着鳞屑。皮损少见于腰部以下。活检有助于与银屑病皮损和皮肤 T 细胞淋巴瘤皮损鉴别。

新生儿狼疮

- 新生儿狼疮是由母亲体内的自身抗体(通常是抗 Ro/SS-A)经胎盘转移给婴儿所致。婴儿在出生时或出生后几天到数月表现出皮肤型狼疮皮损或先天性心脏传导阻滞。10%~20%的患儿出现血小板减少症。
- 新生儿狼疮皮损表现为环形斑块,其上附着细小的鳞屑。皮损在数周至数月内自行消退,可能残留毛细血管扩张、轻微萎缩或色素改变。病变皮肤活检显示典型的红斑狼疮改变,Ro 抗体可见于大多数新生儿患者及其母亲。

- 完全性不可逆性心脏传导阻滞见于约 50% 的新生儿狼疮患者,致残率和死亡率很高。完全性心脏传导阻滞患者须安装起搏器。
- 新生儿红斑狼疮患儿的母亲生育其他相似患儿的风险大。建议早期产前咨询和高风险鉴定。
- 防晒措施,包括广谱防晒霜,是治疗的基本要素。外用低效类固醇类药物或免疫调节剂他克莫司或吡美莫司可加速皮损消退。

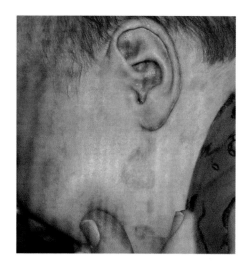

图 14.16 新生儿狼疮。产后不久通常在头部出现环形红斑伴少量鳞屑。也可累及手臂和躯干的曝光部位。通常毛细血管扩张非常明显。皮损随时间消退。

急性皮肤型红斑狼疮

描述

- 急性皮肤型红斑狼疮(ACLE)是一种

严重的多系统疾病。

病史

- 女性患者多见,男女比例约为 8:1。
- 患者年龄通常为 30~40 岁。
- 光照可加重或诱发 ACLE。
- ACLE 是一种多系统受累的疾病,可能出现发热、关节炎,以及肾脏、心脏、肺脏和中枢神经系统的受累。

皮肤表现

- 红斑样或紫红色盘状非瘙痒性浅表硬化皮损(斑块)出现在前胸部、肩膀、手臂伸侧和手背等曝光部位。
- 面颊皮疹可能会引起疼痛或瘙痒,通常在日晒后发生。
- 皮损表面可能有细小的鳞屑和明显的毛囊角栓。
- 蝶形皮疹见于 10%~50% 患者的面颊和鼻梁上,不累及鼻唇沟。
- 陈旧性皮损可见萎缩性瘢痕。
- 甲襞毛细管显微镜检查可见曲折 "蜿蜒" 的毛细血管袢。
- 患者的前发际线缘可能有过量的绒毛(狼疮发)或弥漫性毛发稀疏。
- 光敏感。
- 20%的病例中可见不规则状斑片样或全身性脱发(瘢痕和非瘢痕)。
- 口腔溃疡通常无痛, 鼻咽也可能发生溃疡。
- 其他非特异性的表现包括荨麻疹、非侵袭性关节炎、浆膜炎、神经精神系统紊乱(如癫痫或精神病)、筋膜炎、白细

胞碎裂性血管炎、雷诺现象、黏膜溃疡,以及网状青斑等。

鉴别诊断

- 接触性皮炎。
- 玫瑰痤疮。
- 丹毒。
- 脂溢性皮炎。
- 癣。
- 药物性狼疮(如肼屈嗪、普鲁卡因胺和抗惊厥药物可引起狼疮样综合征)。
- 多形性日光疹。
- 细小病毒 B19 感染。

实验室检查

- 病灶皮肤活检用于常规病理和免疫荧光检查。
- 可通过抗核抗体滴度、全血细胞计数(白细胞<4000/mm³、淋巴细胞<1500/mm³、血小板<100 000/mm³)、血清化学分析(蛋白尿>0.5g/d 或>3 浸渍片)筛查潜在的 SLE。
- 抗 dsDNA 具有高度特异性,但敏感性低于 ANA;抗 Smith 抗体对 SLE 有高度特异性。如果患者既往有网状青斑病史、动静脉血栓史或死胎史,考虑抗磷脂抗体(IgG 和 IgM 抗心磷脂抗体、狼疮抗凝物)综合征。

治疗

- 防晒霜是治疗的一个重要方面, 应坚持每天使用广谱防水性防晒霜。
- 系统性疾病的治疗通常也能有效地缩

小皮损。

小贴士

- 典型的蝶形皮疹出现在 10%~50%的
  ACLE 患者的面颊和鼻部,但它不是最
  常见的皮肤表现。
- 评估红斑狼疮皮疹并将其分类为
  CCLE、SCLE 或 ACLE,对于选择适当、
  有效的治疗至关重要。涉及对全身症

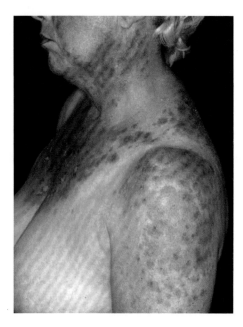

图 14.19　曝光部位的鲜红色红斑。皮损部位
活检证实了红斑狼疮的临床形态学诊断。应考
虑药物性狼疮的可能性。

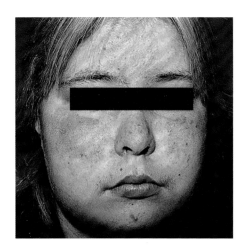

图 14.17　急性红斑狼疮。曝光区域表浅的红
色斑块。表面可能有细小的鳞屑,但没有发生萎
缩。斑块持续数天或数周,硬化性斑块可能持续
数月。

框 14.1　疑似皮肤型红斑狼疮患者的检查*

- 病史及体检
- 病变皮肤活检进行组织学检查
- 全血细胞计数、红细胞沉降率、血小板计数
- 抗核抗体
  - 抗 nDNA
  - 抗 RNP(U1-RNP)
  - 抗 Ro(SS-A)、抗 La(SS-B)、SM、抗 SM
- 血清学试验
- 尿液分析

供选择的试验
- 血清蛋白电泳
- 循环免疫复合物
- 免疫荧光皮肤活检
- 抗磷脂抗体。
- 总溶血性补体(译者注:总溶血性补体检测
  是测定血中补体水平的常用检测方法)(如
  果异常,通常为 C2、C3、C4 水平异常)
- 肌酐清除率

*包括 DLE、SCLE 和 SLE。

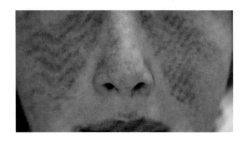

图 14.18　急性红斑狼疮。典型保留鼻唇沟的
蝶形红斑。

状、血液学、肾脏学和血清学评估的密切关注。

皮肌炎

描述

- 皮肌炎是一种以近端肌无力,眼睑、头皮、掌指关节及骨性隆起部位特征性的凸起性紫红色皮疹为特征的获得性特发性结缔组织疾病。
- 诊断标准要求符合下列两项及以上：①对称性近端肌无力；②肌酶升高；③异常肌电图；④肌肉活检异常；⑤皮肤表现。
- 皮肌炎可能与潜在的恶性肿瘤相关。肌外表现包括关节痛、关节炎、雷诺现象、间质性肺病及心肌炎。
- 肌无力并不总是存在（无肌炎性皮肌炎）。

病史

- 发生率为 1/100 000,男女发病率之比约为 2:1。
- 儿童患者人群至少占 15%。
- 可表现为进展的典型皮肤表现或近端肌无力。
- 存在肌肉损伤的患者常出现梳头、上楼、举手、吞咽及徒手从椅子上起身困难。这些都是很好的筛查条件。
- 皮肤损伤通常提前于肌肉受累 3~6 个月出现。
- 可诱发皮肌炎的药物包括羟基脲、β-

干扰素及 TNF 抑制剂。
- 死亡率约为 10%，心肺受累为患者的主要死因。

皮肤表现

- 约 10% 的患者有典型的皮肤表现而无肌肉病变的证据。术语"无肌病性皮肌炎"是指只出现皮肤病变而无肌肉病变超过 6 个月的患者；确诊无肌病性皮肌炎需 2 年。
- Heliotrope 疹是指眼睑上的水肿性或非水肿性紫红色斑。
- 特征性的 Gottron 丘疹位于骨性隆起部位,尤其多见于近端指间关节、远端指间关节、掌指关节。其皮损为紫红色丘疹和斑片。其他受累部位包括肘部、膝部、大腿外侧和内踝。
- 披肩征是指后颈部及肩后部的紫红色斑。
- 头皮可有鳞屑和瘙痒；可伴广泛性脱发。
- 上胸、肩后、臀部和背部受累皮肤处的皮肤异色症(红斑、毛细血管扩张、色素脱失和色素沉着、皮肤萎缩)也是一种典型的皮肤表现。
- 甲周表现包括甲小皮角化、红斑和毛细血管扩张。
- 头皮表现十分常见,包括脱发、瘙痒、红斑和鳞屑。
- 皮损常伴瘙痒。
- "技工手"指的是手两侧出现对称分布的鳞屑性裂纹和炎症改变。
- 钙质沉着症是一种罕见但严重的相关

皮肤表现,尤其对于儿童而言。

■ 胃肠道溃疡和感染更常见于儿童。

非皮肤表现

■ 乏力为常见主诉,患者可能意识不到是肌无力的表现。

■ 对称性近端肌无力为肌肉受累的典型表现,可能伴肌肉压痛。

■ 吞咽困难见于12%~45%的患者,所有患者都应评估食管功能。

■ 皮肌炎可能是一种副肿瘤性病变,成人和老年患者为高风险人群。

实验室检查

■ 皮肤表现是典型的,可通过受累皮肤活检来进一步支持诊断。

■ 血清肌酶升高,其中肌酸激酶、醛缩酶和乳酸脱氢酶有助于评估病情活动性。

■ 可进行肌肉活检,亦可利用磁共振成像对肌肉进行无创性成像。

■ 异常肌电图是一项诊断标准。

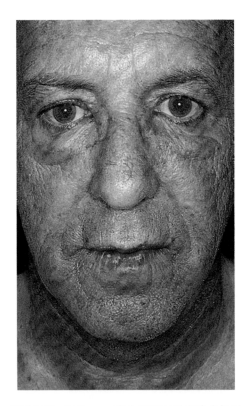

图 14.20 Heliotrope 疹为累及眶周皮肤或仅累及眼睑边缘的紫红或暗红色皮疹。紫色皮肤可能伴有水肿。眼睑皮疹有时会被误认为过敏性接触性皮炎。头皮皮损通常表现为瘙痒性鳞屑性红斑。

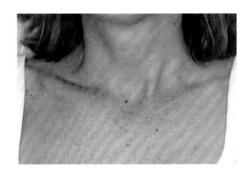

图 14.21 皮肌炎患者前颈部淡粉色丘疹和毛细血管扩张——披肩征。

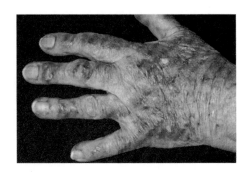

图 14.22 手指骨性隆起部位的紫红色丘疹,称为 Gottron 丘疹。Gottron 丘疹亦可见于肘部、膝部和足部。伴或不伴鳞屑的紫红色皮疹可见于手背和手掌。

- 包含肺弥散功能测定的肺功能试验可用于评估是否存在间质性肺病。
- 约 20% 的患者抗 Jo-1 抗体阳性。该抗体与间质性肺病、关节炎、雷诺现象，以及技工手（过度角化的结茧样外观的拇指、示指和中指）相关。
- 45 岁以上的成年人，建议对恶性肿瘤进行初步和持续的筛查，并定期进行仔细的系统检查：直肠、粪便、盆腔和乳腺检查，全血细胞计数，血生化检查，胸片，前列腺特异性抗原测定，乳腺造影。可考虑结肠镜检查和胸腹部断层扫描，其他检查可根据症状或先前的恶性肿瘤病史选择。老年女性须筛查卵巢癌。年龄较大的白人患者有患卵巢癌、肺癌、胃癌、结直肠癌、胰腺癌、乳腺癌及非霍奇金淋巴瘤的风险。

年轻男性患者有患睾丸癌的风险，年轻女性有患卵巢癌的风险。亚洲东南部的患者有患鼻咽癌的风险。

儿童注意事项

- 儿童血管受累较常见，可导致皮肤溃疡。
- 关节挛缩和萎缩更常见于儿童。
- 软组织钙化可见于 40%~70% 的儿童皮肌炎患者，是造成严重残疾的原因之一，治疗较困难。
- 发病率和死亡率的降低与皮质类固醇药物（单用或联合其他免疫抑制剂）的使用有关。
- 儿童皮肌炎患者应由相关专家治疗。
- 恶性肿瘤罕见于儿童皮肌炎患者。

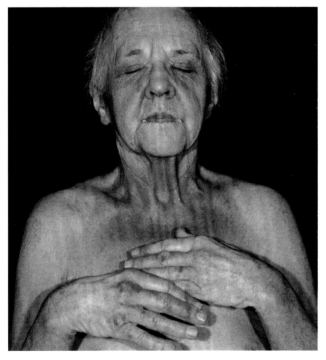

图 14.23　皮肌炎患者面部和手指关节伸侧的紫红色鳞屑性斑块。该患者掌指关节伸侧受累，而 SLE 通常不累及该部位。

并发症

■ 未经治疗的肌病可能导致严重的并发症及永久性残疾。

■ 严重的肌病患者可能因吞咽困难、误吸、呼吸衰竭死亡。

■ 某些皮肌炎患者可能会重叠皮肤型狼疮与血管炎。

病程及预后

■ 病程不一，可呈急性进展性或慢性复发性,疾病也可自行缓解。

■ 早期干预和全身性应用皮质类固醇治疗有利于改善肌病患者的预后。

鉴别诊断

■ 接触性皮炎。

■ 红斑狼疮。

■ 银屑病。

■ 细小病毒 B19 感染。

治疗

■ 日晒常加重皮疹,可利用广谱防晒霜、防晒衣等进行防晒。

■ 皮肤损伤的治疗更困难，而肌肉疾病可能对治疗反应更好。

■ 建议戒烟。

■ 全身应用糖皮质激素[泼尼松 0.5~1mg/(kg·d)]是治疗的基础,尽管皮疹可能没有反应。6 个月后逐渐减量至原剂量的一半,目标为两年内停止治疗。若肌病活跃,开始口服泼尼松 1mg/(kg·d),并考虑添加硫唑嘌呤或甲氨蝶呤；若肌病得到控制，泼尼松可在 6~8 周时开

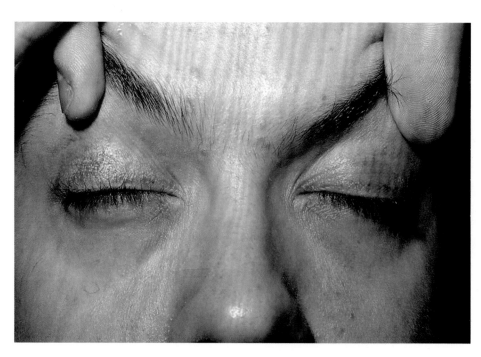

图 14.24 皮肌炎患者眼和眶周水肿区域淡紫红色改变。

始缓慢减量。许多患者能够在 2~3 年内完全停用皮质类固醇。

- 羟氯喹 200mg，每天 1~2 次，单用或联合奎纳克林 100~200mg，每天 1 次，可改善皮损，但反应可能不完全。
- 用于皮肤病变的非类固醇类药物包括免疫抑制剂甲氨蝶呤（每周 2.5~20mg）和 IVIG（2g/kg，连续 2 天）。
- 抗组胺药用于伴瘙痒的患者（无镇静作用的药物在白天使用或有镇静作用的药物在夜晚使用）。
- 肌病的非类固醇类二线药物治疗包括：甲氨蝶呤每周 20~25mg 联合叶酸每天使用；硫唑嘌呤 1.5~3mg/(kg·d)，分次给药；环孢素 2~5mg/(kg·d)，分次给药；环磷酰胺 0.5~1g/㎡，静脉给药，每月重复，连续 3~6 个月；IVIG（2g/kg），1g/(kg·d)，每月连续 2 天或起始 0.4mg/(kg·d)，每月连续 5 天，之后每月连续 3 天。
- 适度的被动锻炼、休息、适当的营养及物理和职业疗法都很重要。
- 接受羟氯喹或氯喹治疗的患者，眼科检查和随访必不可少。

小贴士

- 肌病的发生和活动性与皮肤疾病无相关性。
- 无肌病性皮肌炎的成人患者比儿童常见。
- 有利于诊断皮肌炎而非狼疮的表现包括紫红色皮损、眼睑受累、经常性瘙痒

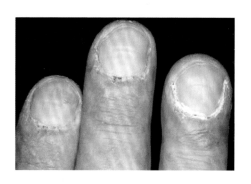

图 14.25　皮肌炎患者甲周红斑和毛细血管扩张。手持式皮肤镜在评估甲襞情况方面非常有帮助。硬皮病–皮肌炎重叠综合征定义为至少两个甲襞满足下列两项及以上表现：毛细血管袢增大、毛细血管缺失、毛细血管分布紊乱、"出芽"或"浓密"的毛细血管、扭曲增大的毛细血管和毛细血管出血。

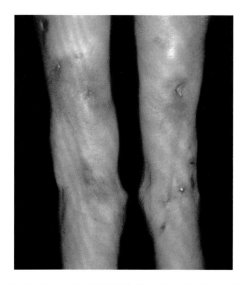

图 14.26　皮肤钙质沉着是儿童皮肌炎的一种并发症，可继发感染。感染性皮损通常为坚硬的疼痛性黄色红斑样结节，可发生于皮肤挤压出钙化物后。钙质沉着是诊断幼年型皮肌炎的扩展标准之一。

和指间关节处皮肤受累。

■ 6%接受抗疟治疗的患者可能出现药物肌毒性,持续性乏力和肌酶升高的患者须考虑此种情况。

硬皮病

描述

■ 进行性系统性硬化症是一种特发性纤维化病,可表现为弥漫性皮肤型或局限性皮肤型。

■ 依据弥漫性皮肤型系统性硬化症的定义,该疾病导致近端受累,可影响整个皮肤表面,并与内脏器官纤维化和血管异常有关。

■ 局限性皮肤型的一种亚型(以前称为CREST综合征:钙质沉着、雷诺现象、食管功能异常、肢端硬化和毛细血管扩张)现统称为局限性皮肤型系统性硬化症。

■ 局限性皮肤型系统性硬化症最常累及手、面部和下肢,病程进展较缓慢。

病史

■ 系统性硬化症较罕见;美国的发病率约为20/1 000 000。

■ 女性发病率约为男性的3倍。

■ 发病高峰为30~50岁。

■ 男性、老年患者和非裔美籍患者预后较差。

■ 病情可稳定局限于手部多年。

皮肤表现

■ 雷诺现象可先于进行性系统性硬化症发生,通常是首发症状。

■ 患者可在疾病早期出现剧烈瘙痒。

■ 修正的Rodnan皮肤评分是衡量硬化症的一个有效工具。

■ 早期受累皮肤表现为红斑、肿胀。

■ 进入硬化期,皮肤光滑、发黄、坚硬,看上去紧绷不易捏起。

■ 甲襞可见毛细血管扩张,75%的患者可见明显扩张、扭曲的毛细血管。

■ 起初手部和口周的变化可能最明显,口周改变表现为正常的面部表情皱纹消失、张口受限、嘴唇变薄、唇周出现放射状沟纹。

■ 指尖可出现营养性溃疡和坏疽。

■ 弥漫性钙化可发生于皮肤内,影像学检查可清楚显示。

■ 后期改变包括色素沉着或脱失,常见于上胸部。通常毛囊处色素保留,而邻近皮肤色素减退。

■ 疾病晚期,受累区域脱发明显,可部分或全部脱落。

非皮肤表现

■ 局限型系统性硬化症与雷诺现象有关,雷诺现象可先于硬化症数年出现。

■ 进行性系统性硬化症可累及心脏、胃肠道、肺脏和肾脏。

■ 硬皮病的肾危象通常在疾病前5年内发生,可通过血压监测、尿液分析、全血细胞计数筛查,并建议定期随访和家庭血压监测。

实验室检查

- 与系统性硬化症相关的 ANA 类型包括匀质型、斑点型和核仁型。ANA 阳性可见于 90% 以上的皮肤型系统性硬化症患者，包括局限型和弥漫型。Scl-70 抗体可见于弥漫性皮肤型系统性硬化症，与躯干皮肤硬化、肺纤维化相关。肾脏疾病在 Scl-70 抗体阳性患者中比较少见。
- RNA 聚合酶 Ⅲ 抗体可见于弥漫性皮肤型系统性硬化症。
- 抗着丝点抗体（斑点型）是局限性皮肤型系统性硬化症（CREST 综合征）高度特异性的标记。
- ANA 匀质型与抗 PM-Scl 抗体有关，是多发性肌炎-硬皮病重叠征的标记。
- ssDNA 抗体与线状硬皮病有关。
- 弥漫性皮肤型系统性硬化症有多种并发症，如胃肠道、肾脏和肺脏受累，肺动脉高压，因此内脏器官受累的评估是必要的，就像评估肌肉骨骼的效应一样。

鉴别诊断

- 硬皮病。
- 黏液水肿。
- 嗜酸性筋膜炎（通常不累及手部和面部）。
- 慢性移植物抗宿主病。
- 职业性化学物质暴露（聚氯乙烯树脂、环氧树脂、二氧化硅）和长期接触的振

动（导致硬皮病样皮肤病变）。

并发症

- 肢端溃疡和坏疽见于约 1/3 的患者。
- 无症状或有症状的食管功能障碍常见。
- 胃轻瘫可能发生。
- 肺间质病变和肺动脉高压是两种肺部并发症；肺受累是最常见的死亡原因，呼吸急促和干咳是常见的症状。
- 10%~15% 的患者累及肾脏，应定期监测血压。

病程及预后

- 进行性系统性硬化症病程多变且难以预测。
- 诊断后 1 年内，通过皮肤进一步受累程度可大致预测生存率。
- 只有肢端硬化的患者预后最好；躯干受累预示预后最差，只有 21% 的患者可达 10 年生存率。

治疗

- 目前尚无可靠有效的治疗可逆转或预防系统性硬化症的纤维化；虽然血管紧张素转换酶抑制剂治疗硬皮病肾危象有效，但该病通常难以治疗。
- 多学科联合治疗适合处理这种多系统疾病的并发症。雷诺现象可通过保暖、避免受冻等日常注意事项来预防，亦可考虑使用钙通道阻滞剂治疗，如硝苯地平 10mg，每天 2 次或 3 次，或氨氯地平 2.5mg，每天 1 次。系统性免疫抑制疗法（例如，甲氨蝶呤或霉酚酸

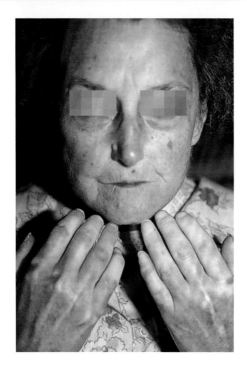

图 14.27 疾病早期,水肿且肿胀的双手。水肿期先于硬化期。注意面部明显的毛细血管丛。

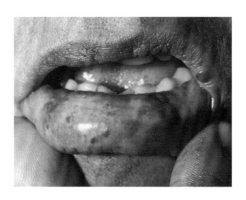

图 14.28 局限性皮肤型系统性硬化症(CREST综合征)患者唇部多发性毛细血管扩张。

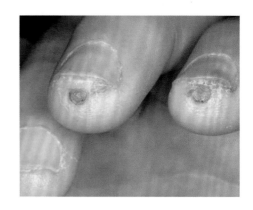

图 14.29 疼痛性指尖溃疡是硬皮病的一个特征。溃疡中可挤出钙化物。

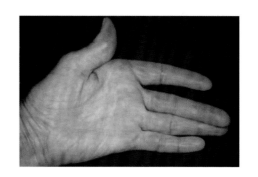

图 14.30 伴雷诺现象的患者手指局部缺血呈蓝色。雷诺现象的三个时期:①白色——血管收缩所致;②蓝色——发绀所致;③红色——快速血液再灌注所致。

酯)已取得了一些成功。据报道,抗CD20利妥昔单抗试验在改善皮肤纤维化和肺纤维化方面取得了一些成功。自体干细胞移植及同种异体骨髓移植在非对照试验中证实有效。

■ 物理与职业治疗是治疗的重要方面。

■ 对于皮肤受累,润滑可帮助缓解皮肤瘙痒,亦可试用 Sarna 洗剂或 2.5% 的醋酸氢化可的松和盐酸普莫卡因洗剂(Pramosone)止痒。

■ 静脉注射伊洛前列素已用于治疗并发溃疡的严重雷诺现象。

■ 波生坦是一种内皮受体拮抗剂,在欧洲被批准用于预防肢端溃疡。

- 一种 IL-6 抑制剂试验药物（托珠单抗）在临床试验中显示出希望。
- 戒烟和预防创伤是预防肢端溃疡的关键；温水浸泡，每天 3 次，每次 20 分钟，也可能有帮助。溃疡的精心护理非常必要。
- 患者教育材料可以通过硬皮病基金会获得，http://www.scleroderma.org。

小贴士

- 在硬皮病晚期或局限性皮肤型系统性硬化症（CREST 综合征）患者中，钙质沉着可导致皮损疼痛及溃疡。地尔硫草可能对某些患者有效。

- 戒烟至关重要，尤其对于合并雷诺现象的患者。
- 少数局限性皮肤型系统性硬化症患者进展为系统性疾病。

硬斑病

描述

- 硬斑病是一种特发性疾病，表现为边缘紫红色及中央色素沉着的皮肤硬化性斑块。

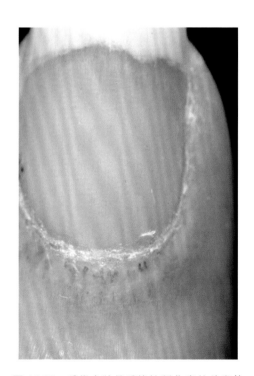

图 14.31　手指水肿是系统性硬化症的首发体征之一。图中亦可见甲小皮角化与毛细血管扩张。

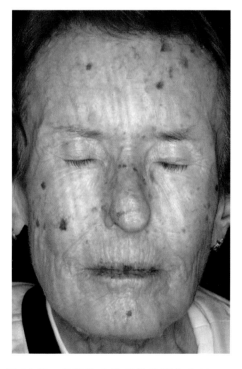

图 14.32　局限性皮肤系统性硬化症（CREST 综合征）以钙质沉着、雷诺现象、食管功能异常、肢端硬化与毛细血管扩张为特征。注意该患者前额皱纹消失、唇周辐射状沟纹，以及毛细血管扩张等表现。

- 硬斑病可能为局限性(不超过两个斑块)或泛发性(超过三个斑块)。
- 皮肤累及的深度决定患者对治疗的反应。浅表受累对局部治疗和光疗有效,而深度受累可能需要全身治疗。
- 泛发性硬斑病占 15%。
- 线状硬皮病占局限性硬皮病的 20%,最常见于四肢,也可累及面部。

病史

- 女性比男性常见;比率是 3.6:1。
- 所有年龄均可受累,起病平均年龄为 32 岁。
- 每年的发病率为 27/1 000 000,美国患者数约为 54 万人。
- 起病可缓慢而隐匿,也可迅速进展。

皮肤表现

- 皮损早期通常为紫红色炎性病灶,随后出现色素沉着、纤维化和萎缩。
- 泛发性硬斑病可累及大面积皮肤,皮损常位于躯干部位,也可累及四肢。
- 线状硬皮病的症状在四肢部位比面部更常见。它可损伤受累肢体的正常生长和运动,但不累及内脏器官。该疾病不会发展为系统性硬皮病。
- 刀砍状硬皮病是形容线状硬皮病累及前额与头皮时的一个术语。在 Parry-Romberg 综合征(进行性面偏侧萎缩)中,软组织和骨缺损也很明显。
- 检查口腔和生殖器;如果头颈部受累,须进行神经系统检查。

实验室检查

- 皮肤活检有助于明确临床诊断;如果病变累及较深,须对深部脂肪或筋膜进行活检。活检可发现不同程度的炎症(典型的早期病变)和真皮硬化。
- 存在非典型表现时应考虑活检。
- 检测全血细胞计数和血细胞分类计数,嗜酸性粒细胞增多常见。
- 在 50%的泛发性硬斑病患者中,ANA 呈阳性。

鉴别诊断

- 系统性硬化症(硬皮病)。
- 肾源性纤维化性皮肤病 (肾源性系统性纤维化)。
- 环状肉芽肿。
- 药物肌内注射反应(维生素 K、喷他佐辛)。
- 嗜酸性筋膜炎。

病程及预后

- 自然病程难以预测,皮损可经数年(3~5 年)的炎症和扩展后自行消退。
- 皮损可软化,但遗留的长期性色素沉着,常使患者感到痛苦。
- 泛发性硬斑病患者可能有无症状的内脏器官受累,对这类患者的正确评估和筛查目前尚无公认的确切方法,因人而异。

治疗

- 日晒可使皮损变黑,故建议防晒。

- 润肤剂可起安慰作用。
- 因目前尚无可靠有效的治疗，所以对患者进行疾病相关的教育可能是唯一需要做的。告知患者斑块状硬斑病或线状硬斑病是良性的，且不会累及内脏器官。
- 中高效外用类固醇乳膏或软膏（Ⅱ～Ⅲ级）在某些情况下可能有助于软化皮损和减轻瘙痒。交替使用他克莫司软膏，每天 2 次，持续 12 周，可作为一线治疗方案。
- 对于炎性皮损，可在皮损内注射曲安奈德 5~10mg/mL，要警惕皮损内注射类固醇也可能导致过度萎缩。
- 钙三烯软膏（达力士），每天 2 次，可用于成人和儿童，适当的试用期为 8 周。
- 免疫抑制剂只对活动性疾病有效。
- 对于病情迅速发展的患者，考虑服用泼尼松 20~40mg，每天 1 次，持续 6~8 周。对于皮损改善的患者，每隔 1 天逐渐减少 10mg 为宜；这种治疗不会改变该疾病的自然病程。
- 羟氯喹 200mg，每天 2 次。如果有效果，给予 200mg 的维持剂量，每天 1 次。
- 低剂量 UVA、PUVA 或 UVA1（美国不提供）疗法可改善病情。
- 免疫抑制剂，如甲氨蝶呤或环孢素，可考虑用于有炎症、有症状或疾病进展的患者进行 3~6 个月的短期试验治疗，但须对这类药物进行合理监测。
- 线状硬皮病患者如出现明显的挛缩或腿长差异，可进行手术治疗。自体脂肪移植治疗面部萎缩有一定疗效。霉酚酸酯可作为甲氨蝶呤耐药严重和致残患者的二线治疗药物。
- 严重、致残或病情进展迅速的患者可通过每个月静脉注射 1 次甲泼尼龙结合每周 1 次低剂量甲氨蝶呤治疗。
- 据报道，UVA1（在美国并不普遍）或全身/浴补骨脂素联合 UVA 治疗在小规模的、前瞻性的非对照试验中有效。

小贴士

- 斑块状和泛发性硬斑病不是系统性硬化症——须告知患者疾病是良性的，且皮损通常在一定时间内可以软化。
- 半数患者的皮损会在 4 年内软化。
- 雷诺现象和肢端硬化与系统性硬化症相关，而与斑块状硬斑病无关。

儿童注意事项

- 线状硬皮病在儿童中更为常见。UVA1 被认为是首选的治疗方法，但目前尚未广泛应用。
- 早期干预对减少儿童肢体长度差异和挛缩很重要，儿童皮肤科医生采取的积极治疗措施通常包括口服类固醇和甲氨蝶呤并转诊到骨科。

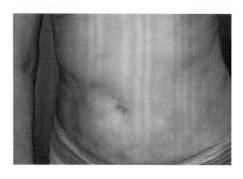

图 14.33 腹部多个凹陷性、边界不清的硬斑病硬化斑块。

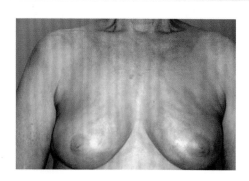

图 14.35 乳房上多个边界不清的紫红色硬斑病斑块。

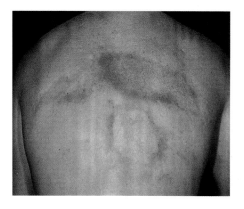

图 14.34 局限性硬斑病。早期边界呈紫红色或淡紫色的皮损表明炎症活跃。皮损中心坚硬,呈黄白色。

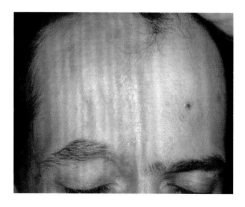

图 14.36 硬斑病。额顶线状硬斑病(刀砍状硬皮病)皮损局部凹陷,呈刀砍形。皮损进一步扩展可引起半侧面部萎缩。

(龙海 译　刘栋华 审校)

第15章
日光性皮肤病和色素障碍性疾病

James G. H. Dinulos

日晒伤、光化性损伤和光老化

描述

- 日晒伤的皮肤很容易辨认，具有由紫外线照射(UVR)损伤造成的特异性皮肤表现。

病史

- 急性紫外线照射，尤其是中波紫外线(UVB)照射，会导致日晒伤。
- 慢性紫外线照射会导致光老化和皮肤癌。
- 浅肤色、遗传性疾病(如着色性干皮病)，以及某些药物(如多西环素和磺胺类药物)易导致日晒伤和光老化。

皮肤表现

- 急性紫外线照射引起的日晒伤会产生疼痛、发红和脱皮。
- 速发性色素加深出现在长波紫外线(UVA)照射的几分钟后，并可在6~8

小时内消退。

- 延迟性晒黑发生在暴露于 UVB 和 UVA 照射的 48~72 小时后，是由于新的色素合成引起的。
- 慢性紫外线照射可导致色素沉着、色素减退、毛细血管扩张、皱纹(如细纹和沟纹)、皮脂腺增大、粉刺、粟丘疹、瘀斑和皮肤萎缩。
- 某些部位的皮肤会出现特征性的表

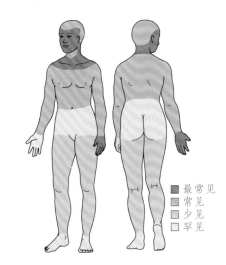

■ 最常见
▨ 常见
▢ 少见
▢ 罕见

图 15.1 日晒伤、光化性损伤和光老化分布示意图。

413

现,如后颈部深沟纹(颈部菱形皮肤)和颈部两侧的红褐色色素异常（西瓦特皮肤异色病）。

实验室检查

■ 无须任何检查即可诊断日晒伤。

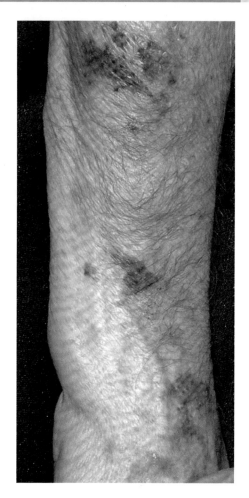

图 15.2 光化性损伤的皮肤血管很容易在受到轻微外伤时受损，从而出现无症状但难看的瘀斑。服用阿司匹林会加重这种日光性紫癜。规律使用防晒霜和 α-羟基酸保湿剂可能有助于改善。

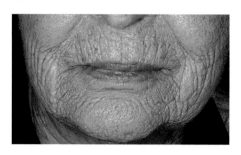

图 15.3 失去弹性组织和胶原蛋白后，皮肤会产生皱纹。皮肤表面坚硬、光滑，呈黄色。

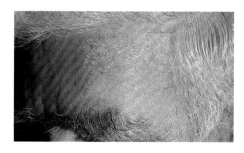

图 15.4 日光性弹力组织变性是重度光损伤的特征性表现。皮肤粗糙并变黄。

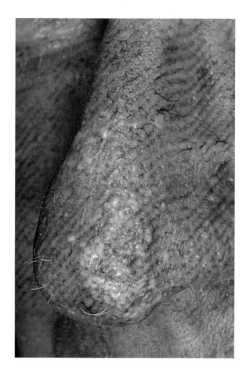

图 15.5 日晒伤的皮肤。严重晒伤的患者的面部可出现 2~3mm 大小的白色圆形丘疹（粟丘疹）及毛细血管扩张。

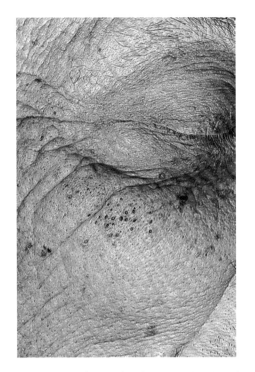

图 15.6　日晒伤的皮肤。粗而深的皱纹从眼睛的外侧缘向四周放射。退化的胶原蛋白无法支撑毛囊。毛囊扩张，皮脂积聚并形成粉刺。

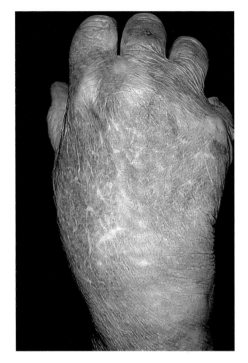

图 15.7　日晒伤的皮肤。日晒伤的前臂和手部皮肤表面受到轻微的外伤也会出血。皮肤脆弱，易于撕裂，并最终形成纵横交错的瘢痕。

鉴别诊断

- 日晒伤的鉴别诊断：光毒性药物反应、毒素介导的红斑、潜在的遗传性皮肤疾病（如着色性干皮病）。
- 慢性光暴露的鉴别诊断：玫瑰痤疮、早衰综合征。

病程及预后

- 使用防晒霜和穿戴防晒衣等适当的防晒措施可将光老化降到最低。

治疗

- 冷敷、舒缓霜（如芦荟精华素或大豆基乳膏）、非甾体抗炎药（如布洛芬），以及口服补水可用于治疗急性日晒伤。
- 外用含视黄醇和果酸的抗衰老面霜、热疗（如射频、激光和超声波）、非剥脱和剥脱性激光、手术面部提拉，以及含氢醌的美白霜可用于治疗长期日晒引起的皮肤改变，如皱纹。

小贴士

- 采取防晒措施能改善光老化并防止皮肤的进一步损伤。
- 具有光损伤治疗需求和美容需求的患者应每天坚持使用防晒霜。

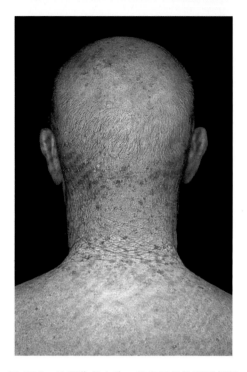

图 15.8 日晒伤的皮肤。日光引起的颈后侧皱纹表现为一系列纵横交错的线条。黑色素细胞的反应性增生会形成雀斑样痣。弥漫的持续性红斑在浅肤色人群中较为明显。

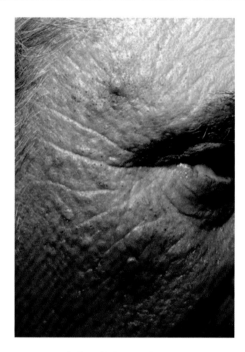

图 15.10 光化性粉刺。过多的日晒会导致开放性和闭合性粉刺。

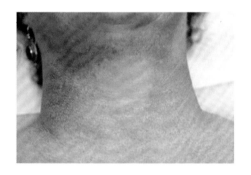

图 15.9 西瓦特皮肤异色病。长期日晒可导致易感个体颈部两侧出现红褐色色素沉着伴毛细血管扩张和皮肤萎缩。下颌下方的非曝光部位常不受累。

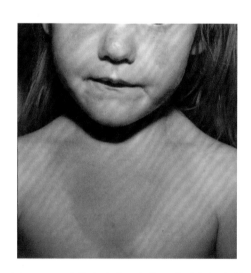

图 15.11 这是由喹诺酮类抗生素引起的光敏性皮疹。

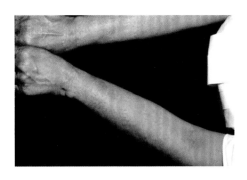

图 15.12　由氯雷他定引起的日光性皮炎。常规非处方药,如氯雷他定,可能会引起光过敏。

多形性日光疹

描述

■ 多形性日光疹(PMLE)是一种特发性反复性皮疹,常见于光暴露部位,尤其是在春季或初次光暴露时出现。

病史

■ 多形性日光疹通常指的是光中毒或光过敏。

■ 多形性日光疹可见于各种族的任何年龄人群,但最常见于年轻女性。

■ 多达 10%的人群患有此病,因此它也被认为是最常见的光化性皮肤病。

■ 遗传性多形性日光疹可见于因纽特人和美洲原住民后裔。

■ 多形性日光疹常染色体显性遗传的不完全外显率和变异表达能力已有报道。

■ 临床症状可能包括瘙痒、乏力、发冷、头痛和恶心。

■ 皮疹会随着日晒的增加而改善("硬化现象")。

■ 潜在发病机制尚不清楚,但可能与对未知抗原的迟发性超敏反应相关。

皮肤表现

■ 粉色的瘙痒性丘疹、水泡和斑块在光暴露后的数分钟到数天(最多 5 天)内出现,并在数天到数周后逐渐消失。

■ 最初的症状表现为上胸部、手背、前臂伸侧和小腿等光暴露部位的灼烧感、瘙痒和红斑。

■ 多形性日光疹多不累及面部 (遗传型除外)。

实验室检查

■ 皮肤活检有助于排除其他光敏性皮疹,如红斑狼疮和卟啉病。

■ 应完善红斑狼疮和卟啉病的相关血清学检查。

鉴别诊断

■ 红斑狼疮。

■ 光加重性皮疹 (脂溢性皮炎、玫瑰痤疮)。

■ 植物日光性皮炎。

■ 红细胞生成性原卟啉病。

病程及预后

■ 多形性日光疹可持久存在,但可能会随着年龄增加而改善。

讨论

■ 大多数情况下,UVA 是疾病的诱因,但是诱发疾病活动所需的暴露剂量因人而异。

治疗

- 尽量减少日晒,尤其是在上午 10 点到下午 2 点期间。
- 鼓励患者穿防晒服。
- 使用广谱防 UVA 的防晒霜,特别是含有阿伏苯宗、二氧化钛和氧化锌的防晒霜。
- 外用 Ⅱ~Ⅴ级类固醇有助于缓解瘙痒和皮疹消退。
- 严重的病例可口服类固醇治疗,并在 2 周内逐渐减量。
- 在接受强烈的日光照射前逐步增加日光或紫外线的照射,可减轻多形性日光疹的严重程度。

小贴士

- 患者可在春季接受 UVB 治疗,从而在强烈的夏季阳光照射前"强化"皮肤。

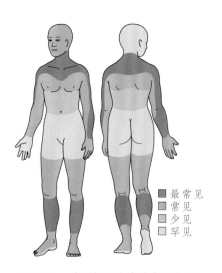

最常见
常见
少见
罕见

图 15.13 多形性日光疹分布示意图。

UVB 治疗也有助于在阳光充足的地区度假前预防多形性日光疹。

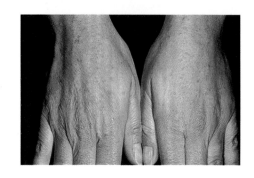

图 15.14 多形性日光疹。丘疹型是最常见的形式。小丘疹密集分布。手背是好发部位。皮疹发痒,有时伴疼痛。通常持续 7~10 天。

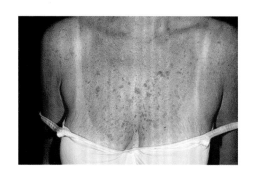

图 15.15 多形性日光疹。丘疱疹型最初为荨麻疹样斑块,患者可出现水疱。

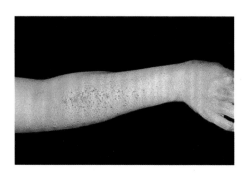

图 15.16 多形性日光疹。小丘疹散在或密集分布于不规则的红斑上。

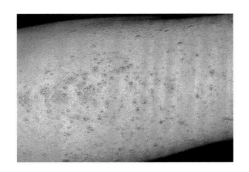

图 15.17　多形性日光疹。丘疱疹型主要发生在手臂、下肢和胸前的 V 区。

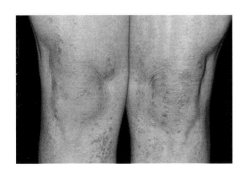

图 15.18　多形性日光疹。丘疹局限且对称分布。它们不会发生在整个光暴露的区域，且并不一定伴有瘙痒。

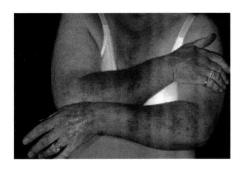

图 15.19　多形性日光疹。患者手臂皮疹的急性发作发生于春季第一次长时间日光暴露后。

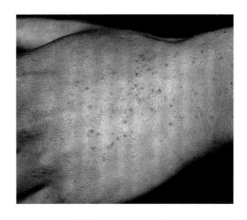

图 15.20　多形性日光疹。局限于光暴露区域的散在单一形态的瘙痒性丘疹。

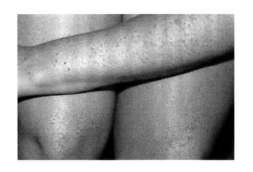

图 15.21　多形性日光疹。腿部的荨麻疹样斑块合并手臂丘疹。

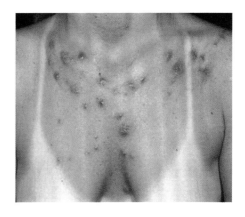

图 15.22　多形性日光疹。对阳光高度敏感的患者可能会出现水疱。使用短疗程低剂量的泼尼松可缓解严重的反应。

迟发性皮肤卟啉病

描述

- 迟发性皮肤卟啉病（PCT）是一种卟啉血红素生物合成途径障碍（尿卟啉原脱羧酶的催化活性下降）引起的疾病，可导致光过敏和皮肤脆性增加。

病史

- 迟发性皮肤卟啉病有两种类型：获得性（更常见），由肝脏酶功能下降引起；遗传性（常染色体显性遗传），由身体所有组织的酶功能下降引起。
- 诱发因素包括酒精、雌激素、透析、铁、丙型肝炎病毒和 HIV 病毒。
- 迟发性皮肤卟啉病患者发生肝细胞癌的风险增加。

皮肤表现

- 早期改变包括红斑、水肿和水疱。
- 水疱可见于光暴露部位，如面部、颈部、手背和前臂。
- 水疱破裂后会留下糜烂和溃疡，并形成瘢痕愈合。
- 先前起水疱的部位会形成粟丘疹。
- 慢性改变包括面部多毛和色素沉着，尤其是颞部和眼眶周围的皮肤。
- 面颊、颈后、耳朵和手指可出现硬化伴皮肤脆性增加（"硬皮病样改变"）。

非皮肤表现

- 肝病的发生与酒精滥用、雌激素、芳香烃、透析、结节病，以及乙型肝炎病毒和丙型肝炎病毒感染有关。

实验室检查

- 血液、尿液和粪便卟啉检测。
- 由于卟啉色素浓度高，尿液可呈现红棕色（"葡萄酒尿"）。
- 经过伍德灯检查，迟发性皮肤卟啉病患者的尿液会发出粉红色至红色的荧光。
- 可行肝脏的影像学检查（计算机断层

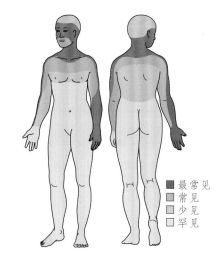

最常见
常见
少见
罕见

图 15.23　迟发性皮肤卟啉病分布示意图。

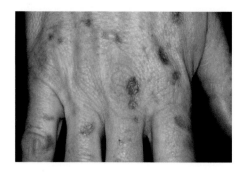

图 15.24　迟发性皮肤卟啉病。糜烂愈合伴结痂局限于手背部。

扫描或超声)以评估肝细胞癌的风险。

鉴别诊断

- 假卟啉病（通常由非甾体抗炎药引起）。

病程及预后

- 与酒精滥用相关的迟发性皮肤卟啉病

往往呈慢性病程且易复发。

治疗

- 患者应该消除诱因，如酒精和雌激素。
- 对于铁超载的患者，静脉放血疗法是首选治疗。
- 羟氯喹或氯喹可加速卟啉的排泄，并可在 6~9 个月内达到诱导缓解。

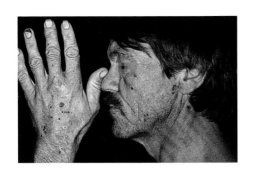

图 15.25　迟发性皮肤卟啉病。临床特征按发生频率排序依次为光暴露部位起水疱、面部毛发增多、色素沉着和硬皮病样改变。

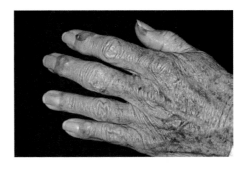

图 15.26　迟发性皮肤卟啉病。光照后，非炎症部位形成水疱。

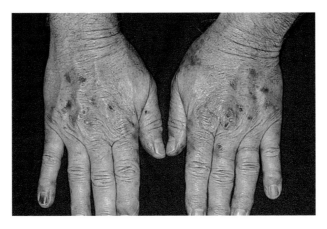

图 15.27　迟发性皮肤卟啉病。局限于手背皮肤的糜烂、水疱和大疱是典型的临床表现。

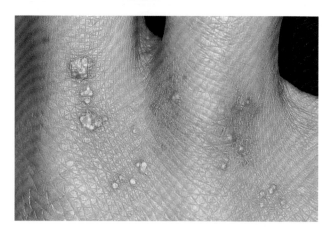

图 15.28 迟发性皮肤卟啉病。在愈合过程中形成白色的粟丘疹并持续存在。

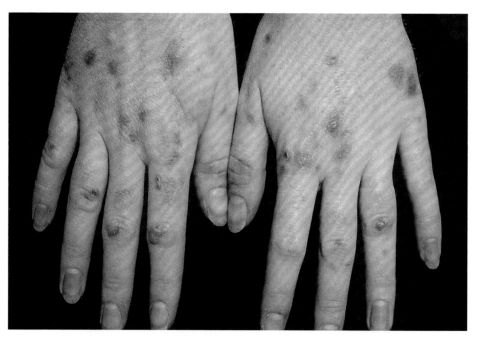

图 15.29 假卟啉病。服用非甾体抗炎药(如萘普生)的患者在光照后会出现大疱、色素沉着和瘢痕形成。

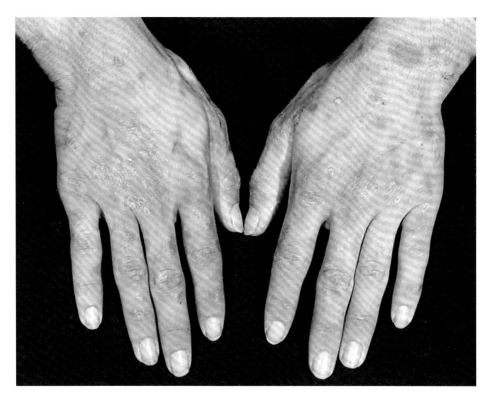

图 15.30　混合型卟啉病,是一种由原卟啉原氧化酶缺乏引起的罕见的遗传性疾病。原卟啉原氧化酶是卟啉-血红素代谢中非常重要的酶。鳞屑和色素沉着是由于光过敏引起的。

白癜风

描述

- 白癜风是一种获得性疾病,特征是功能性黑色素细胞丢失,导致色素脱失。

病史

- 患病率为 1%,半数患者在 20 岁之前发病。
- 男女患病率相同。
- 30%的患者有家族史。
- 白癜风可在某些诱发事件后起病,如急性疾病、情绪压力或皮肤外伤等。

皮肤表现

- 白色斑点融合成斑片,毛囊周围可有色素沉着。
- 白癜风分两种类型（节段型和非节段型）,但有些患者可同时表现两种类型。
- 节段型白癜风不越过中线。
- 非节段型白癜风可广泛分布,也可局限于肢端部位(如远端肢体、面部和臀部)。

非皮肤表现

- 白癜风可能与自身免疫性疾病相关,

如甲状腺炎、恶性贫血、艾迪生病、系统性红斑狼疮、类风湿关节炎和糖尿病等。

■ 白癜风可能与潜在的遗传综合征相关（如 Vogt-Koyanagi-Harada 综合征）。

实验室检查

■ 通常无须行皮肤活检。

■ 如果病史和体格检查有证据支持红斑狼疮、类风湿关节炎、甲状腺疾病诊断，可进一步完善血常规和其他相关的实验室检查。

鉴别诊断

■ 红斑狼疮。

■ 白色糠疹。

■ 斑驳病。

■ 花斑糠疹。

■ 麻风。

病程及预后

■ 白癜风的病程在个体间有很大差异，它可局限于局部，也可迅速进展为广泛性色素脱失。

治疗

■ 广谱的防晒霜和防晒衣均有益处。

■ 遮盖剂（如 Dermablend、Covermark 和伊丽莎白·雅顿遮盖霜）可能对某些患者有所帮助。

■ 局部治疗包括皮质类固醇（警惕皮肤变薄）和钙调磷酸酶抑制剂（他克莫司和吡美莫司）。

■ 光疗包括补骨脂素联合 UVA、窄波

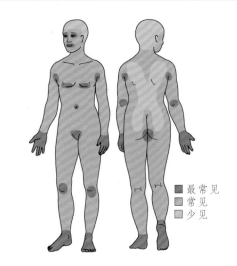

■ 最常见
▨ 常见
□ 少见

图 15.31　白癜风分布示意图。

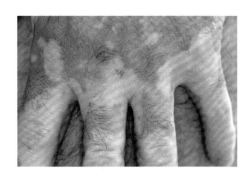

图 15.32　白癜风。三色白癜风，包括完全性色素脱失、正常色素和界限性色素三部分区域。

UVB 和准分子激光(308nm)。

■ 自体皮肤移植（如微孔移植）可用于药物和光疗无效的患者。

■ 超过 40% 体表面积受累的患者可选用 20% 对苄氧酚（Benoquin 乳膏）去除剩余的正常色素。

小贴士

■ 恰当的治疗需要医生能坦诚地与患者讨论治疗目标、合理预期及治疗的收益和风险。

■ 局部治疗联合光疗是目前最有效的治疗方法,尤其是面部白癜风。

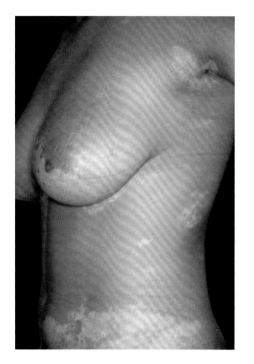

图 15.33　白癜风。典型的脱色模式,可见以毛囊为中心的色素岛散在分布其中。

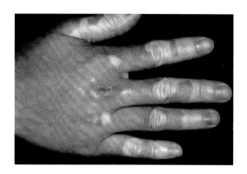

图 15.35　白癜风。应当鼓励患者使用广谱防晒霜来保护脱色区域。

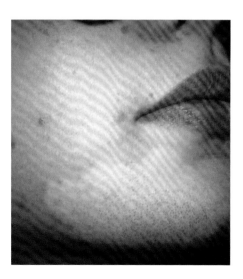

图 15.34　面部的白癜风脱色斑。色素脱失通常扩大并累及局部毛发。

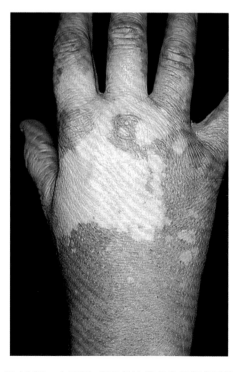

图 15.36　白癜风。病灶的边缘的色素沉着可能加重。边界特别清晰。

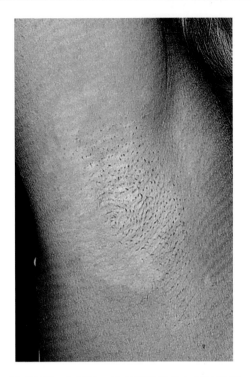

图 15.37 白癜风。检查所有疑似白癜风患者的腋窝、腹股沟和肛周部位。这些部位通常受累,甚至可能是白癜风唯一受累的部位。

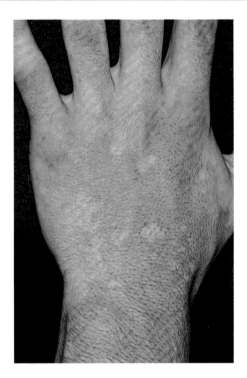

图 15.39 手背部的白癜风。该部位的白癜风抵抗所有类型的治疗方法。

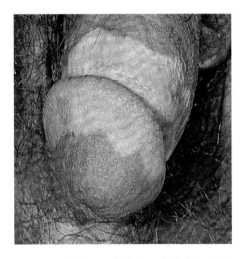

图 15.38 白癜风。白癜风经常累及生殖器。

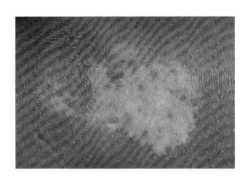

图 15.40 白癜风。补骨脂素联合 UVA(PUVA)或局部类固醇激素治疗可刺激毛囊周围区域复色。这些复色区域逐渐扩大并汇聚形成融合性复色区。

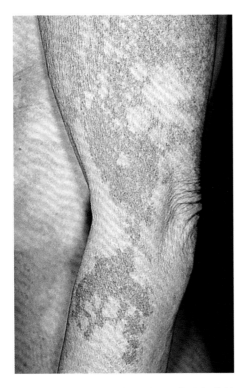

图 15.41　白癜风。色素的脱失可能是部分的，也可能是完全性的。混合型脱色模式很常见。

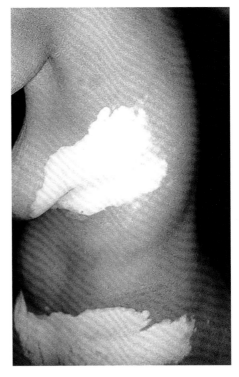

图 15.42　白癜风。一些色素脱失区域互相融合，形成大面积的色素脱失。

特发性滴状色素减少症

描述

- 特发性滴状色素减少症是一种常见的皮肤病，表现为四肢光暴露部位皮肤出现小的白色斑疹。

病史

- 对于 50 岁以上中老年人，特发性滴状色素减少症的发病率高达 50%~70%。
- 女性患病率更高，且她们通常更关注自己的外表。

- 多位家庭成员可均有受累，这意味着特发性滴状色素减少症具有一定的遗传因素。

皮肤表现

- 多发的清晰的白色斑疹，常见于光损伤的皮肤，最常见于四肢。

实验室检查

- 无须进行皮肤活检。
- 氢氧化钾试验有助于排除真菌感染。

鉴别诊断

- 白癜风。

- 花斑糠疹。
- 由于职业暴露接触脱色剂引起的化学诱导的色素减少症。
- 结节性硬化症。
- 白色糠疹。
- 脂溢性角化病。

病程及预后

- 皮损数量随年龄增加而增多。
- 皮损大小稳定并保持不变。

治疗

- 应告知且鼓励患者采取防晒措施。

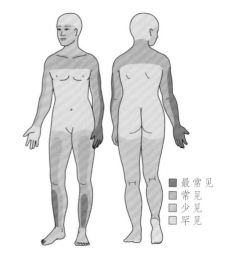

最常见
常见
少见
罕见

图 15.43 特发性滴状色素减少症分布示意图。

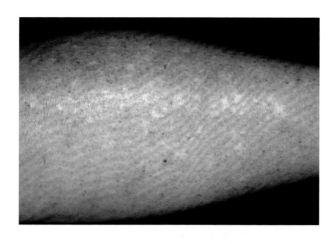

图 15.44 特发性滴状色素减少症。这位女性患者小腿的散在白色斑疹和雀斑样痣是由长期日晒引起的。

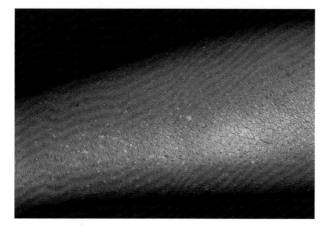

图 15.45 特发性滴状色素减少症以 2~5mm 的边界清晰的白色斑疹为特征,这是光损伤的标志。

- 白色斑点可用遮盖剂遮盖，如 Cover-make 和 Dermablend。
- 恰当使用防晒喷雾也有一定帮助。

小贴士

- 反复告知患者特发性滴状色素减少症不是白癜风。

雀斑（多发性雀斑）、幼年性黑子、日光性黑子

描述

- 白种人和一些亚洲人的光暴露处皮肤出现的常见的、良性的棕色斑点。

病史

- 皮损分为三种类型：雀斑、幼年性黑子和日光性黑子。
- 三者在大小、分布和临床表现上都很相似。
- 三者在发病年龄、临床病程和与日晒的关系上有所不同。

雀斑

- 雀斑通常在儿童时期出现，为常染色体显性遗传。
- 通常局限于面部、手臂和躯干上部。
- 随着日晒增多，雀斑的数量增加、颜色加深。
- 在没有紫外线照射的情况下，雀斑会逐渐变浅，冬天常完全消退。

幼年性黑子

- 幼年性黑子在儿童时期出现，平均每

例患儿约有 30 个。
- 幼年性黑子的数量、大小和颜色不随日光的照射而改变。
- 与雀斑不同，幼年性黑子在没有日光照射的情况下也不会消退。
- 幼年性黑子可能是某些遗传综合征的部分临床表现。

日光性黑子

- 随着年龄的增长，日光性黑子的数量和大小均会增加。
- 大约 75% 的 60 岁以上白种人有一个或多个日光性黑子。
- 日光性黑子是紫外线辐射造成光损伤的标志。

皮肤表现

- 雀斑表现为边界清楚、颜色均匀的 1~2mm 的色素性斑疹。
- 雀斑可能呈红色、棕色或浅棕色。
- 皮疹数量从几个至数百个不等。
- 幼年性黑子表现为 2~10mm 的圆形或

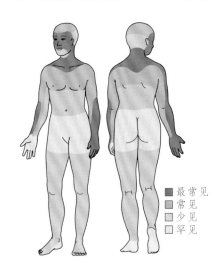

■	最常见
■	常见
□	少见
□	罕见

图 15.46　黑子分布示意图。

椭圆形斑。

■ 幼年性黑子比雀斑颜色深，呈棕褐色或黑色。

■ 日光性黑子是出现在光损伤皮肤的2~20mm大小的椭圆形斑。

非皮肤表现

■ 雀斑可以是某些罕见的常染色体显性遗传综合征的临床表现之一。

■ Peutz-Jeghers 综合征的临床表现为口腔黏膜的多发性黑子且伴有多发性胃肠道息肉。

■ LEOPARD 综合征的临床表现为多发性黑子、心电图异常、眼部疾病、肺动脉狭窄、生殖器异常、发育迟缓和耳聋。

■ LAMB 或 NAME 综合征的临床表现为黑子、心房黏液瘤和(或)黏膜皮肤黏液瘤、黏液样神经纤维瘤、雀斑和蓝痣。

实验室检查

■ 皮肤活检有助于排除其他色素性疾病。

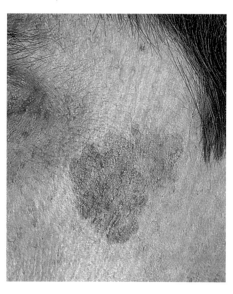

图 15.48　黑子。病变大小为 2~20mm，可随年龄的增长越来越多。应当仔细检查皮损，脂溢性角化病和黑色素瘤可能有类似的临床表现。

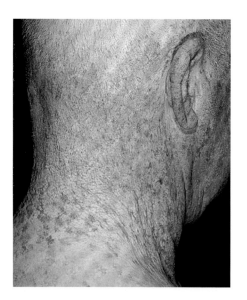

图 15.47　黑色素细胞的反应性增生引起颈背部日光性黑子的持续性色素沉着。这些持续性皮损可能发生在一次严重的晒伤后。

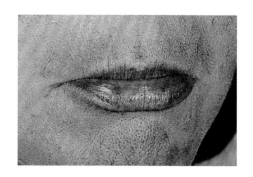

图 15.49　黑子。口唇黑色素斑发生在下唇的朱红色边缘。这些棕色斑为边界光滑的良性皮损。

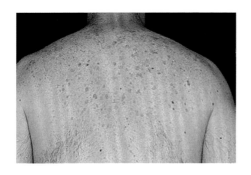

图 15.50　日光性黑子。发生在面部、手臂、手背和躯干上部，可在一次严重的晒伤或长期的日晒后出现。这些扁平的棕色斑疹的数目和大小可逐渐增加。

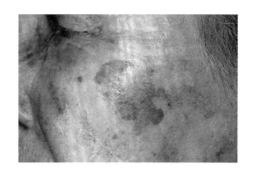

图 15.53　黑子。对于面积较大的不规则性色素斑疹，应行皮肤镜检查和皮肤活检。

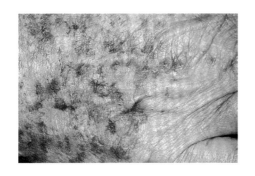

图 15.51　日光性黑子。发生在面部、手臂和手等光暴露部位。

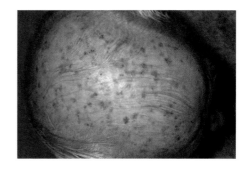

图 15.54　黑子。男性脱发患者的头皮随时间积累形成黑子聚集。应鼓励这类患者戴帽子防晒。

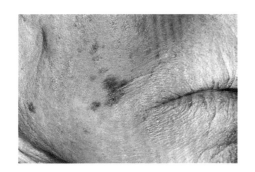

图 15.52　黑子。边界高度不规则的黑子皮损、局部色素沉着增加或增厚的皮损应当行皮肤活检，以排除恶性雀斑样痣黑色素瘤。

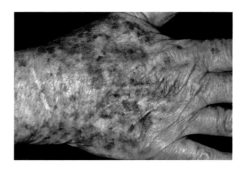

图 15.55　黑子。老年患者的手背上可见大量融合性黑子。

鉴别诊断

- 扁平的脂溢性角化病。
- 播散性色素沉着性日光性角化病。
- 雀斑样痣黑色素瘤。
- 交界痣。
- 当存在大量雀斑,应考虑相关综合征的可能性,如 Peutz-Jeghers 综合征、LEOPARD 综合征或 NAME(LAMB)综合征。

病程及预后

- 雀斑出现于初夏,通常在初冬消退。
- 幼年性黑子和日光性黑子可全年存在。

治疗

- 雀斑无须治疗,它会在冬季自行消退。
- 防晒霜可以预防新雀斑的出现,并防止现有雀斑变黑。
- 幼年性黑子和日光性黑子是良性的,无须治疗。
- 定期监测现有皮损的变化情况。稳定的皮损无须治疗,但出于美容考虑可进行治疗。
- 使用氢醌溶液、维 A 酸、壬二酸乳膏、乙醇酸化学剥脱及乙醇酸乳膏可在几周至几个月内减轻色素沉着。
- 轻度冷冻术也有效,但可能导致色素脱失。

小贴士

- 对于有变化和进展的黑子应进行皮肤活检以排除黑色素瘤。

- 口唇黑色素斑发生在下唇的朱红色边缘。这些棕色斑是边界光滑的良性皮损。

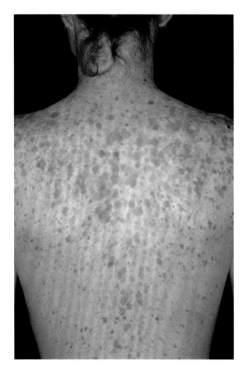

图 15.56 皮肤白皙的个体发生黑子可能是对日晒伤的延迟反应。

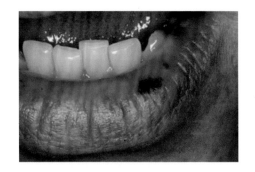

图 15.57 黑子。患者下唇有边界清楚的黑色素斑疹。这些病变是良性的,往往长期存在且数年内保持不变。

黄褐斑(褐黄斑、妊娠面斑)

描述

- 黄褐斑是出现于具有遗传易感性的女性面部和颈部的获得性褐色色素沉着。

病史

- 黄褐斑在肤色较深的女性中更为常见。
- 色素沉着发展缓慢,且在日光照射后更加明显。
- 黄褐斑通常发生在妊娠中期和末期,也可见于服用口服避孕药的女性。

皮肤表现

- 发生在前额、脸颊、上唇和下颌的呈对称性的褐色斑片。

鉴别诊断

- 炎症后色素沉着。
- 黑子。

病程及预后

- 色素沉着通常可在妊娠结束或停用口服避孕药后数月缓慢消退。

治疗

- 尽量减少正午暴晒,并戴帽子。
- 使用能同时阻挡 UVA 和 UVB 的防晒霜。
- 含有锌或钛的物理防晒剂是最有效的。
- 使用含有氢醌的美白乳膏可减少色素。
- 氢醌可能具有一定的刺激和致敏性。
- 使用含高浓度氢醌的复方制剂可能会导致皮肤褐黄病。
- 0.025%、0.05% 和 0.1% 的维 A 酸乳膏(全反式维 A 酸)和 0.05% 的维 A 酸润肤乳(Renova)可增强氢醌的疗效。
- 维 A 酸作为单用制剂也是有效的。
- 含有维 A 酸、氢醌和氟轻松(Tri-Luma)的复方制剂可能更有效、更方便。每天使用 1 次,最长可用 6 个月。
- 妊娠期间使用壬二酸(Finacea 乳膏)或联用维 A 酸都是安全的。
- 曲酸也是一种美白剂, 可见于一些复方制剂和美容产品中。
- 乙醇酸浅表化学剥脱术可增强维 A 酸和氢醌的疗效。

小贴士

- 避免日晒是预防和减轻黄褐斑的必要措施。
- 必须提醒患者, 黄褐斑的治疗疗程需要数周及严格的防晒措施。

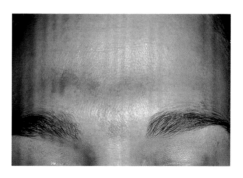

图 15.58　黄褐斑。色素沉着缓慢进展,无炎症表现,且颜色可深可浅。

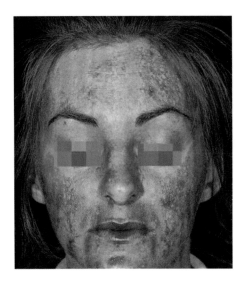

图 15.59 黄褐斑。前额、颧骨、上唇和下颌最常受累。

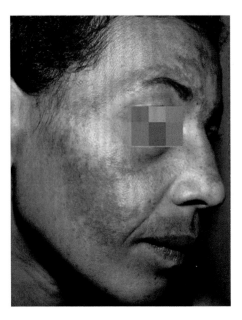

图 15.60 这位Ⅳ型皮肤患者的前额、面颊中部和上唇有严重的黄褐斑。该患者使用 Tri-Luma 霜和防晒系数≥30 的广谱防晒霜可能有效。

（张成锋 译　周城 审校）

第 16 章

良性皮肤肿瘤

M. Shane Chapman

脂溢性角化病

描述

- 脂溢性角化病是一种常见的良性持续性表皮病变,临床表现多样。
- 皮肤最常见的良性肿瘤之一。
- 这类角化病具有多种临床类型,易与其他皮肤恶性肿瘤混淆。

病史

- 脂溢性角化病很少见于 30 岁以下人群。
- 多数人在一生中至少会发生一次脂溢性角化病。
- 男女发病率相当。
- 男女患者的皮损都仅局限于乳晕部位。
- 多发性脂溢性角化病可能有遗传倾向。
- 通常无自觉症状,但有时会影响容貌。
- 特殊部位的皮损可能容易出现刺激、创伤和出血。

皮肤表现

- 通常多发,可发生于除唇和掌跖部位以外的所有皮肤。
- 皮损的大小和表面特征变化不一。
- 大多数脂溢性角化病皮损的直径为 0.2~2cm,也可出现更大的皮损。
- 皮损呈扁平或隆起状,表面可光滑,呈天鹅绒样或疣状。
- 皮损表面下方可见角质囊肿。
- 皮损颜色多样,可呈白色、粉色、棕色和黑色,且单一皮损内可见多种颜色。
- 皮损通常边界清晰,呈圆形或椭圆形,可不对称。
- 薄的脂溢性角化病有特征性的 "黏着性"外观,蜡样质地。
- 厚的脂溢性角化病表面隆起,摩擦或抠抓时,可使其碎裂。
- 黑色丘疹性皮病用于描述面部深色色素沉着脂溢性角化病,常见于非裔美国人。
- 黑色丘疹性皮病为 1~2mm、深棕色角化性丘疹,集中于眼部和上颊部,在非裔美国人中的发病率为 30%~35%。

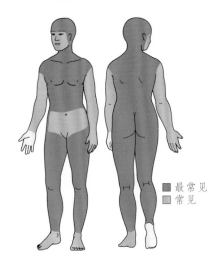

■ 最常见
■ 常见

图 16.1 脂溢性角化病分布示意图。

- 泥灰角化病指小的、白色、坚硬的脂溢性角化病，常见于老年白种人的小腿和踝部。
- 炎症性脂溢性角化病是一种临床上伴有明显炎症的脂溢性角化病，可出现水肿、红斑和出血。

非皮肤表现

- Leser-Trélat 征是指突然暴发大量脂溢性角化皮损，与内脏恶性肿瘤有关。

实验室检查

- 脂溢性角化病有多种组织学亚型。
- 棘层肥厚、角化过度和乳头瘤样增生是普遍特征。
- 在不同皮损及亚型中，这些组织学特征严重程度各异。
- 常见角囊肿和假性角囊肿。
- 黑色素沉积程度从无（泥灰角化病）到极重度（黑棘皮瘤）不等。
- 炎症性脂溢性角化病可见明显的真皮炎症细胞浸润，有时导致诊断困难。

病程及预后

- 在不受人为干扰的情况下，脂溢性角化病具有持续存在、随时间增长缓慢增大及逐渐隆起的倾向。
- 一些皮损可因外伤而去除，尤其是屈侧皱褶部位。

讨论

- 隆起的或带蒂的脂溢性角化病可能与皮赘和复合痣难以区别。
- 扁平的脂溢性角化病可模仿播散性色素性日光性角化病或浅表扩散性黑色素瘤。如存在疑惑，须行皮肤活检以鉴别。
- 虽然脂溢性角化病无恶变倾向，但也有极少数脂溢性角化病进展为黑色素瘤、基底细胞癌和鳞状细胞癌的报道。
- 有明显异常改变的脂溢性角化病须行活检，以排除恶变。

治疗

- 适用于有临床症状的皮损。
- 摩擦部位和易受伤部位的皮损常出现

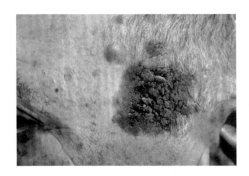

图 16.2 脂溢性角化病。大的、色素沉着的蜡样疣状斑块是其典型特征。

刺激性和症状性表现。

- 常因不适感或美观因素而需要去除。

- 应告知患者,脂溢性角化病的美容去除不属于医保范围。

- 冷冻术对扁平或轻微隆起的皮损有效。

- 厚的皮损最好在局部麻醉下利用烧灼术或刮除术清除。

- 术后瘢痕很小。对周围皮肤施加适当的压力,通常能提供足够的张力,以便

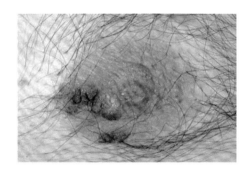

图 16.5 脂溢性角化病。乳晕周围多发性脂溢性角化病。此部位的脂溢性角化病常令患者不安,但为良性。

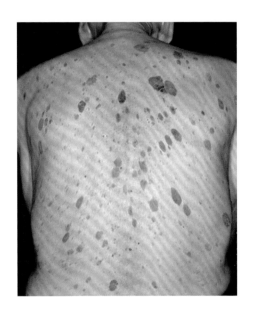

图 16.3 脂溢性角化病。大的、蜡样、呈淡棕色和深棕色的脂溢性角化病,泛发于背部。由于其不对称性和色素的不均匀性,不排除黑色素瘤的可能,但这些皮损的总体特征符合脂溢性角化病的特点。

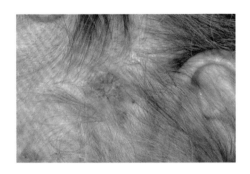

图 16.4 脂溢性角化病。患者头皮处一个 1cm 大小的黄棕色皲裂性斑块。此部位的脂溢性角化病容易受到创伤并出现症状。

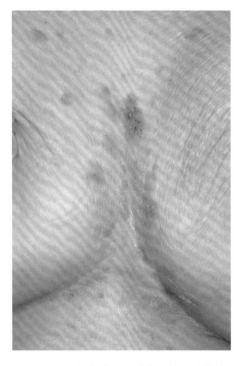

图 16.6 脂溢性角化病。乳房褶皱间弥漫性大小不一的脂溢性角化病,这是另一个可出现多发性病变,且容易出现炎症和受到刺激的部位。

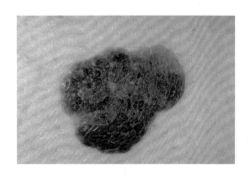

图 16.7　脂溢性角化病。不对称、光滑的蜡样大斑块,其上可见多个充满角质物的角囊肿。

模仿性黑色素瘤

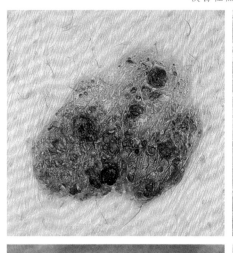
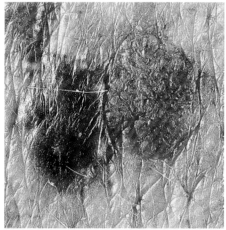
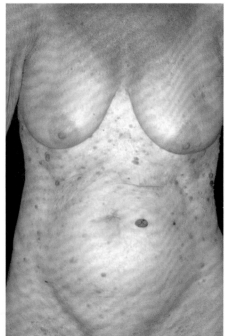
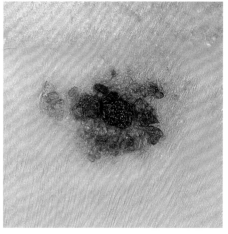

图 16.8　模仿性黑色素瘤。一些脂溢性角化病可具有浅表播散性和结节性黑色素瘤的多种特征。颜色多变,白色区域类似肿瘤消退区。放大视野可看到多个角囊肿,此为脂溢性角化病的典型表现,极少见于黑色素瘤。怀疑黑色素瘤时必须行活检。

刮除病变。

冷冻术或其他去除方式可能引起的不良反应包括色素减退和色素沉着。

小贴士

脂溢性角化病通常为良性病变,有多种临床亚型,可能与其他更具恶性的皮肤肿瘤类似。

切除不是必需的,除非皮损出现炎症或有临床症状。

一些脂溢性角化病伴有重度色素沉着,类似于黑色素瘤,因此可能需要组织学检查确诊。

皮肤科医生无意间切除的黑色素瘤中,有 85% 在临床上被认为是脂溢性角化病。

脂溢性角化病——表面粗糙的皮损

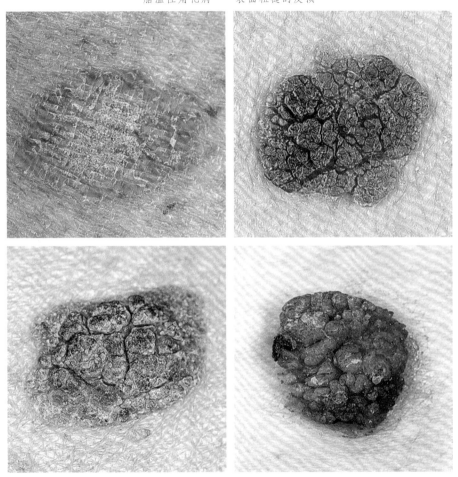

图 16.9　表面粗糙的皮损。表面粗糙的脂溢性角化病是最常见的良性皮肤肿瘤。呈椭圆形至圆形,顶部扁平,表面呈颗粒状或不规则状,轻刮易碎裂。扁平皮损可见于四肢。因外观相似,患者常将这些皮损误认为疣。

脂溢性角化病——表面光滑的皮损

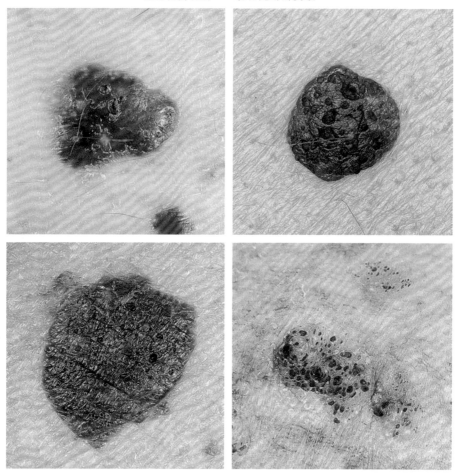

图 16.10 表面光滑、呈圆顶状的肿瘤表面有白色或黑色角质颗粒,直径为 1mm。这些角质颗粒在手持放大镜下可见。黑色素瘤无角质颗粒。

脂溢性角化病——激惹性

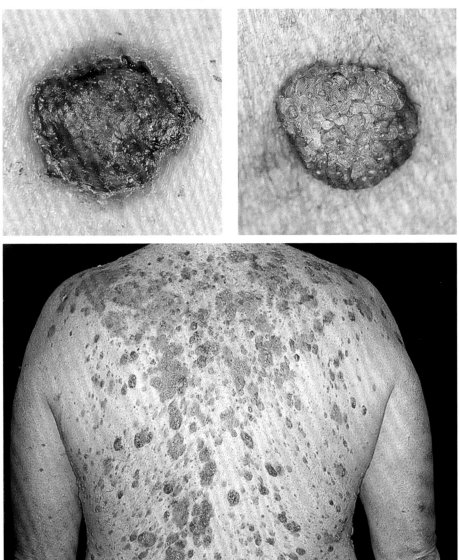

图 16.11　激惹性脂溢性角化病表现为轻度肿胀，周围皮肤出现不规则红斑。可发展为鲜红、渗出性肿块伴易碎表面，类似于晚期黑色素瘤或化脓性肉芽肿。

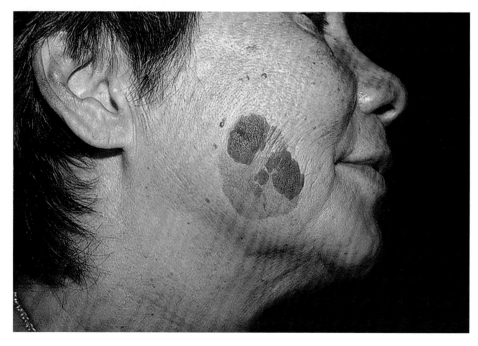

图 16.12 　激惹性脂溢性角化病。皮损可变得非常巨大,具有损容性,形似黑色素瘤。用手持放大镜仔细检查其表面,可发现仅见于脂溢性角化病的特征性角质颗粒。

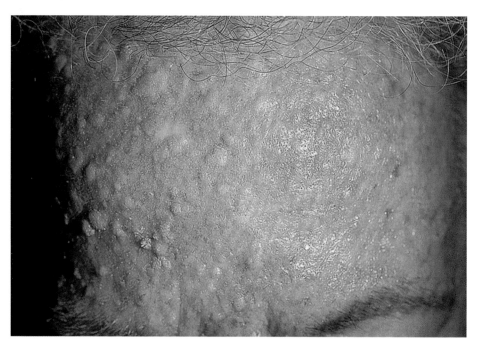

图 16.13 　激惹性脂溢性角化病。易感人群面部出现大量皮损。

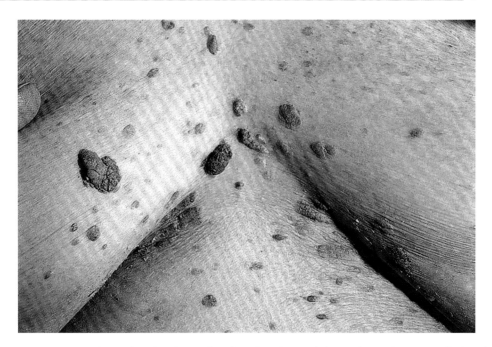

图 16.14　激惹性脂溢性角化病。病变通常聚集于胸骨前区和乳房下。肋间区域的衣服摩擦或浸渍可诱发刺激。

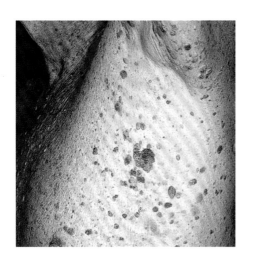

图 16.15　激惹性脂溢性角化病。大多数患者的病变数量少于 20 个，部分患者可在面部和躯干出现大量皮损。

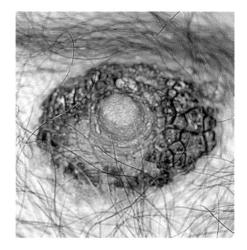

图 16.16　激惹性脂溢性角化病。病变局限于乳晕，男女均可见。

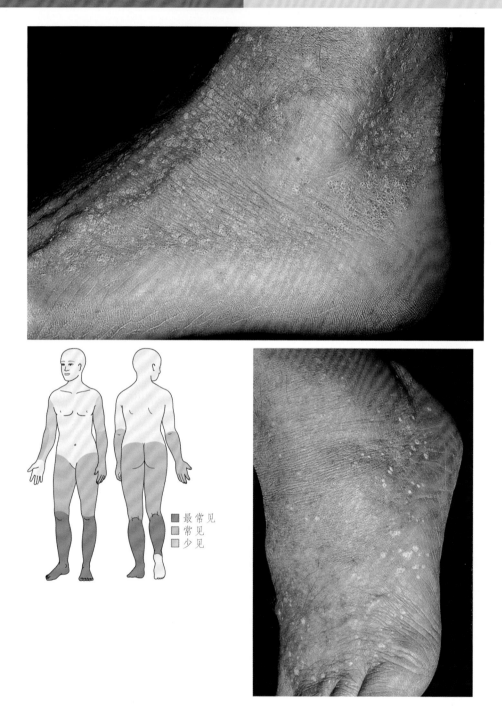

图 16.17 泥灰角化的皮损呈白色、丘疹样和疣状，可见于小腿，特别是跟腱周围及足背。皮损为 1~10mm 大小、圆形、极其干燥并有黏着性，大多数患者认为是干性皮肤的一般表现。皮损表面的干燥鳞屑容易完整剥除而无出血，但很快会再发。在该部位行冷冻术可导致色素过度沉着。对于少部分要求清除皮损的患者，最佳治疗选择是单个皮损刮除术。

皮赘

描述

- 皮赘是发生于皮肤褶皱部位常见的良性肉色丘疹。

病史

- 皮赘或软垂疣，在 30 岁之前并不常见，但在 30 岁以上人群中很常见。
- 女性较男性更易受累。
- 约 25% 的成人至少有一个皮赘。
- 大多数皮赘患者只有几个皮损。
- 超重人群更容易发生。
- 多发性皮赘可能有家族遗传倾向。
- 未经刺激的皮损通常无症状。
- 由于所在位置的缘故，皮赘可被摩擦、珠宝或衣物激惹。
- 当受外伤、牵拉、撕裂或形成血栓时，皮赘会有触痛。

皮肤表现

- 1~5mm 大小的肤色或棕色丘疹。
- 尽管多数皮赘为质软的带蒂息肉，部分也可为扁平状或丝状。
- 腋窝是最常见的好发部位，其次为颈部。
- 病变也可发生在眼睑和其他间擦部位，如乳房下和腹股沟。

非皮肤表现

- 先前曾报道过皮赘和结肠息肉之间存在相关性，尚待进一步证实。

- 皮赘是 Birt-Hogg-Dubé 综合征的一部分，患者还可出现面部、颈部和胸部的毛盘瘤和纤维毛囊瘤。合并该综合征的患者可能患有肾细胞癌、结肠腺瘤、肺囊肿和甲状腺髓样癌。

实验室检查

- 皮肤活检显示为丘疹，表现为特征性表皮变薄和伴毛细血管疏松排列的纤维性间质。

病程及预后

- 如果不干预，皮赘可一直存在或在不知不觉中脱落。
- 皮赘如果扭转，可形成血栓和触痛。
- 遇到这种急性变化，患者通常因担心其为皮肤恶性肿瘤而就诊。
- 血栓性皮赘通常会变黑和(或)出血。
- 就诊延迟时，皮赘可自行脱落，且无残留破损。

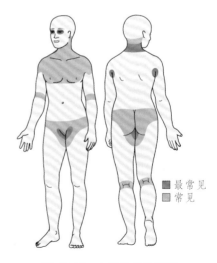

■ 最常见
■ 常见

图 16.18 皮赘分布示意图。

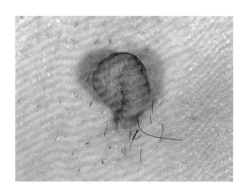

图 16.19　皮赘。大多数通常表现为带蒂的柔软丘疹，颜色多变，呈皮色至粉红色或轻度色素加深。

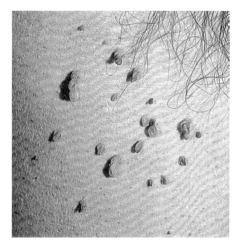

图 16.20　皮赘初始表现为细小的棕色或皮色椭圆形赘生物，附着于短的由宽到窄的蒂上。

鉴别诊断

- 疣。
- 痣。
- 脂溢性角化病。

治疗

- 无症状性皮赘不需要治疗。
- 患者通常因为触痛和美容目的，要求去除皮损。
- 应告知患者临床上非必需的皮赘去除不在医保范围内。
- 皮赘的最佳治疗方法是局麻或非局麻情况下剪除。
- 也可以采取电灼术或冷冻术。
- 近年来，对于是否所有皮赘切除后都需要病理检查，仍存在争议。
- 多数皮肤科医生认为组织病理确诊通常不必要。

小贴士

- 皮赘的诊断通常不难。

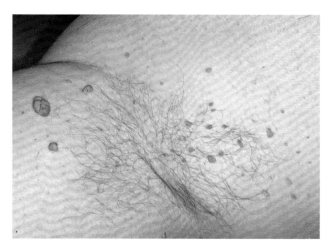

图 16.21　皮赘好发于皮肤褶皱或发生慢性摩擦的部位，可变多、变大和发炎。

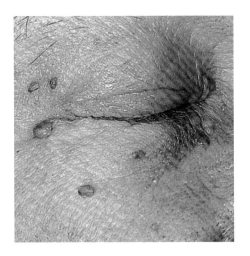

图 16.22　眼周皮赘,可类似疣。

- 皮赘可出现炎症、血栓形成或者触痛,此时需要治疗。
- 眼睑周围的皮赘易与其他皮肤肿瘤混淆,需要病理确诊。

皮肤纤维瘤

描述

- 皮肤纤维瘤是一种常见的惰性良性真皮内丘疹,好发于成人的下肢。
- 可呈色素性,与黑色素瘤混淆。

病史

- 皮肤纤维瘤在成人自发,儿童偶发。
- 病因不明。
- 好发于女性。
- 女性下肢的皮损可因剃毛造成的反复创伤引起,患者常感到苦恼。
- 大部分无症状,有时可出现瘙痒和触痛。

- 皮损是一种自发的良性肿瘤生成过程,还是对创伤的反应性增生,对此仍存在争议,但大多数患者无法回忆起皮疹部位是否受过创伤。
- 部分患者因瘙痒而注意到皮疹,认为是蚊虫叮咬引起的。
- 皮肤纤维瘤往往长期存在,并保持原有的大小和形态。

皮肤表现

- 典型皮疹为孤立的粉红色质硬丘疹,直径为 3~5mm,偶尔直径也可大于 3cm。
- 多数皮损呈圆顶状,少数也可凹陷,低于周围皮肤。
- 皮损固定于皮肤内,但与皮下脂肪组织不相连,可推动。
- 触诊时,皮损摸上去像坚硬的纽扣,有皱褶,并在触诊时缩回表面以下。
- 典型表现为呈皮色至粉红色,边界不清,边缘呈褐色至棕色色素加深。
- 极少数情况下,皮疹因含铁血黄素沉积而呈蓝色至黑色,类似黑色素瘤。
- 表面可光滑、有光泽、出现鳞屑或擦破。
- 尽管皮肤纤维瘤可出现于全身皮肤任何部位,但多随机分布于四肢。
- 皮损单发或多发。

实验室检查

- 皮肤活检显示无包膜的灶状梭形细胞增生,类似成纤维细胞、组织细胞和胶原。

病程及预后

- 皮肤纤维瘤在数月或数年之内增长至

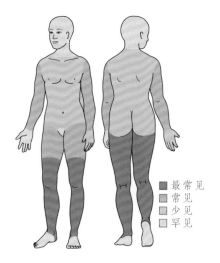

图 16.23 皮肤纤维瘤分布示意图。

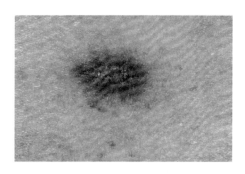

图 16.24 粉红、质硬、坚实的丘疹,触诊时可回缩,这是皮肤纤维瘤的典型表现。皮肤纤维瘤边缘常有轻度色素沉着。

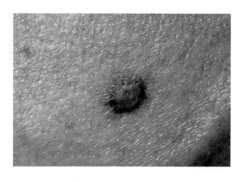

图 16.25 皮肤纤维瘤的临床表现多样。该皮损表面光滑、中央呈粉红色瘢痕样凸起、边缘有较窄的色素沉着。

最大,之后持续存在。

■ 由于位置不同,某些皮损可由剃毛导致的反复创伤或衣物和鞋类的摩擦而引起。

讨论

■ 肿瘤深部出现大量含铁血黄素时,皮损可呈蓝色至黑色,提示可能为结节

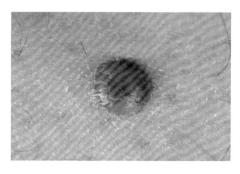

图 16.26 皮肤纤维瘤为表面光滑的粉红色圆顶状丘疹,明显突出皮肤表面,触诊时呈特征性坚实、质硬。

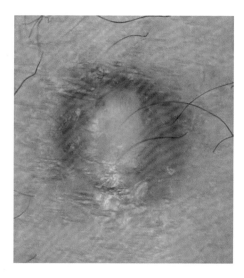

图 16.27 皮肤纤维瘤。早期皮疹隆起、坚实、呈粉红色,易误诊为皮肤癌。

性黑色素瘤或色素性隆凸性皮肤纤维肉瘤。这种情况下,活检是必要的。

- 中央为粉红色结节,周围有色素沉着的皮肤纤维瘤,临床表现可类似黑色素瘤。

- 组织学上,隆凸性皮肤纤维肉瘤与皮肤纤维瘤相似,但临床上少见。

- 这种隐匿的恶性肿瘤常好发于躯干,表现为缓慢生长、易复发、边界不清的紫红色结节或斑块。

- 总的来说,其组织学表现与皮肤纤维瘤相似,因此浅表活检可能不可靠。

- 涵盖皮下脂肪的深部钻取或切除活检证实,隆凸性皮肤纤维肉瘤比大多数皮肤纤维瘤的细胞成分更多。

- 恶性肿瘤细胞可侵犯皮下脂肪。

治疗

- 皮肤纤维瘤是良性皮肤肿瘤,一般无须治疗,除非出现症状、反复受到创伤或影响美观。应告知患者该病变为良性。

- 症状性皮损可以首选手术切除并一期缝合。

- 出于美容原因去除皮损须谨慎,因为手术产生的瘢痕可能比原有皮损更难以接受。

- 如果病变利用削切法未能完全切除,应告知患者可能会复发。

- 皮损内注射皮质类固醇可用于隆起性皮疹,能使其变平。但这种方法会产生难以预测的后果,通常不推荐。

小贴士

- 皮肤纤维瘤的大小、外观和颜色通常

保持不变,一旦发生改变须行活检。

- 对于色素性皮损,怀疑存在创伤时,应行皮肤活检。

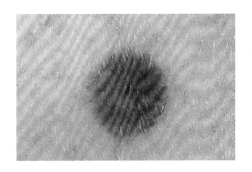

图 16.28　皮肤纤维瘤。新皮损为粉红色隆起性丘疹。数月后,边缘变为褐色至棕色,中央仍为粉红色。

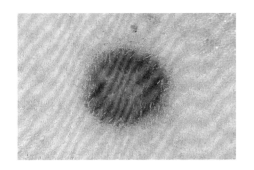

图 16.29　皮肤纤维瘤。棕色色素沉着随时间逐渐加深,与粉红色部分的边界更加明显。随着色素沉着的加深,患者会担心是否为黑色素瘤。

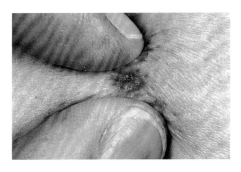

图 16.30　挤压或牵拉后,皮肤纤维瘤可回缩至皮面以下。

- 当诊断存疑时,刮削法活检不适合。
- 切除是最佳选择,以便对包括深部真皮成分的整个皮损进行组织学评估。

瘢痕疙瘩和增生性瘢痕

描述

- 瘢痕疙瘩是一种生长旺盛的瘢痕,常延伸至创伤、外伤或手术瘢痕部位以外的区域。
- 增生性瘢痕是一种对创伤、外伤或手术瘢痕的过度愈合反应。

病史

- 男女发病率相当。
- 瘢痕疙瘩可发生在任何年龄,但倾向于 30 岁以前发病。
- 相比白种人,瘢痕疙瘩在深肤色人种中更常见。
- 增生性瘢痕和瘢痕疙瘩可发生在皮肤的任何部位。
- 常见于胸部或头颈部,包括耳垂。
- 皮损发生在创伤和外伤部位,包括手术、烧伤、穿孔、痤疮和炎症部位。

皮肤表现

- 愈合时的起初几周至几月内,正常瘢痕通常呈红色且坚硬。
- 正常瘢痕、增生性瘢痕和瘢痕疙瘩中,瘙痒和触痛常见。

增生性瘢痕

- 与正常瘢痕相比,增生性瘢痕具有相似的颜色和质地,但持续时间更长,可达数月之久。
- 与外伤引起的预期瘢痕相比,增生性瘢痕更大、更突出。
- 表面光滑、呈圆顶状、有光泽伴显著血管增生。
- 瘢痕的一部分看上去正常,另一部分呈现过度增生。
- 与瘢痕疙瘩不同,增生性瘢痕局限于受伤部位。

瘢痕疙瘩

- 根据定义,瘢痕疙瘩大小超出创伤或外伤的部位。
- 瘢痕疙瘩质地坚硬、呈红色至紫红色,为大的触痛性结节。
- 在深肤色人种中,瘢痕疙瘩通常表现为过度色素沉着,而在白种人中呈红色至紫色。
- 某些瘢痕疙瘩比较巨大,且随着时间持续扩大,可达 10~20cm 或更大。

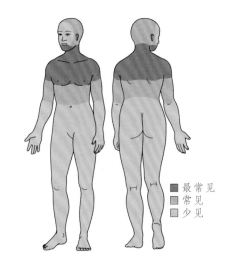

■ 最常见
■ 常见
■ 少见

图 16.31　瘢痕疙瘩和增生性瘢痕分布示意图。

- 根据原有受伤的类型，皮损可呈线状或结节状。
- 罕见情况下，瘢痕疙瘩可在没有既往创伤时，自发出现。
- 自发性瘢痕疙瘩通常出现在胸部和肩部。

实验室检查

- 通常不需要皮肤组织活检就可做出诊断。
- 活检可以导致瘢痕进一步形成，仅在必要时采用。

- 增生性瘢痕含有散乱而随机分布的成纤维细胞和漩涡状新生胶原束。
- 瘢痕疙瘩的范围会超过伤口边缘，含有粗大嗜酸性胶原束和少量成纤维细胞。

病程及预后

- 增生性瘢痕即使不治疗也有消退倾向，尽管需要数年才能最终恢复。
- 瘢痕疙瘩无消退倾向，随时间缓慢增大。

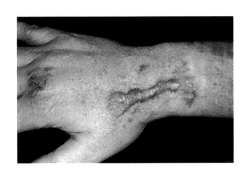

图 16.32　一个发生在手术部位的柔软、突起而显著的增生性瘢痕。

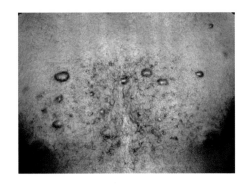

图 16.34　瘢痕疙瘩结节可以自发或因痤疮炎症而在前胸正中部位出现，通常为肤色、表面光滑、触痛或无症状性结节。

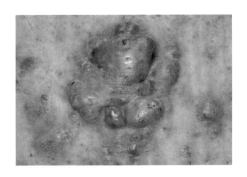

图 16.33　瘢痕疙瘩和增生性瘢痕。发生囊肿性痤疮后，易感患者出现大小不一、多发性瘢痕疙瘩和增生性瘢痕。

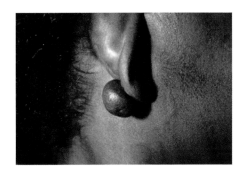

图 16.35　创伤后瘢痕疙瘩，尤其穿耳洞后，表现为坚硬、触痛、肤色结节，可从耳垂前扩展至耳垂后，并持续生长。

鉴别诊断

- 隆凸性皮肤纤维肉瘤。
- 结节病(尤其是面部瘢痕疙瘩)。
- 原发肿瘤复发,如发生于恶性肿瘤切除部位的手术瘢痕之上。

讨论

- 瘢痕疙瘩和增生性瘢痕的诊断通常很明确。
- 有局部创伤史和受伤部位完整。
- 之前无隆凸性皮肤纤维肉瘤受伤史。
- 如有怀疑,可行皮肤组织活检确诊。

治疗

- 对有瘢痕疙瘩或增生性瘢痕病史的患者,不主张进行美容手术或者身体穿刺检查。
- 对于两种类型的瘢痕,最好解释为不可预测的瘢痕形成。
- 对于需要在异常瘢痕形成的高危区域内进行手术的患者,须提前告知其这种可能性,也必须在拆线时提醒。
- 尽管采取细致的手术和术后护理,瘢痕疙瘩和增生性瘢痕仍可能发生。
- 此发病过程很可能由遗传因素决定。
- 对于因手术造成瘢痕疙瘩或增生性瘢痕的儿童,需要消除家长的疑虑并制订治疗计划。
- 与陈旧性瘢痕相比,早期正常瘢痕通常治疗反应好,较少有活跃性瘢痕形成,因此建议早期干预。
- 皮损内注射皮质类固醇是一种治疗选择。

- 皮损内可每隔 2~4 周注射 5~20mg/mL 曲安奈德。
- 为减少过度治疗风险和造成永久性萎缩,给予较高浓度治疗时,需要密切随访。
- 放疗和脉冲染料激光,已应用于瘢痕疙瘩和增生性瘢痕治疗。
- 压迫疗法和硅胶压片治疗有效,但使用不方便。
- 市场上已有治疗增生性瘢痕的外用含硅凝胶销售,但对其疗效仍存在争议。
- 瘢痕疙瘩和增生性瘢痕的手术矫正,需要经验和密切监测。
- 瘢痕疙瘩和增生性瘢痕具有复发倾向,有时在手术切除后会变得更大。
- 可转诊至对瘢痕去除有经验的皮肤科医生或整形外科医生。

小贴士

- 无论使用哪种手段,瘢痕疙瘩和增生性瘢痕均难以根除。
- 有家族史和个人史的患者,应该避免不必要的手术操作和身体穿刺检查。

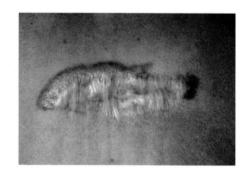

图 16.36　瘢痕疙瘩超出创伤范围。此病例中,瘢痕疙瘩在切除手术之后形成,并持续增生超过缝线位置。

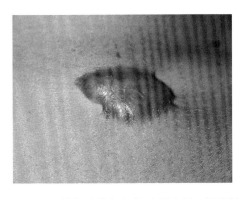

图 16.37 外伤后瘢痕疙瘩。皮损内每 4 周注射 10mg/mL 曲安奈德,4 次治疗后皮损变平。早期皮损较陈旧性皮损的治疗反应更好。

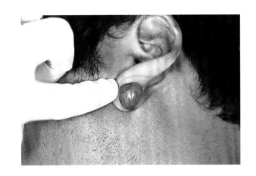

图 16.38 穿耳孔后耳垂处形成巨大瘢痕疙瘩。深肤色人群更好发。

角化棘皮瘤

描述

- 角化棘皮瘤是一种生长迅速、呈火山口样的结节,具有独特的临床表现,最好将其看作一种低级别的鳞状细胞癌(参见第 17 章)。

病史

- 角化棘皮瘤的高发年龄为 50~70 岁,

40 岁前发病者少见。

- 肤色白皙的白种人更易受累。
- 好发于面部、颈部、手背及四肢的光暴露部位。
- 通常不发生于掌跖。
- 病变生长迅速,常有触痛。
- 动物模型发现, 化学物质暴露及人乳头瘤病毒感染可能是其致病因素,但在人类中,人乳头瘤病毒的作用尚存争议。

皮肤表现

- 单个肉色至暗红色火山口样结节,直径为 0.5~2cm。
- 中央的角栓或凹陷掩盖于深部的角化性空洞。
- 这种角栓或凹陷,导致结节呈火山口样外观。
- 结节坚实,有触痛或压痛,生长迅速。
- 角化棘皮瘤几乎均发生在日光损伤部位。
- 生长分三期:
  - 增生期。突然出现孤立性丘疹,2~4周内迅速生长至最大;
  - 成熟期。在数周至数月内,皮损大小及形态稳定。若去除中央角栓部分后,可能呈火山口样;
  - 消退期。基底部变硬,中央角栓排出, 基底重吸收后, 留下凹陷性瘢痕,可能需数月时间消退。

非皮肤表现

- 罕有多发性角化棘皮瘤的报道,包括发疹型(Grzybowski)及家族性青少年型(Ferguson–Smith)。

- Muir-Torre 综合征患者出现皮脂腺腺瘤,有时也可出现角化棘皮瘤,为综合征的一部分。
- 对于此类患者,需要评估是否有内脏和胃肠道恶性肿瘤。

- 对于器官移植术后接受免疫抑制治疗的患者,角化棘皮瘤及侵袭性鳞状细胞癌的发生风险增加。
- 对于此类患者,应经常检查是否有淋巴结肿大。

实验室检查和病理学

- 表皮增厚伴不典型角质形成细胞。
- 角质栓由嗜酸性、玻璃样外观、不典型及过早角化的细胞组成。

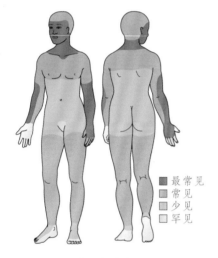

最常见
常见
少见
罕见

图 16.39　角化棘皮瘤分布示意图。

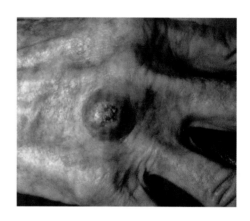

图 16.41　一个巨大的圆顶状、粉红色角化棘皮瘤结节,伴中央坏死,发展迅速。

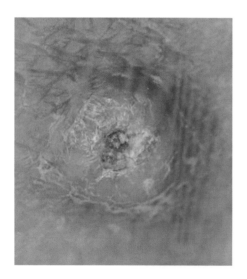

图 16.40　角化棘皮瘤样鳞状细胞癌可发生于身体任何部位,通常为光暴露部位。结节边缘光滑,呈粉红色,中央出血或呈火山口样外观。

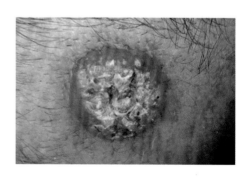

图 16.42　角化棘皮瘤近观图,表现为粉红色结节,中央有坏死角质物及局灶性血痂。

病程及预后

▪ 在无干预的情况下,角化棘皮瘤可自行消退或者进展为侵袭性鳞状细胞癌。

▪ 尽管过去将角化棘皮瘤描述为可消退或吸收性病变，但目前大多数医生认可应按照鳞状细胞癌进行治疗。

▪ 根据不同部位，病变自行消退后遗留

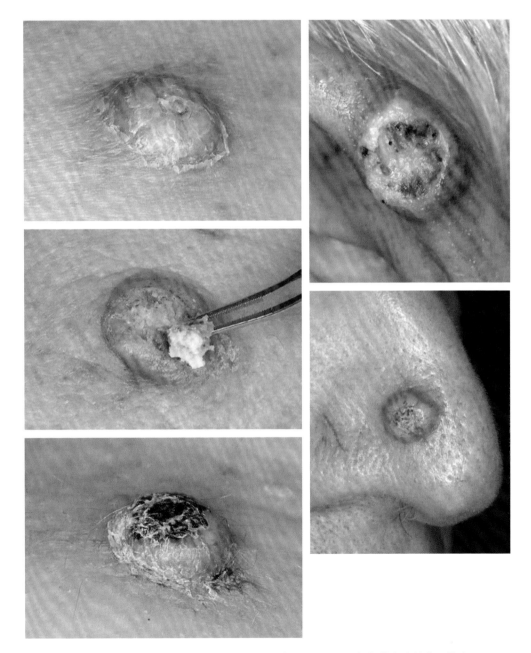

图 16.43　发生在上耳轮的小的暴发性结节,伴中央坏死,是角化棘皮瘤的典型特点。

的凹陷性瘢痕,可能影响美观。

- 罕见情况下,角化棘皮瘤可由 1cm 增长至 10cm,造成局部破坏。
- 甲下也可出现角化棘皮瘤,且疼痛明显,并造成局部破坏。
- 不是所有的角化棘皮瘤都可以消退,应将其视为鳞状细胞癌治疗。

讨论

- 从临床或病理学角度,角化棘皮瘤很难

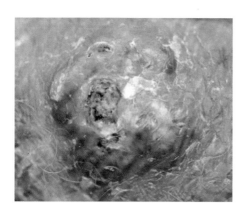

图 16.44 一个巨大的角化棘皮瘤,由多个结节聚合而成,散在坏死和角化性碎屑。

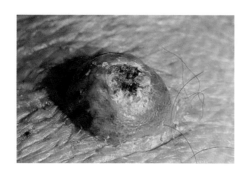

图 16.45 角化棘皮瘤初始为一个光滑的圆顶状红色丘疹,很快发展为中央充满角质的火山口样病变。皮损生长迅速,而鳞状细胞癌通常生长缓慢。

与侵袭性鳞状细胞癌进行有效鉴别。

治疗

- 在等待活检结果及临床随访期间,最好将其看作鳞状细胞癌。
- 应行切除活检或刮取活检。

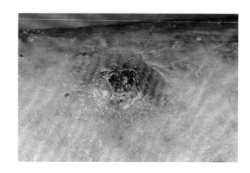

图 16.46 这种病变既像角化棘皮瘤,又像鳞状细胞癌。病理医生报告其具有上述两种肿瘤的特征,因此将其视为鳞状细胞癌,行扩大切除。

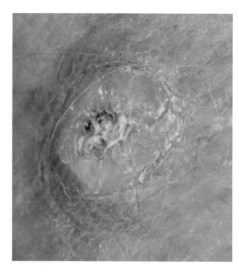

图 16.47 角化棘皮瘤为中央结痂的圆顶状肿瘤。突然出现及生长迅速,支持此诊断。虽然鳞状细胞癌有相似外观,但通常在数月内缓慢增大。

- 切取至足够深度，以评估是否侵犯真皮，非常重要。
- 治疗选择包括完全切除、电灼及刮除术。

小贴士

- 典型角化棘皮瘤生长迅速、外观类似火山口样。
- 对于某些肿瘤生长部位行手术切除后可能导致畸形的情况，可考虑放疗。
- 对于多发性或影响美观的面部敏感区域的角化棘皮瘤，可皮损内注射甲氨蝶呤或者外用 5-氟尿嘧啶。

皮脂腺痣

描述

- 皮脂腺痣是一种独特的先天性皮损，累及头皮、头部和颈部，由皮肤和皮肤附属器构成。
- 极少数情况下，皮脂腺痣可伴发基底细胞癌。

病史

- 几乎所有的皮脂腺痣在出生时或者在儿童早期出现。
- 随着年龄增长，皮损发生临床和组织病理学改变，尤其是儿童早期向青春期的过渡阶段。
- 在青春期，皮脂腺痣有增大趋势，通常在此时首次发现皮损。

皮肤表现

- 皮脂腺痣通常单发，常见于头皮、前额或者耳后。
- 通常呈线形至椭圆形，直径为 1~3cm 的淡黄色至肉色斑块。
- 与皮脂腺成熟过程一致，皮脂腺痣发育也分为三个阶段，分别是儿童期、青春期和成年期。
- 在儿童期，皮损几乎不凸起，呈天鹅绒样外观，无毛发生长，粉红色至褐色，无症状。
- 在青春期前后，皮损增厚变大，呈疣状，并有黄白色和粉红色斑点样外观。这一阶段的皮损容易受到创伤，可伴有触痛。
- 第三阶段发生在成年期。约 20% 的病变发生肿瘤性改变，可发展为良性或恶性皮肤肿瘤，包括基底细胞癌。
- 此改变是在原有皮脂腺痣基础上长出一个新的结节或者出现糜烂。
- 恶性肿瘤呈低级别，很少有侵袭性。

非皮肤表现

- 可发生皮脂腺痣、癫痫和智力障碍三联征，但非常罕见。
- 与线状表皮痣综合征临床表现重叠。
- 这种情况下，应考虑神经系统评估。

实验室检查

- 组织病理学特征因患者取活检时的年龄而异。
- 在出生后的最初几个月，尽管其周围

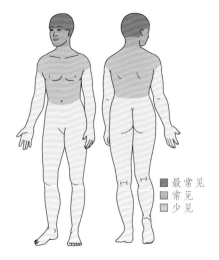

图 16.48　皮脂腺痣分布示意图。

最常见
常见
少见

的毛发结构分化不完全，皮脂腺因母体激素的刺激而发育良好。

- 此后，在整个儿童期，皮脂腺较小且数量较少；可见发育不完全的毛发结构。
- 随着青春期的到来，激素的作用可引起特征性改变。皮脂腺发育成熟，体积和密度增大。毛发结构仍未分化，表皮乳头瘤样增生形成。在真皮深层也可看到异位顶浆汗腺。
- 在老年期，皮脂腺痣内可发生附属器肿瘤。每一种肿瘤都有自己的组织学

模式。最常见的肿瘤是乳头状汗管囊腺瘤，这是一种良性的顶泌腺肿瘤，多达 20% 的病变中可见。基底细胞癌是第二常见的肿瘤和最常见的恶性肿瘤，大约 7% 的病变可发生。

病程及预后

- 皮脂腺痣在整个儿童期保持稳定，在青春期发生可预见性改变。
- 根据部位的不同，皮脂腺痣看上去可能非常明显，甚至影响外观。
- 肿瘤性病变在成年期发病率高，有必要在青春期进行预防性切除。

鉴别诊断

- 与线状表皮痣具有一些共同的组织病理学特征。

治疗

- 通常建议在儿童早期切除整个病变组织，但手术时机仍有争议。

小贴士

- 在青春期，皮脂腺大量增生。

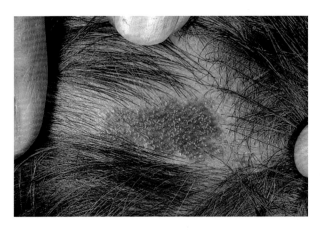

图 16.49　皮脂腺痣。图中的 12 岁男孩已到青春期，病灶变厚。青春期的这种变化是可预见的，部分表现为皮脂腺和上皮增生。

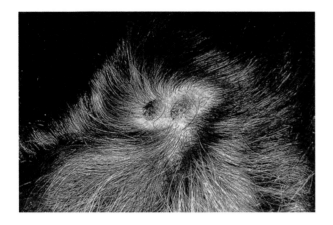

图 16.50　30 岁男性皮脂腺痣。已经形成两个丘疹。病变有发展成多种不同肿瘤的倾向。此病变应该切除。

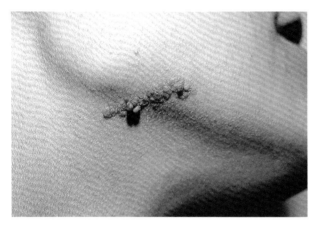

图 16.51　皮脂腺痣最常见于头皮。面部、颈部和躯干部也可发生。

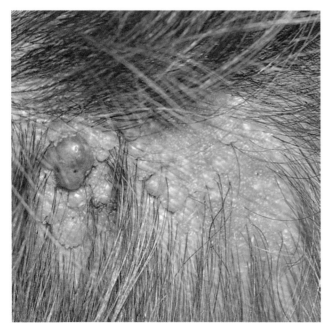

图 16.52　皮脂腺痣。青春期激素的变化刺激皮脂腺生长，导致天鹅绒般光滑的表面变成疣状和结节状。

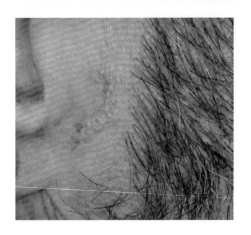

图 16.53 皮脂腺痣。病变可见于头皮、面部、耳后、颈部和躯干部。此病灶位于耳前区面颊部。

- 皮脂腺痣形成疣状或天鹅绒状不规则外观。
- 青春期后，皮脂腺痣有发生基底细胞癌的倾向。
- 对于某些病变，应在婴儿期考虑手术干预。
- 较大的病变可以分次切除，而不必担心引起恶变。
- 头皮上的大缺损在婴儿期更容易修复。

结节性耳轮软骨皮炎

描述

- 结节性耳轮软骨皮炎是耳轮软骨的炎症性疾病。
- 位于耳轮或对耳轮最外侧边缘的一种触痛性结节。
- 结节性软骨皮炎是因创伤刺激导致的软骨退行性变。

病史

- 耳轮结节性软骨皮炎常见于 40 岁以上人群，且发病率随年龄增长而增加。
- 男性比女性更容易发生。
- 耳轮受累在男性中更为常见。
- 对耳轮病变在女性中更为常见。
- 这些变化可能部分与男性和女性在日光暴露模式、职业、娱乐活动和发型等方面的差异有关。
- 耳朵结构的性别差异也可能发挥作用。
- 通常情况下，大多数患者都有使用患侧打电话和侧睡的习惯。
- 电话或枕头的压迫会引起疼痛。
- 这种压痛可能会迫使患者改变睡姿，影响睡眠的舒适性。
- 此种情况在白天症状较轻。

皮肤表现

- 原发皮损为 2~4mm 大小、质硬、疼痛、红色或粉红色丘疹，伴中央角化斑。
- 该斑点质地坚硬、附着鳞屑或结痂，类似小的皮角。
- 周围皮肤表现为光化性损伤，伴萎缩和毛细血管扩张。
- 偶尔可见一个以上的病变，很少双侧发病。
- 疼痛为常见症状，通常为尖锐刺痛。丘疹触痛明显。
- 这种情况通常发生在耳郭最突出和最外侧的部分。

实验室检查

- 皮肤活检显示急性和慢性炎症。

- 表皮变薄,致密角化不全性痂皮,常见中央糜烂或溃疡。
- 真皮坏死,周围有肉芽组织包绕。
- 深层活检可能会看到其皮损下退变的软骨。

病程及预后

- 结节性耳轮软骨皮炎的病因尚不明确,尽管认为与重复性创伤所致的局灶性真皮坏死有关。
- 长期的光化损伤、物理压力或两者兼而有之,可能造成真皮损伤。
- 该部位组织的血供不丰富,损伤愈合缓慢。
- 炎症和肉芽组织反映了受损胶原的修复。
- 如果不进行治疗,病变将长期存在。
- 即使积极治疗,复发也很常见。

鉴别诊断

- 鳞状细胞癌。
- 基底细胞癌。
- 日光性角化病。

讨论

- 结节性耳轮软骨皮炎往往疼痛,呈暗红色,边界不清。
- 基底细胞癌往往边界清楚,呈半透明或珍珠状外观。
- 鳞状细胞癌通常更大,更易坏死,很少疼痛。
- 确诊应进行皮肤活检。

治疗

- 任何治疗首先应解除对病变部位的压力,以便愈合。
- 鼓励能够平躺的患者以仰卧位睡觉。
- 枕头应该放在对耳朵压力最小的位置。
- 外用治疗收效甚微。
- 皮损内注射类固醇对少数病例有效。
- 患者在注射后会出现少许不适。
- 手术切除病变及发炎的软骨,可以治愈。

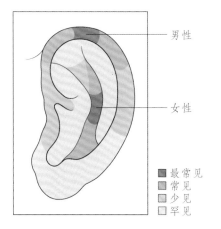

图 16.54 结节性耳轮软骨皮炎分布示意图。

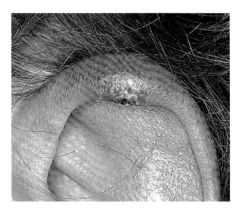

图 16.55 结节性耳轮软骨皮炎。在活动期,基底部可出现红肿,持续疼痛。

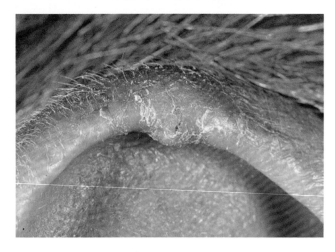

图 16.56 结节性耳轮软骨皮炎。典型部位皮损, 缺乏角化棘皮瘤或鳞状细胞癌的角质栓。清除鳞屑可见小的中央糜烂。

- 切削是为了去除所有发炎的组织, 从而暴露皮损下的软骨。
- 对基底进行刮除和电灼术, 伤口可以二期愈合。
- 最终治疗是手术切除受累的耳郭软骨。
- 即使采用以上任何一种治疗方法, 复发仍常见。

小贴士

- 鳞状细胞癌与结节性耳轮软骨皮炎相似, 应行活检鉴别。
- 深度切削组织活检既可以诊断, 也可以治疗。

表皮囊肿

描述

- 表皮囊肿是一种位于皮下的坚实的充满角质物的结节, 起源于表皮。

- 常见, 可发生于皮肤的任何部位, 患者通常无自觉症状。
- 当囊肿迅速长大或破裂时, 患者会寻求治疗。

病史

- 表皮囊肿通常在青春期后自发形成。
- 最常见于躯干、耳后皱褶和后颈部。
- 囊肿通常单发, 常发生在摩擦部位。
- 与毛发囊肿不同, 表皮囊肿的囊壁相当脆弱, 容易破裂。
- 破裂后, 角质物挤压进入真皮, 引起急性异物反应和急性炎症反应, 引起类似细菌感染的表现。
- 虽然可以从囊肿中分离出细菌, 但通常是正常的皮肤菌群。

皮肤表现

- 坚硬的、圆顶状、浅黄色皮内或皮下囊性结节, 大小为 0.5~5cm。
- 囊肿可移动, 但通过一个粉刺样小孔与表皮相连。

- 小孔代表形成囊肿的毛囊。
- 发炎的表皮囊肿皮温升高、红肿、触痛。
- 疖有相似的表现。
- 无菌的脓性物质和角质碎片往往从皮肤表面排出。
- 如果炎症反应强烈，破坏了囊壁，那么囊肿不太可能复发。
- 通常炎症消退，囊肿复发。
- 囊肿周围通常会留下瘢痕，这使得囊肿更难去除。

非皮肤表现

- 发生在面部、头皮和背部的多发性表皮囊肿，应该怀疑 Gardner 综合征。这种罕见的常染色体显性疾病与结肠息肉病和结肠腺癌有关。

实验室检查

- 表皮囊肿内覆薄而扁平的鳞状上皮。
- 囊腔内充满特征性层状角质物。

病程及预后

- 表皮囊肿缓慢增大至最大程度后，长期存在。
- 根据部位不同，表皮囊肿可能会受到反复外伤、炎症改变和破裂。

治疗

- 面部表皮囊肿可能破裂并形成瘢痕。
- 择期手术切除的美容效果必须与破裂后形成的瘢痕相权衡。
- 破裂后的病变很难清除。
- 发生在其他部位的无症状的表皮囊肿不需要治疗。
- 有症状或复发的表皮囊肿应切除。

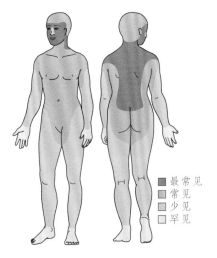

图 16.57　表皮囊肿分布示意图。

最常见
常见
少见
罕见

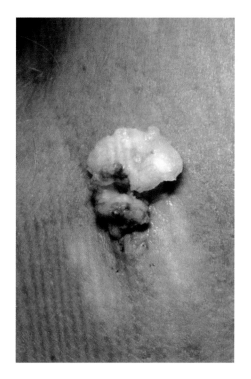

图 16.58　从破裂的表皮囊肿中挤出恶臭的、黄白色角质碎屑。

■ 破裂、发炎的表皮囊肿应在局部麻醉下切开引流。

■ 刮除囊肿内壁,或用剪刀和钳子钝性剥离。

■ 未破裂的表皮囊肿在局部麻醉下易于完整切除。

■ 曾经破裂和瘢痕形成的复发性表皮囊肿,最好在炎症消退后连同周围瘢痕一并切除。

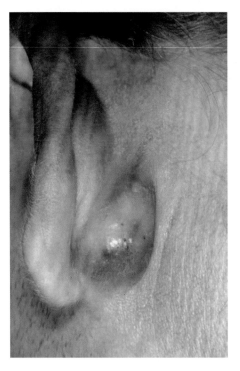

图 16.59　表皮囊肿。耳后一个较大的、坚实的、发炎的表皮囊肿,可能存在皮下破裂。

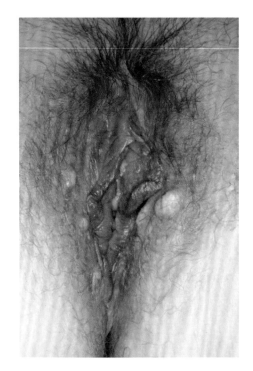

图 16.61　外阴和大腿皱褶处可见群集的黄色皮下结节,这是表皮囊肿的好发部位。

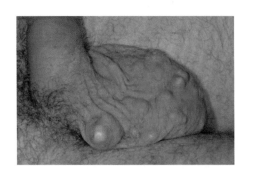

图 16.60　表皮囊肿。阴囊多发性无症状的、大小不等的表皮囊肿。

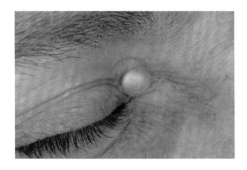

图 16.62　眼睑外部表面光滑的黄白色表皮囊肿。

小贴士

■ 表皮囊肿破裂后的炎症常被疑诊和误诊为感染,但细菌培养通常无菌。

■ 切开引流后刮除并不一定能完全根除表皮囊肿。

■ 沿边缘完整手术切除可以治愈。

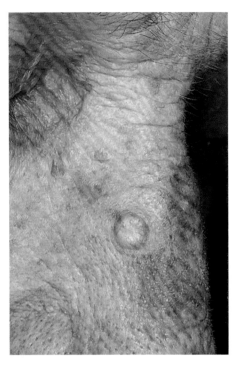

图 16.63　表皮囊肿大小不一。这种大小的病变很少破裂。

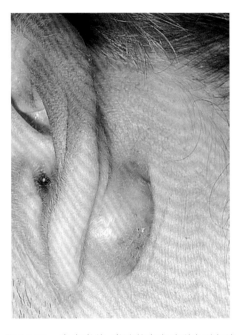

图 16.65　表皮囊肿。囊壁的自发破裂会引起浅黄色角质物流入真皮内。随后发生剧烈的炎症反应。

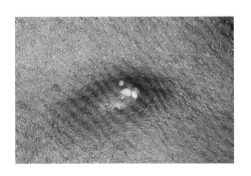

图 16.64　表皮囊肿。破裂囊肿靠近皮肤表面产生"破裂点",囊内容物会流出到皮肤表面。

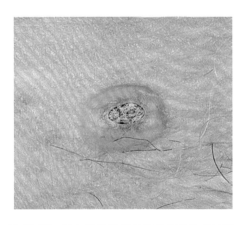

图 16.66　巨大黑头粉刺是表皮囊肿的变异型。它们有一个大的孔,易于切开引流而清除。囊壁必须切除,以确保病变不再复发。

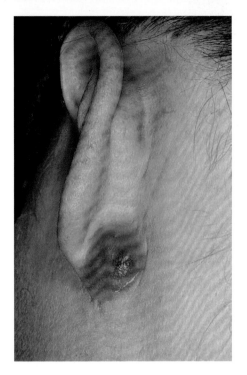

图 16.67 表皮囊肿常见于耳后。该囊肿自行破裂，引起强烈的炎症反应。切开引流可以减轻疼痛，加速愈合。该囊肿出现感染，但炎症是对囊肿内容物产生的异物反应。

毛发囊肿

描述

- 毛发或者毛根鞘囊肿是一种皮下良性、坚实、充满角质物的囊肿，起源于外毛根鞘。
- 最常见于头皮，可增大破裂。
- 有时被称为"粉瘤"。

病史

- 毛发囊肿较表皮囊肿少见，但其临床表现很相似。
- 常染色体显性遗传。
- 大约90%的毛发囊肿发生于头皮。
- 其余10%发生在面部、颈部、背部和阴囊。
- 毛发囊肿起源于毛囊外毛根鞘上皮细胞。
- 这种上皮细胞与皮肤上皮细胞经历不同形式的角化过程。
- 毛发囊肿几乎总在青春期后发生，且70%呈多发性。
- 除非破裂，否则会长期存在，并缓慢增长到稳定的大小。
- 破裂不常见，通常是由于头部受到外部创伤发生破裂，从而将囊内容物释放到周围真皮中。
- 随之而来的是快速的异物炎症反应，可能疼痛，类似于疖。

皮肤表现

- 临床上，毛发囊肿与表皮囊肿难以区分，只是分布部位不同。
- 两者都表现为坚实的、可轻微移动的皮下结节，大小为 0.5~5cm。
- 毛发囊肿没有中央小孔，而表皮囊肿有。
- 手术切开囊肿，可见毛发囊肿有坚硬的灰白色囊壁，比表皮囊肿的囊壁更坚硬。
- 毛发囊肿的囊壁易于与周围真皮分离。
- 如果毛发囊肿破裂，该部位会出现发炎、红肿和触痛。

实验室检查

- 毛发囊肿的组织学特征与表皮囊肿不同。
- 上皮细胞壁呈栅栏状排列,胞质淡染,无颗粒层。
- 囊肿含有呈同心圆形的均质嗜酸性角质物。

讨论

- 大的囊肿可能有触痛、不适,影响外观。
- 有些囊肿因过大、触痛,可能会影响戴帽子和头盔。
- 破裂后急性炎症常被误诊为感染,不需要使用抗生素。
- 局部麻醉下行切开引流可改善舒适度,减少瘢痕形成。
- 破裂前选择性切除,可预防此种并发症。

治疗

- 毛发囊肿在局部麻醉下易于切除。

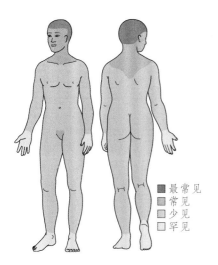

图 16.68 毛发囊肿分布示意图。

- 在囊肿上方切开,可见囊肿的亮白色外表面。
- 囊壁很容易通过钝性分离与周围结缔组织分开。
- 在此阶段,小囊肿可通过对切口两边适当加压而完整取出。
- 不能用这种方式取出的大囊肿应予切开,并刮除其内容物。
- 夹住切开的囊壁(通过对切口两侧轻轻地牵拉和加压),将已经变小的囊肿经切口取出。

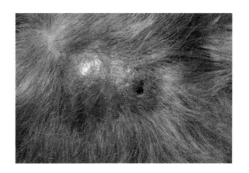

图 16.69 毛发囊肿。此炎性头皮结节毫无症状和特征。病灶内可见钻孔活检伤口。

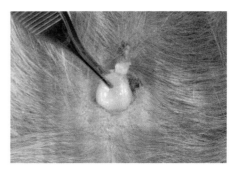

图 16.70 从头皮处切开毛发囊肿,可见一光滑、白色的、几乎半透明的囊袋,钝性分离后,用镊子易于取出。

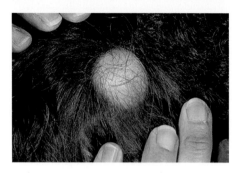

图 16.71 发生在头皮的毛发囊肿，可自由移动。

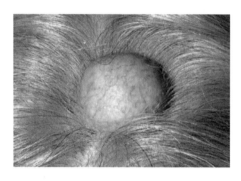

图 16.72 这个大的毛发囊肿向外顶压皮肤，破坏毛囊，形成一个光滑的、容易看到的头皮结节。

小贴士

- 本病曾被错误地称为"皮脂腺囊肿"。
- 毛发囊肿通常发生在头皮，并且多发。
- 很容易通过外科手术切除。

皮脂腺增生

描述

- 皮脂腺增生是一种常见的良性病变，主要表现为面部皮脂腺明显增大。

- 这些病变影响美观，可能与恶性肿瘤相混淆。

病史

- 皮脂腺增生在男性和女性中均可发生。
- 30 岁之前很少出现，但随着年龄增长，会越来越多。
- 大约 80% 的 70 岁以上患者中，至少有一处病变。
- 大多数病变表现为单一皮脂腺增生，扩大的皮脂腺导管周围围绕多个小叶。
- 所有类型的皮肤均可发生，但浅色皮肤更常见。
- 皮脂腺增生的病因不明。
- 基因遗传因素基本上一定起作用。
- 日光损伤是影响因素之一。
- 病变几乎无症状，但持续存在。
- 丘疹可能影响美观，主要是美容问题。
- 老年患者通常担心病变为基底细胞癌。

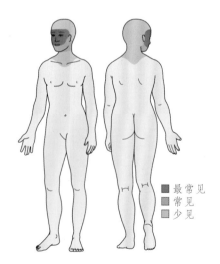

■ 最常见
■ 常见
■ 少见

图 16.73 皮脂腺增生分布示意图。

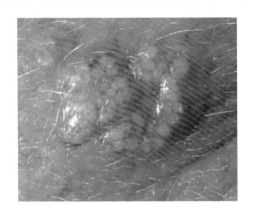

图 16.74　近观皮脂腺增生性丘疹,可见多个黄色皮脂腺小球体和中央凹陷。

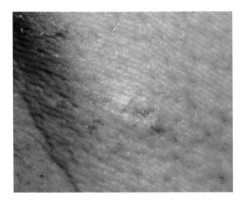

图 16.75　皮脂腺增生。皮脂腺丘疹呈黄橙色,与较浅的皮肤颜色不同。

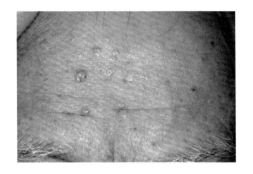

图 16.76　皮脂腺增生。病灶大小不一,通常散在分布于面中部,尤其是前额区。

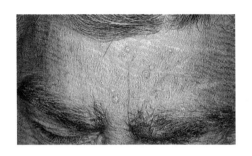

图 16.77　皮脂腺增生。黄白色丘疹常见于前额和面颊部。中心脐凹几乎是不变的特征。个别病灶可能被误诊为基底细胞癌。基底细胞癌的血管在皮肤表面不规则排列。

皮肤表现

- 病变最初为 1~2mm 大小、质软、呈浅黄色至肤色、稍隆起的丘疹。
- 随着时间推移,病变最大可达到 3~4mm,并形成中央脐凹。
- 成熟丘疹具有明显的黄橙色,边界清楚。
- 丘疹可能单发,但多发更常见,散在分布于前额、鼻子和面颊。
- 有序排列的扩张细毛细血管,可从丘疹中央脐凹处向丘疹周边辐射并向外延伸。
- 皮脂腺增生性丘疹表面光滑,容易误诊为基底细胞癌。

实验室检查

- 皮肤活检证实,多个皮脂腺小叶围绕在皮脂腺中央导管周围。
- 此导管对应于临床所见的中央脐凹。

讨论

- 单个病灶可与基底细胞癌、小的角化

棘皮瘤或传染性软疣相混淆。

- 皮脂腺增生的毛细血管扩张呈有序的放射状排列，而基底细胞癌表面的血管走行杂乱无章。

治疗

- 通常不需要治疗，但可因美容需求而治疗。
- 二氧化碳激光消融术、削除术、电灼刮除术和三氯乙酸都是有效的去除方法，但必须权衡瘢痕形成的风险。
- 氨基酮戊酸和蓝光光动力疗法有效"收缩"皮脂腺增生丘疹，每年重复一次。
- 必须破坏位于表皮浅层的皮脂腺小叶，才能治愈。
- 通常需要安慰治疗。

小贴士

- 皮脂腺增生可与基底细胞癌相混淆。
- 皮脂腺增生的诊断线索是中心脐凹、呈放射状有序排列的毛细血管扩张，并存在多个病灶。

汗管瘤

描述

- 汗管瘤是一种小的、良性、坚硬的肤色丘疹，常见于女性眼睑、上胸部和外阴。

病史

- 汗管瘤是最常见的真皮外泌汗腺肿瘤。

- 小的良性附属器肿瘤，于青春期后出现，并且在整个青年期数量不断增加。
- 女性比男性更容易发生。
- 汗管瘤最常见的表现是眼睛周围多发性小丘疹。
- 病变无症状，大小和外观稳定，持续存在。
- 已经证实，多发性汗管瘤属常染色体显性遗传。
- 在唐氏综合征(21 三体综合征)患者中，汗管瘤的发生率增加。
- 面部病变影响美观，大多数患者要求去除较大的病变。
- 患者可能担心病变是否是恶性。
- 因外阴病变就诊的女性，可能会担心病变是生殖器疣。

皮肤表现

- 多发肤色至黄色、稍隆起的 1~2mm 大小的丘疹。
- 丘疹最常见于下眼睑。
- 也可发生于颧颊部、腋窝、前胸、腹部、脐和外阴。
- 丘疹通常对称分布，无症状。

实验室检查和病理学

- 大量扩张的、内衬上皮细胞外分泌腺导管，包裹在纤维间质中。
- 横切时，这些导管形状类似"蝌蚪"。

病程及预后

- 汗管瘤长期存在，且体积较小。
- 这些病变无恶变倾向。

鉴别诊断

- 脂溢性角化病。
- 皮脂腺增生。
- 血管纤维瘤。
- 寻常疣。
- 扁平疣。
- 睑黄瘤。
- 结节病。
- 其他附属器肿瘤,如毛发上皮瘤。

讨论

- 毛发上皮瘤是一种向毛囊分化的良性附属器肿瘤。
- 与汗管瘤一样,毛发上皮瘤也出现在青春期后,最常见于面部。
- 多发性病变可能是常染色体显性遗传。
- 皮脂腺增生有脐凹,呈淡黄色,散在分布于面部,而不是聚集在眶周。
- 扁平疣是发生在面部的小而扁平的肤色或粉红色丘疹。
- 睑黄瘤发生于眼睑皮肤,尤其是上眼睑,是真皮巨噬细胞内胆固醇沉积的表现。
- 如有疑问,应行活检。

治疗

- 为了美容目的,可以去除汗管瘤。
- 可以使用电灼刮除术、冷冻疗法、激光手术和三氯乙酸治疗。
- 在局部麻醉下,很容易锐性剥离或剪除病变。
- 所有这些操作都可能导致瘢痕形成,所以需要精确和谨慎操作。

小贴士

- 汗管瘤的临床表现轻微,最初可与其他皮肤病相混淆;确诊需要活检。
- 无论采用何种方法,都必须权衡去除后瘢痕形成的风险。

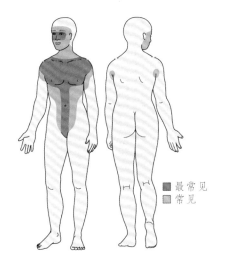

图 16.78　汗管瘤分布示意图。

最常见
常见

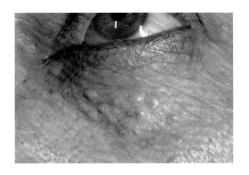

图 16.79　汗管瘤较小,为苍白色、白色至皮肤色无症状性丘疹,常见于下眼睑。

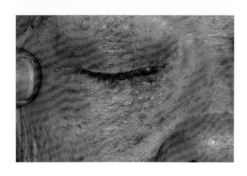

图 16.80 汗管瘤。下眼睑是此附属器肿瘤的最常见部位。突起的皮脂腺可能有相同的外观。病变可用弯剪去除,以改善外观。

（薛汝增 张慧明 译 马寒 薛汝增 审校）

第17章

非黑色素源性癌前病变及恶性肿瘤

M. Shane Chapman

基底细胞癌

描述

- 基底细胞癌是起源于表皮基底层角质形成细胞的皮肤恶性肿瘤。
- 该病是最常见的皮肤恶性肿瘤，也是人类最常见的癌症类型。
- 如果不予治疗，基底细胞癌会局部侵袭周围的皮肤，破坏下方组织。
- 极少数情况下，基底细胞癌发生转移。

病史

- 基底细胞癌可发生于任何年龄的患者，但以老年患者最常见。
- 白种人或浅肤色（Ⅰ型或Ⅱ型皮肤）人群的发病率最高。
- 本病在拉丁裔和亚裔中较少见，在非裔美国人中罕见。
- 长期累积的紫外线照射是基底细胞癌主要的危险因素。
- 肿瘤主要发生于面部、头皮、耳部和颈部的日光暴露部位，较少见于躯干和四肢。
- 基底细胞癌有多种临床亚型：结节型、色素型、浅表型、微结节型、硬斑病样、硬化型及进展型基底细胞癌。
- 每种亚型都有不同的临床表现、组织病理学特点和侵袭性。
- 结节型基底细胞癌是最常见的类型。
- 硬化型基底细胞癌的复发率较高。

皮肤表现

- 一般而言，基底细胞癌表现为粉红色、紫红色或珍珠白色，偶尔呈透明样的丘疹或结节。
- 皮损表面可光滑，其上覆盖扩张的毛细血管。
- 丘疹或结节缓慢增大，中央趋于平坦，或可出现隆起卷曲的边缘。
- 肿瘤常可出血，中央出现糜烂、结痂和溃疡。
- 基底细胞癌可含有黑色素而呈现出褐色、黑色或蓝色的斑点。
- 刮除术可证实，肿瘤相比周围正常皮

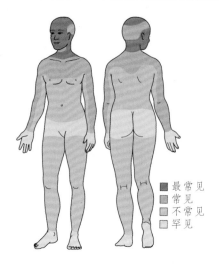

图 17.1 基底细胞癌分布模式示意图。

最常见
常见
不常见
罕见

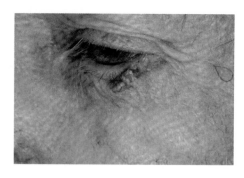

图 17.3 基底细胞癌。位于眼睑边缘的缓慢增大的粉红色珍珠样肿瘤。活检证实了临床诊断，后经 Mohs 显微外科手术切除。

肤具有质地柔软的特征。

结节型基底细胞癌

- 皮损初起为珍珠白色或粉红色的圆顶状丘疹或结节，伴有毛细血管扩张。
- 皮损中央可出现溃疡并出血，继而出现血痂和鳞屑。
- 生长模式可不规则，形成卵圆形或多分叶样的团块。
- 这些特征非常典型，容易被皮肤科专家识别。

色素型基底细胞癌

- 临床表现与结节性基底细胞癌相似，但其内伴有斑点状的黑色素颗粒。
- 色素散发或弥漫分布，与恶性黑色素瘤相似。
- 自然病程和侵袭性与非色素型基底细胞癌相似。

浅表型基底细胞癌

- 该型为厚度最薄、侵袭性最低的基底细胞癌亚型。

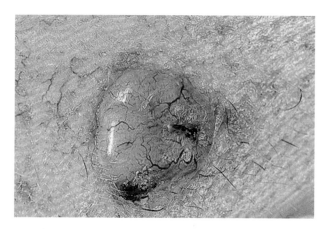

图 17.2 典型的结节型基底细胞癌。圆顶状珍珠样肿瘤，弯曲扩张的毛细血管在其表面任意走行。

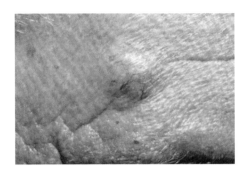

图 17.4　基底细胞癌，有典型的光滑的珍珠样外观，伴有浅表毛细血管扩张。

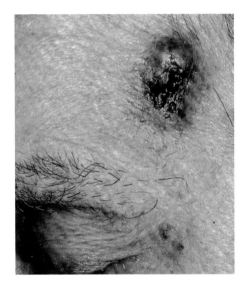

图 17.5　基底细胞癌，表现为珍珠样结节伴有毛细血管扩张，中央出现坏死和糜烂。

- 典型皮损呈多发性，与结节型基底细胞癌相比，该病的发病年龄相对较小。
- 与结节型基底细胞癌相比，本型更常见于躯干和四肢。
- 本型皮损更平坦，有时呈萎缩性，不会像结节型基底细胞癌一样有较深的侵犯。
- 边界不甚清晰，但同样有粉红色珍珠

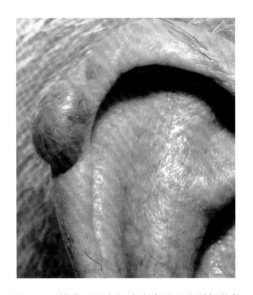

图 17.6　结节型基底细胞癌常见于头颈部的任何部位。该结节型基底细胞癌位于日光暴露的耳轮处。

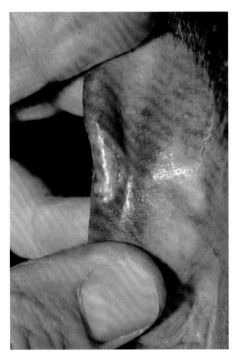

图 17.7　耳轮部平坦的粉红色瘢痕样斑片，伴有发亮的边缘，为典型的硬化型基底细胞癌。

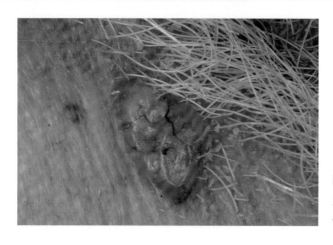

图 17.8 典型的基底细胞癌,表现为粉红色、光滑、几乎透明的表面,伴有弥漫的毛细血管扩张。

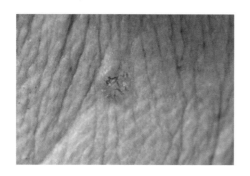

图 17.9 结节型基底细胞癌,呈粉红色珍珠样外观。皮肤镜下可见一黑色素点。

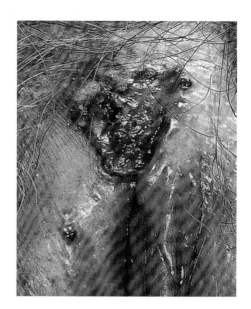

图 17.11 基底细胞癌可表现为不愈合的溃疡,可出现于身体的任何部位,包括外阴。

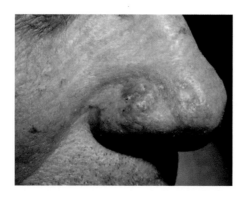

图 17.10 基底细胞癌。暴露于日光的鼻部是基底细胞癌最常见的发病部位。

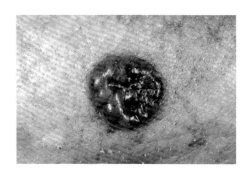

图 17.12　基底细胞癌。光滑的珍珠样结节,伴有毛细血管扩张和弥漫的灰色色素沉着，为色素型基底细胞癌的特征。疑诊为色素型基底细胞癌的皮损应行活检,以排除恶性黑色素瘤。

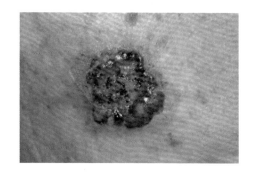

图 17.14　色素性基底细胞癌为含有黑色素的结节型基底细胞癌。该皮损有典型的珍珠样外观，伴有沿外周分布的毛细血管扩张和中央溃疡。必须与恶性黑色素瘤进行鉴别诊断。

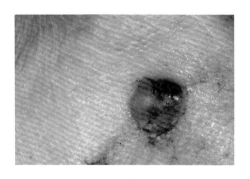

图 17.13　基底细胞癌。色素性基底细胞癌,表现为珍珠样结节,伴有局灶色素沉着。

样的外观。牵拉周围的皮肤可能使凸起的边缘更加显著。

- 肿瘤向外周扩展,有时可达数厘米,且仅在相当长时间之后才侵袭生长。

- 这种界限分明的圆形至卵圆形红色鳞屑性斑块易与湿疹、银屑病、乳房外 Paget 病或 Bowen 病(原位鳞状细胞癌)相混淆。

微结节型基底细胞癌

- 微结节型基底细胞癌的临床表现与结节型基底细胞癌相似,但显微镜下可以

发现肿瘤细胞岛延伸至临床边界以外。

- 由于该组织学亚型超出可疑的临床边界,经传统治疗后更常复发。

硬斑病样和硬化型基底细胞癌

- 硬斑病样和硬化型基底细胞癌是基底细胞癌最少见的类型。

- 该型基底细胞癌也是最难彻底治愈的类型。

- 皮损临床上与瘢痕组织相似，可表现为苍白色至黄色,触诊有蜡样质感。

- 由于皮损呈良性外观，活检及确诊多能被延迟。

- 边界不清，且肿瘤细胞可能延伸出临床边界 7mm 以外。

- 因此,不同于结节型,肿瘤更容易于较小范围切除术后复发。

- 硬斑病样和硬化型基底细胞癌都更具侵袭性,更倾向于复发,应该对患者进行密切随访。

进展型基底细胞癌

- 进展型或局部进展型基底细胞癌为那

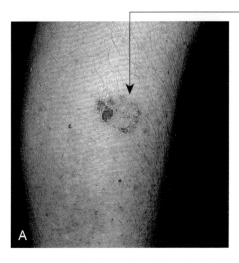

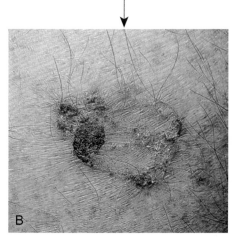

图 17.15 （A,B）浅表型基底细胞癌。该界限分明的圆形至卵圆形红色鳞屑性斑块易与湿疹、银屑病、乳房外 Paget 病或 Bowen 病相混淆。浅表型基底细胞癌向外周扩展，有时可达数厘米，在相当长时间之后才侵袭生长。

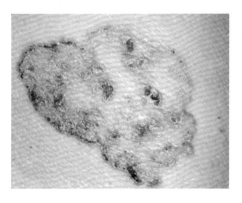

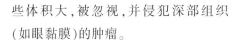

图 17.16 浅表型基底细胞癌可被误诊为湿疹、银屑病或体癣。如结节型基底细胞癌一样周期性出血和愈合。皮损在确诊之前可能发展至很大面积。皮损倾向于保持浅表性损伤，但最终也可向深部侵犯，至真皮或皮下组织。

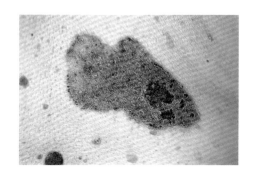

图 17.17 背部是浅表型基底细胞癌的好发部位。患者不知道皮损的存在。锐利的边缘具有特征性。湿疹的边界则较不清楚。皮损缺乏银屑病样的银色鳞屑。这些肿瘤的表面常有结痂。该皮损以咪喹莫特乳膏进行治疗。

些体积大，被忽视，并侵犯深部组织（如眼黏膜）的肿瘤。
- 该名称也可用于经手术切除后导致畸形或功能障碍部位的肿瘤。
- 进展型基底细胞癌的治疗包括口服药

物治疗，如 Hedgehog 抑制剂，包括维莫德吉（Erivedge）和索尼德吉（Odomzo），以及放疗。
- 这些药物的不良反应包括肌肉痉挛、味觉障碍或味觉丧失，可因此而中止治疗。

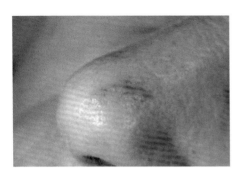

图 17.18　硬化型基底细胞癌,病变中央可见一个平坦的萎缩性瘢痕样斑片。该型基底细胞癌与周围正常皮肤分界模糊,且不会隆起,诊断常常因此而延迟。

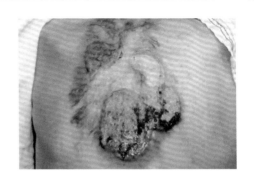

图 17.21　极少数情况下,基底细胞癌可发生转移。该基底细胞癌侵及脊椎,对放疗及维莫德吉治疗反应差,持续生长并恶化。

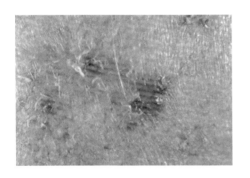

图 17.19　硬斑病样基底细胞癌为蜡样、坚实、平坦或微微隆起的浅粉色或肉色斑片，即使触诊也常难以辨识。

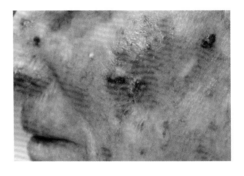

图 17.22　有些进展型基底细胞癌患者可见数个相互融合的肿瘤,复发常见,并很难确定明确的手术边界。该名基底细胞癌患者在颜面和头皮数次复发后予以维莫德吉口服治疗。

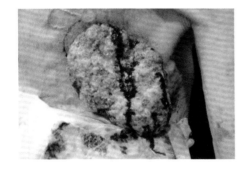

图 17.20　由于忽视及诊断延迟而出现体积较大、结构复杂的进展型基底细胞癌。患者通常不会就诊于皮肤科。位于胸壁、体积大、呈蕈样的基底细胞癌已侵及深部肌肉，但尚未累及淋巴结，最终予以手术切除。

痣样基底细胞癌综合征 (Gorlin 综合征)

- 痣样基底细胞癌综合征是一种以多发性基底细胞癌和相关皮肤、骨骼及中枢神经系统异常为表现的常染色体显性遗传病。
- 皮肤异常包括早发的多发性基底细胞癌和掌跖部位的点状凹陷。

- 面部异常包括宽鼻、眉毛增多和眶距增宽。
- 骨骼异常包括牙源性囊肿、额部隆起、眶距增宽、分叉肋、脊柱后侧凸、第四掌骨缩短、脊柱侧凸和脊柱后凸。
- 中枢神经系统异常包括大脑镰钙化和髓母细胞瘤。
- 失明、耳聋和癫痫发作也是综合征的部分表现。
- 由于基底细胞肿瘤数目不断增多、年龄较小、术后可能发生功能障碍和潜在的转移风险等因素,患者的治疗十分困难。

实验室检查

- 组织病理学显示,结节型和色素型基底细胞癌中肿瘤性基底样角质形成细胞在特殊的基质中呈巢状分布。
- 浅表型基底细胞癌显示为基底层向真皮浅层多灶性地延伸。
- 结节型基底细胞癌中,真皮内有更大的肿瘤细胞岛。肿瘤细胞岛可为实性,也可含有囊样腔隙。
- 色素型基底细胞癌与结节型基底细胞癌相似,不同之处在于前者的肿瘤细胞岛中有点状或团块状的黑素颗粒分布。
- 硬斑病样或硬化型基底细胞癌可见胶原束样条索和细条带状分布的肿瘤细胞在纤维基质中穿插排列。

病程及预后

- 若不经治疗,基底细胞癌将持续存在,

或可增大、出现溃疡、侵袭并破坏周围的组织结构。
- 治疗不彻底的基底细胞癌可复发,常发生于瘢痕下方区域,导致延误诊治。
- 出现一个基底细胞癌病灶的患者,每年出现另一个基底细胞癌病灶的风险提升至 5%。

讨论

- 基底细胞癌很少危及生命,但确实可能发生转移。在免疫力低下的患者中,转移更为常见。
- 基底细胞癌对正常组织的局部破坏可造成显著的损伤,这与肿瘤所在部位相关。若治疗不彻底,肿瘤可潜在地破坏面部、颈部和头皮的大片区域。

治疗

- 治疗目标是彻底清除肿瘤,恢复正常的解剖结构和功能。
- 基底细胞癌的治疗取决于肿瘤大小、所在部位、组织病理学亚型和患者的需求。
- 虽然伤口的美观性很重要,但应作为次要考虑的目标。
- 临床侵袭性和组织病理学亚型相关。
- 多种治疗方案包括:冷冻治疗、刮除术、电外科术、传统手术切除、Mohs 显微外科手术、放疗、外用化疗药、免疫治疗和光动力治疗。
- 基底细胞癌 *Hedgehog* 基因转录抑制剂,包括维莫德吉(150mg,每天 1 次)和索尼德吉(200mg,每天 1 次)。

冷冻治疗

- 一些较薄的基底细胞肿瘤和浅表型基底细胞癌可用较强力的冷冻治疗彻底清除。

刮除术

- 小而散在的具有明确边界的肿瘤可由刮除术清除。
- 该法单独应用或与电外科术联用均非常有效。

电外科术

- 电外科术包括电刮除术,可联用电干燥术来治疗基底细胞肿瘤。
- 常用于边界清楚的较小的结节型基底细胞癌和浅表型基底细胞癌。
- 对于原发性肿瘤,应用电刮除术的 5 年治愈率可达 92%,但复发性肿瘤的 5 年治愈率只有 60%。

手术切除

- 门诊手术切除多用于边界清楚的结节型基底细胞癌。
- 手术切除需要明确手术切缘并进行缝合,对于某些类型肿瘤而言,比电外科治疗更适合。
- 对于原发性肿瘤,应用手术切除的 5 年治愈率为 90%,而复发性肿瘤为 85%。
- 该法多用于去除非颜面部的结节型基底细胞癌。

Mohs 显微外科手术

- Mohs 手术是一种用于持续性生长的难治性肿瘤(尤其是基底细胞癌)的肿

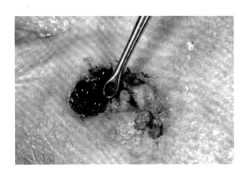

图 17.23　绝大多数基底细胞癌的核心部位较软,可由刮除术轻易去除。

瘤切除术,其具有专业性强、创伤小的特点。
- 其多用于复发性基底细胞癌、组织病理学侵袭性高的基底细胞癌亚型、解剖学上的重要部位(如眼周、鼻翼、口部及耳部)和复发风险高的肿瘤。该法也是硬斑病样和硬化型基底细胞癌的治疗方法。
- 手术过程包括减瘤过程和分阶段的窄缘切除。
- 切除过程由三维连续冰冻切片描记所引导。
- 如此便可以达到组织病理学证实的肿瘤清除,并保证了最小的手术切缘和术后缺损。
- Mohs 手术切除应用于原发性肿瘤的 5 年治愈率接近 99%,而复发性肿瘤为 96%。
- Mohs 显微外科手术在一些需要尽可能保留组织的解剖部位、复发性肿瘤和边界不清的基底细胞癌中尤其有用。

放疗

- 放疗对于手术难以切除部位(如眼睑

处)的肿瘤尤其有用,且适用于不愿意或不能耐受手术的患者。

- 计算机辅助治疗模型的技术优化使得肿瘤放疗医生可以精确地对局部肿瘤以持续数周的分剂量形式进行高剂量的放疗。

- 对于原发性和复发性肿瘤,5 年治愈率均约为 90%。

- 几乎不影响美观,但在长期接受放疗的皮肤部位预期出现的相关改变可能限制其在高龄患者中的应用。

非手术外用化疗药物和免疫治疗

- 5%咪喹莫特乳膏是一种免疫调节剂,对 85%的浅表型基底细胞癌有效。大多数患者在家每天外用持续 6 周即可达到彻底清除的效果。治疗部位的炎症反应可能显著,可能需要一段用药间隔期。

- 咪喹莫特在结节型基底细胞癌中的应用研究较少,与浅表型基底细胞癌相比治疗效果稍差。

- 5%的 5-氟尿嘧啶乳膏(Efudex, Carac)是一种可用于治疗浅表型基底细胞癌的外用化疗药物。

光动力治疗

- 联用光敏剂,如氨基酮戊酸(ALA)或甲基氨基酮戊酸(MAL),以及附加光源,如蓝光(415nm)或红光(发光二极管),可以用于治疗浅表肿瘤,包括原位鳞状细胞癌和浅表型基底细胞癌。

- 光敏剂外用于皮肤(肿瘤处),并吸收 1~3 小时。

- 光敏剂被转化为原卟啉 IX,光源激发卟啉而形成单态氧,造成治疗区域绝大多数癌细胞的损伤。

小贴士

- 患者应该知晓基底细胞癌很常见,很少会危及生命。

- 由于肿瘤可能复发,且出现新发基底细胞肿瘤的风险升高,在诊断和治疗后应对该患者密切随访。

- 无论是经何种治疗后,所有的基底细胞癌患者都应该进行密切随访来监测新发肿瘤和治疗部位的肿瘤复发。

- 基底细胞癌可能表现为不愈合的溃

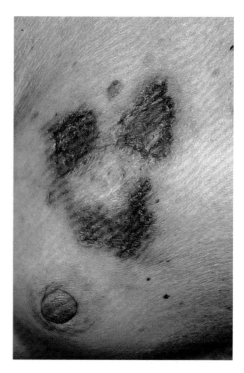

图 17.24 此例浅表型基底细胞癌患者曾经接受电干燥术和刮除术治疗。几个月后,外周部位复发。

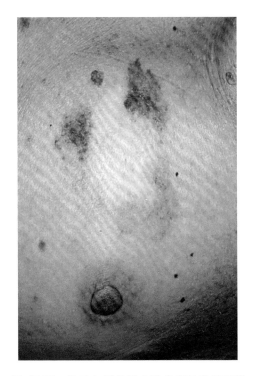

图 17.25　位于左侧的浅表型基底细胞癌以咪喹莫特乳膏隔日外用治疗，因发生较强的炎症反应而中止治疗。皮损愈合后，局部未再复发。

疡，也可能出现于任何皮肤表面，包括生殖器部位。

- 硬斑病样或硬化型基底细胞癌表现为坚实、平坦或略隆起的淡色至白色丘疹，形似瘢痕。临床上可能漏诊，但可经组织病理学确诊。该型比其他类型侵袭性更强，不经恰当治疗常易复发。

日光性角化病

描述

- 日光性角化病是一种非常常见的具有

恶变倾向的角化性病变。

- 其被认为是位于表皮内的鳞状细胞癌和基底细胞癌的癌前病变或早期皮损。
- 皮损最常见于有明显日晒史的浅肤色老年患者的日光暴露部位。

病史

- 长期的日晒和角质形成细胞损伤导致日光性角化病形成。
- 40 岁以后，患者单个皮损发生率随年龄增长而增加。
- 多发性皮损在浅肤色人群中更为常见。
- 皮损可以自发消退，或进展为鳞状细胞癌。
- 很难预测哪些皮损会进展为侵袭性肿瘤，但较肥厚的皮损更应引起关注。
- 大约 10% 的日光性角化病在数年后进展为侵袭性鳞状细胞癌。
- 移植受者合并日光性角化病时必须密切随访，因为这些患者进展为鳞状细胞癌及发生转移的风险均增加。
- 日光性角化病通常与其他慢性日光照射的表现一同被发现，如不均匀的色素沉着、皮肤萎缩或变薄，以及毛细血管扩张。
- 皮损主要见于面部、头部、颈部和手背。
- 日光性角化病首先表现为边界不清的红斑或毛细血管扩张。
- 随时间推移，皮损边界逐渐清楚，并出现黄色或透明样较薄的黏着性鳞屑。
- 在此阶段，相比视诊，皮损有时更容易

通过触诊发现。

■ 患者可能发现皮肤纹理呈散在的磨砂纸样改变,并伴有小红斑,而常向医生指出该粗糙的过度角化区域。

■ 此后,黏着性鳞屑逐渐变厚,颜色逐渐变黄。

■ 长期存在的鳞屑可形成较长的角化结构或皮角。

■ 进展完全的皮损若不进行活检可能很难与侵袭性鳞状细胞癌相鉴别,并可能需要按鳞状细胞癌治疗。

■ "播散性色素型日光性角化病"是指那些有纤细色素网和细小鳞屑的日光性角化病,其可能形似日光性黑子或原位黑色素瘤。

■ 恶性雀斑样痣(原位黑色素瘤)多表现为日光损伤部位的色素沉着斑,其可能较难与播散性色素型日光性角化病进行鉴别,因此为了正确诊断应该进行活检。

光化性唇炎

■ 光化性唇炎为日光暴露引起的下唇角质形成细胞的非典型增生。可出现局灶性结痂和沿唇红缘的白色或灰色鳞屑。

■ 唇部的光化性皮损临床表现可能非常轻微,但出现侵袭性表现。

■ 与皮肤日光性角化病类似,光化性唇炎也可发展为唇部的鳞状细胞癌。

实验室检查

■ 活检有助于鉴别晚期日光性角化病、光化性唇炎和侵袭性鳞状细胞癌,但由于医生们依靠临床经验诊断,故经

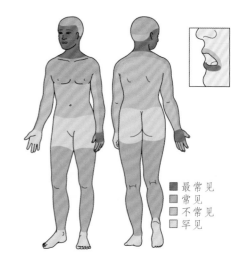

■ 最常见
■ 常见
□ 不常见
□ 罕见

图 17.26 日光性角化病分布示意图。

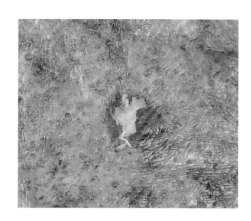

图 17.27 日光性角化病。图示为一个早期皮损。鳞屑呈黄色、边缘清晰,紧密黏着。

常不行活检。

■ 组织病理学特征是表皮排列紊乱和表皮内角质形成细胞的非典型增生。

■ 根据定义,日光性角化病不会发生非典型角质形成细胞侵入真皮。

■ 相似的,播散性色素型日光性角化病皮损有非典型角质形成细胞伴色素沉着增多,而非典型黑色素细胞则见于恶

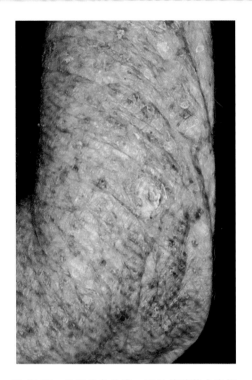

图 17.28　日光性角化病。可见前臂数个皮损。该致密皮损经手术切除。其他皮损经 7 周的外用 5-氟尿嘧啶治疗后消除。

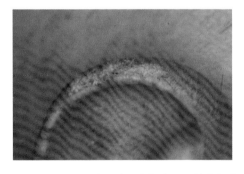

图 17.29　日光性角化病。皮损位于耳轮外侧典型的日光暴露部位，触诊呈粗糙的磨砂纸样感。

性雀斑样痣。

病程及预后

- 少部分日光性角化病可经持续性防晒

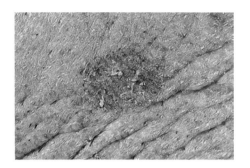

图 17.30　色素型日光性角化病有日光性角化病的所有特征。该皮损表面有边缘清晰的黏着性鳞屑和浅至深褐色的色素沉着。

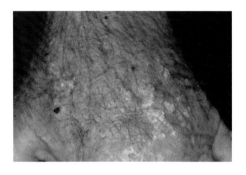

图 17.31　严重日光损伤的皮肤，有难以数清的多发性日光性角化病皮损。

后自发消退；然而，其他患者可进展为鳞状细胞癌。

- 虽然肥厚的皮损更可能进展，但单个皮损的生物学行为不能依靠临床评估来预测。

- 据估计，20% 的多发性日光性角化病患者的一个或多个皮损可进展为鳞状细胞癌。

- 位于耳部、头皮或唇红缘的鳞状细胞癌比其他位置的病变更可能转移，因此对于这些部位的日光性角化病更应该引起重视，治疗也应更积极。

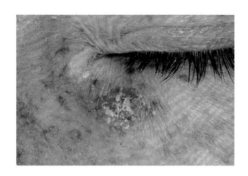

图 17.32 位于光损伤皮肤的粉红色丘疹,上覆较厚的黄色鳞屑,为日光性角化病的典型特征。

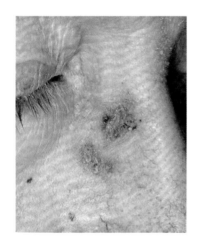

图 17.33 鼻部的日光性角化病,伴较厚的黄色黏着性鳞屑。

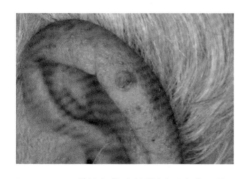

图 17.34 日光性角化病的鳞屑可在表面堆积形成皮角,此皮损经手术切除。鳞状细胞癌可能出现相同的外观,与日光性角化病难于鉴别。

讨论

- 累及头颈部的炎症性疾病,如脂溢性皮炎和玫瑰痤疮可模仿日光性角化病。及时治疗这些疾病有助于日光性角化病的及时诊断和治疗。

- 下肢日光性角化病常为多发性角化过度样皮损,并于较大范围内分布。

- 手背和前臂可出现多发性皮损,也有进展为鳞状细胞癌的风险。

- 移植受体和其他免疫抑制患者的治疗较为困难,患者进展为鳞状细胞癌及发生转移的概率更高,因此对日光性角化病和早期鳞状细胞癌进行充分、积极的治疗至关重要。

治疗

- 多发性日光性角化病患者需要至少每年进行一次随访,有明显日晒损伤的患者随访应更频繁。

- 可见或可探及的皮损只显示出非典型增生的角质形成细胞总数的一小部分。

- 大多数非典型细胞散布于日光损伤处皮肤,处于临床诊断水平之下。

- 随时间推移,这些患者绝大多数都会出现临床显著的日光性角化病皮损。

- 应鼓励患者进行充分的防晒,如穿防晒服及应用防晒霜,以减少进一步的日光损伤。

- 对坚实的浅表性皮损进行液氮冷冻治疗是最常用的治疗措施。

- 伴有显著弥漫性日光损伤或多发性、复发性皮损的患者治疗较为困难。

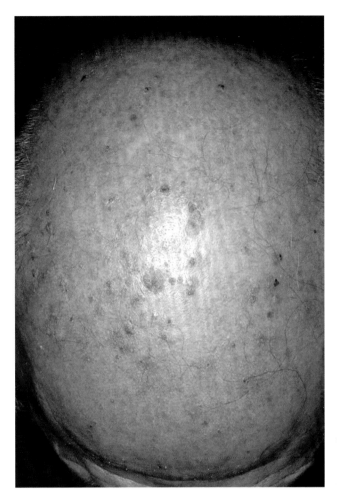

图 17.35　日光性角化病。患者几乎全部头皮表面均被肥厚的日光性角化病皮损覆盖。此类皮损数量较大的日光性角化病最适合采用外用化疗药物治疗。

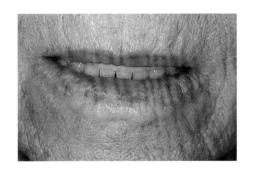

图 17.36　光化性唇炎表现为鳞屑性红斑。唇线消失，局部皮肤变得光滑，呈侵蚀样。

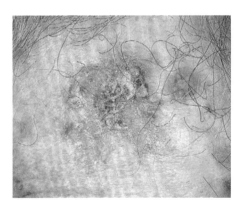

图 17.37　该巨大的日光性角化病皮损已存在数年，持续进展并扩大，转变为鳞状细胞癌的风险极高。

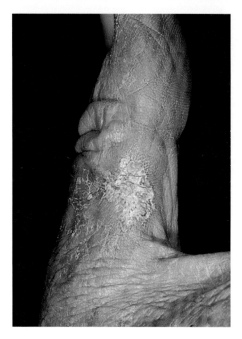

图 17.38 该日光性角化病皮损覆盖较大范围。该皮损经三次液氮冷冻分节段治疗后被清除。

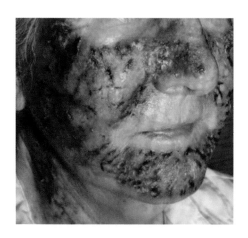

图 17.39 日光性角化病。外用 5-氟尿嘧啶治疗。治疗第 2 周和第 3 周皮损出现了明显的炎症反应。

■ 既往研究显示,多发性日光性角化病患者日后发展为鳞状细胞癌的风险增加。

■ 外用 0.5% 或 5% 的 5-氟尿嘧啶乳膏可用于治疗表皮内非典型角质形成细胞,并减少其数目,是目前非手术外用药物的标准治疗方法。

■ 对于特殊部位的皮肤,治疗方案应个体化,包括乳膏浓度、应用频次及应用时间。

■ 虽然对所有日光损伤区域进行治疗可能是合理的,但实际工作中很少一次性地对较大范围进行治疗。许多患者更愿意轮流对较小范围进行治疗。

■ 日光性角化病可伴发红斑,继而出现温热、灼热感和渗出。如果出现明显的炎症反应、结痂或不适感,在完成 3 周的疗程之前即可结束治疗。

■ 患者在治疗过程中应持续评估,监测所有不适感或其他并发症。

■ 5% 咪喹莫特乳膏是一种免疫调节剂,研究发现:每周应用 3~5 次,共计 4 周的治疗对多发性日光性角化病有效。目前还有新的 3.75% 咪喹莫特乳膏配方可以应用。

■ 咪喹莫特也可发生类似于 5-氟尿嘧啶的炎症反应。

■ 光动力治疗联合氨基酮戊酸(ALA)或甲基氨基酮戊酸(MAL)治疗也可用于治疗严重的弥漫性光损伤和多发性日光性角化病,可以对较大面积皮损进行治疗。

■ 类似外用药物治疗,光动力治疗也可能导致红斑、炎症和不适感,但这些症状持续时间很短。

■ 电干燥术和刮除术都很有效,对于较

厚的皮损可能是必需的治疗手段。

- 所有破坏性治疗措施都会损坏表皮，但对真皮只造成很小的损伤，可能有术后色素减退和瘢痕形成的风险（尤其在深肤色人群中），这一点应在治疗前对患者做充分解释。

光化性唇炎的治疗

- 光化性唇炎有多种治疗方法，治疗应个体化,保证较小副反应。
- 冷冻治疗可以用于治疗光化性唇炎唇黏膜局灶性或大片的光损伤区域。
- 对于严重的光化性唇炎，可采用二氧化碳唇缘切除术。
- 5-氟尿嘧啶和咪喹莫特也可用于黏膜部位,但应谨慎,因为可能会引起刺激和不适感。
- 相比皮肤,5-氟尿嘧啶和咪喹莫特用于口腔黏膜时的应用频率应更低,应用时间也应缩短。
- 虽然未经 FDA 批准,光动力治疗配合氨基酮戊酸治疗或与上述治疗联用,对于治疗光化性唇炎也有效。

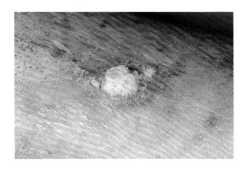

图 17.40　日光性角化病。该较厚的皮损经临床诊断为鳞状细胞癌。活检结果显示,所有非典型细胞局限于表皮内,证实为日光性角化病。

小贴士

- 侵袭性鳞状细胞癌可由日光性角化病发展而来，尤其是较肥厚或对治疗反应较差的皮损。

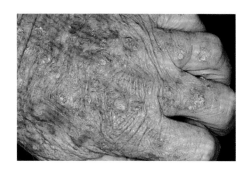

图 17.41　手背和前臂的日光性角化病皮损通常非常厚。依靠视诊鉴别这样的日光性角化病和侵袭性鳞状细胞癌通常十分困难。

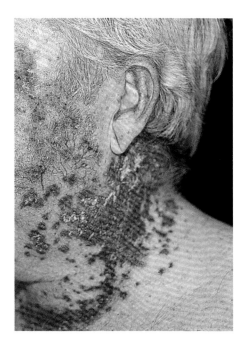

图 17.42　日光性角化病。外用 5-氟尿嘧啶治疗引起强烈的炎症反应。厚而坚实的皮损表现出炎性外观。

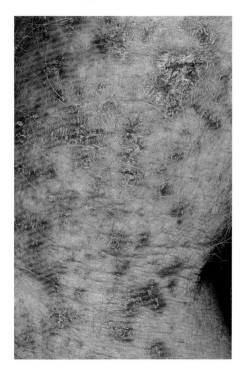

图 17.43 经 5-氟尿嘧啶乳膏治疗 3 周后的日光性角化病。皮损出现炎症反应,但尚未达到让皮损崩解消退的程度。1 周后皮损被侵蚀,治疗结束。

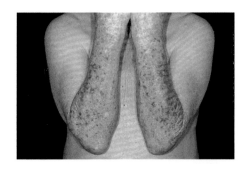

图 17.44 经 5-氟尿嘧啶乳膏治疗 4 周后的日光性角化病。位于手臂的皮损通常较厚且对治疗反应不佳。常需 6~7 周的治疗才能达到让皮损崩解消退的程度。

- 口腔黏膜的日光性角化病皮损尤其倾向于转化为鳞状细胞癌。
- 所有对常规日光性角化病治疗反应不佳的患者,以及复发性或肥厚性日光性角化病的患者都应进行活检。
- 一些日光损伤严重的患者可能需要每年随访 2~3 次,以对现存的多发性日光性角化病皮损进行充分的治疗,并防止其进展为鳞状细胞癌。

鳞状细胞癌

描述

- 皮肤鳞状细胞癌是一种原发于皮肤的侵袭性恶性肿瘤,起源于皮肤和黏膜表面的角质形成细胞。
- 好发于老年人的面部、头部、颈部或手部。
- 可继发于日光性角化病或直接出现。

病史

- 鳞状细胞癌是美国第二常见的皮肤肿瘤。
- 占所有原发性皮肤恶性肿瘤的 20%。
- 一生中患鳞状细胞癌的风险为 5%~15%。
- 美国每年有超过 10 万例新确诊的原发性皮肤鳞状细胞癌病例。
- 每年约有 2500 人死于皮肤鳞状细胞癌。
- 纬度每下降 8°~10°,鳞状细胞癌的发病率就会增加 1 倍。

- 由于长期的日光性损伤，原发性皮肤鳞状细胞癌常见于日光暴露部位。
- 约 90% 的男性患者及 80% 的女性原发性皮肤鳞状细胞癌患者的病变位于面部、头部、颈部和手部。
- 女性较男性更易发生腿部的鳞状细胞癌。
- 皮肤白皙的白种人的患病风险最高。
- 虽然大多数鳞状细胞癌是由紫外线暴露引起的，但是一些外在因素也会促使鳞状细胞癌发生，如其他形式的辐射、化学物质（如碳氢化合物、砷和烟草）、慢性感染[如骨髓炎、慢性炎症、烧伤（马氏溃疡）和瘢痕]，以及人乳头瘤病毒。
- 以前认为鳞状细胞癌是转移率小于 1% 的低度恶性肿瘤。
- 随着对所有原发性皮肤恶性肿瘤的流行病学的深入了解，现在更倾向于认为鳞状细胞癌是一种更具侵袭性的皮肤恶性肿瘤。
- 移植受者和免疫力低下的患者比一般人更容易患鳞状细胞癌，而且其侵袭性更强且更容易发生转移。
- "导管扩散"指的是肿瘤细胞扩散至周围血管及神经。
- 最终肿瘤可通过淋巴管转移到局部淋巴结。

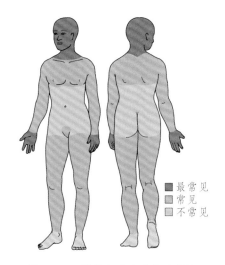

最常见

常见

不常见

图 17.45　鳞状细胞癌分布示意图。

皮肤表现

- 与日光性角化病相似，鳞状细胞癌常见于光暴露部位。
- 肿瘤常见于日光损伤性皮肤，如皮肤萎缩、毛细血管扩张和斑点样色素沉着。
- 早期浸润性鳞状细胞癌可表现为肥厚性日光性角化病改变。
- 典型皮损呈粉红至暗红色，为边界不清的坚实、圆顶状结节，表面可见黏着性黄白色痂。
- 未经治疗的皮损逐渐增大、隆起，而后发展为中央坏死、上覆痂皮的坚实性红色结节。
- 揭除痂皮，皮损中央可见空腔，其中充满坏死的角蛋白碎片，有时伴有腐臭味。
- 多发性皮损可见于日光暴露的秃发性头皮，且有时候皮损数量过多而难以计数。
- 日光性角化病在表皮内可见异型的角质形成细胞。
- 如果达不到诊断原位鳞状细胞癌的标准，我们至少可以将其描述为日光性角化病伴鳞状细胞非典型增生。

- 与表皮全层受累的 Bowen 病（原位鳞状细胞癌）不同，日光性角化病表现为部分表皮细胞的非典型增生，而鳞状细胞癌则出现向真皮内浸润的非典型角质形成细胞。

鳞状细胞癌的亚型

- 日光性角化病出现增生肥厚时提示其可能向鳞状细胞癌发展。
- 皮角早期可能继发于日光性角化病，并逐渐进展为鳞状细胞癌，其应按鳞状细胞癌处理。
- Bowen 病为表皮全层受累的原位鳞状细胞癌，其进展缓慢，通常表现为粉红色结痂性、边界清晰的斑片。如果不予治疗，肿瘤细胞可逐渐浸润。
- 角化棘皮瘤表现为大而迅速生长的结节，其中央坏死，呈火山口样。现在认为此病是一种低级别浸润性鳞状细胞癌。

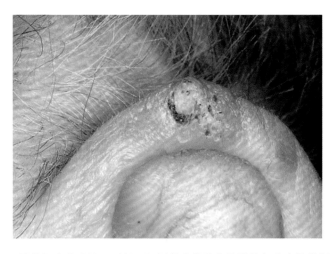

图 17.46 鳞状细胞癌常见于耳部。肥厚性疣状肿块是鳞状细胞癌的特征性表现。

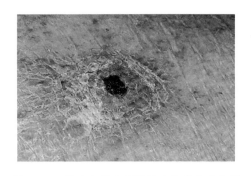

图 17.47 临床上很难鉴别日光性角化病与鳞状细胞癌。组织病理活检示异型鳞状细胞浸润到真皮，诊断证实为鳞状细胞癌。

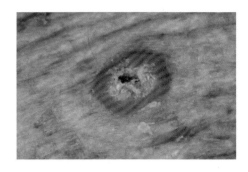

图 17.48 鳞状细胞癌。肿块渐增大数月。患者直到皮肤破溃，形成溃疡后才注意到皮损的存在，有时伴出血。

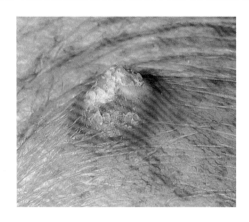

图 17.49　鳞状细胞癌表面覆有鳞屑。如果有大量鳞屑堆积则称为皮角。

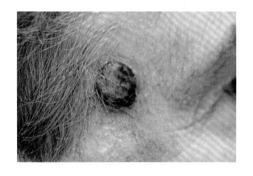

图 17.50　鳞状细胞癌的特征性表现：结节表面覆有黄红色痂皮。

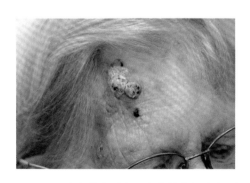

图 17.51　多个结节融合而成的鳞状细胞癌，表面呈角化过度，疣状增生改变，伴有局灶性血痂。

- Queyrat 增殖性红斑（发生于阴茎的原位鳞状细胞癌）表现为粉红色表面光滑的斑片，伴有糜烂或溃疡，可呈侵袭性生长。若在怀疑为鳞状细胞癌皮损处出现结节或者溃疡，须警惕发生浸润，建议行组织活检。女性外阴的鳞状细胞癌是另一种亚型。
- 尤其需要注意的是发生在口腔黏膜部位的鳞状细胞癌，其容易发生转移，尤其是发生在下唇部位的鳞状细胞癌。
- 此部位的鳞状细胞癌可起源于日光性唇炎或口腔黏膜的慢性光损伤病变，可发生糜烂或溃疡。通常可以触及潜在性的丘疹或结节。

非皮肤表现

- 如前所述，鳞状细胞癌具有转移风险。
- 通常转移到局部淋巴结，且常在皮肤鳞状细胞癌诊断后 2~3 年内发现。
- 可触及的区域性淋巴结提示肿瘤发生转移。

实验室检查

- 所有临床怀疑鳞状细胞癌的病变都应进行皮肤活检及组织病理学确诊。
- 活检组织取材应包括真皮组织，以便可以评估病变的浸润状况。
- 在日光性角化病和 Bowen 病中，恶性角质形成细胞局限在表皮内。
- 日光性角化病中，恶性细胞通常较少且局限，其上部出现角化不全。
- Bowen 病中，表皮全层可见大量恶性细胞，并可累及附属器上皮。
- 浸润性鳞状细胞癌中，恶性细胞突破

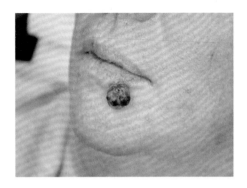

图 17.52　下唇部迅速增大的肿块,局部出血结痂。

基底膜,向真皮内浸润性生长。

- 肿瘤细胞在高分化和低分化的鳞状细胞癌中有不同程度的异型性。
- 鳞状细胞癌伴周围神经浸润是不良征象,容易发生转移。
- 必须仔细评估病变组织的手术切缘,确保肿瘤组织完全切除。
- 可以根据分化程度、浸润深度及是否累及周围神经对病变进行分级。

病程及预后

- 完整切除且未发生转移的鳞状细胞癌的远期预后较好。
- 皮肤鳞状细胞癌患者发生其他原发性皮肤恶性肿瘤的风险也会增加,应该对患者进行定期随访。
- 日光暴露部位的皮肤鳞状细胞癌发生转移的风险为 2%~6%。
- 发生转移的危险因素包括:
  - 肿瘤直径大于 2.0cm,浸润深度超过 0.4cm,或以上两者均有;
  - 肿瘤细胞低分化;
  - 复发性肿瘤;

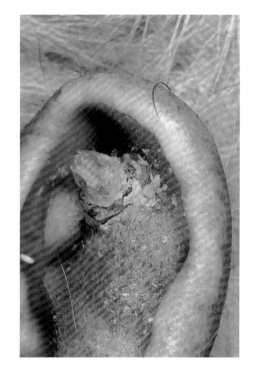

图 17.53　表现为增生性厚痂的皮损在临床上可诊断为皮角,其鉴别诊断包括日光性角化病,鳞状细胞癌和寻常疣。病理检查后证实此病例为鳞状细胞癌。

- 周围神经浸润;
- 鳞状细胞癌腺样分化或黏液样变;
- 宿主免疫抑制;
- 瘢痕或慢性伤口起源的鳞状细胞癌。
- 特殊解剖部位的肿瘤更容易发生转移。
- 据估计,唇部或耳部发生转移的风险为 10%~20%。
- 5 年死亡率与其他头颈部肿瘤类似。
- 瘢痕组织起源的鳞状细胞癌转移率可达 30%。

并发症

- 接受器官移植后的免疫抑制患者发生皮肤恶性肿瘤的概率较高，尤其是鳞状细胞癌。
- 器官移植后 5~10 年，发生肿瘤的风险增加。
- 这部分患者必须密切随访，且治疗也应更积极。

治疗

- 原发性皮肤鳞状细胞癌的治疗为局部

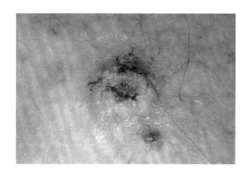

图 17.54　鳞状细胞癌表现为中央坏死和迅速扩大的角化性结节。

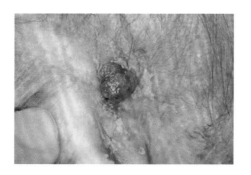

图 17.55　耳后的鳞状细胞癌表现为鲜红色、疼痛性的出血性结节伴有渗出。

大范围手术切除，确保组织学切缘干净。
- 重要的特殊部位可采用 Mohs 显微外科手术。
- 进行性生长的肿瘤可采用 Mohs 显微外科手术治疗，如基底细胞癌。
- 鳞状细胞癌也可呈跳跃式生长模式，这使得 Mohs 显微外科手术疗效，但其仍然是首选的治疗方案。
- 对于所有浸润性鳞状细胞癌患者，都必须触诊区域性淋巴结。
- 怀疑淋巴结转移的病变都必须行淋巴结活检或前哨淋巴结活检。
- 目前关于高危病变行选择性淋巴结切除治疗的疗效尚处于研究当中。
- 高危病变须进行影像学检查。
- 当不能采用手术切除或标准切除后需要进一步治疗时，可以采用放疗，尤其是免疫抑制患者，或肿瘤发生周围神经浸润，以及肿瘤细胞低分化的患者。
- 对于所有鳞状细胞癌患者，都需要进行定期仔细的随访。随访内容包括：
  - 皮肤科查体及对怀疑恶性改变的新皮损进行活检；
  - 视诊和触诊手术瘢痕，观察其质地及其他复发征象；
  - 仔细检查区域性淋巴结，必要时行淋巴结活检以发现早期转移。
- 日光暴露的下唇是鳞状细胞癌的常见发病部位。触诊可发现深部的结节性肿块。起源于唇部、耳部及头皮的鳞状细胞癌更具侵袭性、更易发生区域或远处淋巴结转移。

Bowen 病

描述

- Bowen 病是起源于皮肤及黏膜表面角质形成细胞的上皮内癌或原位癌。
- Bowen 病是鳞状细胞癌的浅表型或原位癌。

病史

- Bowen 病可见于日光暴露部位和非日光暴露部位。
- 病因多样,包括紫外线、辐射、化学物质(砷剂)及人乳头瘤病毒感染。
- 非日光暴露部位的皮损可能有砷剂接触史或与人乳头瘤病毒感染有关。
- 起病隐匿,皮损持续存在,进展缓慢,病史达数月至数年不等。
- 由于进展缓慢,常持续存在而未被发现,最终呈浸润性生长。
- 临床症状轻微,与良性病变相似,导致患者就医和诊断时间推迟。

皮肤表现

- Bowen 病通常为孤立性病变,很少隆起,为粉红色斑片或斑块,上覆干燥的鳞屑。
- 初步视诊时,斑片样或斑块样皮损,类似单发的边界清晰银屑病或湿疹。
- 进一步仔细观察,可发现皮损表面的鳞屑不规则,质地较硬,上有裂隙并且黏附紧密。
- 通常可见局灶性的色素沉着,类似于浅表型基底细胞癌或痣。
- 边缘轻微隆起,但通常不明显或卷边。
- 炎症轻微或没有炎症改变。
- 若未治疗,皮损逐年向外扩展,可能发展为浸润性鳞状细胞癌。
- 与日光性角化病不同 (部分表皮增厚),Bowen 病表现为表皮全层被肿瘤细胞替代。
- Queyrat 增殖性红斑 (阴茎部位的 Bowen 病)是原位鳞状细胞癌的亚型,其发生在龟头或包皮区域。
- 皮损表现为表面湿润、发亮的边界清楚的红斑块,最终形成侵蚀样外观或溃疡。
- 类似原位鳞状细胞癌,Bowen 病也可见于女性外阴。
- 这两类生殖系统的原位鳞状细胞癌亚型均与人乳头瘤病毒感染相关,但在肿瘤完全形成前, 均不出现典型疣状皮损,甚至没有临床症状。

非皮肤表现

- 非日光暴露部位的 Bowen 病可能有砷剂接触史或与人乳头瘤病毒感染有关。
- 有砷剂接触史的患者患淋巴细胞增生性疾病及胃肠恶性肿瘤的风险增加。

实验室检查

- 表皮全层均可见增生的恶性角质形成细胞(全层增厚),呈现"狂风暴雨"样外观。(译者注:病变细胞极性消失,排列紊乱)
- 异型细胞可沿着附属器上皮向皮肤下

方生长,但不突破基底膜。

病程及预后

■ Bowen 病和日光性角化病都是表皮内恶性角质形成细胞增生性病变。然而,Bowen 病更少见,潜在恶性程度更高。

■ 病变组织表皮全层增厚,并可沿附属器上皮扩散,更具侵袭性。

■ Queyrat 增殖性红斑或口腔黏膜鳞状细胞癌更容易发生浸润和转移。据估计,其发生率为 10%~30%。

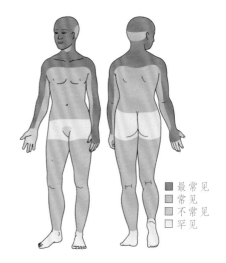

最常见
常见
不常见
罕见

图 17.56　Bowen 病分布示意图。

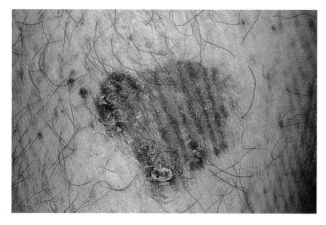

图 17.57　Bowen 病缓慢增大,表皮内可见异型鳞状细胞。该皮损临床表现类似银屑病。

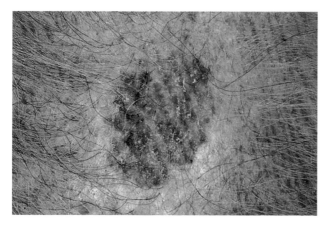

图 17.58　Bowen 病的诊断依靠活检明确。该皮损临床表现类似日光性角化病。

鉴别诊断

临床

- 疣。
- 银屑病。
- 局限性慢性湿疹样皮炎。
- 浅表型基底细胞癌。
- 脂溢性角化病。

组织病理学

- 乳房及乳房外 Paget 病。
- 无色素性黑色素瘤。

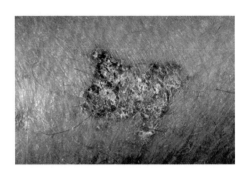

图 17.60 表现为斑片的 Bowen 病，为边界清晰的粉红色鳞屑性斑片。此型经常会被误诊为炎症性疾病，如湿疹和银屑病。

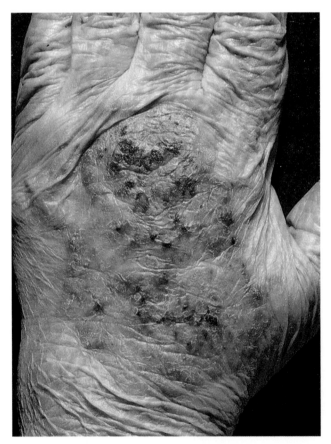

图 17.59 表现为斑块状的 Bowen 病，病史达数年。此型经常会被误诊为体癣、湿疹或银屑病，延误了正确治疗的时机。

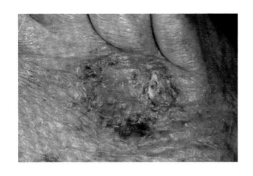

图 17.61　Bowen 病的一种亚型。呈绛红色至紫色,表面角化过度。

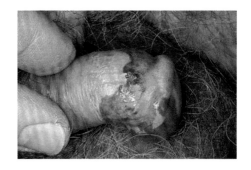

图 17.62　阴茎部位 Bowen 病 (Queyrat 增殖性红斑),湿润的、轻度隆起且边界清晰的粉红色斑块,表面光滑或呈绒样改变。

讨论

- 皮肤组织病理活检有助于明确临床诊断,有时可直接做出诊断。
- 特殊染色有助于病理学鉴别诊断。

治疗

- 治疗手段包括冷冻疗法、削除术和手术切除。
- 非手术治疗包括 5-氟尿嘧啶局部化疗,或使用 5%咪喹莫特局部免疫调节治疗。
- 治疗后应该定期随访。
- 毛囊深部残留的肿瘤细胞或边界欠清区域残留组织可导致复发。
- 任何怀疑复发的区域都应该立刻再次行活检或手术切除。

小贴士

- Bowen 病皮损的边界清晰,且类似银屑病、慢性湿疹和脂溢性角化病。
- 有些 Bowen 病的皮损可能因为误诊为湿疹样皮炎而曾经使用类固醇治疗,然而,若类固醇治疗对这种"湿疹"无

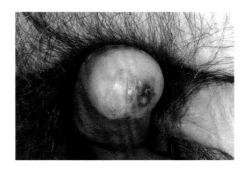

图17.63　与 Bowen 病类似,Queyrat 增殖性红斑缓慢增大,具有恶变为鳞状细胞癌的潜在风险。

效,则可能是 Bowen 病。
- 阴茎部位的 Bowen 病(Queyrat 增殖性红斑)表面湿润,轻度隆起,边界清晰,呈红色绒样外观。此型要积极治疗,因为其会进展为鳞状细胞癌。

黏膜白斑

描述

- 黏膜白斑专指发生在黏膜表面的白色斑片或者斑块。

- 包括从良性角化病到鳞状细胞癌的一组疾病。

病史

- 黏膜白斑是口腔黏膜常见的临床症状,有时呈慢性病程。
- 男性比女性多见。
- 多见于40岁以上人群,70岁以上人群的发病率约为8%。
- 大部分的皮损无症状,最终可自行消退或发展成鳞状细胞癌。
- 超过80%的黏膜白斑患者有吸烟史。

皮肤表现

- 黏膜白斑的早期病变为单发的边界清晰的透明到白色的轻度隆起的小丘疹或者斑片。
- 未经治疗的皮损可完全消退,也可反复发作或发生恶化。
- 多发性丘疹可逐渐融合成大斑块。
- 可出现非对称性的角化或小糜烂。
- 局灶性红色斑片或散在性丘疹称为黏膜红斑病,可发生在斑块内,呈现点彩样外观。
- 病变可见于口腔黏膜任何区域,但好发于颊黏膜和下唇。
- 与念珠菌性白斑或鹅口疮不同,黏膜白斑不易去除或从黏膜表面擦除。

实验室检查

- 临床表现比病理表现更具有特征性。
- 可见黏膜下层少量混合性炎症细胞浸润,但组织学上许多病变为良性病变或非特异性改变。

- 原位鳞状细胞癌是最常见的恶性病变。

病程及预后

- "黏膜白斑"是一种描述性的临床术语,而不是最终诊断。
- 该术语被误用于描述癌前病变。
- "癌前病变"指上皮非典型性增生,且即将发生真正的恶性改变。
- 因此,"黏膜白斑"最好用来描述口腔的慢性白色斑块,且活检尚未出现非典型性增生改变。
- 皮损随着病程发展可能发生恶变,尤其在舌腹侧和口底区域。
- 恶变的因素包括:烟、酒、紫外线照射、某些人乳头瘤病毒感染,以及宿主免疫功能不全。
- 当组织病理学明确发生恶性改变时,可以最终诊断为鳞状细胞癌。
- 黏膜区域的侵袭性鳞状细胞癌比其他部位更容易发生转移。

鉴别诊断

- 念珠菌病(鹅口疮)。
- 口腔毛状白斑。
- 摩擦性角化过度。

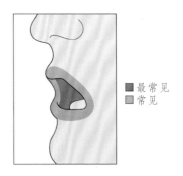

■最常见
■常见

图 17.64 黏膜白斑分布示意图。

- 扁平苔藓。
- 白色海绵状斑痣。
- 鳞状细胞癌。

讨论

- 口腔念珠菌病相对不易黏附于黏膜，容易被刮除，并可通过氢氧化钾湿片显微镜检查确诊。
- 存在念珠菌病病原体并不能排除潜在的其他病变，包括恶性病变。
- 口腔毛状白斑常见于晚期的 HIV 感染者。线状白斑常见于舌侧缘，与 EB 病毒感染有关。
- 摩擦性角化过度可由表面创伤、牙用具或咬合异常导致。
- 病变部位和损伤类型相关。

治疗

- 鼓励患者停止使用烟草产品。
- 当黏膜白斑发生变化，尤其是出现结节和红斑病变时应立刻活检。
- 局灶性上皮非典型增生可以通过冷冻术、电灼术或 5-氟尿嘧啶治疗，有时也可采用联合治疗。
- 不论是原位鳞状细胞癌，还是侵袭性鳞状细胞癌，都最好采用手术切除治疗，密切临床随访包括淋巴结检查。
- 为了监测治疗后是否复发，须进行不定期的临床随访，包括检查口腔其他未受累部位的黏膜及区域性淋巴结。

小贴士

- 对于黏膜白斑患者，需要密切临床随访，可疑病变部位应立即活检。

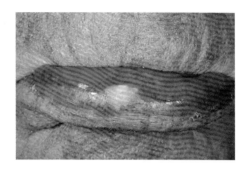

图 17.65　黏膜白斑。轻度隆起的白色丘疹，边界清晰，并向周围扩散。

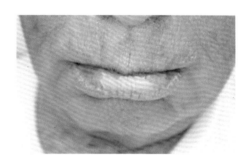

图 17.66　黏膜白斑沿着下唇中部向周围扩散。

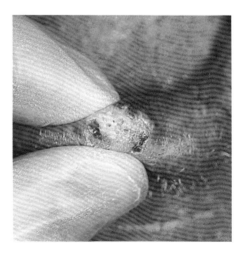

图 17.67　20% 以下的黏膜白斑患者在 1~20 年内发展为鳞状细胞癌。所有病变组织都应该进行触诊，如果发现坚实肿块，应考虑鳞状细胞癌。

皮肤 T 细胞淋巴瘤

(译者注:此章节内容主要基于美国患者的临床数据和美国皮肤科临床实践,在分类、分型等部分内容上与最新版的 WHO-EORTC 淋巴瘤分类体系有不完全相符之处,如需进一步全面认识这组疾病,可以参考淋巴瘤领域的相关专著。本章节的特色在于提供了一种以皮肤科临床医生视角进行接诊、处理常见皮肤 T 细胞淋巴瘤的体会,言简意赅,有助于皮肤科医生开展日常临床工作,规范处理原则。)

描述

- 皮肤 T 细胞淋巴瘤是一种特殊的起源于皮肤辅助 T 细胞的淋巴瘤。
- 最终可累及淋巴结、外周血和内脏器官。
- 可分为多个时期或多种亚型:蕈样肉芽肿、斑片期、斑块期和肿瘤期。
- 部分患者在确诊时,可只有一种时期的表现,也有可能 4 个时期的表现同时出现。
- Sézary 综合征是皮肤 T 细胞淋巴瘤的一种白血病形式。此病可独立出现,也可由典型的斑片/斑块期皮肤 T 细胞淋巴瘤发展而来。

病史

- 皮肤 T 细胞淋巴瘤罕见,患病率为每 10 万人中发生 0.5 例。
- 男性患者数是女性的 2 倍。
- 许多病例缓慢发展,呈惰性病程,且无皮肤 T 细胞淋巴瘤的特征性临床表现。
- 大多数患者在 50~70 岁被确诊为皮肤 T 细胞淋巴瘤。

皮肤表现

- 一些医生用"副银屑病"这个词来描述蕈样肉芽肿的前期损伤。
- 临床表现类似于斑片期的皮肤 T 细胞淋巴瘤,但在组织学上还不足以诊断,有学者认为这是皮肤 T 细胞淋巴瘤的前期表现,但对此仍存在争议。早期损伤或蕈样肉芽肿样损伤可能对局部外用类固醇无反应,并持续存在数月到数年。
- 临床上早期皮损呈散在分布的粉红色的鳞屑性斑片,边界不清,类似湿疹和银屑病。
- 斑片期皮肤 T 细胞淋巴瘤需要与湿疹相鉴别,前者为边界清晰的粉红色斑驳状萎缩性皮损,上覆鳞屑伴毛细血管扩张。
- 斑块期病变为暗红棕色、稍隆起的斑片或斑块。通常分布于游泳衣所遮盖区域,即臀部和大腿上部。上肢和腿部内侧及褶皱部位最早受累。皮损可呈圆形、椭圆形、弧形或匐行形,有时中央消退。皮损分布范围不等,可呈散在孤立性分布,也可呈全身泛发性分布。
- 肿瘤期病变为不断扩大的红棕色增生性结节,大小不等,可出现溃疡。
- Sézary 综合征患者,可出现红皮病、大量鳞屑;掌跖可能肥厚;脱发及睑外翻

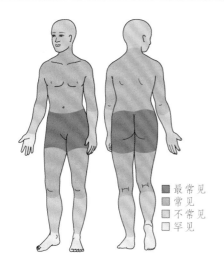

图 17.68　皮肤 T 细胞淋巴瘤分布示意图。

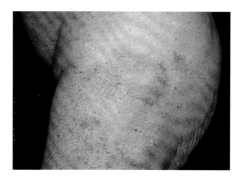

图 17.69　皮肤 T 细胞淋巴瘤。早期病变表现为上覆细小鳞屑和细纹的红斑。此病变持续存在数月,逐渐向外扩展。经常被诊断为湿疹,并局部使用类固醇治疗。

常见。

- 全层皮肤淋巴细胞浸润,导致皮肤发红、增厚,伴有鳞屑增多(剥脱性皮炎)或没有脱屑(红皮病)。
- Sézary 综合征中常出现外周淋巴结肿大及泛发性瘙痒。

非皮肤表现

- 初次病情综合评估应包括周围淋巴结及肝脾大临床情况。
- 系统及器官受累是预后不佳的表现且影响疾病的分期。

实验室检查

- 尽管实验室检查水平不断提高、方法逐渐增多,但目前体格检查仍然是临床医生识别本病的最具敏感性的方法。
- 基本的实验室检查包括血常规检查、外周血涂片查找 Sézary 细胞、肝功能检查、尿素氮水平、肌酐水平、乳酸脱氢酶水平(LDH),以及胸片检查。在斑

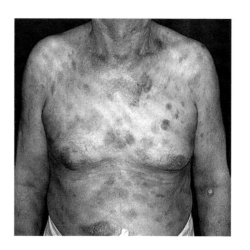

图 17.70　斑块期皮肤 T 细胞淋巴瘤。大量环状隆起性肿块,呈弥漫性泛发性分布。

片期及斑块期,以上指标通常都是正常的。在泛发性的斑片/斑块期病变及恶性程度更高时,需要检测 CD4/CD8 计数及比值。

- 皮肤 T 细胞淋巴瘤在组织病理学上表现为浅层和深层的带状及血管周围淋巴细胞浸润,伴增厚的表皮内淋巴细胞聚集(Pautrier 微脓肿)。当斑块期病

变进展时,出现淋巴细胞、嗜酸性粒细胞及浆细胞混合炎症细胞浸润。有些淋巴细胞具有异型性,具有较大的扭曲状或呈脑回状的细胞核(Sézary 细胞)。

- 必须多次大标本取材或者切除活检。最好采用梭形切除,并沿着长轴将标本一分为二。
- 在疾病早期阶段或临床非典型的病例中,分子生物学检查有一定的诊断价值。聚合酶链式反应(PCR)和 Southern 印迹杂交有助于检测 T 细胞受体基因重排,发现单克隆性增生的病变细胞。

鉴别诊断

- 特异性皮炎。
- 湿疹样皮炎。
- 过敏性接触性皮炎。
- 银屑病。

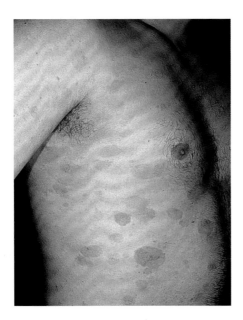

图 17.71 皮肤 T 细胞淋巴瘤。病变位置和大小固定,边界清晰。

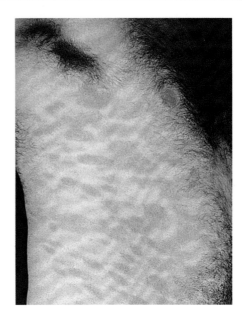

图 17.72 皮肤 T 细胞淋巴瘤。红色银屑病样皮疹,斑驳样表面萎缩伴有毛细血管扩张,即所谓的大斑片副银屑病或血管萎缩性皮肤异色症。

- 药疹。

治疗

- 不同分期的治疗方案不同,还需要考虑皮肤、淋巴结及内脏器官受累程度。
- 推荐转诊至皮肤科医生或者肿瘤科医生进行分期和治疗。
- 在斑片期和斑块期,可采用局部外用类固醇、外用化疗药物(氮芥、卡莫司汀)、补骨脂素加 UVA、UVB、全身电子束、干扰素、地尼白介素、外用或口服维 A 酸,或者联用上述治疗。
- 在肿瘤期,可以采用点放疗、干扰素治疗或者联用上述化疗药物。
- 在红皮病或者 Sézary 综合征患者中,可以采用体外光分离置换疗法、干扰素、口服维 A 酸、甲氨蝶呤、泼尼松、环磷酰

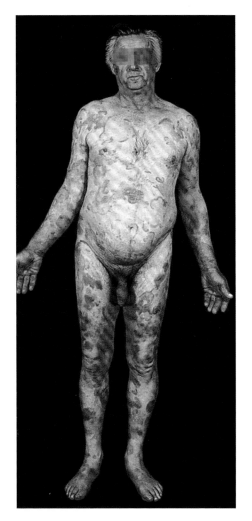

图 17.73 皮肤 T 细胞淋巴瘤。泛发性的斑片可进展为坏死性溃疡性的斑块和肿瘤。

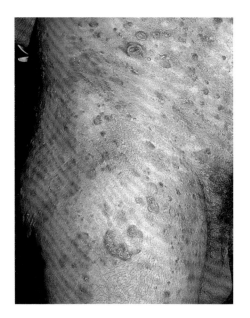

图 17.74 皮肤 T 细胞淋巴瘤。在原来的斑块或红皮病基础上形成肿瘤，或直接在红色或正常皮肤上形成肿瘤。

胺或联合治疗，并可采用辅助支持治疗。

更晚期的患者中需要根据疾病分期、机体免疫状况及患者的健康状况，联合以上列举的治疗方案。

病程及预后

病程及预后通常与疾病分期有关。

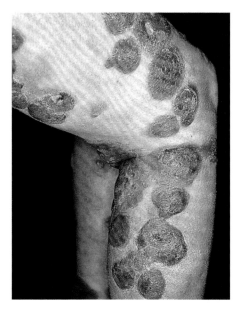

图 17.75 皮肤 T 细胞淋巴瘤。肿瘤大小不等，有的十分巨大。

- 早期的皮肤 T 细胞淋巴瘤和斑片期损伤可持续数年而不向肿瘤期进展或侵犯内脏器官。
- 部分患者呈焖燃性炎症改变，类似于湿疹，外用类固醇治疗就可以控制病情；而部分患者疾病会进展，出现斑块、肿瘤及内脏侵犯。
- 高级别病变中可见斑块及肿瘤发生坏死和溃疡。

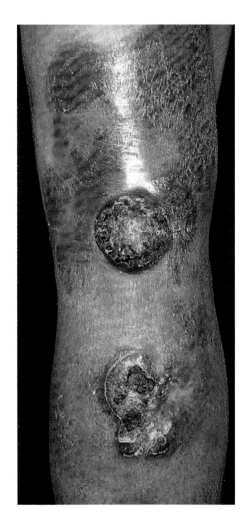

图 17.76 皮肤 T 细胞淋巴瘤。肿瘤期蕈样肉芽肿形成的大斑块。

- 皮肤 T 细胞淋巴瘤最终可侵犯淋巴结和内脏。如果治疗无效，会导致患者死亡。

小贴士

- 早期病变(或蕈样肉芽肿的前期病变)及斑片期皮肤 T 细胞淋巴瘤与湿疹非常类似，可持续数月到数年，易漏诊或误诊。
- 对常规治疗无反应的湿疹样皮炎可能是早期或蕈样肉芽肿的前期病变。
- 结合临床表现和组织病理活检可以诊断皮肤 T 细胞淋巴瘤。
- 通常须数月间多次病理取材(3~6 个)以明确诊断。

乳房 Paget 病

描述

- 乳房或乳头 Paget 病是一种罕见而有特征性皮肤表现的乳房导管内癌。

病史

- Paget 病是乳腺癌最常见的皮肤表现之一，但其只占乳腺癌总数的不到 5%。
- 几乎只发生在女性。
- 发病率随年龄增长而上升，与乳腺癌的发病率类似。
- 发病隐匿，可持续数月至数年，患者通常在 40~60 岁发病。
- 患者可没有临床症状，也可出现局部

瘙痒、刺激及不适。

- 常被误诊为"乳头湿疹"。
- 若按湿疹治疗未改善时,应该考虑到乳房 Paget 病。
- 患者拒绝或延误就医会导致活检、诊断及治疗延误。

皮肤表现

- 病变表现为出现于乳头或乳晕区的粉红色、边界清晰、形态不规则、表面结痂的斑片或斑块。
- 病程类似于湿疹,但对外用类固醇治疗无反应。
- 表现为质地坚硬、边界清晰的斑片或斑块,数周内临床表现相对稳定。
- 在疾病早期,病变在乳晕区域显著,其后一段时间,肿瘤细胞沿着表皮向周围区域皮肤扩展。
- 可累及乳头、乳晕及其乳房周围皮肤。
- 绝大部分为单侧分布,但也有双侧发病的报道。
- 疾病初期病变较小,随着时间进展,皮损变得质地坚硬、浸润且呈明显结节样改变。
- 约 50% 的患者可以触及潜在性乳房包块。
- 病程后期,乳头及乳晕出现局部皮肤的破坏且伴有挛缩及渗出。

非皮肤表现

- 受累侧的乳房通常伴有潜在的乳腺导管内癌。
- 对侧乳房同样需要检查。
- 一侧乳房确诊后,对侧乳房的患病风险会增加。
- 除非可以触及乳房肿块或者发生浅表性溃疡,否则区域性淋巴结通常难以触及。

实验室检查

- 皮肤活检证实存在 Paget 细胞,细胞大而圆,胞浆淡染,含有黏液,位于表皮内。
- Paget 细胞嵌于外观正常的表皮角质形成细胞中,通常沿着基底层散在分布。
- 与角质形成细胞不同,Paget 细胞缺乏细胞间桥,过碘酸雪夫染色(PAS 染色)及癌胚抗原染色(CEA)阳性。
- 特殊染色有助于鉴别乳房 Paget 病、黑色素瘤和 Bowen 病。
- 深部活检可能会观察到其与乳房的潜在性导管内癌相延续。

病程及预后

- 乳房 Paget 病是潜在性乳房导管内癌的肿瘤细胞向表皮内播散造成的。
- 预后与乳腺癌的分期和治疗有关。
- 如果触及不到乳房包块和区域性淋巴结,患者的 5 年存活率超过 90%。
- 如果触及乳房包块,患者的 5 年存活率约为 40%。

鉴别诊断

- 乳头湿疹。
- 乳头糜烂性腺瘤病。
- Bowen 病。
- 浅表型基底细胞癌。
- 体癣及念珠菌感染。

- 接触性皮炎及其他原因造成的湿疹样皮炎。

讨论

- 湿疹样皮炎通常瘙痒且对外用类固醇治疗有反应。
- 乳头腺瘤病为良性病变,确诊需要依靠活检。
- 真菌感染需要通过氢氧化钾湿片显微镜检查来明确,局部抗真菌治疗有效。
- 镜检真菌阳性不能排除 Paget 病。
- 外用类固醇治疗无效的病变应该活检,且取材部位应在乳头和乳晕区域。

治疗

- 诊断为乳房 Paget 的患者需要行乳房及淋巴结检查。
- 活检确诊后,需要进行乳腺钼靶 X 线检查。
- 若触及乳腺肿物,应转诊至乳腺外科进一步评估病情,判断是否存在可触及的乳腺包块。

小贴士

- 任何累及乳头的病变,若外用药物治

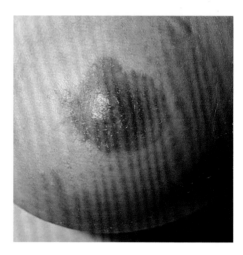

图 17.78 乳房 Paget 病。早期皮损位于乳晕部位,而后肿瘤细胞通过表皮向周围皮肤扩散,很长一段时间后逐渐累及周围皮肤。

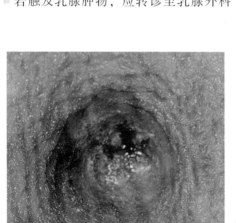

图 17.77 乳房 Paget 病。单侧乳房隐匿性起病,乳头部位出现小片的红斑,伴明显外渗和结痂。

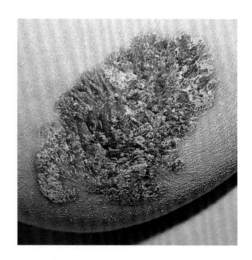

图 17.79 乳房 Paget 病。临床过程类似于湿疹,但斑块质地坚硬、边界清晰,且数周内临床表现相对稳定。

疗未改善或病程持续超过 1 个月,应考虑进行活检。

乳房外 Paget 病

描述

- 乳房外 Paget 病是罕见的容易被忽视的表皮内癌, 常累及肛周生殖器和腋窝区域皮肤。
- 其发病可与潜在的隐匿性泌尿生殖系统肿瘤有关,也可为原发性皮肤肿瘤。

病史

- 乳房外 Paget 病是一种表皮内腺癌,可见于大汗腺分布区域。
- 可以根据起源的原发性腺癌类型分为两大类。
- 大部分病例为原位腺癌, 是由皮肤附属器结构起源的原发性原位腺癌。
- 一小部分病例是由非皮肤起源的腺癌肿瘤细胞在表皮内播散形成, 其通过淋巴管或者局部扩散。
- 泌尿生殖系统及直肠腺癌是导致非皮肤起源的乳房外 Paget 病的最常见的原发病变。
- 包括尿道和膀胱的移行细胞癌、宫颈癌、阴道癌、巴氏腺癌和前列腺癌。
- 若发生邻近或区域淋巴管转移, 会引起表皮内浸润。
- 乳房外 Paget 病在 40 岁前罕见, 且男性发病多于女性。
- 男性患者的好发部位为大腿上内侧区域、阴囊、阴茎、肛门及肛周皮肤。
- 老年女性患者的好发部位为阴唇和会阴区皮肤。
- 病变可累及下腹部、腹股沟、臀部及大腿。
- 其他罕见的发病部位包括腋窝、耳部和眼睑。
- 患者可能主诉瘙痒、刺激症状,但很少出现疼痛。
- 病变缓慢生长但呈持续性增大。

皮肤表现

- 典型的临床表现为灰白色斑片或斑块,覆有鳞屑或呈柔软绒毛状。
- 斑片或斑块边界清晰,边缘不规则,部分皮损伴有少许鳞屑。
- 皮损可表现为炎症性、湿疹样或苔藓样改变。
- 皮损表面可发生多种继发改变,鳞屑、结痂、糜烂和严重渗出均可出现。
- 大部分病例为单侧发病, 但也可出现双侧受累。

非皮肤表现

- 非皮肤原发性腺癌可通过视诊或触诊发现,但这取决于原发疾病的部位。
- 区域性淋巴结在疾病早期通常不能触及,但仍须评估淋巴结的情况。

实验室检查

- 组织病理学改变与乳房 Paget 病相同。
- 皮肤活检可以发现潜在性附属器腺癌和表皮中的 Paget 细胞。
- 与乳房 Paget 病类似,乳房外 Paget 病同样可被过碘酸雪夫染色(PAS 染色)

及癌胚抗原染色(CEA)阳性。

病程及预后

- 与 Bowen 病不同，乳房外 Paget 病更早出现真皮浸润和区域转移。
- 因此,明确诊断后要采取积极的治疗,且建议密切进行临床随访。
- 25%以下的乳房外 Paget 病患者发生潜在的非皮肤原发性恶性肿瘤。
- 在乳房外 Paget 病及潜在恶性肿瘤患者中,25%的患者将死于潜在的恶性肿瘤。
- 最常转移的部位是腹股沟和盆腔淋巴结,其次是肝、骨、肺、脑、膀胱、前列腺和肾上腺。
- 预后取决于原发性腺癌的位置、临床分期及治疗情况。

鉴别诊断

临床

- 湿疹样皮炎。
- 慢性单纯性苔藓。
- 间擦疹。
- 念珠菌病。
- 体癣。
- Bowen 病。

病理学

- Bowen 病。
- 黑色素瘤。
- 原位鳞状细胞癌。

治疗

- 病变组织周围外观"正常"的皮肤也可能受累。
- 标准治疗方法为受累区域边缘完全切除。
- 虽然临床上病变组织边缘似乎切净,但仍须病理学确诊。
- 即使显示切缘干净,仍然存在很高的复发率。
- 可以采取 Mohs 显微外科手术进行初次手术切除或者复发后切除治疗。
- 若触诊到区域性肿大淋巴结时,应该将其切除。
- 复发及难治性病例可以采用放疗和5%咪喹莫特软膏外用辅助治疗。

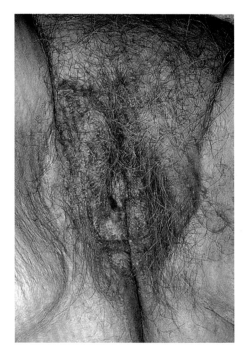

图 17.80　乳房外 Paget。红白色斑块伴表面鳞屑、浸渍、糜烂或破溃。常见于大阴唇和阴囊。

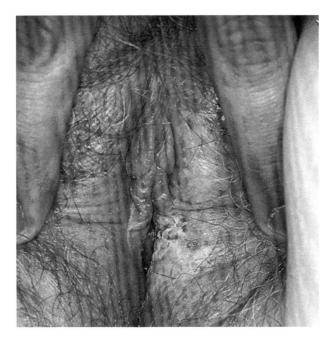

图 17.81　乳房外 Paget 病。阴唇部位边界不清的白色糜烂性斑块。

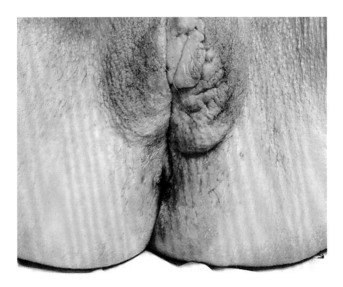

图 17.82　乳房外 Paget 病。3 次病理活检后，才在阴唇基底部的慢性溃疡周围区域发现恶性肿瘤细胞。

皮肤转移性恶性肿瘤

描述

■ 内脏恶性肿瘤转移到皮肤并不常见。

■ 某些内脏肿瘤容易转移到身体的特定区域,但通常没有特异性的临床表现。

■ 临床工作中对皮肤转移性恶性肿瘤要保持一定的警惕性。

病史

■ 1%~10%的肿瘤患者可能发生皮肤转移。

■ 发现皮肤转移性恶性肿瘤是不良征兆,它会直接改变疾病分期和治疗方案。

■ 潜在的隐匿性恶性肿瘤患者很少以皮肤转移表现作为首发症状前来就诊,皮肤转移最常继发于肺、肾及卵巢的恶性肿瘤。

■ 潜在的恶性肿瘤患者中,皮肤转移性恶性肿瘤是常见的结外疾病。

■ 发现皮肤转移性恶性肿瘤提示患者原有的恶性肿瘤可能复发了。

■ 除了淋巴瘤以外,不同起源部位的原发性肿瘤转移到皮肤的概率存在性别的差异。

■ 男性和女性皮肤转移性恶性肿瘤患者的常见原发病变部位如表17.1所示。

■ 皮肤转移性恶性肿瘤通常通过淋巴管或者血管来播散,很少由肿瘤直接扩散形成。

皮肤表现

■ 皮肤转移性恶性肿瘤的起源可以按照

表 17.1　最常见的皮肤转移性恶性肿瘤的起源部位	
女性	
乳腺癌	70%
结直肠癌	10%
黑色素瘤	5%
卵巢癌	4%
肺癌	4%
男性	
肺癌	25%
结直肠癌	20%
黑色素瘤	13%
口腔癌	12%

转移的部位进行分类。

■ 腹壁是最常见的皮肤转移性恶性肿瘤的发生部位。

■ 在大约75%的男性患者中,皮肤转移性恶性肿瘤发生在头颈部、前胸和腹部。

■ 在大约75%的女性患者中,皮肤转移性恶性肿瘤发生在前胸或腹部。

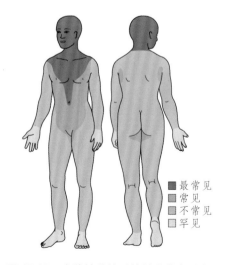

图 17.83　皮肤转移性恶性肿瘤分布示意图。

- 男性患者中，头皮的转移性恶性肿瘤更常来自肺脏或肾脏，并常在疾病早期发生转移。
- 女性患者中，头皮的转移性恶性肿瘤更常来自乳腺，并常在疾病后期发生转移。
- 面部和头皮的转移性恶性肿瘤常来自口腔鳞状细胞癌、肾细胞癌、肺癌或乳腺癌。
- 眼睑的皮肤转移性恶性肿瘤常来自乳腺癌或黑色素瘤。
- 颈部的皮肤转移性恶性肿瘤常直接由肺、口腔鳞状细胞癌或者乳腺癌的深部结节直接进展而来。
- 大部分的皮肤转移性恶性肿瘤并不具有特征性的临床表现。
- 部分常见的皮肤转移性恶性肿瘤表现为散在分布的紫红色、坚实的无痛性结节。

乳腺癌

- 女性中，70%的皮肤转移性恶性肿瘤与乳腺癌相关。
- 24%的乳腺癌累及皮肤，以皮肤表现为首发体征的占 3.5%。
- 乳腺癌通过直接播散或经淋巴管发生皮肤转移。
- 大部分乳腺癌的皮肤转移发生在手术切除部位、前胸或者腋部。
- 偶尔转移到背部、头皮和头颈部。
- 乳腺癌皮肤转移最常见的症状是突然出现散在分布的坚实、无痛性皮色结节，生长迅速，增至一定大小后（通常为 2cm）保持稳定。

- 临床分型包括：炎症型、毛细血管扩张型、丹毒样型、铠甲型、肿瘤性脱发和带状型。
- 发生于前胸部的炎症型和毛细血管扩张型转移癌类似于丹毒，但患者不出现发热和压痛。
- 毛细血管扩张型转移癌的紫色丘疱疹类似边界清晰的淋巴管瘤，可能伴有瘙痒而且类似于血管炎的表现。
- 铠甲型转移癌临床类似于弥漫性硬皮病，皮肤僵硬紧绷，犹如铠甲样，其早期皮损为散在坚实的丘疹，逐渐融合形成。
- 在结节型转移癌中，前胸部多发的坚实丘疹和结节可出现溃疡。
- 肿瘤性脱发表现为无症状、非炎症性环状脱发，其原因有可能与肿瘤的血行播散有关。
- 乳房 Paget 病表现为边界清晰的红色斑块，上覆鳞屑，临床表现类似于湿疹，但皮损持续存在。绝大部分为单侧分布，但也有双侧发病的报道。

结直肠癌

- 结直肠癌是在男性和女性中第二大常见的皮肤转移恶性肿瘤。
- 皮肤转移常发生在结直肠癌的晚期，此时原发肿瘤的诊断已明确，而且原发的结直肠癌已经发生转移，尤其是肝转移。
- 腹部、会阴及手术切口处最常发生转移。
- 临床上可表现为腹股沟皱褶区的炎性转移癌，或者慢性的皮肤瘘管。

黑色素瘤

- 黑色素瘤是第三大常见的皮肤转移性恶性肿瘤。
- 黑色素瘤通常转移到肝脏、肺脏及脑，但也可以在远处的皮肤部位发生转移。
- 皮肤是黑色素瘤最常见的原发部位，其次是眼部和黏膜。
- 皮肤转移性黑色素瘤通常表现为圆形、灰蓝色丘疹或结节，稀疏成群分布。
- 皮肤转移性黑色素瘤在罕见情况下可以表现为无黑色素，而呈粉红或红色的皮损。
- 有的系统性或转移性皮肤黑色素瘤的原发病灶无法找到（表 17.2）。

肺癌

- 通常情况下，男性肺癌患者多于女性。
- 临床上可表现为局限的簇集性粉红色至紫色的结节，常分布于前胸或腹部。
- 肺癌皮肤转移可以通过血行转移、肺部穿刺活检或之前的手术瘢痕。

肾细胞癌

- 肾细胞癌来源的皮肤转移占 7%。
- 通常见于头颈区域。
- 转移性肾细胞癌可表现为边界清晰的红蓝色结节，表面血管明显。

口腔鳞状细胞癌

- 口腔鳞状细胞癌的皮肤转移通常出现在男性患者中，且发生转移时原发病变通常已经确诊。
- 临床表现为头部、颈部及头皮区域的多发性红粉色结节。
- 有时难以鉴别是原发的皮肤鳞状细胞癌还是转移癌。
- 颈部淋巴结触诊有助于判断原发性肿瘤的来源及分期。

神经母细胞瘤

- 神经母细胞瘤是新生儿最常发生皮肤转移的肿瘤。
- 大约 30% 的先天性神经母细胞瘤患者伴有皮肤及皮下组织的皮肤转移。
- 皮肤临床表现为多发性、可移动的坚实性蓝色皮下结节，挤压后变白，犹如"蓝莓松糕"样外观。
- 神经母细胞瘤还可发生肝、淋巴结和骨髓转移。

表 17.2　男性及女性最常见的皮肤转移性恶性肿瘤起源部位		
起源部位	女性	男性
乳腺癌	69%	2%
结直肠癌	9%	19%
黑色素瘤	5%	13%
肺癌	4%	24%
软组织肉瘤	2%	3%
宫颈癌	2%	3%
胰腺癌	2%	2%
口腔鳞状细胞癌	1%	12%
膀胱癌	1%	2%
卵巢癌	4%	—
前列腺癌	—	1%
涎腺癌	2%	2%
皮肤鳞状细胞癌	—	1%
肾癌	—	6%
甲状腺癌	—	1%
胃癌	—	6%
肝癌	—	1%

淋巴瘤

- 6.5%的淋巴瘤患者会发生皮肤转移。
- 5%的淋巴瘤患者因皮肤病变就诊,且8%的患者以皮肤病变为结外疾病的首发体征。
- 临床表现为表面光滑、紫红色、坚实隆起的结节和斑块,可形成开放性的瘘管和破溃。
- 有时难以鉴别原发性皮肤淋巴瘤与皮肤转移性淋巴瘤。

皮肤白血病

- 皮肤白血病通常早于或与系统性白血病同时确诊。
- 25%~30%的儿童先天性白血病患者可见皮肤损伤,且皮肤损伤可比其他损伤早 4 个月被发现。
- 皮肤白血病可有多种临床表现:红斑、丘疹、瘀斑、紫癜及溃疡。
- 绿色瘤亚型罕见,临床表现为特征性的绿色外观,系由皮损中的髓过氧化物酶造成。
- 髓母细胞瘤可发生于急性髓系白血病患者。
- 单核细胞白血病患者更常出现皮肤黏膜损伤,临床表现包括丘疹、紫红色结节,以及牙龈浸润改变。
- 75%的成人 T 细胞白血病患者出现皮肤受累。

非皮肤表现

- 影像学检查通常可以找到原发性病灶及非皮肤病变的其他潜在转移病灶。

实验室检查

- 皮肤活检可以确诊转移癌,有时还可以明确其起源。
- 当原发性病灶不明确时,行免疫组化检查有助于寻找其起源。
- 新鲜未固定的组织可以用来行特异性免疫组化检查和分子研究。

病程及预后

- 每种恶性肿瘤的预后与其类型、浸润范围及原发肿瘤的治疗方案有关。
- 转移性恶性肿瘤通常预后很差。

讨论

- 一些病例中,切除症状明显或者影响皮肤外形的转移癌,可以显著提高患者的生存质量。

治疗

- 治疗应该针对潜在的原发性恶性肿瘤。

小贴士

- 任何陈旧性或新发瘢痕上的新生结节都应进行活检,若为恶性,应进行治疗或切除。
- 除了散在分布的结节和丘疹,第二大常见的皮肤转移性恶性肿瘤临床表现为炎症伴水肿、红斑、温热感和压痛。这种炎症性改变通常与转移癌的初始改变有所不同,导致诊断延迟。

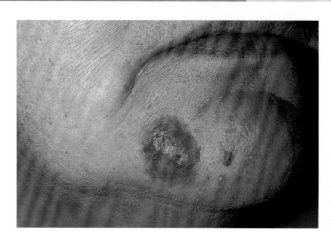

图 17.84　皮肤转移的最常见症状是突然出现散在分布的坚实、无痛性皮色结节,生长迅速,增至一定大小后(通常为 2cm)保持稳定。

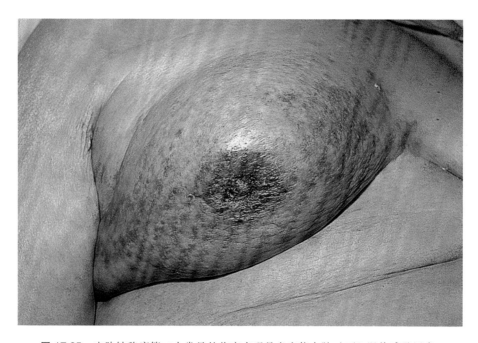

图 17.85　皮肤转移癌第二大常见的临床表现是炎症伴水肿、红斑、温热感及压痛。

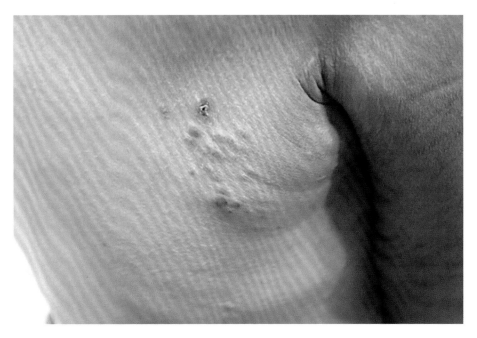

图 17.86　皮肤转移癌。转移性乳腺癌表现为患者皮肤出现群聚性粉红色结节(男性)。

（刘洁　张韡　译　张韡　纪超　审校）

第18章
良性黑色素细胞肿瘤和黑色素瘤

James G. H. Dinulos

获得性黑色素细胞痣

描述

- 获得性黑色素细胞痣是一类由黑色素细胞来源的痣细胞组成的常见的良性皮肤肿瘤。

病史

- 相对于亚洲和非洲人，白人的皮肤更容易生长获得性黑色素细胞痣。
- 青少年时期是获得性黑色素细胞痣数量增长的高峰期，其数量缓慢增加到30岁，之后逐渐减少。
- 基因因素及环境影响，如紫外线照射的增加（自然日光照射和晒黑）决定了获得性黑色素细胞痣的数量。
- 其他因素，如皮肤损伤、免疫抑制、激素水平和服用药物均可能导致获得性黑色素细胞痣数量的增加。
- 硬化性苔藓、大疱性表皮松解症等皮肤病可能与获得性黑色素细胞痣有关。
- 大多数获得性黑色素细胞痣发生在日光照射部位，而亚洲和非洲人的色痣更容易出现在肢端部位（如手掌、足底和指甲）和结膜处。
- 大部分白种成年人会有12~20颗获得性黑色素细胞痣。
- 获得性黑色素细胞痣可能由衣服摩擦或外部创伤引起，但一般它们是无症状的。

皮肤表现

交界痣

- 交界痣是棕色到棕褐色的斑点，在皮肤表皮留下标记。

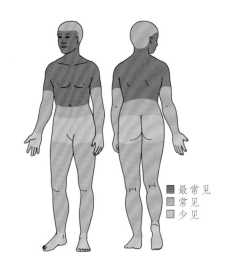

■ 最常见
■ 常见
■ 少见

图 18.1　获得性黑色素细胞痣分布示意图。

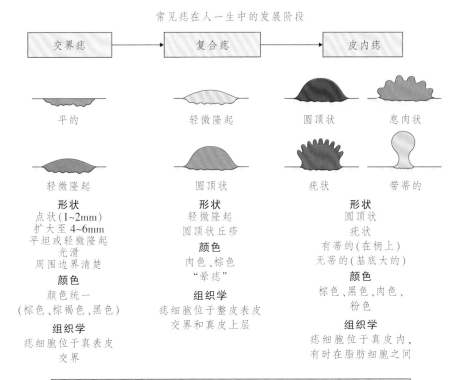

图 18.2　常见色痣在人一生中的发展阶段。

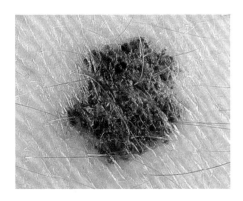

图 18.3　交界痣：扁平、色素沉着过多的颜色统一的斑疹。

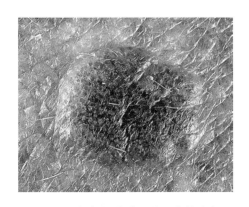

图 18.4　复合痣：色素沉着过多的丘疹。

■ 位于手掌、足底和外生殖器的获得性黑色素细胞痣通常是交界痣。

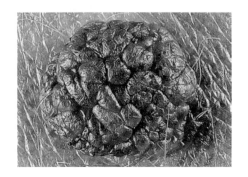

图 18.5 皮内痣:肤色丘疹。

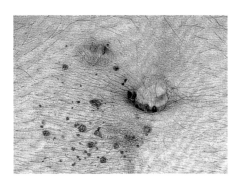

图 18.6 斑痣:淡褐色镶嵌深褐色的斑疹。斑痣很少发展为恶性黑色素瘤，但是由于深色斑点点的分布,很难发现其变化。

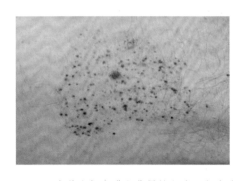

图 18.7 有着牛奶咖啡斑背景的斑痣，包含小的良性色痣。这些皮损多是良性，而且不会改变其外观。

复合痣

■ 复合痣表现为实性褐色丘疹，表面可能呈光滑或乳头瘤状。

皮内痣

■ 皮内痣表现为表面光滑的肤色到棕褐色丘疹。

斑痣

■ 斑痣是星点分布的棕褐色到棕色斑点，有着明确边界，类似于牛奶咖啡斑。在斑痣内可能有棕色丘疹存在。

蓝痣

■ 蓝痣表现为单发性的蓝色到黑色斑疹和丘疹,多位于头颈部。
■ 深色表现是因为色素细胞位于真皮深层。

Spitz 痣 (梭形上皮细胞痣)

■ Spitz 痣是一种粉色到红褐色圆顶状光滑的丘疹。
■ 组织学上,Spitz 痣很难与黑色素瘤相鉴别。
■ Spitz 痣在儿童更常见。

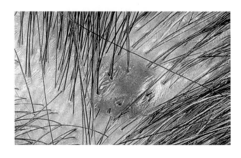

图 18.8 蓝痣:深蓝色皮损,因为色素位于真皮深层。

晕痣

- 获得性色素细胞痣周围有一圈色素脱失斑被称为晕痣。
- 晕圈与黑色素细胞的免疫反应有关。
- 白癜风与晕痣相关联。
- 晕痣多发生于青少年。
- 伍德灯检查有利于评估相关的白癜风。

复发性痣

- 复发性痣是一种色素不规则的斑疹或丘疹，多发生于之前手术切除后的瘢痕之上。
- 复发性痣看起来与黑色素瘤相似。

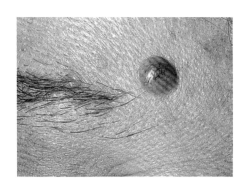

图 18.9　Spitz 痣：是良性的，但是如果颜色不均一或者变大，则需要切除。

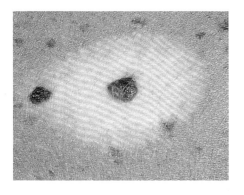

图 18.10　与白癜风相关的晕痣。如果痣有不典型的表现，最好病理活检。

实验室检查

- 对可疑的色素沉着病变应进行皮肤活检。

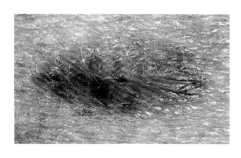

图 18.11　复发性色痣在临床和病理上都很像黑色素瘤。

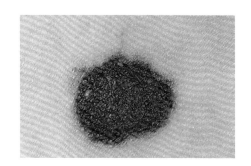

图 18.12　皮肤表面的带有角珠的皮内痣。它黏附在皮肤表面，就像脂溢性角化病。

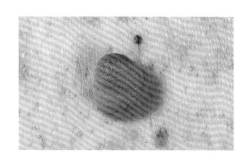

图 18.13　表面光滑的圆顶状丘疹。发生于面部和躯干部的皮内痣多呈此表现。相比于平面深色的皮损，患者常常更担心隆起的皮损。

病程及预后

- 获得性色素细胞痣发生于儿童时期至30岁左右,接下来数年中逐渐缓慢消退。

鉴别诊断

- 不典型色痣(发育不良痣)。
- 黑色素瘤。
- 血管瘤。
- 化脓性肉芽肿。
- 幼年性黄色肉芽肿。

治疗

- 获得性色素细胞痣无须治疗。
- 做好皮肤防晒(防晒霜和防晒衣)预防获得性色素细胞痣的发生。
- 经常摩擦部位的色素痣需要去除,即使还未导致向恶性方向发展。

小贴士

- 在非阳光暴露部位发生的获得性色素细胞痣和30岁之后新发的获得性色素痣应视为可疑。
- 成人的Spitz痣需要密切观察是否转变为黑色素瘤, 因为二者组织病理学非常类似。
- 成人的晕痣应该进行全面皮肤检查,判断是否有可疑的黑色素瘤。
- 成人新发"交界性黑色素细胞痣"需要警惕早期黑色素瘤。

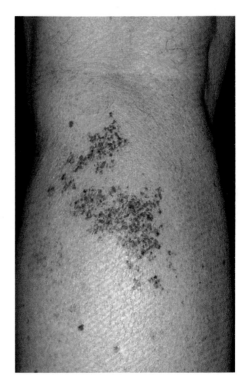

图 18.14　斑点状雀斑样痣常表现为良性无毛发褐色皮损,斑点为深褐色和黑色。

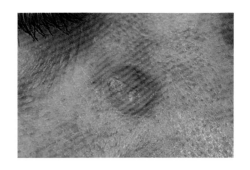

图 18.15　面部皮内痣的常见表现。圆顶状丘疹表面可见毛细管扩张,类似基底细胞癌。这类皮损可以在许多年内保持稳定。

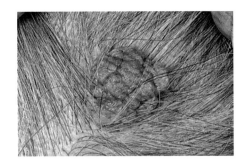

图 18.16　头皮痣的常见表现。无色素，表面分成多个小叶。

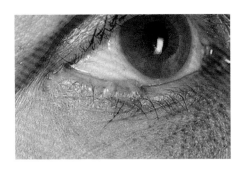

图 18.17　无色素的皮内痣。患者通常认为所有痣都是有颜色的。这个光滑白色丘疹多年来无明显变化。

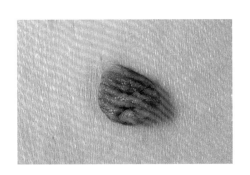

图 18.18　这例皮内痣像一个皱麻布袋。活检显示大量结缔组织而痣细胞很少。

非典型黑色素细胞痣（发育不良痣）

描述

- 非典型黑色素细胞痣是一类有着异常临床和组织病理学表现的良性黑色素细胞痣。

病史

- 约 10% 的美国人有非典型黑色素细胞痣。

- 有多个非典型黑色素细胞痣的患者患黑色素瘤的风险增加，特别是当患者有非典型黑色素细胞痣和黑色素瘤的家族史（此类情况称之为家族性非典型痣和黑色素瘤综合征）。

- 非典型黑色素细胞痣可能在任何年龄出现，并持续存在 60 余年。

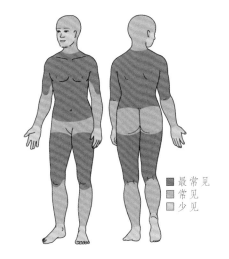

■ 最常见
■ 常见
□ 少见

图 18.19　非典型黑色素细胞痣分布示意图。

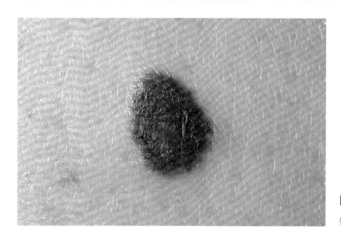

图 18.20 黑色素细胞痣:交界痣,皮损轻微隆起,深色,均一。

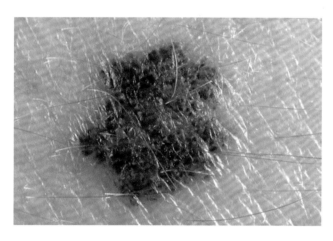

图 18.21 黑色素细胞痣:复合痣,皮损表面可见均一棕黑色点。

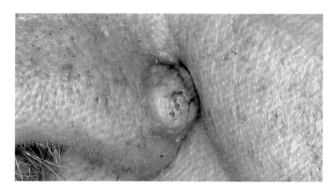

图 18.22 黑色素细胞痣:皮内痣,皮损为肤色,表面可见血管,类似于基底细胞癌。

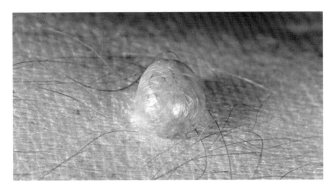

图 18.23　黑色素细胞痣：皮内痣，皮损为圆顶状。

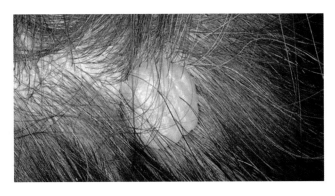

图 18.24　黑色素细胞痣：皮内痣，皮损为肤色圆顶状。

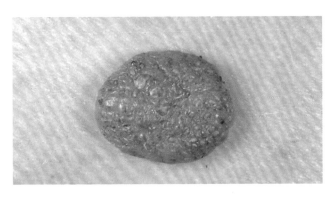

图 18.25　黑色素细胞痣：皮内痣，皮损表面为疣状。

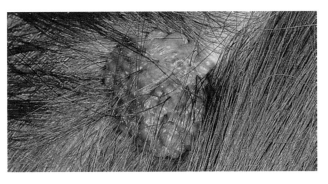

图 18.26　黑色素细胞痣：皮内痣，皮损为息肉状。

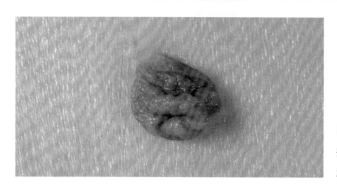

图 18.27 黑色素细胞痣：皮内痣,蒂部连接一柔软、松弛、表面起皱的皮损。

皮肤表现

- 非典型黑色素细胞痣表现为非对称,边界不规则,颜色各异,较大体积(直径 6~15mm)。
- 非典型黑色素细胞痣可出现在皮肤任何一部位,但是在躯干和上肢更常见。
- 家族性非典型痣和黑色素瘤综合征的患者多在非阳光暴露部位出现非典型黑色素细胞痣,如头皮、腹股沟、臀部、生殖器部位、女性乳房、手掌和足底。

非皮肤表现

- 多处非典型黑色素细胞痣可能表明患眼部黑色素瘤风险增加。
- 大量暴发式的出现非典型黑色素细胞痣多出现于有免疫缺陷、慢性髓细胞性白血病和 HIV 患者。

实验室检查

- 非典型黑色素细胞痣的组织病理评估很难,应该由皮肤病理医生来完成。
- 大量暴发式的出现非典型黑色素细胞痣的患者应该检查 HIV 和白血病。

鉴别诊断

- 良性黑色素细胞痣。
- 日光性着色斑。
- 色素型日光性角化。
- 脂溢性角化。
- 色素型基底细胞癌。
- 色素型鳞状细胞癌。

病程及预后

- 单个非典型黑色素细胞痣转变为黑色素瘤的可能性还无法确定。
- 多个非典型黑色素细胞痣是黑色素瘤的独立风险因素。
- 有 5 个以上非典型黑色素细胞痣的患者患黑色素瘤风险增加。
- 如果一位患者有多个非典型黑色素细胞痣,但不属于家族性非典型黑色素细胞痣和黑色素瘤综合征,其患黑色素瘤的风险增加了 32 倍。
- 家族性非典型黑色素细胞痣和黑色素瘤综合征的患者患黑色素瘤的风险增加到 500 倍。

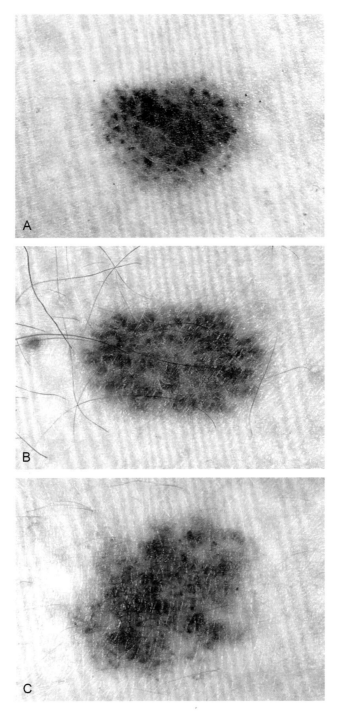

图 18.28 非典型痣。(A)有着均一点状的棕色色素沉着的斑疹。(B)有着复杂图案的棕色色素沉着。(C)临床上很难与黑色素瘤鉴别。(待续)

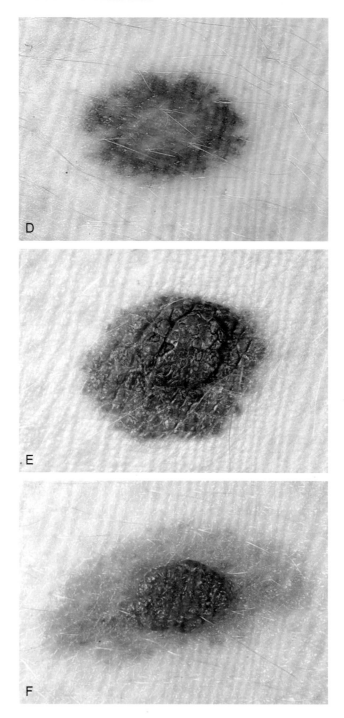

图 18.28(续) (D)均一的褐色同质色素沉着。(E)"煎蛋状皮损"深色均一的色素沉着丘疹。(F)"煎蛋状皮损"深色均一的色素沉着的斑疹和丘疹。

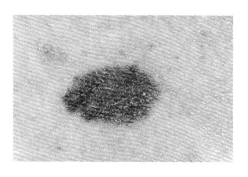

图 18.29　非典型色痣的丘疹和斑疹部分均存在色素变异,与黑色素瘤区分较为困难。

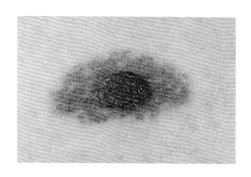

图 18.30　"煎蛋样"外观的非典型色痣:中央颜色深,隆起;周边绕以色素性斑片,色素向外围逐渐变淡。

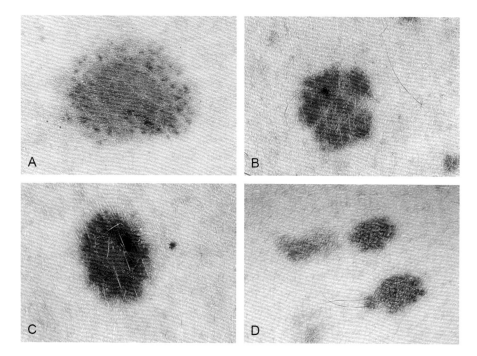

图 18.31　(A~D)这些色痣比普通的色痣更大,包括黄褐色、棕色、粉色、黑色在内的不同颜色混合在一起。边缘不规则且界限欠清晰,色素常向外围逐渐变淡、褪去。皮损表面欠平整,既有斑疹成分又有丘疹成分,一个典型表现就是中央的色素性丘疹被绕以领圈状的色素斑("煎蛋"样皮损)。

治疗

- 非典型黑色素细胞痣的患者应该从青

春期开始就进行常规皮肤检查。
- 非典型黑色素细胞痣应该在完全切除后病理活检。部分切除活检无法进行充分的组织病理学检查。

- 每 3~12 个月要进行一次后续皮肤检查,具体时间根据黑色素瘤的风险来定。家族性非典型黑色素细胞痣和黑色素瘤综合征的患者应每 3 个月体检一次。
- 皮肤检查不能仅限于阳光暴露部位,而应该包括头皮、生殖器和肢端部位。
- 因为有可能患眼部黑色素瘤,还需要基本的眼科检查。
- 一级亲属需要进行基本皮肤检查。
- 拍照对于随访观察黑色素细胞痣的变化非常重要。
- 患者应每月或每个季度进行自我检查。
- 推荐使用防晒霜和防晒衣。

小贴士

- 切除令人担心的非典型黑色素细胞痣并不能降低患黑色素瘤的风险。但仍有患者常常希望切除所有的痣。
- 对于临床令人担心的非典型黑色素细胞痣,密切随访患者并拍照或活检观察其变化。

黑色素瘤

描述

- 黑色素瘤是一种黑色素细胞来源的恶性肿瘤。

病史

- 皮肤是黑色素瘤最常累及的部位。

- 黑色素瘤可发生于黏膜表面、眼、软脑膜。
- 美国每年有超过 76 000 个新发病例,超过 10 000 人死于黑色素瘤。
- 在美国,黑色素瘤的发病率以每年 1.4% 的比例递增。
- 早期发现黑色素瘤可以提高存活率。
- 30% 的黑色素瘤由已存在的色素痣恶变而来,而剩下的 70% 则由新发皮损而来。

皮肤表现

- 黑色素瘤发生在黑色素细胞痣上时,常会在病灶区域出现颜色改变。
- 病灶的颜色改变相对皮损本来的颜色而言,对于黑色素瘤的诊断更具特异性(例如,任何颜色均不能用来诊断黑色素瘤)。
- 灰白色、黑色或深蓝色为真皮深处的黑色素着色所致。
- 粉红或者红色表示有炎症。
- 白色表示消退或者瘢痕形成。

黑色素瘤的主要亚型

- 根据黑色素瘤的临床表现、进展、解剖部位和组织学表现将其分为 4 种主要的临床亚型。

浅表扩散型黑色素瘤

- 最常见的亚型, 占全部黑色素瘤的 70%~80%。
- 大多数在已存在的色素痣基础上发生的黑色素瘤是浅表扩散型黑色素瘤。
- 最常见于白人女性,好发于躯干和四肢。

- 直径>6mm,首先先向周边缓慢扩展数年,然后出现表面结节。

结节型黑色素瘤

- 占所有黑色素瘤的 15%~30%。
- 表现为蓝黑色或粉红色至红色的结节,伴有鳞屑和溃疡。
- 最常累及躯干、头部和颈部。
- 大多数结节型黑色素瘤在几周或几个月的时间内迅速出现。
- 结节型黑色素瘤发生即处于垂直生长阶段,无水平生长阶段。

恶性雀斑样痣黑色素瘤

- 起源于恶性雀斑样痣(原位黑色素瘤)的前驱病变,占所有黑色素瘤的5%~10%。
- 5%的恶性雀斑样痣进展为恶性雀斑样痣黑色素瘤。
- 可在日光损伤皮肤表面缓慢生长数年,最常见于 70~80 岁老年人。
- 皮损呈褐色、边缘不规则,有色素沉着。
- 皮肤镜检查显示毛囊开口处色素沉着(同心圆)。
- 伍德氏灯显示色素沉着超出了环境白光所见的范畴。

肢端雀斑样黑色素瘤

- 占所有黑色素瘤的 5%,是亚洲人和黑

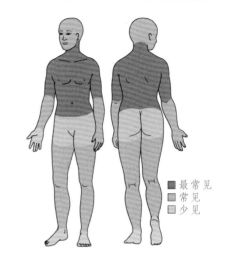

■	最常见
□	常见
□	少见

图 18.32　恶性雀斑样痣黑色素瘤分布示意图。

人最常见的类型。

- 发生于手掌、足底和甲周。
- 表现为缓慢扩大的褐色至黑色斑片,边缘不规则,颜色不均匀。
- 通常多年后才出现进展。

其他亚型

无色素性黑色素瘤

- 无色素性黑色素瘤是对无色素的黑色素瘤的一种描述性术语;任何亚型均可表现为无色素性黑色素瘤。
- 所有黑色素瘤中有 2%为无色素性黑色素瘤。
- 无色素性黑色素瘤可表现为非特异性

表 18.1　识别恶性黑色素瘤的要点		
A	不对称	皮损的一侧与另一侧不一致
B	边缘不规则	锯齿状边缘或边缘有异常"伪足"延伸到周边皮肤
C	颜色不均匀	皮损有不同的颜色和色调
D	直径>6mm	测量皮损的最长径

病变,如类似节肢动物咬伤。

- 黏膜黑色素瘤中至少有 1/3 为无色素性黑色素瘤。

结缔组织增生性黑色素瘤

- 可直接新发,也可在恶性雀斑样痣黑色素瘤、肢端雀斑样黑色素瘤或黏膜黑色素瘤基础上发生。
- 最常发生于日光损伤部位,可表现为肤色、褐色或黑色斑块。

非皮肤表现

- 淋巴结肿大可能提示黑色素瘤的远处扩散。

实验室检查

- 皮肤活检是确诊黑色素瘤的必要条件。
- 对病灶厚度>1mm 的患者需进行前哨淋巴结活检。

鉴别诊断

浅表扩散型黑色素瘤

- 获得性黑色素细胞痣。
- 非典型黑色素细胞痣。

结节型黑色素瘤

- 色素型基底细胞癌。
- 血管角化瘤。
- 血管瘤。
- 创伤痣或软纤维瘤。
- 化脓性肉芽肿。
- 恶性雀斑样痣。
- 播散性色素性光线性角化病。
- 鲍恩病。
- 日光性黑子。

恶性雀斑样痣黑色素瘤

- 雀斑。
- 脂溢性角化病。
- 鳞状细胞癌。

肢端雀斑样痣黑色素瘤

- 脂溢性角化病。
- 日光性黑子。

病程及预后

- 皮损厚度越薄,预后越好。
- 女性患者和年轻患者预后相对较好。
- 四肢黑色素瘤具有比躯干、头部或颈部黑色素瘤相对较好的预后。
- 头皮黑色素瘤较头颈部其他部位的黑色素瘤预后更差。
- 青春期前儿童的结节型黑色素瘤预后优于成人。

治疗

- 黑色素瘤的外科手术治疗:
  - 原位黑色素瘤—切除边缘为 0.5cm;
  - 厚度<1mm—切除边缘为 1cm;
  - 厚度 1.01~2mm—切除边缘为 1~2cm;
  - 厚度>2mm—切除边缘为 2cm。
- 厚度大于 1mm 需要行前哨淋巴结评估来进行可能的分期评估。同时可能需行胸部、腹部或盆腔的计算机断层扫描(CT),头部磁共振成像(MRI)和正电子发射体层成像(PET)检查。
- 对于转移性黑色素瘤,需要干扰素辅助治疗、化疗和免疫治疗。

浅表扩散型黑色素瘤

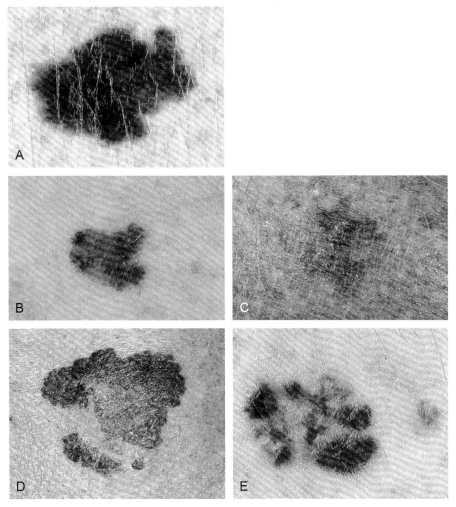

图 18.33 　(A~E)浅表扩散型黑色素瘤。

小贴士

- 需要询问胰腺癌病史，因为部分黑色素瘤患者可能有癌症综合征。

- 每 3 个月密切随访一次，尤其对多发黑色素瘤患者。
- 青春期前儿童的黑色素瘤通常是无色素性的,类似化脓性肉芽肿。

结节型黑色素瘤

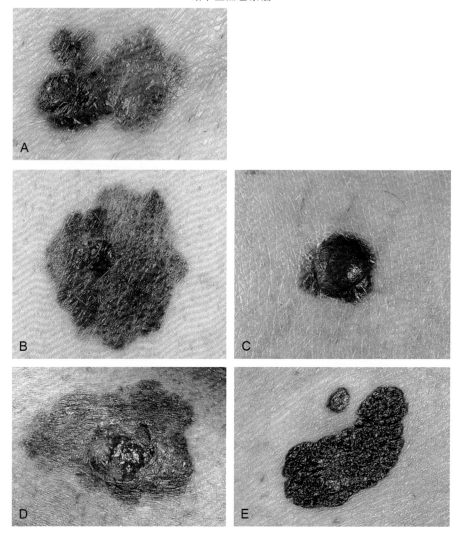

图 18.34 (A~E)结节型黑色素瘤。

恶性雀斑样痣和恶性雀斑样痣黑色素瘤

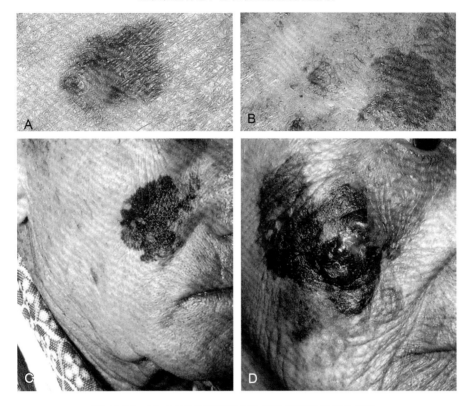

图 18.35　(A~D)恶性雀斑样痣和恶性雀斑样痣黑色素瘤。

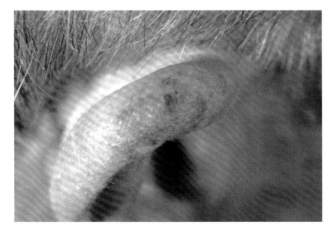

图 18.36　耳郭均匀的褐色斑片,多年后出现局部灰色和红色异常。手术切除后证实为恶性雀斑样痣。

分期	疾病特征	5 年生存率(%)	10 年生存率(%)
ⅠA	厚度<1.0mm,Clark Ⅱ/Ⅲ,不伴溃疡	97	95
ⅠB	厚度<1.0mm,Clark Ⅳ/Ⅴ,伴溃疡	92	86
	厚度 1.01~2.0mm,不伴溃疡		
ⅡA	厚度 1.01~2.0mm,伴溃疡	81	67
	厚度 2.01~4.0mm,不伴溃疡		
ⅡB	厚度 2.01~4.0mm,伴溃疡	70	57
	厚度>4.0mm,不伴溃疡		
ⅡC	厚度>4.0mm,伴溃疡	53	40
ⅢA	任何厚度,无溃疡,伴 1~3 个淋巴结微转移	78	68
ⅢB	任何厚度,有溃疡,伴 1~3 个淋巴结微转移	59	43
	任何厚度,无溃疡,伴 1~3 个淋巴结宏转移		
	任何厚度,有溃疡,伴移行灶或卫星灶,却不伴受累区域淋巴结		
ⅢC	任何厚度,有溃疡,伴 1~3 个淋巴结宏转移	40	24
	任何厚度,4 个或以上区域淋巴结的受累,或粘连不清的淋巴结,或移行灶或卫星灶,同时有区域淋巴结受累		
Ⅳ	有远处转移,而不论肿瘤厚度与区域淋巴结如何	15~20	10~15

表 18.2 生存率

肢端雀斑样痣黑色素瘤

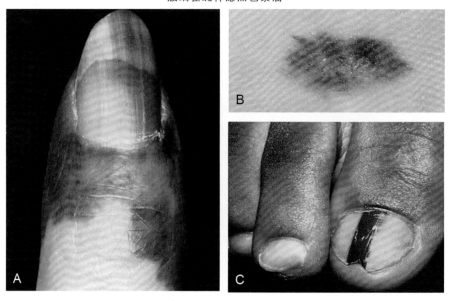

图 18.37 （A~C)肢端雀斑样黑色素瘤。

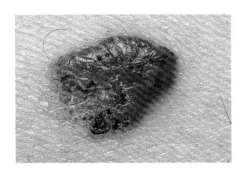

图 18.38　黑色素瘤模拟者:脂溢性角化症,深黑色,表面光滑,肿块内有角珠嵌入。

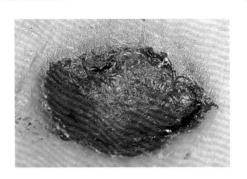

图 18.41　黑色素瘤模拟者:炎症性脂溢性角化症,表面结痂,边缘红色。

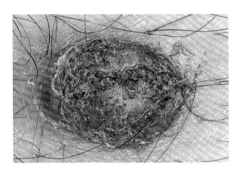

图 18.39　黑色素瘤模拟者:炎症性脂溢性角化症,表面结痂,边缘红色。

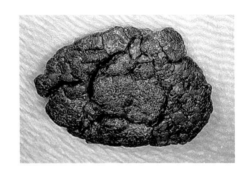

图 18.42　黑色素瘤模拟者:脂溢性角化症,深黑色,表面粗糙。

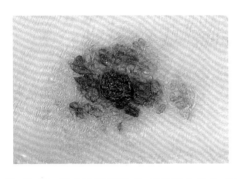

图 18.40　黑色素瘤模拟者:脂溢性角化症,表面粗糙,边缘不规则。

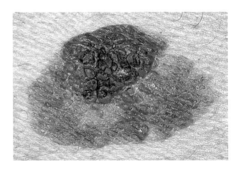

图 18.43　黑色素瘤模拟者:脂溢性角化症,表面粗糙,边界不对称。

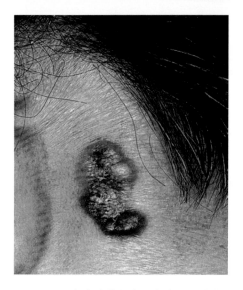

图 18.44　黑色素瘤模拟者：色素型基底细胞癌，表面分叶，边缘不规则。

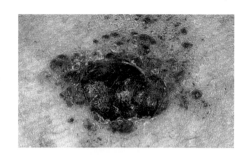

图 18.47　黑色素瘤模拟者:血管瘤,颜色和大小不一。这种复杂的皮损与结节型黑色素瘤类似。

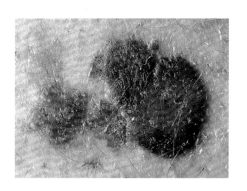

图 18.45　黑色素瘤模拟者：脂溢性角化症,表面光滑,色素不均匀,边缘不规则。

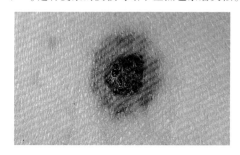

图 18.48　黑色素瘤模拟者:血管瘤,部分血管梗死后出现奇异的表面模式。黑色表面的丘疹与结节型黑色素瘤相似。

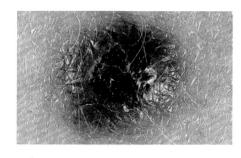

图 18.49　蓝痣。若近期突然出现的蓝痣,需切除活检。

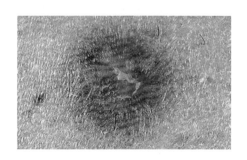

图 18.46　黑色素瘤模拟者:皮肤纤维瘤,褐色边缘,不规则,中央清晰。

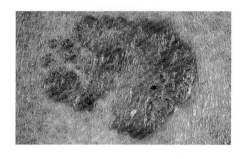

图 18.50　色素型基底细胞癌,部分区域消退。

先天性黑色素细胞痣

描述

- 先天性黑色素细胞痣是指出生时就存在的黑色素细胞痣。

病史

- 先天性黑色素细胞痣发生在 1% 的婴儿当中。
- 先天性黑色素细胞痣为散发，非遗传性的。
- 根据直径大小可分为：直径<1.5cm 称为小型先天性色素痣，1.5~20cm 为中型先天性色素痣；>20cm 称为巨大型先天性色素痣。诊断根据最终成人痣大小调整。

皮肤表现

- 先天性黑色素细胞痣通常为黑褐色丘疹和斑块，表面呈不规则疣状突起，大多数有终毛生长。
- 较小的先天性黑色素细胞痣与巨大型先天性色素痣相伴发，被称为"卫星痣"，不会恶变。
- 巨大型先天性黑色素细胞痣表面出现的黑色增生性结节，可模拟黑色素瘤。

非皮肤表现

- 巨大型先天性黑色素细胞痣可伴发神经皮肤黑变病，其症状包括癫痫、脑神经麻痹、感觉运动障碍、肠和膀胱功能障碍以及发育迟缓。

- 先天性黑色素细胞痣可发展为非黑色素细胞性肿瘤，如横纹肌肉瘤和脂肪肉瘤。

实验室检查

- 有神经皮肤黑变病风险的婴儿需要做 MRI 检查。
- 怀疑黑色素瘤的结节需行皮肤活检。因增生性结节可模拟黑色素瘤，需咨询皮肤病理医生。

病程及预后

- 先天性黑色素细胞痣越大，患恶性黑色素瘤的风险也就越大。
- 多发卫星痣增加了患黑色素瘤的风险。
- 患黑色素瘤的最大风险为婴儿期躯干部位直径>40cm 的先天性巨痣，同时有多发卫星痣。
- 背部中线的巨大型先天性黑色素细胞痣有增加大脑受累的风险(例如，神经皮肤黑变病)。
- NRAS 基因的合子后突变与多发先天性黑色素细胞痣和神经皮肤黑变病有关。

治疗

- 小型先天性黑色素细胞痣的随访可以与获得性黑色素细胞痣一致。
- 中型先天性黑色素细胞痣位于难以追踪的部位如背部或头皮，或外观不典型(如，不对称、颜色不均匀、边界不规则)，则应该在青春期前手术切除。
- 如果技术上可行，应在婴儿期去除巨大型先天性黑色素细胞痣。神经皮肤黑变病应行 MRI 检查。如果有中枢神

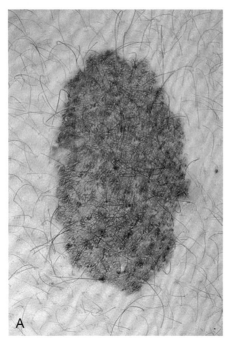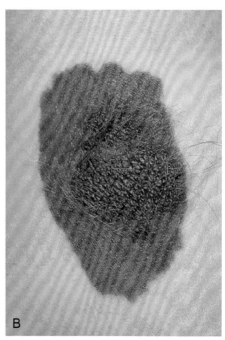

图 18.51 (A,B)左图示先天性色素痣表面特征均一,颜色浅,不易变为黑色素瘤。右图所示,较深的色素或颜色不均匀,可考虑手术切除。

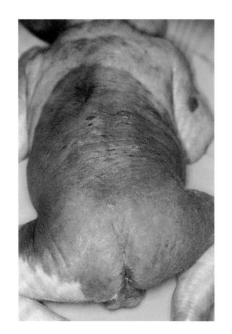

图 18.52 巨大型先天性色素痣。该婴儿有患黑色素瘤风险,应转诊至多学科诊所治疗。

经系统受累,则无须多次手术。患者应转诊给处理复杂黑色素细胞病变有经验的临床医生。

■ 头皮黑色素细胞痣最好在婴儿期头皮柔韧时去除,因其头皮更易闭合。

黑色素瘤分期

■ 最常用于黑色素瘤分期的系统是美国癌症联合委员会(AJCC)的 TNM 分期系统。需经过一些测试和流程来分配 T、N、M 以及分期。TNM 系统用来分期,需包含三个关键信息:

• T 代表肿瘤(大小和在皮肤内扩散的距离)。根据肿瘤的厚度,依次用数字表示为 T0~T4。同时，如果无溃疡，被指定为小写字母"a"；有溃疡，被指定为小写字母"b"；

- N 代表扩散到附近淋巴结。根据黑色素瘤细胞是否扩散到淋巴结或者在连接淋巴结的淋巴管中被发现，依次用数字表示为 N0~N3。同时也被指定小写字母，"a"代表黑色素瘤细胞只能用显微镜观察到；"b"代表黑色素瘤细胞可被肉眼看到。"c"代表附近皮肤有非常小的黑色素瘤病灶或者肿瘤周围的皮肤淋巴管中有黑色素瘤（而不是在淋巴结）；

- M 根据黑色素瘤是否转移到远处器官而确定。

▫ 黑色素瘤实际有两种分期方法：

- 临床分期是根据体格检查、活检和其他影像学检查而确定；

- 病理分期除根据这些信息以外，同时加上淋巴结或其他器官活检中发现的信息。因此，临床分期（淋巴结活检之前确定）实际上可能低于病理分期（淋巴结活检之后确定）。

▫ T 分类根据皮肤活检中黑色素瘤的厚度来确定。这是决定患者预后的重要部分。

▫ Breslow 厚度就是显微镜下测量的黑色素瘤厚度，单位为毫米。

▫ Clark 分级描述的是黑色素瘤侵入皮肤的深度：

- 肿瘤局限在表皮层（Clark Ⅰ级）；

- 肿瘤已开始侵入真皮上部（Clark Ⅱ级）；

- 肿瘤已侵入大部分真皮上部（Clark Ⅲ级）；

- 肿瘤已达真皮下部（Clark Ⅳ级）。

- 肿瘤已侵犯皮下组织（Clark Ⅴ级）。

▫ 一般认为，Breslow 厚度比 Clark 分级对于患者的预后更有意义。厚度测量比 Clark 分级更容易，且不太依赖病理学家的判断。但有时 Clark 水平表明，黑色素瘤比医生们测量的 Breslow 厚度要严重得多。Clark 水平用于较薄的黑色素瘤的分期（T1；见后文）。

▫ 利用这些系统，T 分期的可能价值在于：

- TX：原发肿瘤厚度无法评估；

- T0：无原发肿瘤证据；

- Tis：原位黑色素瘤（Clark Ⅰ级，肿瘤局限在表皮）；

- T1a：Breslow 厚度≤1.0mm，无溃疡（Clark Ⅱ级或Ⅲ级）；

- T1b：Breslow 厚度≤1.0mm，（Clark Ⅳ级或Ⅴ级）或有溃疡；

- T2a：Breslow 厚度 1.01~2.0mm，无溃疡；

- T2b：Breslow 厚度 1.01~2.0mm，有溃疡；

- T3a：Breslow 厚度 2.01~4.0mm，无溃疡；

- T3b：Breslow 厚度 2.01~4.0mm，有溃疡；

- T4a：Breslow 厚度>4.0mm，无溃疡；

- T4b：Breslow 厚度>4.0mm，有溃疡。

N 分类

▫ N 分类的可能价值取决于是否进行了前哨淋巴结活检。

▫ 淋巴结的临床分期在此列出，该分期

与前哨淋巴结活检无关:

- NX:附近(区域)淋巴结无法评估;
- N0:未扩散至附近淋巴结;
- N1:1 个附近淋巴结受累;
- N2:2 个或 3 个附近淋巴结受累,或扩散至附近皮肤或附近淋巴结区域(未达到淋巴结);
- N3:4 个或更多淋巴结受累,或粘连成团的淋巴结受累,或扩散至附近皮肤或附近淋巴结区域并侵入淋巴。

淋巴结活检后,可明确病理分期。任意淋巴结受累可细分如下:

- 任何 Na(N1a、N2a 等)表示淋巴结内的黑色素瘤仅显微镜可见;
- 任何 Nb(N1b、N2b 等)意味着淋巴结内有肉眼可见的黑色素瘤;
- N2c 意味着黑色素瘤扩散至附近皮肤非常小的区域(卫星肿瘤),或者已扩散至肿瘤周围的皮肤淋巴管,但未侵入淋巴结。

M 分类

M 分类的价值在于:

- MX:远处转移是否存在无法评价;
- M0:无远处转移;
- M1a:远处转移至皮肤或皮下组织(皮肤下方)或非区域淋巴结;
- M1b:远处转移至肺;
- M1c:远处转移至其他器官;

分期

0 期

Tis,N0,M0:原位黑色素瘤,意味着累及表皮,但未侵入真皮。这也称为 Clark Ⅰ级。

ⅠA 期

T1a,N0,M0:黑色素瘤厚度<1.0mm 和 Clark Ⅱ级或Ⅲ级。不伴溃疡,表现为局限于皮肤的转移,无淋巴结或远处器官的转移。

ⅠB 期

T1b 或 T2a,N0,M0:黑色素瘤厚度<1.0mm,伴溃疡,或 Clark Ⅳ级或Ⅴ级,或厚度 1.01~2.0mm,不伴溃疡。表现为局限于皮肤的转移,无淋巴结或远处器官的转移。

ⅡA 期

T2b 或 T3a,N0,M0:黑色素瘤厚度 1.01~2.0mm,伴溃疡,或厚度 2.01~4.0mm,不伴溃疡。表现为局限于皮肤的转移,无淋巴结或远处器官的转移。

ⅡB 期

T3b 或 T4a,N0,M0:黑色素瘤厚度 2.01~4.0mm,伴溃疡,或厚度>4.0mm,不伴溃疡。表现为局限于皮肤的转移,无淋巴结或远处器官的转移。

ⅡC 期

T4b,N0,M0:黑色素瘤厚度>4.0mm,伴溃疡。表现为局限于皮肤的转移,无淋巴结或远处器官的转移。

ⅢA 期

T1a~T4a,N1a 或 N2a,M0:不伴溃疡。1~3 个区域淋巴结受累,但淋巴结无肿大,黑色素瘤转移仅显微镜下可见。

无远处转移。黑色素瘤厚度不是分期的要素,尽管Ⅲ期黑色素瘤通常较厚。

ⅢB 期

- T1b~T4b,N1a 或 N2a,M0:伴溃疡。1~3 个区域淋巴结受累,但淋巴结无肿大,黑色素瘤转移仅显微镜下可见。无远处转移。
- T1a~T4a,N1b 或 N2b,M0:不伴溃疡。1~3 个区域淋巴结受累,并有黑色素瘤所致的淋巴结肿大。无远处转移。
- T1a/b~T4a/b,N2c,M0:伴或不伴溃疡,肿瘤扩散至周边皮肤的小区域或原发肿瘤周边的淋巴管,但淋巴结内无肿瘤转移。无远处转移。

ⅢC 期

- T1b~T4b,N1b 或 N2b,M0:伴溃疡,1~3 个区域淋巴结受累,并有黑色素瘤所致的淋巴结肿大。无远处转移。
- 任何 T,N3,M0:伴或不伴溃疡,4 个或更多区域淋巴结受累或粘连成团的区域淋巴结受累,或扩散至附近皮肤或原发肿瘤周边的淋巴管,伴区域淋巴结受累。有黑色素瘤所致的淋巴结肿大,无远处转移。

Ⅳ 期

- 任何 T,任何 N,M1:扩散至原发皮损和区域淋巴结外的远处器官,如肺、肝或脑,或皮肤远处转移或淋巴结远处转移。尽管不考虑淋巴结的状态和皮损厚度,但通常该分期的黑色素瘤较厚,也扩散至淋巴结。

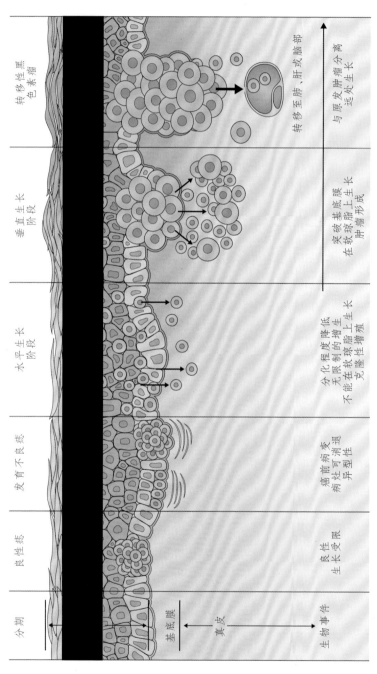

图 18.53 从痣的形成到随后的发育异常、增生、侵袭、转移这一过程中的黑色素细胞增殖。

（栗娟 译　付思祺 审校）

第 19 章

血管瘤和畸形

James G. H. Dinulos

婴幼儿血管瘤

描述

- 婴幼儿血管瘤是指 1 岁以内出现的红色、紫色或蓝色的良性肿瘤；它们由增殖的血管内皮样细胞构成。
- 草莓状血管瘤和海绵状血管瘤等术语应该被舍弃，因为它们被用来描述血管增生和血管畸形。

病史

- 婴幼儿血管瘤是婴儿时期最常见的血管肿瘤，在人群中的发病率为 4%~5%。
- 婴幼儿血管瘤类型可分为浅表、深在、混合（浅表和深部）、局限（局灶性）或节段型（涉及一个或多个胚胎阶段）。
- 30% 的婴幼儿血管瘤在出生时就很明显，大部分是在出生后 3 周内被发现。较深层的病变可能会在更久之后才被发现，但通常是在出生后的第一个月时。
- 它们在女婴和早产儿中发生频率较

高，并且多在头部和颈部发病。

皮肤表现

- 发病和生长的速度以及在皮肤中的深度，决定了它们何时会明显地表露出来。
- 新出现的婴幼儿血管瘤（早期）可能表现为扁平状和浅白色，伴有少量扩张的毛细血管和较大扩张的血管。
- 在生长阶段，表现为亮红色（浅）或蓝色（深），感觉其坚实而有弹性。较深病变的表面颜色可能非常淡。

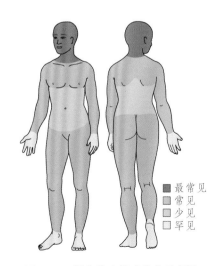

■ 最常见
□ 常见
□ 少见
□ 罕见

图 19.1 婴幼儿血管瘤分布示意图。

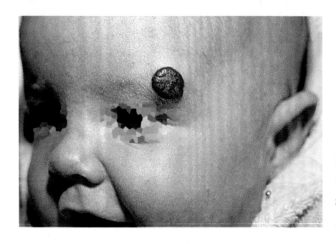

图 19.2 婴幼儿血管瘤。大多数血管瘤都是小而无害的胎记，会增长 8~18 个月，然后在之后的 5~8 个月内缓慢消退。

- 随着婴幼儿血管瘤渐渐消失，开始变成灰白色并软化。
- 一小部分婴幼儿血管瘤会出现溃疡和出血。溃疡会导致疼痛并且可能造成感染。
- 婴幼儿血管瘤会出现在任何的解剖学部位，包括口腔和生殖器黏膜。
- 大多数幼儿只有一种病变；而 15%~20%的患儿会患有多种血管瘤。
- 多发性皮肤血管瘤可能与内脏血管瘤（扩散性婴幼儿血管瘤病）有关；然而，新生儿可以在没有累及皮肤的情况下于内脏出现血管瘤。

非皮肤表现

- 眼睛、耳朵和嘴巴附近的婴幼儿血管瘤将对这些器官的功能产生影响。
- 位于下颌骨附近或上方的婴幼儿血管瘤（"胡须"周边）可能与声门血管瘤有关。
- 位于面中部的婴幼儿血管瘤可能是因为颅底或脊椎异常。

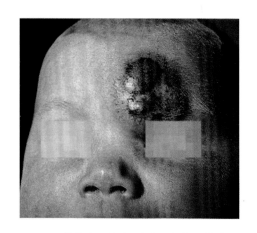

图 19.3 婴幼儿血管瘤，浅表和深部血管瘤。重要的身体结构可能被压缩，快速生长的区域可能发生溃烂。

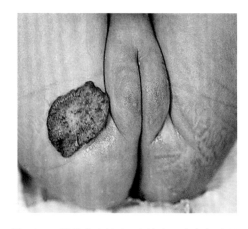

图 19.4 婴幼儿血管瘤。血管瘤正在自行消退。

- 在面部的大型节段性婴幼儿血管瘤可能与其他器官的畸变有关（PHACE 综合征是由后颅窝畸形、血管瘤、动脉异常、主动脉缩窄和心脏缺陷、眼睛异常及胸骨缺损组成的一个症候群）。
- 大的会阴血管瘤可能与泌尿生殖道的潜在畸变有关。

实验室检查和病理学

- 婴幼儿血管瘤的诊断通常不需要皮肤活检。
- 皮肤活检可以帮助治疗严重的病变。
- 在微观意义上来讲，增殖性病变表现为大量饱满的内皮细胞和周细胞形成带有红细胞的小腔；恢复性病变表现为结缔组织基质中的扁平内皮细胞。
- 婴幼儿血管瘤表达葡糖转运蛋白–1，被认为是婴幼儿血管瘤的特异性标志物。
- 应该对患有腰中线和节段性面部血管瘤的婴儿进行影像学研究（超声或 MRI），因为它们可能分别与脊髓栓系和 Dandy-Walker 畸形有关。对大会阴血管瘤患者应进行骨盆的磁共振成像检测。
- 患有多种血管瘤和内脏损伤的体征（如肝脾大、苍白、心跳过速）的婴儿应该完整计算血细胞的数目，包括血小板，以及行腹部超声和（或）CT 扫描。

鉴别诊断

- 血管增生（化脓性肉芽肿和樱桃状血管瘤）。
- 罕见的婴幼儿肿瘤（纤维肉瘤、簇状血管瘤）。
- 血管畸形。
- 某些类型的先天性血管瘤不会被葡糖转运蛋白–1 染色。

病程及预后

- 婴幼儿血管瘤会经历增殖、静止和退化阶段。
- 婴幼儿血管瘤增殖的最快速度是在 5.5~7.5 周龄。
- 80% 的婴幼儿血管瘤在 3 个月大时增殖达到最大值。
- 大多数婴幼儿型血管瘤在 9 个月后结束增殖期。
- 深部、混合性和节段性血管瘤的增殖期可能延长。
- 深部血管瘤与浅部血管瘤比较，容易出现生长延迟，并可能比浅部血管瘤增殖的时间多 1 个月。
- 消退结束平均约在 3 岁。
- 6 岁时没有出现消退迹象的病变不太可能完全消退。
- 病变中发生溃疡的比例在 15%~25%，并出现反复出血和疼痛。
- 可能发生浅表感染，但很少成为严重的情况。
- 消退后，表面的皮肤可能看起来是正常的，但在某些情况下，存在一定程度的萎缩或残留的纤维化。

治疗

- 应密切关注婴儿期发生的大多数血管瘤，确保他们遵循一个良性的病程并消除父母的疑虑（"态度积极的不干预"）。

■ 婴幼儿血管瘤如果危及生命,或者可能危及人体生存功能或有可能造成永久性容貌缺陷(鼻尖血管瘤),应积极治疗,尽可能避免留下瘢痕。

■ 对于溃疡,应结合使用措施局部去除坏死组织、保持伤口湿润并防止感染。

■ 应用温和的肥皂和软布轻轻擦拭伤口。

■ 应涂抹一层薄薄的局部抗生素,如莫匹罗星 2%软膏(百多邦),甲硝唑凝胶(柔洁凝胶)或杆菌肽软膏。

■ 伤口应覆盖一层透气的屏障敷料,如聚氨酯薄膜敷料、Tegadern（译者注：3M 公司生产的抗菌透明敷料）和 OpSite 液体胶布。

■ 屏障乳膏,如 20%氧化锌软膏、Destin 护臀霜和 A&D 软膏,如可用于会阴和其他不适合局部敷料的部位。

■ 脉冲染料激光已成功用于溃疡,但有一小部分溃疡实际上可能恶化。

■ 普萘洛尔每天 2~3mg/kg 可用于治疗

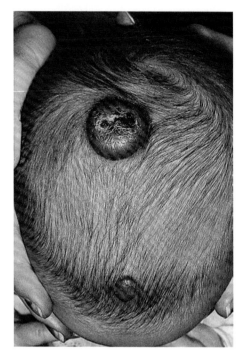

图 19.6 婴幼儿血管瘤。该病变正在迅速增长,表面溃烂并结痂。

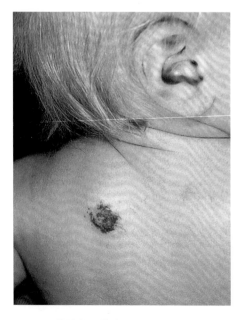

图 19.5 婴幼儿血管瘤。更深层的病变是皮肤色、红色或蓝色肿块,还不能清晰定义。

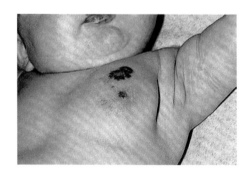

图 19.7 婴幼儿血管瘤。一种非常大且深的血管瘤,危及乳房。这种血管瘤应口服普萘洛尔治疗,以确保乳房的正常发育。

复杂的血管瘤。

- 其他的医学治疗方法包括口服、内服和外用皮质类固醇和外用噻吗洛尔。

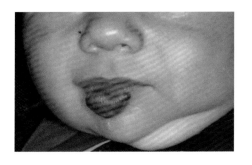

图 19.8 婴幼儿血管瘤。婴幼儿血管瘤干扰人体功能，如视觉、听觉、呼吸或进食，应该进行治疗。本例患者治疗方式为口服普萘洛尔。

- 栓塞、手术切除和放射治疗有时可用于复杂的血管瘤。

何时应该求助

- 治疗复杂的病变应与专家协商。一些中心拥有由皮肤科医生、儿外科医生、肿瘤科医生和专门从事血管瘤治疗的放射科医师组成的多种学科诊所。

经验

- 影像文件有助于跟踪婴幼儿血管瘤的治疗过程，并消除父母的疑虑。
- 血管瘤早期转诊至专科医生对所有复杂的婴幼儿血管瘤都至关重要。

血管畸形

描述

- 血管畸形是由于细胞发育异常和形态发生异常引起的血管和淋巴管畸形。与血管瘤不同，它们的内皮细胞存在正常的代谢。

病史

- 通过分析，皮肤血管畸形在出生时就存在，但它们可能几个月，有时几年都不会变得明显。
- 血管畸形按血管类型[毛细血管、静脉、动脉、淋巴、混合(普通)和动静脉]和血流特征(慢流和快流)分类。
- 大多数的血管畸形与患者成比例地生长。

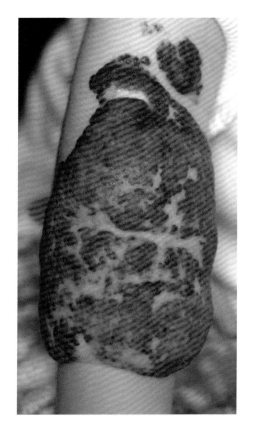

图 19.9 血管瘤。手臂上的这种大血管瘤在血管瘤中间出现了正常皮肤，这是消退的标志。

- 大多数血管畸形是偶发性的，不是遗传性的。静脉畸形可遗传，如多发肾小管静脉畸形和蓝色橡皮疱样痣综合征（均为常染色体显性遗传）。

皮肤表现

毛细血管畸形（慢流）

- 黄斑染色通常发生在眼睑（"天使之吻"）、前额和颈部区域（"毛细血管扩张斑"）上。这些着色往往在童年早期消退；然而，颈部的色渍通常延续到成年期。
- 毛细血管畸形可能更为坚实，并且涉及由三叉神经（V1~V3）支配的一处或多处皮肤区段。

静脉畸形（慢流）

- 静脉畸形通常呈现蓝色和海绵状并且倾向于随着瓦尔萨尔瓦动作扩大，并且可能非常痛苦。
- 静脉炎（小钙化结节）通常会形成并触之为硬结节。

淋巴管畸形（慢流）

- 淋巴畸形由小经脉（微囊）或大经脉组成可呈局限性或弥漫性。
- 淋巴管瘤是一种微囊性淋巴管畸形，由小的（1~5mm）、离散的、透明的、带血的微小丘疹组成，看起来如同水疱（"蛙卵"）。
- 囊性湿疣是一种大囊性（大淋巴管）淋巴管畸形，常见于颈面部。

动脉畸形（快速流动）

- 动脉畸形（动脉瘤、狭窄、动静脉畸形）

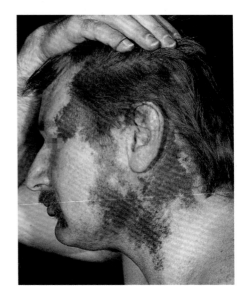

图 19.10 毛细血管畸形在出生时表现为扁平、不规则、红色到紫色斑块。随后，它们可能会形成丘疹，如鹅卵石表面。

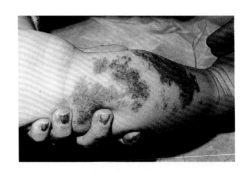

图 19.11 毛细血管畸形覆盖下肢体的大部分。

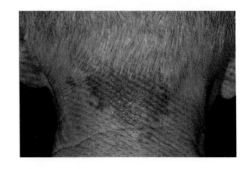

图 19.12 毛细血管畸形。这些常见的毛细血管畸形持续一生，被称为毛细血管扩张斑。患者可能会患上湿疹。

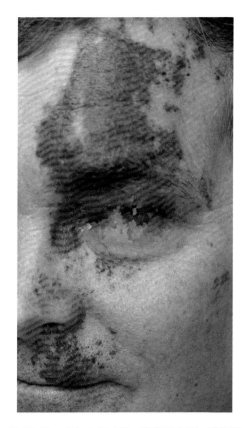

图 19.13　毛细血管畸形。葡萄酒色斑。葡萄酒色斑随着年龄的增长而发展为结节和丘疹。

会引起细微的皮肤体征(粉红色斑点)，或可引起巨大的皮肤肿胀、溃疡和坏死。

- 动静脉畸形有可能许多年不发作，仅在青春期通过血液分流造成残疾。
- 静动脉畸形最常见于头部和颈部。

非皮肤表现

- 10%的婴儿面部毛细血管畸形，特别是危及三叉神经 V1(前额和上眼睑)、下眼睑和中枢神经系统；这三个症状被称为斯德奇-韦伯综合征。
- 斯德奇-韦伯综合征是由 GNAQ 基因中的激活突变引起的，该突变通过

RAS 效应途径加快细胞增殖并抑制细胞凋亡。

- 在斯德奇-韦伯综合征中，患者会发展为青光眼(30%~70%比例)、癫痫发作(70%~80%比例)以及下方面部骨骼过度生长。
- 巨大的颈面部淋巴畸形会引起气管损伤。
- 静动脉畸形可能因分流而引起心脏衰竭；头颈部动静脉畸形可引起癫痫发作和局部神经功能缺损。

实验室检查病理学

- 涉及前额的、具有较大面部毛细血管畸形的、神经正常的婴儿应该进行头部 MRI 检测。
- 皮肤活检有助于检测难以表征的病变，并且会显示相应畸形的结构和细胞类型。

鉴别诊断

- 短期黄斑染色。
- 深度婴幼儿血管瘤。
- 贫血痣。

病程及预后

- 毛细血管畸形会随着年龄的增长而变暗并形成鹅卵石状的外观。
- 普遍的静脉和动脉畸形可殃及更深的人体结构，如肌肉，也可能引起局部或扩散性凝血功能障碍。
- 血管畸形可能导致下肢骨骼和软组织结构改变，导致功能障碍。
- 淋巴管畸形可能因疼痛、肿胀、病变处

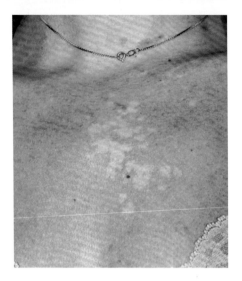

图 19.14 贫血性痣是一种罕见的先天性病变，多见于女性胸部或背部。病灶通常由边缘清晰的白色斑点和不规则的边缘组成，通常被主要病灶边界以外的小的白色斑点包围。参见鉴别诊断。

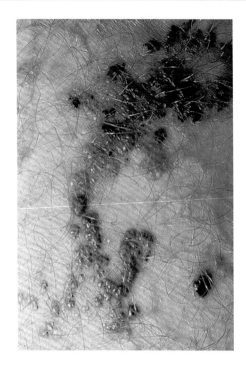

图 19.15 环状淋巴管瘤。这些恶性畸形由暗红色或棕色基部上的分组半透明或出血性囊泡组成，它们的外表被比作一团青蛙卵（"蛙卵"）。

内出血和感染而变得复杂。

治疗

- 累及前额和侧颈部的毛细血管畸形通常对脉冲染料激光反应良好，而面部中央、三叉神经 V2 和肢体病变则较难治疗。
- 与静脉畸形相关的凝血功能障碍已经用弹力长筒袜、阿司匹林、低分子量肝素以及水疗、按摩等物理疗法治疗。
- 激光手术和手术切除可单独使用或组合使用栓塞和硬化来治疗复杂的血管畸形。

何时求助

- 患有面部大型毛细血管畸形的婴儿应

由皮肤科医生、眼科医生和神经科医生联合进行诊断。

- 治疗应由多学科背景的、有丰富血管畸形经验的医生进行。

儿童注意事项

- 早期的婴儿血管瘤与血管畸形在出生时外观相似。
- 血管畸形可在青春期变得更加明显。

樱桃血管瘤

描述

- 樱桃血管瘤是一种独特的良性血管瘤,几乎在>30 岁的人群中都有发现。

病史

- 病变在成年后逐渐出现,无症状。

皮肤表现

- 病变是散状的大约 0.5~5.0mm, 光滑, 圆顶状至息肉状丘疹。
- 早期较小的病变为樱桃红色, 较深的较大病变为栗色。
- 它们大多发生在躯干上, 但也可以在头部、颈部和四肢上出现。
- 病灶的数量可以从几个到几百个。

非皮肤表现

- 多发性樱桃血管瘤与接触溴、芥子毒气以及 2-丁氧基乙醇的乙二醇醚溶剂有关。
- 这种病变的突然出现可能会存在隐匿性恶性肿瘤, 特别是能够产生激素的小肿瘤(位于胰腺、小肠和呼吸系统中)。

实验室检查和病理学

- 很少需要皮肤活检, 但乳头真皮内有明显的、良性扩张的毛细血管增生和毛细血管后小静脉。
- 较大的病变表现为表面表皮变平, 周围有一层褶皱上皮覆盖。

鉴别诊断

- 毛细血管扩张。
- 黑色素瘤。
- 化脓性肉芽肿瘤。
- 杆菌性血管瘤病。

病程及预后

- 未受干扰的樱桃血管瘤可以无限期持续存在。
- 浅表创伤可能会导致出血。

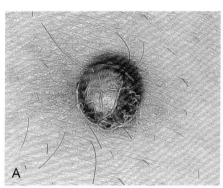 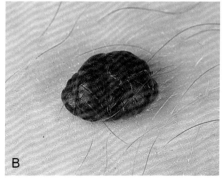

图 19.16 (A,B)樱桃血管瘤。这些 0.5~5mm 光滑、坚硬、深红色的丘疹,几乎在>30 岁的人群中都有发现,并且数量随年龄增长而增加。

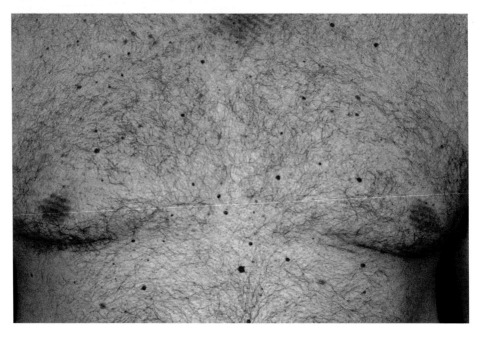

图 19.17 樱桃血管瘤的数量随年龄增长而增加。它们经常出现在躯干上并且可能是皮肤上的任何地方。它们表现为小的红色斑疹和丘疹。有的人有数百个病变。它们是良性的,可以出于美容目的进行去除。

数百例与妊娠有关的樱桃血管瘤患者以及催乳素水平升高的患者的单项报告表明,激素因子可能在其中起作用。

治疗

- 樱桃血管瘤可通过电灼、激光、冷冻手术或简单的剪刀切除而去除。
- 治疗会有轻微的瘢痕形成和色素沉淀的风险。

经验

- 存在大量病变比较容易引起关注,但是无须特意寻找恶性肿瘤。

血管角化瘤

描述

- 血管角化瘤是鳞状丘疹,呈红色至紫色,经浅表血管扩张和表皮增厚形成。

病史

- 血管角化瘤是常见的,最常见的是仅限于特定身体部位的多发型病变。
- 有4种临床变异是由发病地点和年龄决定的。

阴囊型血管角化瘤(最常见)

- 无症状多发性血管角化瘤对称分布于

阴囊和外阴。

- 它们在中年出现,并无限期地存在。

- 阴囊血管瘤可能与腹股沟疝、腿部静脉曲张或精索静脉曲张有关;因此,静脉压力的增加被认为是一个诱因。

- 外阴血管角化瘤可能在发生在妊娠女性中或使用口服避孕药的年轻女性中。

单发性或丘疹性血管角化瘤

- 单发性或丘疹性血管角化瘤在男女两性中发生概率相同。

- 它们通常作为年轻成人腿部的单个病变发生;也可能呈多个并且出现在任何位置。

- 丘疹性血管角化瘤比其他变种大,易受到创伤。

米贝利血管角化瘤

- 米贝利血管角化瘤是指发生在手指和脚趾背部的对称的、分组的、多发性血管角化瘤。

- 它们出现在童年和青春期,并且数量随着年龄增长持续增加。

- 由于它们所在的部位,病灶可能经常受创伤并且感到疼痛。

- 病变在女性中更常见,并可能与冻疮有关。

- 米贝利血管角化瘤是以常染色体显性的方式遗传的。

弥漫性躯体性血管角化瘤

- 法布里病是由溶酶体酶 α-半乳糖苷酶 A 缺乏引起的 X 连锁隐性先天性代谢错误;这种缺陷导致鞘糖脂沉积

在皮肤(和其他器官)中,导致了血管角化瘤的形成。

- 其他溶酶体酶缺陷(半乳糖苷酶 β1-岩藻糖苷酶、β-甘露糖苷酶和神经氨酸酶)可以产生与法布里症相似的症状。

- 男孩比女孩受病症的影响更严重。

- 在青春期前后,多个血管角化瘤在生殖-躯干区域形成对称。

皮肤表现

- 血管角化瘤是一种 0.5~1.0cm,深红色到栗色,或蓝色到黑色尖锐的丘疹。

- 早期病灶颜色较浅,较软,比较容易遭受外力。

- 较老的病灶颜色较深,较硬,且随着表面鳞屑增多而增大。

非皮肤表现

- 弥漫性躯体性血管瘤(法布里病)。

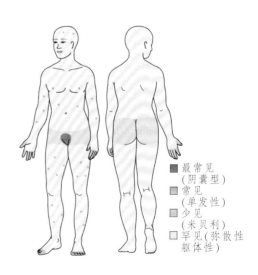

图 19.18 血管角化瘤分布示意图。

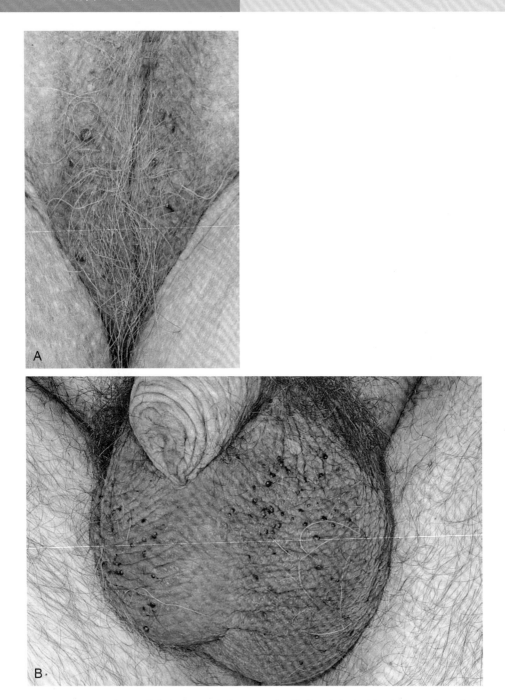

图 19.19 (A,B)阴囊型血管角化瘤发生在外阴和阴囊。静脉压力有所增加,如发生妊娠和痔疮,可能是受到血管角化瘤的影响。

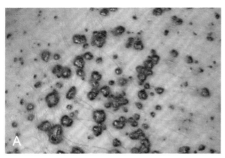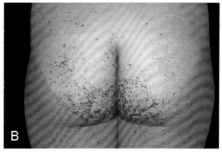

图 19.20　(A,B)弥漫性血管角化瘤(法布里病)是由 α–半乳糖苷酶 A(溶酶体酶)缺乏引起的 X 染色体连锁病。这导致机体多数组织中鞘糖脂累积。患者患有皮肤血管角化瘤,会感到四肢严重疼痛、感觉异常、角膜混浊、肾功能衰竭以及心脏、胃肠和中枢神经系统异常。

- 在儿童和青少年时期,男孩会出现阵发性发热,伴有四肢和腹部剧烈疼痛。
- 这些症状可以先于血管角化瘤出现,由运动和温度变化引起。
- 女孩会有轻微的症状。
- 会影响大脑 (短暂性脑缺血发作和中风)、心脏(心肌梗死)和肾脏(肾衰竭)。
- 男性通常在 50 岁时死亡。
- 大多数男性和许多携带者女性患有明显的角膜混浊;这个症状可用于辨别轻度受影响的男性和女性携带者。

实验室检查和病理学

- 皮肤活检显示浅层真皮中有扩张的血管,伴有上层皮质角化过度。
- 所有血管角化瘤亚型在显微镜下具有相似的外观。
- 生物化学、分子检测和产前检查可用于法布里病和其他类似的溶酶体储积症。

鉴别诊断

- 单发性的血管角化瘤可能看起来像恶性黑色素瘤。
- 其他类似于单个血管角化瘤的病变包括由血栓形成的普通疣、卡波西肉瘤、化脓性肉芽肿、色素沉着的基底细胞癌和鳞状细胞癌。
- 其他溶酶体贮积症也可与法布里病相似。

病程及预后

- 未受干扰的血管角化瘤会持续存在。
- 表面创伤通常导致病灶出血,但不会导致病灶消退。

治疗

- 对于影响美容或易受创伤的病灶,可以通过切除、电手术和激光手术来治疗。
- 对于弥漫性血管角化瘤,应考虑眼科和神经学的会诊。

何时求助

- 患法布里病的儿童应该被转诊至皮肤科医生和遗传学家寻求诊断、治疗和

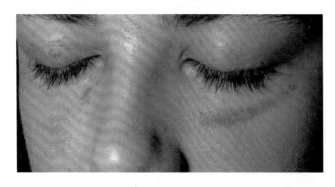

图 19.21 呕吐瘀斑。呕吐可能导致乳头线上方出现瘀点和瘀伤。

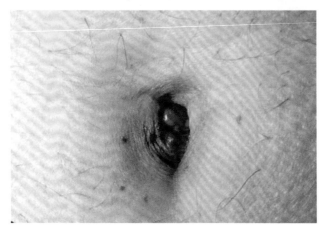

图 19.22 子宫内膜异位症。子宫内膜异位症可能伪装成血管瘤,特别是出现周期性出血时需要引起注意。

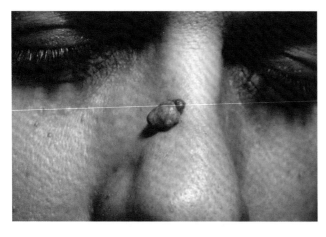

图 19.23 鼻部血管瘤。这种血管瘤可能发生在成人身上,可以很容易地切除。

遗传学咨询。

■ 法布里病的患者应该由眼科专家和神经科医生诊治;可能需要咨询其他专家,如心脏病专家和肾病专家。

■ 有法布里病家族遗传病史的女性应进行产前诊断。

经验

■ 患有阴囊血管角化瘤的患者可消除疑虑,因病变不会通过性传播。

静脉湖

描述

- 静脉湖是一种静脉扩张，发生在受日光损伤的皮肤上，表现为压之可变白的深蓝色至紫色的小丘疹。

病史

- 静脉湖常见于日光暴露下的老年患者，特别是白人男性。
- 获得性的光损伤和随后出现的真皮弹性缺失(日光性弹性组织变性)导致了静脉湖。

皮肤表现

- 静脉湖表现为无症状的深蓝色至紫色丘疹，质软，直径在 2~10mm，压之变白。
- 唇部黏膜表面可出现多发性皮损，特别是唇红的下外侧缘。
- 皮损也可发生于耳部。
- 隆起及外伤引起的皮损（如唇黏膜表面处）可能出现瘙痒和疼痛，提示血栓形成。
- 皮损外伤容易出血，形成出血性血痂。

实验室检查和活检

- 皮肤活检显示位于真皮浅层或黏膜下扩张的薄壁小静脉。

鉴别诊断

- 静脉湖类似于色素性病变，如蓝色痣、恶性黑色素瘤。静脉湖经玻片压诊法可完全褪色。
- 创伤性静脉湖可结痂，外观近似唇疱疹。
- 患有与 HIV 相关的卡波西肉瘤的患者会在黏膜表面形成多个类似于静脉湖的蓝紫色结节。

病程及预后

- 静脉湖持续存在，并且随着时间的推移体积可能会增大。

治疗

- 静脉湖患者通常只需要给予安慰。
- 尽管复发率很高，但经常受创或化妆引起的以及影响进食和交谈的皮损应该予以治疗。
- 局部麻醉或区域麻醉后，于病灶处使用虹膜剪去顶烧灼。
- 激光也可有效去除静脉湖。

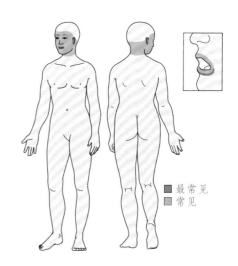

■ 最常见
■ 常见

图 19.24　静脉湖分布示意图。

何时就诊

- 皮损快速变化时需要及时至皮肤科医师处就诊。

小贴士

- 患有静脉湖的患者常关心其良恶性。
- 静脉湖形成血栓时会伴随疼痛。
- 皮损与光损伤皮肤处发生的静脉曲张相似。

化脓性肉芽肿

描述

- 化脓性肉芽肿是一种外生性圆顶状丘疹,主要由增生的毛细血管组成的,表面包绕上皮组织,其内部由粗纤维带分隔。
- 化脓性肉芽肿这个术语实为一个误称,因为它既不是感染性质的,也不是肉芽肿性的;许多病理学家使用术语——小叶毛细血管瘤。

病史

- 化脓性肉芽肿多见于儿童和青年人,较少发生于老年人。
- 发病原因未明,皮肤损伤和激素被视为重要因素,因为化脓性肉芽肿常发生于受伤部位和妊娠期间。
- 在接受异维 A 酸治疗的痤疮患者中可见化脓性肉芽肿样病变。

皮肤表现

- 化脓性肉芽肿呈黄色至深红色、有光泽、3~10mm 的圆顶状至息肉状的丘疹。
- 皮损生长迅速,大量出血,可覆盖黄色痂皮,周围有一圈鳞屑。
- 通常病变不超过 1cm。可自行脱落,但会再发。
- 妊娠期发生的牙龈病变称为妊娠牙龈瘤。
- 病变常累及头部、颈部和手指。

实验室检查和病理学

- 所有经手术治疗的疑似化脓性肉芽肿的病灶样本应送常规组织学检查。
- 皮肤活检显示增生的内皮细胞小叶,与致密纤维间隔相交,被上皮胶原包围。
- 表皮常变薄,伴浅表糜烂和毛细血管外露,继发性炎症改变常见。

鉴别诊断

- 通常诊断是较简单的,特别是对于单个病灶。
- Spitz 痣(儿童)。
- 无色素性恶性黑色素瘤、鳞状细胞癌、基底细胞癌(成年人,可表现为湿润的、快速生长的结节)。
- 血管肉瘤[老年人,特别是发生于头颈部的病灶,这种恶性肿瘤也能发生在慢性淋巴水肿(Stewart–Treves 综合征)环境和放疗后]。
- 杆菌性血管瘤病、卡波西肉瘤(HIV 感染者)。

病程及预后

- 化脓性肉芽肿突然出现，皮损大小稳定，未经治疗可持续存在，尽管部分皮损在 6 个月内可自行消退。

- 较大的深部病变在治疗后可复发。

- 罕见可出现多个卫星病灶。

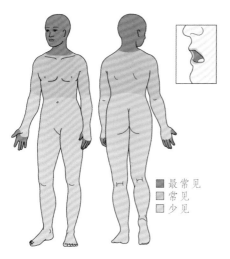

图 19.25 化脓性肉芽肿分布示意图。

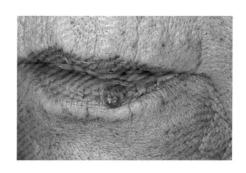

图 19.27 静脉湖呈暗色，患者担心恶性肿瘤。应用力按压迫使血液流出，至皮损变白。

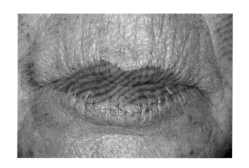

图 19.28 静脉湖常见于唇红缘曝光面，为深蓝色，微突起的 0.2~1cm 圆顶状病损，由扩张充血的血管组成。可出现多个皮损。

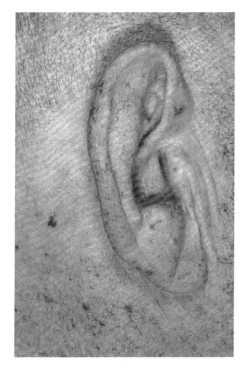

图 19.26 静脉湖见于耳部、面部、颈部和唇部的曝光面。

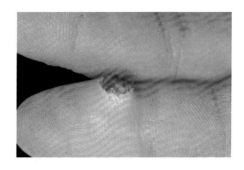

图 19.29 化脓性肉芽肿。出血的、长势迅速的粉红色丘疹是化脓性肉芽肿的特征。

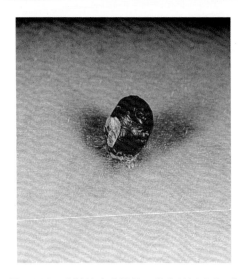

图 19.30　化脓性肉芽肿是一种生长迅速的、黄色至亮红色的、呈圆顶状的质脆小突起物，表面光亮、潮湿或覆以鳞屑。

- 血流丰富的粉红色丘疹是化脓性肉芽肿的特征性皮损。

治疗

- 化脓性肉芽肿的最佳治疗方法是先活检，然后对病灶底部和边缘进行电干燥和刮除。
- 大多数患者治疗后遗留火山口状瘢痕，一些患者会复发。
- 多发卫星病变罕见于以前治疗过的化脓性肉芽肿部位及其周围，最常发生于年轻患者的肩部和躯干。

何时就诊

- 复发或多发化脓性肉芽肿患者应到皮肤科就诊。
- 对于婴儿和幼童应寻求专业皮肤科医师帮助，特别是临床医师无诊断和治疗幼童患此类疾病的经验时。

小贴士

- 需告知患者及患者父母此病治疗后复发的可能。
- 由于出血，儿童的新病灶通常会覆盖敷料("创可贴"征)。

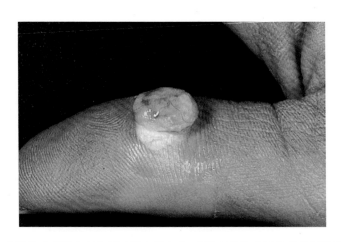

图 19.31　化脓性肉芽肿在创伤后可能大量出血,典型表现为表面光亮的平滑圆顶状丘疹。

卡波西肉瘤

描述

- 卡波西肉瘤是一种淋巴管内皮细胞恶性肿瘤，与 γ 疱疹病毒、人类疱疹病毒8(卡波西肉瘤相关的疱疹病毒)有关。
- 卡波西肉瘤可分为 4 个临床和流行病学亚群:经典型、地方型、免疫抑制相关性或移植相关性、流行性或艾滋病相关性。

病史

- 典型的卡波西肉瘤是散发性的，进展缓慢，主要发生于 50~70 岁的东欧或地中海血统的男性。
- 在流行地区 (特别是东非和南非)，卡波西肉瘤占儿童软组织肿瘤的 50% 左右，且患儿可发展为一种侵袭性淋巴结病变。
- 因各种疾病接受免疫抑制治疗的患者——尤其是器官移植受体——有患卡波西肉瘤的风险。
- 地中海和东欧血统患者似乎有更高患免疫抑制相关的卡波西肉瘤的风险——这支持遗传易感性理论。
- 流行相关性卡波西肉瘤是最常见的艾滋病相关癌症，在男同性恋中发病率是通过其他途径感染艾滋病毒的人群(例如血友病患者)的 20 倍。

皮肤表现

- 卡波西肉瘤的皮损形态多样(斑点/斑块、丘疹/斑块、结节)，因不同临床类型而异。
- 经典的卡波西肉瘤开始表现为下肢远端紫色斑块，后向近端发展并形成多个病灶，个别病灶变黑变厚，最终变成褐色和疣状。
- 小腿上的病灶可表现为溃烂及湿疹样病变。
- 早期卡波西肉瘤结节触之柔软，后期结节触之坚硬。
- 地方性卡波西肉瘤(非洲境内)累及局部结节病灶患者的淋巴结。它最常见于男性和儿童。
- 免疫抑制相关性卡波西肉瘤在形态学上与经典卡波西肉瘤相似;病灶通常会随着免疫抑制治疗的停止而改善，有时会消失。
- 艾滋病相关性卡波西肉瘤的病灶好发于面部(尤其是鼻部、眼睑和耳部)、躯干和口腔黏膜(尤其是硬腭)。

非皮肤表现

- 皮肤以外，最常见的受累器官是淋巴结、胃肠道和肺。
- 艾滋病相关性卡波西肉瘤患者常有系统受累，尤其是胃肠道 (胃和十二指肠)受累。
- 可出现发热、盗汗和体重减轻。

实验室检查和活检

- 皮肤活检可证实诊断，显示由梭形肿瘤细胞形成的裂隙状腔隙及血管腔道。

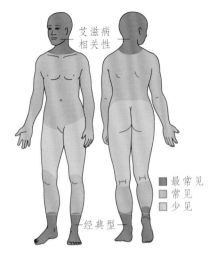

图 19.32　卡波西肉瘤分布示意图。

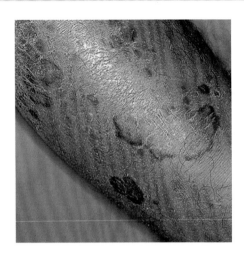

图 19.34　经典型卡波西肉瘤最初表现为累及下肢的紫色斑片及斑块。

■ 多发性病灶形似淤积性皮炎，进行性色素性紫癜或皮肤 T 细胞淋巴瘤。

治疗

经典型卡波西肉瘤

■ 对于单发病灶的患者，手术切除即可。

■ 对于局限于一个区域内的多个病灶，放疗是首选的治疗方法。

■ 对于泛发或复发性病灶，通常需要手术、放疗和化疗联合治疗。

地方型卡波西肉瘤

■ 行放疗和化疗。

免疫抑制相关性卡波西肉瘤

■ 通常，免疫抑制治疗的修改或终止会导致卡波西肉瘤的消退。

■ 放疗和化疗对于更换免疫抑制药物时卡波西瘤仍未消退的患者有效。

艾滋病相关性卡波西肉瘤

■ 放疗是非常有效的，特别是对于局部

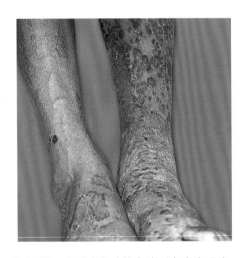

图 19.33　艾滋病相关性卡波西肉瘤表现为一种多病灶、广泛性疾病。开始为紫罗兰色斑点和丘疹，后发展为斑块，伴有多个红色至紫色结节。

■ 与艾滋病有关的病例中，CD4 的计数通常每毫升<200 个细胞。

鉴别诊断

■ 早期单发病灶形似化脓性肉芽肿、恶性黑色素瘤或杆菌性血管瘤病。

大面积的溃疡性病变。

- 每隔 3 周的冷冻治疗对较浅表的卡波西肉瘤有效，是一项良好的美容治疗方法。
- 皮损内注射长春新碱已成功地应用于临床。
- 患者可以单独接受抗反转录病毒治疗，也可以结合放疗或全身治疗，如针对卡波西肉瘤的细胞毒性药物和 α-干扰素。
- 联合抗反转录病毒疗法降低了艾滋病相关性卡波西瘤 80% 的发病率。

小贴士

- 艾滋病相关性卡波西肉瘤（特别是面部病变）对于大多数患者而言极其痛苦。
- 口腔卡波西肉瘤在艾滋病患者中并不少见，可能是感染 HIV 的表现。

毛细血管扩张

描述

- 毛细血管扩张是毛细血管、静脉和真皮乳头层下血管丛内小动脉常见且无症状的扩张。

病史

- 毛细血管扩张可见于一系列临床疾病。
- 在不同疾病中，单个毛细血管扩张的外观无明显差异，但其发病年龄、分布

及进展各异。

- 认识到这一点，结合其他相关的临床发现，有助于鉴别与毛细血管扩张相关的各种疾病。
- 这对区分以毛细血管扩张为原发性病理表现的疾病和以毛细血管扩张为继发性病理表现的疾病有帮助。

原发性毛细血管扩张

遗传性出血性毛细血管扩张 (Osler-Rendu-Weber 病)

- 遗传性出血性毛细血管扩张是常染色体遗传性疾病，毛细血管扩张可见于黏膜、皮肤和内部器官。
- 这是由于发病与 β-转化生长因子/BMP（骨形态发生蛋白）级联信号通路中的基因突变有关。
- 这是由于涉及转化生长因子 B/BMP（骨形态发生蛋白）信号级联的基因突变。
- 疾病的最早期征象为儿童时期的反复鼻出血。
- 特发性毛细血管扩张直到成年早期才出现。
- 毛细血管扩张在舌头、上颚、鼻黏膜、掌跖和甲床上较为突出。
- 大多数患者的寿命正常，但有危及生命的出血风险。

遗传性良性毛细血管扩张

- 遗传性良性毛细血管扩张是常染色体显性遗传病。
- 皮肤可见广泛的毛细血管扩张，但不发生于黏膜和内脏。

- 无相关的出血倾向。

共济失调毛细血管扩张（Louis-Bar 综合征）

- 共济失调毛细血管扩张是一种常染色体隐性遗传病，伴有进行性小脑共济失调、毛细血管扩张和 ATM（毛细血管扩张性共济失调突变基因）突变引起的免疫功能障碍。
- 最早期症状——共济失调——通常在儿童 3 岁前开始行走时较为明显。
- 毛细血管扩张在 5 岁时即可见于结膜、面部、颈部和上躯干。
- 面部浅褐色斑点、皮肤溃疡、皮肤异色症、须发早白、干性皮肤、硬皮症、湿疹和多毛症有可能发生。
- 受共济失调毛细血管扩张症影响的患者，染色体断裂后的 DNA 修复存在缺陷，且可患卡波西肉瘤，并对电离辐射的敏感性增加。

泛发性特发性毛细血管扩张

- 女性比男性更易受累。
- 首先出现在腿部，然后逐渐进展到躯干和双臂，对称分布。
- 发病机制未明。

单侧痣样毛细血管扩张

- 沿单侧皮节分布的细小毛细血管扩张。
- 三叉神经和第三、第四颈神经是最常受累的皮区。
- 此类疾病有可能是先天性或获得性的。
- 先天性常累及男性，获得性常累及女性。

- 在获得性单侧痣样毛细血管扩张症中，雌激素可能起作用。因为在青春期和妊娠期发生的毛细血管扩张在成年和分娩后会恢复。

继发性毛细血管扩张

- 毛细血管扩张可见于基底细胞癌、酒渣鼻、胶原血管病、皮质类固醇所致萎缩、慢性移植物抗宿主病。
- 继发性毛细血管扩张发生在皮肤结缔组织改变的情况下，是受伤或慢性炎症的后果。
- 损伤可能来源于紫外线辐射（光损伤）、电离辐射或局部、病灶内的皮质类固醇治疗。
- 毛细血管扩张可见于硬皮病和 CREST 综合征。
- 硬皮病和 CREST 综合征中的毛细血管扩张表现为分散的 5mm 的斑点簇，称为毛细血管扩张垫，可见于面部、唇部、颈部、上躯干、手掌和手背。
- 可出现手指蜡样皮肤、雷诺现象、皮肤钙质沉着和溃疡。

皮肤表现

- 病灶为直径 1mm 或 <1mm 扩张的真皮血管，不易觉察，玻片压诊法可轻易使其变白。
- 病灶可能表现为分散的血管或群集而成的毛细血管扩张垫。
- 病灶分布根据病情的潜在状况而各异。

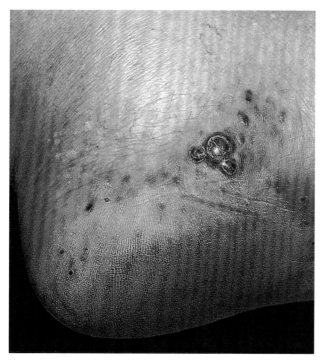

图 19.35　经典型卡波西肉瘤通常表现为小腿结节。这些结节扩大形成圆顶状肿瘤。

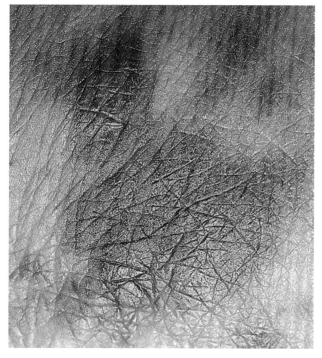

图 19.36　艾滋病相关性卡波西肉瘤，最初表现为扁平的深紫色斑块，之后突出皮面进而发展为结节。

非皮肤表现

- 在遗传性出血性毛细血管扩张综合征中，毛细血管扩张和动静脉瘘可能累及胃肠道、肝脏、大脑和肺，消化道出血可表现为黑便，或更隐匿地表现为贫血。

- 共济失调性毛细血管扩张的患者可出现进行性小脑共济失调和严重呼吸道感染，并且有淋巴系统恶性肿瘤的风险。

- 毛细血管扩张可以发生于隐匿性肝病的情况下。

实验室检查和病理学

- 皮肤活检可见薄壁血管，其与被覆表皮贴近。

- 遗传性出血性毛细血管扩张中，血管周围常可见少量淋巴细胞浸润。

- 根据临床情况和疾病怀疑，可能需要进行诊断特异性检查。

- 对于遗传性出血性毛细血管扩张病，需要进行脑和内脏器官的影像学检查。

- 怀疑硬皮病时应进行特异性血清学检查。

- 在大量 CREST 综合征的患者中发现了抗着丝粒蛋白的自身抗体；在大量弥漫性硬皮病患者中发现了抗 I 型 DNA 拓扑异构酶的自身抗体。

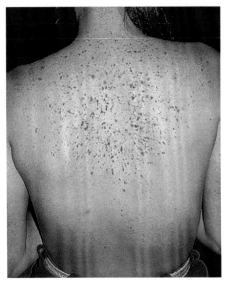

图 19.37 泛发性特发性毛细血管扩张主要发生于女性。毛细血管扩张多年来进展缓慢，且不伴随系统疾病。

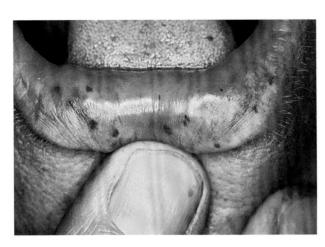

图 19.38 遗传性出血性毛细血管扩张是常染色体遗传性血管畸形。数量各异的病灶主要出现在唇、舌、鼻腔黏膜、前臂、手和手指以及整个胃肠道。

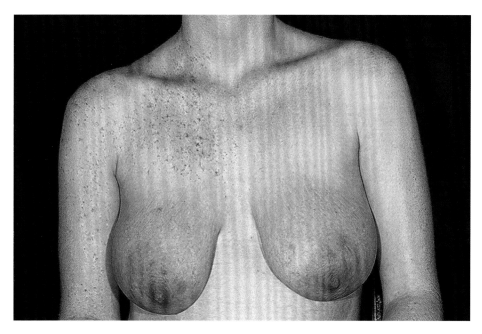

图 19.39 单侧痣样毛细血管扩张综合征。毛细血管扩张呈节段性分布。获得性单侧痣样毛细血管扩张始于血雌激素水平升高的时期：①女性青春期；②妊娠期；③酒精性肝硬化。

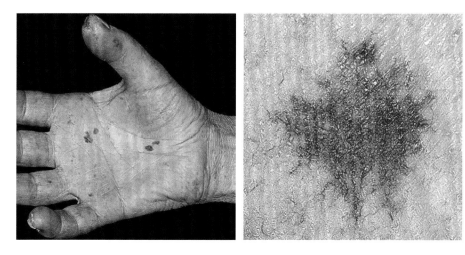

图 19.40 CREST 综合征和硬皮病中的毛细血管扩张，可见均一的小血管融合成 0.5cm 左右的矩形斑疹，被称为毛细血管扩张垫。

鉴别诊断

- 通常可直接诊断。
- 瘀点可类似于小毛细血管扩张症。

讨论

- 毛细血管扩张症很容易受到忽视；病变可发生于多种疾病中。

- 原发性和继发性疾病的区别缩小了鉴别诊断的范围。

治疗

- 损容性的毛细血管扩张可以通过激光手术或细针电灼术进行消融。
- 个别病灶可能需要多次治疗。

小贴士

- 需要对毛细血管扩张的病灶分布、发病年龄和临床进展密切关注，因为上述因素可能为潜在疾病的诊断提供有用的线索。

蜘蛛状血管瘤（蜘蛛痣）

描述

- 蜘蛛痣是一种无症状的粉红色丘疹，由中央扩张的小动脉和细小的放射状分支组成，按压时可一过性褪色。

病史

- 蜘蛛痣可见于10%~15%的正常成年人和儿童。
- 病灶表现为原有血管的扩张而不是新生物。

皮肤表现

- 表现为中央一略微凸起的鲜红色血管性丘疹，由此发出的细小血管分支向周围呈放射状分布。

- 用力按压可轻易使周围放射状分支变白，但中心丘疹不太容易变白。
- 用这种技术使中央丘疹搏动证实了丘疹的小动脉性质。
- 蜘蛛痣最常见于面部，也常见于成人颈部、躯干上部和上臂。
- 儿童的手和手指部位也常见病变。

非皮肤表现

- 蜘蛛痣在妊娠期和慢性肝病中发生的频率增加。
- 有人提出蜘蛛痣的发生与雌激素过量有关。
- 妊娠期间发生的病变往往在分娩后消失。
- 在肝病患者中发现的是持久性的病变。慢性肝病的其他表现，如男性乳腺发育、睾丸萎缩、手掌红斑、腹水、黄疸也可能出现。

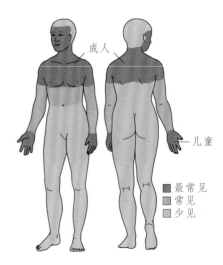

图 19.41　蜘蛛痣分布示意图。

实验室检查和活检

- 皮肤活检很少指示，但显示中央小动脉上升到真皮乳头层，导致表皮下壶腹。
- 薄壁小动脉向外辐射至周围的真皮乳头层，并分支成纤细的毛细血管。
- 如果临床检查提示慢性肝病，可能需要进行实验室检查以评估肝功能，包括病毒性肝炎血清学检查。

鉴别诊断

- 小基底细胞癌（成人）。
- 毛细血管扩张（虽然颜色和大小相似，但缺乏蜘蛛痣的中央丘疹和放射状血管）。

病程及预后

- 妊娠期女性及儿童身上发生的蜘蛛痣往往在 3~4 年内自行消失。

治疗

- 应告知患者，蜘蛛痣是常见的良性病

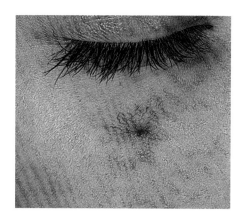

图 19.43　蜘蛛痣。中心血管伴周围放射状小血管。对中心血管施加压力迫使血液流出，使病灶变白。

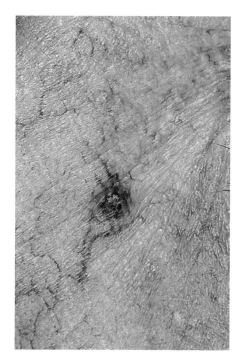

图 19.44　蜘蛛痣由在皮肤表面附近变得更明显的小动脉（蜘蛛体）和放射状毛细血管（蜘蛛腿）组成。用力按压会变白。最常见于面部和手臂的裸露皮面。在患肝病时和妊娠期，蜘蛛痣数量会增加，可能是受到高于正常浓度的雌激素的刺激。

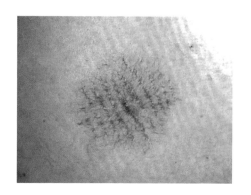

图 19.42　蜘蛛痣。典型表现为中央扩张的小动脉和放射状细分支。

变，通常无须治疗即可痊愈。

■ 如果病变是持续性的，且影响美观，可以用脉冲染料激光或电烙术治疗。

■ 患者应该知道，治疗是一个美容过程，有轻微的色素沉着和形成瘢痕的风险，且病变可能复发。

■ 患者应考虑咨询激光方面的专家。

小贴士

■ 蜘蛛痣和慢性肝病之间的联系有所夸大。

（李凯　陈瑾 译　尹恒 李凯 审校）

第20章 毛发和甲疾病

Kathryn A. Zug

雄激素性秃发(男性型秃发)

描述

- 雄激素性秃发是头皮中央的毛发过早脱落。

病史

- 雄激素性秃发是遗传易感的男性出现的雄激素诱导的生理性反应。
- 遗传模式可能是多基因遗传。
- 此疾病可开始于青春期后的任何时期,通常在患者40多岁时表现得最为充分。

皮肤表现

- 终毛毛囊转变为毫毛样毛囊。
- 终毛被纤细、色浅、短小、直径变细的毫毛所取代。
- 毛囊随着时间逐渐萎缩,脱发区头皮光滑发亮,毛囊消失。
- 最初,双侧颞部头发变稀,逐渐进展为"M"形后移。随后头顶毛发局限性脱落,最终进展为头皮中央毛发的全部脱落。
- 第二性征毛发(胸部、腋窝、阴部和胡须部位)的生长增加。

病程及预后

- Hamilton对脱发的进程和类型进行了分型。青年男性及青春期后的女性可有正常的额颞部三角区的发际线后移(Ⅰ型)。脱发的初始表现是额颞部发际线后移增加,可伴有额中部毛发脱落(Ⅱ型)。随后头顶部圆形区域出现毛发脱落,毛发密度降低,有时进展迅速(Ⅲ~Ⅶ型)。

治疗

- 米诺地尔(落健),包括2%或5%(更强,用于男性)溶液,或5%米诺地尔泡沫,为非处方药。
- 应在头皮干燥时使用,每天2次。5%米诺地尔溶液可有更多的毛发生长。
- 30岁以下男性治疗效果更好。
- 头发再生需要8~12个月,1年达到疗效顶峰,持续用药可维持毛发生长达5年。

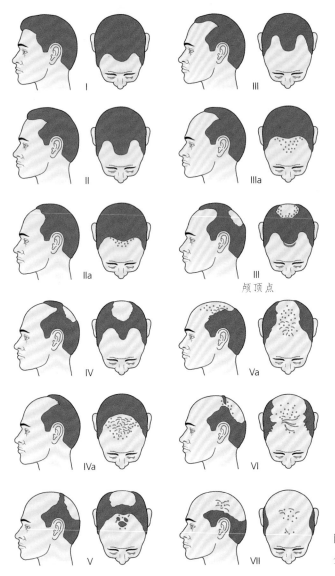

颅顶点

图 20.1 男性型秃发的 Hamilton 分型。

- 可能有助于阻止脱发进展，但须持续使用来维持生长。
- 处方药非那雄胺(保法止)的最佳口服剂量为 1mg/d。肝脏异常的患者应谨慎服用。
- 该药物阻断毛囊Ⅱ型 5α-还原酶的作用，降低血清和头皮中双氢睾酮的水平,同时维持睾酮的水平。

- 头发的生长在治疗 1~2 年时达到顶峰。与安慰剂组相比,头皮前、中部及头顶的脱发可得到改善。
- 为维持头发再生需长期坚持每日用药。一项研究表明,用药 192 周时头发重量及数量比基线分别增加了 21.6% 和 7.2%。
- 美国食品药品监督管理局(FDA)修订

的警示标签:性欲减退、射精障碍、性高潮障碍和勃起功能障碍在停药后可能持续存在。

- 警示标签还包括男性不育和精液质量下降。

- 该药对妊娠女性来说分类为 X,禁用于有妊娠可能的女性。妊娠女性使用非那雄胺有男性胎儿女性化的风险。

- 度他雄胺是另一种 5α-还原酶抑制剂,FDA 尚未批准其用于脱发的治疗,其治疗脱发的 Ⅲ 期临床试验暂缓进行。

- 近年来,毛发移植已成功应用于永久性地恢复部分头发。

- 毛发编织技术得到改良,可将成簇的人发通过纤细的尼龙纤维与患者自己的头发相连固定于头皮。

- 对秃顶部位头皮进行前后方向椭圆形切除及一期缝合可达到立竿见影的效果。

小贴士

- 非那雄胺和米诺地尔都需要终身使用来维持疗效。

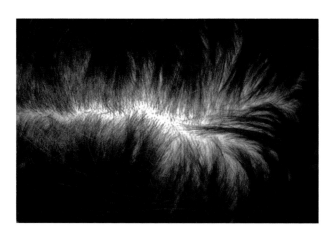

图 20.2 男性和女性的雄激素性秃发均可见头发分缝处的毛发稀疏。

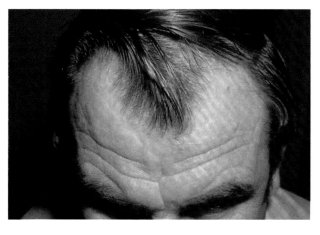

图 20.3 双颞部发际线后退是雄激素性秃发的早期表现。

- 非那雄胺和米诺地尔都是在脱发早期使用时疗效更好。
- 目前治疗脱发的药物疗效有限。尽管治疗风险很小,但考虑到持续治疗的费用和修订的 FDA 警示标签提示可能发生性功能障碍,需要权衡用药的利弊。

女性雄激素性秃发(女性型脱发)

描述

- 女性雄激素性秃发是一种常见的遗传性、中央弥漫性脱发,发病时间相对较早。这与多发生于 50~70 岁女性的绝经后脱发不同。受累毛发的生长周期缩短,毛囊进行性缩小。

病史

- 雄激素性秃发的遗传机制尚不清楚,但脱发与遗传易感性明显相关。女性型脱发可早发或晚发,伴或不伴雄激素水平的升高。
- 准确的患病率尚不清楚,6%~25%的绝经前女性可出现女性型脱发。
- 女性极少发生类似男性的头发完全脱落。
- 遗传性的发量减少开始于女性十几岁至三十几岁,通常在 40~50 岁时充分表现。发病有两个高峰期:20~30 岁和40~50 岁。
- 发量逐渐减少,不会突然或大量脱发。

- 月经正常且规律。经血过多导致缺铁会加重脱发。妊娠不受影响,不会发生不孕或溢乳。
- 某些药物可导致头发稀疏,停药后恢复。
- 停用雌激素类口服避孕药后短期内可引起脱发。
- 含雄激素源性孕激素类的避孕药(去甲睾酮衍生物,如左炔诺孕酮)可能导致或加重雄激素性秃发。这是左炔诺孕酮缓释植入物的副作用之一。
- 促性腺激素释放激素拮抗剂曲普瑞林和戈舍瑞林、治疗更年期症状的口服药物酯化雌激素——甲基睾酮、治疗激素敏感型乳腺癌的非甾体芳香化酶抑制剂来曲唑和伏氯唑均可致雄激素性秃发。

皮肤表现

- 多数女性头顶中央部位逐渐脱发,头皮显露得越发明显,发际线保持正常,额颞部发际线不后移。
- 额顶部和颞顶部耳廓上区域可发生脱发,呈"圣诞树样"外观。
- 毛发之间的距离增加,常见铅笔擦大小的无毛发区。
- 中央头皮毛发的直径粗细不均,很多毛发出现微型化(细而短)。前发际线处头发正常。
- 头发直径随时间越来越细,扎马尾辫时更容易发现。

实验室检查

- 基本的实验室检查,用以排除可导致

脱发的其他疾病包括甲状腺疾病、缺铁或结缔组织病。对结缔组织病应检查抗核抗体水平。

■ 需测定促甲状腺激素水平，以排除可治疗的甲状腺疾病。

■ 月经量过多的患者应测定以下指标：血清铁、总铁结合力和铁蛋白水平。纠正低铁状态可改善脱发。

■ 大部分女性无高雄激素血症的症状且血清雄激素水平正常，因此多数患者不需要测定血清激素水平。但如患有月经不调、多毛、男性化、痤疮、溢乳或不孕中的一项或多项时应检测 5-αDHT、硫酸脱氢表雄酮（DHEAS）、血清游离睾酮、17-β-羟孕酮、δ-4-雄烯二酮、性激素结合球蛋白、皮质醇和催乳素水平。部分女性可患有多囊卵巢综合征（PCOS）和胰岛素抵抗。黄体生成素与尿促卵泡素（LH:FSH）的比值≥3 时支持 PCOS 诊断。

■ 怀疑患有瘢痕性秃发的患者应进行头皮活检。有时为排除弥漫性斑秃或休止期脱发时也需要进行活检。

治疗

■ 与患者交谈时应使用"女性型脱发"，而不是"女性型秃发"。

■ 外用 2% 米诺地尔溶液（落健）是标准的治疗方式，对部分女性可能有效。每天使用 2 次，6 个月为一疗程。若有效，必须坚持治疗维持疗效。若无效，可尝试每日 2 次 5% 米诺地尔溶液。5% 米诺地尔溶液被批准用于男性，可导致面部多毛。

■ 化验结果异常的患者可转诊内分泌科或妇科。

■ 对洗、梳、染或烫发的频率没有限制。

■ 雌激素不用于治疗女性雄激素性秃发。

■ 螺内酯 50~200mg/d，分次使用，对妊娠的危险性等级为 D 类，可使血钾升高。

■ 非那雄胺虽然对男性有效，但在一项对 137 名绝经后女性长达 1 年的研究中发现口服非那雄胺 1mg/d 无效。可能会对体内雄激素过多的女性帮助更大。

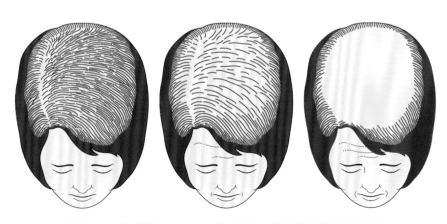

图 20.4　女性型脱发。Ludwig 模式显示女性雄激素性秃发的演变。

■ 患有雄激素性秃发且需口服避孕药的女性应使用雄激素活性低的孕激素,如炔诺孕酮或去氧孕烯。一项研究显示绝经后女性服用非那雄胺 2.5mg/d 联合含屈螺酮和炔雌醇的口服避孕药可增加毛发生长。

小贴士

■ 脱发为女性常见疾病,可影响情绪。
■ "圣诞树"样脱发逐渐增宽,额部脱发比枕部更加明显,这往往是肉眼可见的最早变化。毛发弥漫性变细和脱落最常见于更年期后女性。

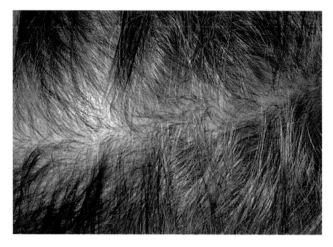

图 20.5　女性型脱发。头顶部毛发分缝处变宽为可见的初始变化;而双侧颞部的毛发较顶部更稠密。

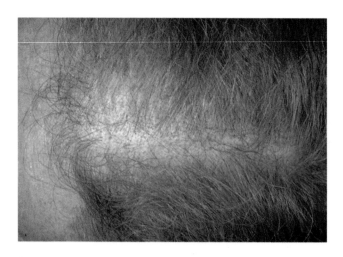

图 20.6　女性型脱发。此类脱发的女性患者由于其头发密度较低、头皮更容易看到而易于发现脱发的存在。病情在多年内逐渐进展。

休止期脱发

描述

- 休止期脱发是一种非瘢痕、非炎症、弥漫性的脱发，常突然起病，发生于经历应激事件后 3~5 个月，如分娩、严重疾病、快速节食、巨大精神压力、手术和高热，偶尔为药物反应。

病史

- 休止期脱发可呈急性或慢性经过。急性休止期脱发在某一特殊的诱因后突然发生，病程持续时间不超过 12 个月。
- 慢性休止期脱发不一定有显著的诱因；起病或急或慢，持续 12 个月以上。
- 患者最常因梳头和洗头时脱落的发量增加而发现脱发。
- 每日的脱发量很大，显而易见，患者非常痛苦。但他人直接观察时不易发现。
- 脱发通常发生在出现诱因后 3 个月左右，此时脱发是因为生长期毛发突然转为退行期，而后进入休止期所致。
- 并非所有生长期毛发都经历这一转变，进入休止期的毛发数量决定了脱发量。
- 休止期脱发最常见的原因是毛发提早进入休止期，如前所述，与系统性应激有关，比如手术、重大疾病和快速节食；一般于上述重大应激后的 3~5 个月出现脱发。
- 毛发滞留于生长期而延迟进入休止期，也可致休止期脱发。常发生在分娩后。当从延长的生长期进入休止期，头发在 3~5 个月后脱落。
- 药物所致休止期脱发是最常见的药源性脱发。多数药物导致的休止期脱发是因为毛发过早停止生长。可导致脱发的药物种类很多。严重的脱发（每日 > 200~300 根）并不常见，但可见于使用干扰素、肝素和抗肿瘤药物的患者。脱发通常开始于服用新的药物或增加剂量的数天至数周内。
- 慢性休止期脱发被认为是由毛发生长期缩短所致。患者通常为脱发前头发浓密的中年女性。
- 婴儿脱发始于出生至 4 个月之间，通常于 6 个月时毛发再生。

皮肤表现

- 主要累及头发，毛发密度不同程度减小。在早期，临床医生可能无法观测到毛发密度的下降。
- 毛发密度以分缝宽度来衡量，枕部和冠部毛发密度相似。
- 拉发试验阳性：在头皮的多个区域中分别轻轻地拉动一缕头发，可拉下超过 2~3 根休止期头发。
- 可观察到双颞部头发稀疏。

非皮肤表现

- 指（趾）甲可出现横沟（博氏线），表明几个月前指（趾）甲发生了类似的生长停滞。

实验室检查

- 拉发试验需要一次拔掉至少 10 根头

发,常引起患者不适,很难用于临床诊断。光镜下检查发根,休止期与生长期毛发数量的比值高于正常值 1:10。

- 若临床和病史支持诊断,通常不做头皮活检。活检显示退行期和休止期毛囊数量增加,但无炎症或毛囊变小。4mm 环钻活检水平切片显示的 25~50 个毛囊中,超过 12%~15% 的毛囊处于休止期。

- 需注意铁与总铁结合力之比。贫血、素食者或经血过多者铁蛋白可能较低。

- 厌食、快速节食或减肥过快者可表现为低铁蛋白、白蛋白和总蛋白。

- 如有甲状腺疾病的症状或体征,需测定甲状腺功能。

病程及预后

- 休止期脱发不会累及所有头发,因此头发不会全部脱落。

- 12 个月时 95% 毛发再生;不会导致瘢痕或永久性脱发。

- 合并雄激素性秃发的患者因毛囊变小可导致毛发再生不完全。

- 慢性休止期脱发的病程无法预测。时起时落,可持续数月至数年。

鉴别诊断

- 雄激素性秃发。

- 弥漫性斑秃(需活检)。

- 生长期头发松动综合征 (拉发试验可见生长期毛发)。

治疗

- 原则为自然再生。

- 任何治疗都不能缩短病程或加速毛发再生。

- 若是药物引起的脱发,应尽可能停药。可致病的药物很多,包括抗凝剂、β 受体阻滞剂、血管紧张素转换酶抑制剂、激素、抗惊厥剂、锂剂等。

- 治疗中最重要的部分是在评估、诊断和随访期间给予患者情感支持。

- 对患者讲解有关毛发生长周期变化、压力引起的毛发短暂生长停滞以及头发再生的可能性,对消除患者焦虑是有帮助的。

- 每天使用 2 次 5% 米诺地尔溶液对慢性休止期脱发有一定帮助。

小贴士

- 了解毛发生长周期变化对于了解休止期脱发很重要。脱发十分影响情绪,要鼓励患者,让患者明白该病预后良好,毛发可完全再生。

- 为缓解患者的疑虑,可嘱其每周收集一次头发来证实脱发正在逐渐减少。

- 嘱患者每周一个早上收集淋浴后、枕头和梳子上所有毛发,放入标记的塑料袋中,比较脱发量随时间的变化。

- 与休止期脱发相关的药物包括安非他明、卡托普利、抗凝血药、抗反转录病毒药物(茚地那韦)、氟西汀、多巴胺(治疗帕金森病)、西咪替丁、依那普利、阿维 A 酯、锂剂、美托洛尔和普萘洛尔。停用口服避孕药亦可引起休止期脱发。

毛发相关知识与毛发周期动态变化

- 毛发的生长是动态的,呈周期性(生长期、退行期和休止期;每个毛发的生长周期阶段是不同的)。
- 生长期是毛发生长的阶段。85%~90%的毛发处于此期,持续约 3 年。
- 退行期是过渡、凋亡阶段。3%~5%的毛发处在此期,持续 1~2 周。
- 休止期是静息阶段。5%~10%的毛发处于此期,持续约 3 个月。
- 头发的正常数量是 10 万根。
- 人平均每日脱发 100~150 根。
- 拔发试验中生长期与休止期毛发的正常比例为 9:1。

头皮活检方法

- 脱发患者头皮活检应在脱发区的边缘附近取材。环钻活检钻取角度应与毛发生长方向平行。第一个环钻活检样本可用于标准的纵向切片;第二个活检使用 4mm、5mm 或 6mm 环钻,在真皮-皮下交接处上方约 1mm 处水平分开,请病理医生将每一块都切面向下包埋,可进行多张水平切片,且由有头皮水平切片阅片经验的病理医生阅片。

斑秃

描述

- 斑秃是一种非瘢痕性脱发,典型的表现为突然发生的边界清楚的圆形或椭圆形脱发区。

- 脱发可呈弥漫性、斑片状或沿着头皮发际线带状分布。
- 斑秃可能和免疫反应有关,T 淋巴细胞在发病过程中起重要作用。
- 诱因不明确。遗传易感性在发病中具有一定作用。毛囊危险信号吸引特异的 T 淋巴细胞至毛囊,导致免疫损伤。
- 脱发可导致情绪低落、自卑、焦虑、抑郁,应在早期以及在整个病程中给予关注。

病史

- 斑秃最常见于儿童和青年人。
- 突然出现一个或数个 1~4cm 大小的脱发斑。
- 可累及睫毛和胡须,身上其余部位较少受累。
- 头发全部脱落(全秃)最常见于年轻人,可周期性地反复生长和脱落。
- 全身毛发脱落(普秃)很少见。
- 精神压力常被认为是致病原因,但无确切证据。
- 毛发于 1~3 个月后开始再生,可伴随其他区域脱发。
- 局限性斑秃患者完全恢复的概率较大,脱发区越广泛预后越差。
- 有报道应用肿瘤坏死因子(TNF)-α 抑制剂治疗期间可发生斑秃(如,依那西普、英夫利昔单抗、阿达木单抗)。

皮肤表现

- 可见一系列的表现形式。最常见为斑片状。其他包括匐行性斑秃(沿发际线处条带状脱发)和反匍行性斑秃(冠部脱发而周围发际线处头发保留)。

- 弥漫性斑秃最少见,表现为整个头皮毛发密度降低。
- 典型的脱发区头皮非常光滑,可有短的断发。
- 毛干发育不良并在到达头皮表面时断裂。脱发区边缘容易见到"惊叹号"样的锥形发。
- 新生毛发通常具有相同的颜色和质地,但也可能是白色的细发。

非皮肤表现

- 可伴有甲状腺的结构和功能异常。
- 弥漫性甲凹点可发生于高达30%的病例。

实验室检查

- 若临床表现不典型可进行受累头皮的活检。活检结果可见毛球周围淋巴细胞浸润、毛囊变小、休止期毛发与毫毛

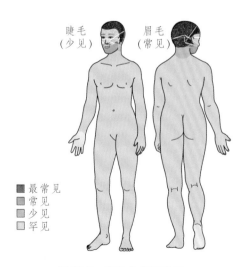

图 20.7 斑秃分布示意图。

睫毛(少见)　眉毛(常见)

- 最常见
- 常见
- 少见
- 罕见

比例为 1.5:1,休止期和退行期毛囊增加。活检中嗜酸粒细胞的存在对于难以诊断的病例是一个有用的诊断线索。

- 斑秃可能与甲状腺疾病、恶性贫血、艾迪生病、白癜风、红斑狼疮、溃疡性结肠炎、糖尿病以及唐氏综合征有关。
- 应行三碘甲状腺原氨酸、甲状腺素、促甲状腺激素、抗甲状腺球蛋白和抗微粒体抗体检测,尤其是对于儿童。

鉴别诊断

- 拔毛癖。
- 头癣。
- 梅毒。
- 休止期脱发。
- 雄激素性秃发。

治疗

- 多数脱发区头发可再生,无须治疗。
- Ⅰ级外用类固醇每天 2 次效果甚微。应周期性使用, 如外用 2 周, 停用 1 周。
- 皮内注射 2.5~10mg/mL 曲安奈德有效。
- 每隔 4 周重复注射。
- 皮肤萎缩为主要副作用。
- 此疗法适用于小面积脱发患者。
- 使用蒽林(1%、0.5%、0.25%或 0.1%地蒽酚), 浓度需达到诱发可见性皮炎, 每天 1 次,偶尔有效。
- 一些专家使用方正酸二丁酯治疗。先使用 2% 方正酸二丁酯涂抹至 4cm 大

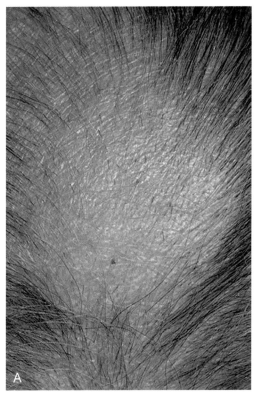

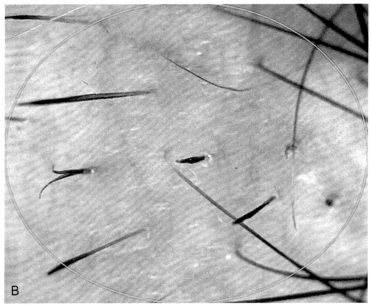

图 20.8　(A)斑秃的典型表现,界限清晰、圆形的无毛斑片,无炎症或瘢痕。(B)放大后可见"惊叹号"样发,注意上粗下细的锥形外观。

小面积处,等待 2 周进行致敏,随后在脱发区域使用 0.001%(儿童)或 0.01%(成人),每周 3~4 次。但可发生严重的接触过敏反应。

■ 静脉注射甲强龙冲击治疗对快速进展的大面积多灶性斑秃患者可能有效。

■ 口服皮质类固醇不能防止严重斑秃的扩展或复发,头发再生后停药难以维持疗效。

■ 研发中的 JAK 激酶抑制剂(鲁索利尼和托法替尼)可阻断重要的免疫通路。作为中重度斑秃的潜在疗法,其应用前景可观。但副作用及价格会限制其应用。其外用剂型也正在研究中。

■ 弥漫性脱发患者情绪受影响严重时应考虑并鼓励其佩戴假发。

■ 全国性的互助网络可以帮助患者对抗疾病,例如美国国家斑秃基金会(http://www.naaf.org)。

👪 儿童注意事项

● 任何年龄发生脱发都会影响情绪,尤其是儿童。情感支持和鼓励必不可少。可以向医生进行咨询。

● 多数局限性斑秃的儿童在 1 年内脱发区毛发可再生。

● 若对儿童进行皮损内注射治疗,应注意注射面积要小,注入药物浓度要低(2.5~5mg/mL 曲安奈德)。注射前 2 小时可应用 EMLA 局部麻醉减轻疼痛。

小贴士

■ 当弥漫性斑秃发生快速进展的严重弥漫性脱发,患者会非常恐慌。轻拉这些患者头发,每次可见超过 10 根毛发脱落,包括营养不良性生长期或休止期毛发。

■ 美国国家斑秃基金会(http://www.naaf.org)帮助患者和医生寻找支持、获取信息并提供科学研究等需要的重要资源。

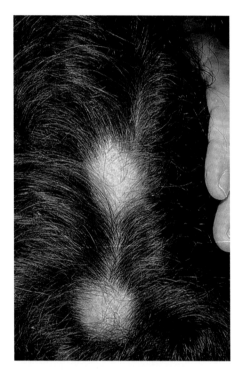

图 20.9 斑秃的特点是突然发生的边界清楚的圆形秃发斑,其上毛发完全脱落。脱发的持续时间和严重程度差异很大。多数无自觉症状,少数有烧灼感。局部皮肤光滑。

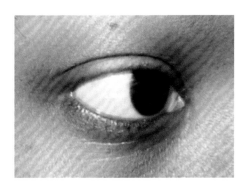

图 20.10 斑秃患者眉毛和睫毛可以是部分或全部缺失。不像头皮部位可佩戴假发，脱落的眉毛和睫毛很难进行替代治疗。

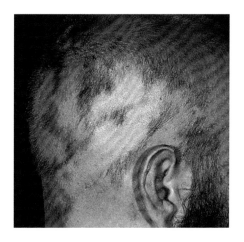

图 20.11 斑秃。脱发区域广泛。多数患者头皮上突然出现一个或数个 1~4cm 大小的脱发斑。

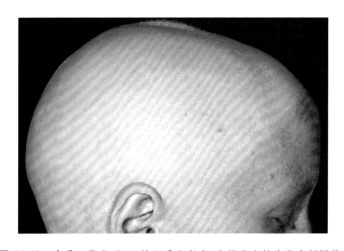

图 20.12 全秃。发生于 5% 的斑秃患者中，突然发生的头发全部脱落。

拔毛癖

描述

- 拔毛癖是反复拉拽头发而导致的明显脱发。患者拉拽头发的欲望是难以控制的，在拔发后，焦虑可暂时缓解。

- 每天可能花很多小时拉拽或考虑拉拽头发。
- 患者通常不承认有此习惯。

病史

- 拔毛癖是最常见于幼儿的习惯性行为。
- 青少年和成人也可发生。

- 女性患者与男性患者比例为 2.5∶1。
- 患者将毛发缠绕在手指上，牵拉、摩擦，直到头发被拔出或折断。
- 手容易够到的部位，如额顶部、眉毛和睫毛的毛发最易受累。
- 症状首先出现在安静的状态，可能是在看电视时，或在入睡前。
- 父母很少注意到这种行为。
- 通常与潜在的焦虑、抑郁和自卑有关。
- 这可能是一个长期性问题，但也常自行缓解。

皮肤表现

- 形状不规则的有棱角的斑片状脱发。
- 毛发密度大幅度降低，受累区域毛发不会完全脱落，不会像斑秃一样显现光滑的头皮。
- 脱发区随机分布长短不一的短的断发。

实验室检查

- 氢氧化钾试验排除非炎症性头癣。
- 拔掉的毛发无休止期发根（100%处在活跃的生长期）。
- 拉发试验头发脱落数量正常。
- 头皮活检显示退行期毛发显著增加。

鉴别诊断

- 斑秃。
- 头癣。
- 梅毒。

治疗

- 常由于患者羞于提及，导致漏诊或延误治疗。
- 联合治疗效果最好，包括精神药物、心理治疗和行为治疗（例如习惯替代），而不仅仅是心理治疗。
- 当患儿准备拔发时，应转移其注意力。
- 父母和医生对患儿应给予包容和支持，而非批评和惩罚。
- 若症状持续存在则需要精神心理评估。心理治疗可有所帮助。
- 拔毛癣与强迫症相似，包括对药物的反应。
- 氯丙咪嗪（安那芬尼）、氟西汀（百忧

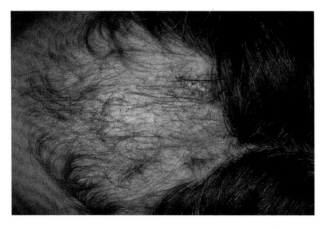

图 20.13 拔毛癣。易于触及的额颞部头皮是最多发的部位，头皮其他区域、眉毛和睫毛亦可受累。

解)和匹莫齐特(哌迷清)可能有效,然而部分患者单用精神药物治疗效果不佳。

小贴士

- 易于触及的额颞部头皮是最多发的部位,但头皮任何区域、眉毛和睫毛亦可受累。
- 脱发区边界不规则,类似几何图形,毛发密度明显降低,但头发不会像斑秃那样完全脱落。
- 本病患者为了确诊常多方求医,头皮活检有助于诊断。

👫 儿童注意事项

- 此病最常见于儿童。建议仔细寻找其压力或情感障碍的来源。
- 患儿与能理解自己的医生或家长沟通最有帮助。心理评估和行为理解与药物治疗的疗效有限,但仍大力推荐。

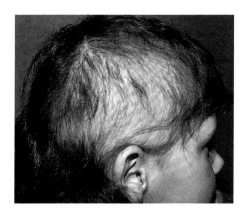

图 20.14　脱发区随机分布数个长短不一的短的断发。长到 0.5~1cm 以上的头发可以用小手指抓住并拔出。

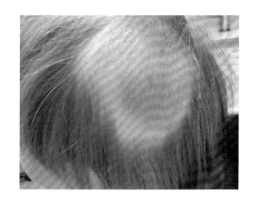

图 20.15　大面积的圆形脱发区,但中央区可见明显的毛发再生。与斑秃鉴别诊断。应询问患者关于如何处理头发的问题。轻轻拉发未见头发脱落。拉发试验时,拔毛癖患者毛发无休止期发根;几乎 100% 都是生长期毛发。

甲病

解剖

- 甲板坚硬、半透明,由死亡的角蛋白组成。
- 甲襞包括甲板近端和侧边的甲周皮肤。近端甲襞覆盖于甲母质上方,其角化层延伸至近端甲板表面,形成甲上皮。
- 甲板约 90% 来源于甲母质。甲半月(白色的半月牙)透过甲板可见,是甲母质的远端部分。
- 甲床从远端甲母质延伸至甲下皮。甲床由平行排列的纵嵴组成,基底部见较多小血管。外伤或血管病变诱发的出血发生于该沟槽结构处,故呈现出裂片状出血模式。
- 甲下皮是缺乏甲板覆盖的小段皮肤,

始于甲床远端,终止于甲板远端沟。

生长速度

- 指甲生长速度是每周 0.5~1.29mm,从甲母质生长至游离缘约需 5.5 个月。
- 趾甲更替时间需 12~18 个月。
- 系统疾病如猩红热等可以降低甲母质细胞的分裂速率,从而导致甲板变薄,产生博氏线。
- 指甲生长速度随着年龄增大和局部血循环不佳而降低。

甲活检

- 甲活检通常需专门技术人员操作。
- 甲活检通常用于诊断肿瘤、炎症性疾病和感染。
- 理想的甲活检是在去除甲板后进行,方便清楚观察甲母质和甲床。
- 可以选择环钻或切除活检技术,获取足够的组织,并产生最小的瘢痕。

纵嵴和串珠样改变

- 甲纵嵴是常见的老化现象,偶见于年轻人。
- 甲串珠样改变可见于任何年龄,但老年人更常见,可累及部分或大部分甲板表面,呈纵行排列。
- 可打磨或抛光指甲,使表面光滑。Elon甲护理产品 (http://www.ilovemynails.com) 可以防止甲干燥开裂。

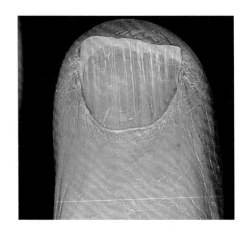

图 20.16 甲病。纵嵴和串珠样改变是老化现象,图示同时出现于该患者指甲上。

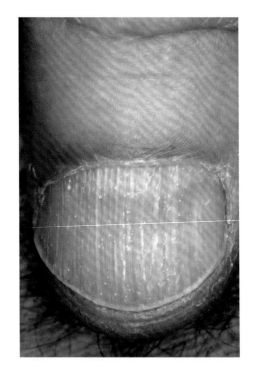

图 20.17 年龄老化相关的甲纵嵴和串珠样改变。

甲剥离

- 甲剥离是甲与甲床分开，更常见于留长指甲的女性人群。过分暴力清洁甲下部分会加重该过程。
- 剥离开始于甲远端，并逐渐向近端进展。
- 分离的甲板可呈白色、黄色或嫩绿色。

- 病因包括银屑病、长指甲发生外伤、念珠菌或假单胞菌感染、内服药物（四环素类、氟喹诺酮类）、接触化学品、长期浸泡于水中导致的浸渍和变应性接触性皮炎（例如对甲硬化剂或黏合剂过敏）。
- 病因不明的甲剥离患者需筛查有无甲

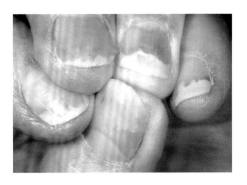

图 20.20　甲剥离的病因有很多，包括甲外伤、从事反复沾水的工作、反复粗暴修甲、对丙烯酸酯假甲片过敏和银屑病。该例是银屑病导致的甲剥离。

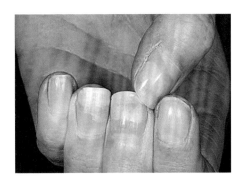

图 20.18　甲剥离出现于一位留长指甲的女性。分离的甲板呈白色或黄色。患者怀疑有真菌感染。

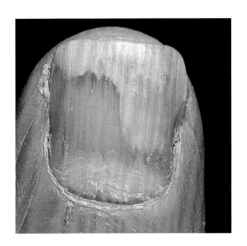

图 20.19　甲剥离是甲板从甲床分开，常见于留长指甲的女性人群。低强度的压力反复作用于远端甲板可以将指甲掀起。

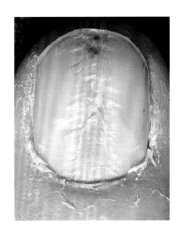

图 20.21　甲板中央水平方向整齐排列的凹陷是由于对近端甲襞的重复损伤引起。最常见于拇指，多由于反复轻敲、因紧张而拨弄或剥近端甲襞的皮肤引起。

状腺功能亢进、无症状的甲状腺疾病或铁缺乏。

- 治疗可以采用离断已经剥离的指甲,从而促进局部干燥,并防止感染。不要采用浸泡指尖的方法。

- 避免接触刺激性物质。

- 酵母菌可在甲板和甲床之间的缝隙生长。可以使用液态外用药物(例如含有咪康唑的蕈样酊),对于顽固性病例可以口服氟康唑。由于指甲生长,故需要重复采用短疗程的氟康唑治疗（例如口服 150mg/d,连续 5~7 天）。

习惯刺激性变形(剔甲癖)

- 咬或用示指指甲剔拇指近端甲襞区域是常见的行为习惯。其他指甲也可受累。

- 水平线状的凹槽带可以扩展至整个甲板表面。近端甲襞的慢性湿疹引起的甲板表面波纹样改变与此类似。

- 患者在停止该行为习惯后可以重新生长出正常指甲。

银屑病

- 银屑病引起的甲改变发病率为 10%~

50%。

- 甲受累可以是银屑病的唯一表现,但通常与皮肤病变同时出现。可以累及一个或多个甲。

- 造成的疼痛可能会限制活动。

- 顶针样凹点是最常见的改变,凹点数量不一,随机分布于甲板表面。

- 甲剥离是甲与甲床分开,开始于远端沟或甲板下,可影响多个指甲。分离的甲板变黄,容易被误认为真菌感染。

- 远端甲板下可出现鳞屑堆积,呈黄白色,可抬高远端甲板,也容易被误认为真菌感染。

- 当银屑病累及甲母质时,可导致甲板表面变形。

- 油滴样损害是透过甲板表面可见的棕黄色点。甲床部位的银屑病可以导致浆液和鳞屑混合物在甲板下堆积。

- 用系统药物如环孢素、甲氨蝶呤或维A酸类药物治疗银屑病皮损,可以改善甲症状。

- 很多局部外用药物如卡泊三醇、他扎罗汀和蒽林也有使用,但效果不佳。每月一次甲母质和侧端甲襞皮损内注射治疗有效, 但疼痛明显。具体是使用30G 针头局部注射曲安奈德（商品名Kenalog）2.5~5mg/mL。治疗过程十分痛苦,大多数患者不能坚持治疗。

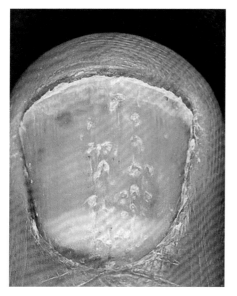

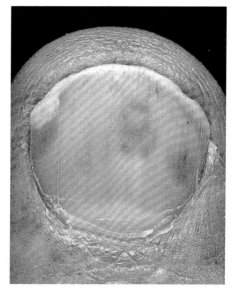

图 20.22　顶针样改变是银屑病甲最典型的特征，需观察所有甲的其他银屑病改变。甲银屑病患者可以没有皮损。

图 20.23　银屑病(油滴样损害)。银屑病可以导致甲板下方的甲床部位浆液堆积，透过甲板可见棕色的斑点，呈油滴样。

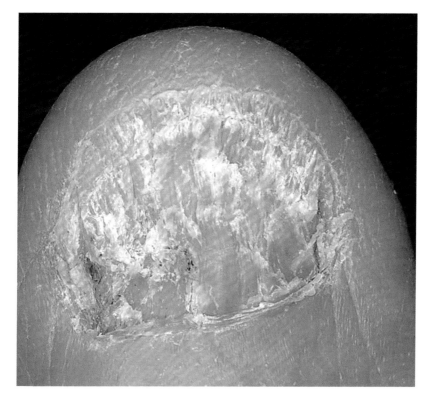

图 20.24　银屑病累及甲母质可导致全甲营养不良。甲银屑病局部治疗很困难。

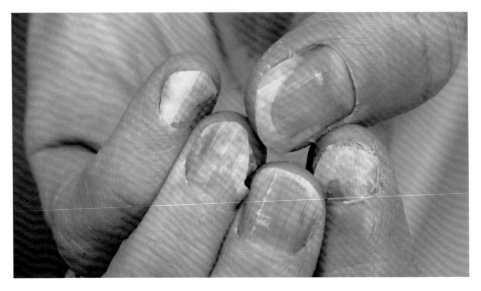

图 20.25　多个甲出现甲剥离。银屑病甲和银屑病皮损的活动程度可不平行。

急性甲沟炎

- 近端和侧端甲襞的细菌感染可迅速引起疼痛和肿胀。
- 外伤和职业性操作常常是病因，但也可以是自发性的。
- 脓液在甲小皮后方或侧端甲襞深部蓄积。
- 用尖头的粉刺针或类似的工具在甲襞和甲板间刺破脓腔，可将脓液排出，迅速缓解疼痛。
- 更深部位的感染需要切开排脓。
- 小的局限性脓肿单纯排脓即可，伴有周围红斑的更大范围脓肿需采用抗葡萄球菌的抗生素治疗。

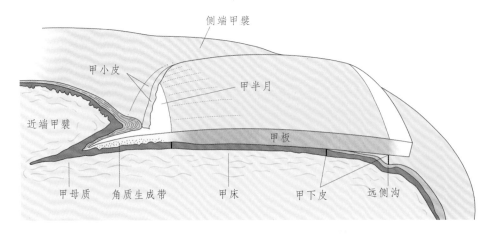

图 20.26　水肿、甲襞流脓和甲周皮肤红斑是急性甲沟炎的典型症状。

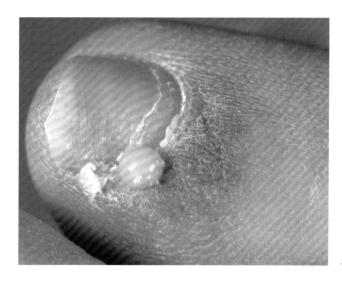

图 20.27 脓液排出后,随着压力的释放,疼痛可以立刻缓解。急性甲沟炎多由金黄色葡萄球菌感染造成。

慢性甲沟炎

- 接触刺激性物质是主要的病因。面包师、洗碗工、外科和牙科医师是高风险人群。长期暴露于潮湿的工作环境也是风险因素之一。

- 多数或全部指甲受累。近端和侧端甲襞有触痛、红斑和轻度肿胀。

- 甲小皮消失,近端甲襞和甲板间形成空隙,容易感染。触摸刺激甲小皮会加速该过程。

- 在近端甲襞下温暖潮湿的空隙内,细菌和酵母菌均可生长。慢性甲沟炎患者可从近端甲襞下挤压出少量脓液。

- 慢性炎症可以引起甲板变形,但仍然是非感染性的。

- 银屑病可有类似的表现。

- 治疗目标是避免刺激、抑制炎症和治疗感染。

- 戴塑料手套,并在里面再戴一双纯棉手套,可以起到保护作用(http://www.allerderm.com)。

- 将蒽样酊(咪康唑)2 次/天外用于近端甲襞,使其流入由于甲小皮缺乏而产生的空隙中。伴有慢性炎症的患者可能不再形成新的甲小皮。

- 顽固的病例可以用氟康唑每周 150~300mg 连续治疗 4~6 周。最好限制抗真菌药物的使用,以避免接触刺激物

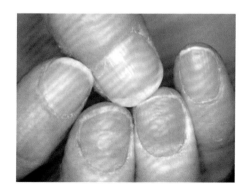

图 20.28 甲小皮参差不齐和近端甲襞的炎症导致甲板表面多发纵嵴,是慢性甲沟炎的典型改变。

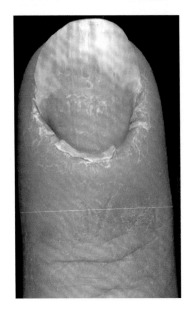

图 20.29 慢性甲沟炎。近端甲襞红肿,甲小皮消失,慢性炎症导致甲生长不良。

和使用局部抗感染药物控制炎症反应为主。当感染反复出现时,需重复使用短疗程氟康唑治疗。

假单胞菌感染

- 甲板的分离(甲剥离)导致甲板和甲床之间形成一个潮湿、浸渍的空隙。
- 假单胞菌在该潮湿温暖的空隙中生长,将甲板下染成黑绿色,常伴随有甲下出血,但很少有不适或炎症反应,这通常称为绿甲综合征。
- 甲屑可以送培养。
- 用少量漂白剂混合物(1 份含氯漂白剂

配 4 份水)清洗甲板下,3 次/天,也可使用醋(稀乙酸)。其他的局部治疗方案包括庆大霉素滴剂或局部外用磺胺嘧啶银。局部外用药物很难到达感染区域。口服环丙沙星,2 次/d, 每次 250~500mg,连续 2 周,通常可以治愈感染。

- 切除分离的甲板来消除甲下潮湿的腔隙。

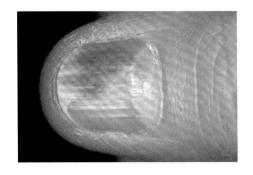

图 20.30 假单胞菌感染可以导致甲板下呈绿色。

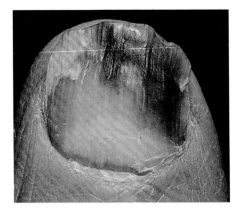

图 20.31 甲板下慢性假单胞菌感染导致甲板全层呈深绿色改变。

倒刺

- 三角形皮肤条带可与侧端甲襞分离，特别在冬季的时候。
- 试图撕扯可引起疼痛，并导致裂口扩大至真皮内。
- 分离的皮肤应在裂口扩大前切断。指尖皮肤应涂上厚厚的润肤霜[例如化色林（Aquaphor）软膏]以提供持久的滋润，同时应避免反复将手浸入水中。

嵌甲

- 嵌甲常由穿不合脚的鞋造成的侧面压迫、不正确或过分修剪侧端甲板以及外伤引起。
- 最常累及大脚趾。主要症状是疼痛和肿胀。
- 指甲刺入侧端甲襞并进入真皮内，相当于异物。
- 刺入区域化脓肿胀，肉芽组织沿着刺入的指甲生长。
- 治疗包括用剪刀剪去刺入的指甲，并刮除增生的肉芽组织。小范围的肉芽

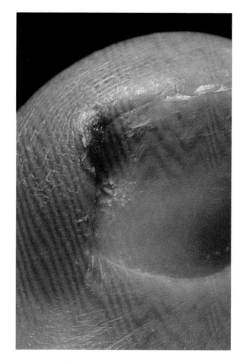

图 20.32 嵌甲。甲板刺入侧端甲襞，局部出现红肿，侧端甲襞末端见增生的肉芽组织。

组织可仅用沾有硝酸银的小棒来治疗。
- 当出现蜂窝织炎后，需口服抗生素治疗。
- 冷水湿敷可抑制炎症反应，减轻水肿。
- 用苯酚破坏嵌甲侧的甲母质可治疗慢性复发性嵌甲。

甲下出血

- 甲板外伤可以引起即刻的出血和疼痛。
- 出血可以导致甲板分离和疼痛加重。
- 用烧红的回形针尖或 2mm 直径的环钻活检工具刺穿甲板表面可以排出积血。
- 损伤近端甲襞引起的出血可能数天都无法察觉。
- 甲下出血可类似黑色素瘤，诊断需谨慎，如不确定可做活检。

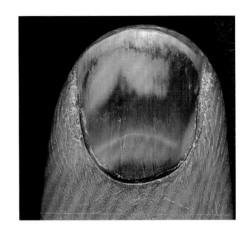

图 20.33 甲下出血。外伤后血块堆积于甲板下。该患者数周前有外伤史。血块已经溶解，但是颜色会一直持续至新甲长出。

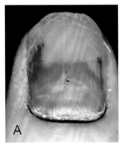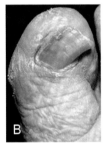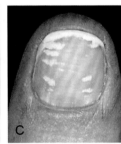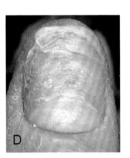

图 20.34 (A)患者通常不记得导致甲下出血的外伤史。如果出血量够多，可以导致甲板脱落。(B)营养不良性变形指甲的甲下碎屑氢氧化钾检查呈阳性。(C)线状白色浅表性斑片可被刮除以此来检查是否有浅表真菌感染。这些白色斑片可能是由于反复外伤引起。(D)该例指甲表面多发水平方向的线状凹陷。近端甲襞区域反复湿疹样皮炎发作可以引起这些改变。

甲肥厚

- 严重的甲板增厚可由穿太紧的鞋或其他形式的慢性损伤引起。鞋对甲板的压力导致每走一步都会产生疼痛。
- 增厚的甲板常被误诊为真菌感染。
- 甲板可用砂纸或锉刀打磨变薄，或者拔甲，以及可以用苯酚永久性破坏甲母质,使甲板不再生。

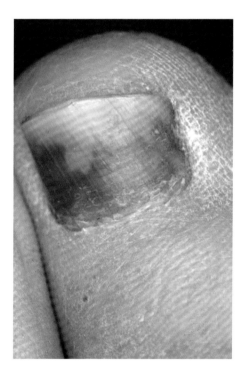

图 20.35 评估可疑的甲下出血需谨慎,因为黑色素瘤也可以有类似表现。

白色斑点或条纹

- 甲板表面的白色斑点很常见，可能由于反复低强度的损伤引起。

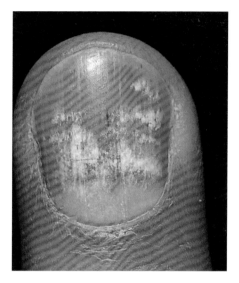

图 20.36 白色条纹很常见,可能由于对近端甲襞的低强度损伤引起。

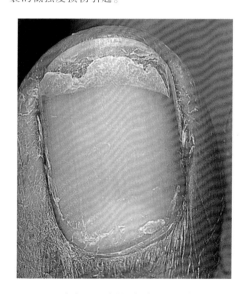

图 20.37 类似于干燥性皮肤,甲末端也可以出现开裂。图示甲板末端分层并剥脱。反复湿手会加重该问题。

- 这些斑点或条纹最终随着甲板的生长而消失。
- 患者常误认为是真菌感染引起。

远端甲板分裂(甲分裂)

- 20%成人可以出现脆甲和甲分裂,在女性中更为常见。
- 从事经常沾水的工作是常见病因。
- 末端甲板分层开裂或剥脱类似于干燥性皮肤的脱屑。
- 指甲类似于皮肤,冬天会变得干燥。
- 反复浸水会加重该过程,从事经常沾水的工作需戴塑料手套保护。
- 可以将指甲浸泡在水中为指甲补充水分,然后涂上较厚的润滑剂,例如优色林(Aquaphor)软膏或 Elon 甲护理液(http://www.ilovemynails.com)。这些产品在药店中可以买到。

博氏线

- 博氏线是指当应激性因素导致甲形成暂时受阻后数周,在甲半月底部出现的累及所有甲的横向凹陷或嵴。
- 该线随着正常甲的生长而向末端延伸,最终在甲游离缘消失。
- 高热、猩红热、手足口病及很多其他疾病均可造成该现象。接受化疗药物治疗的患者也可产生。

指(趾)黏液囊肿

- 指(趾)黏液囊肿是黏蛋白在局部沉积,但缺乏囊壁。
- 呈穹顶状、粉白色结构,常见于中老年人指(趾)骨远端背侧。
- 切开囊肿后,可见清亮、黏稠、果冻状

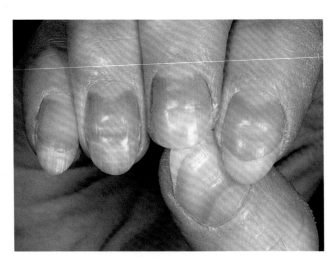

图 20.38 高热、系统性疾病和化疗均会导致指甲的生长暂时停止,结果出现博氏线,即横贯全部指甲的水平方向的凹痕,并随着甲板生长向末端移动。

的物质流出。

- 囊肿位于近端甲襞，可压迫甲母质细胞，导致纵向甲凹槽。

- 确诊是否为良性病变是必要且适当的。如果无疼痛且没有功能受限，可不给予积极干预治疗。

- 基底部冷冻治疗有效。用剪刀剪去囊肿顶部，挤出胶冻样内容物，之后小心地冷冻基底部。大多数病例，局部治疗会使水肿渗出，并出现大疱。完全愈合需 4~6 周。通常需要重复治疗。

- 治疗方法有外科切除、皮损内类固醇注射以及先开放囊肿，然后电凝和刮除，但复发率均较高。

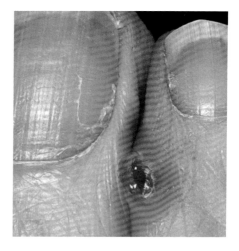

图 20.40　该例指（趾）黏液囊肿已用 11 号刀片划开。通常不处理这种良性囊肿可能比试图引流预后更好。引流囊内容物可能造成感染，且可能再次复发。

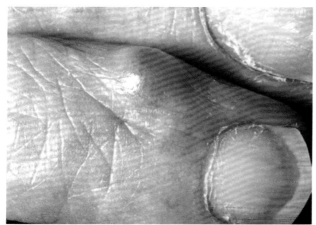

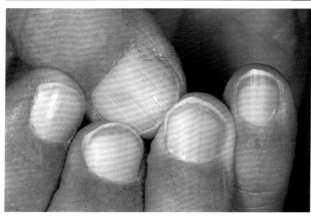

图 20.39　指（趾）黏液囊肿是透明、发亮的丘疹，靠近近端指趾间关节。

痣和黑色素瘤

- 交界痣可以出现在甲母质,形成棕黑色的条带。棕色纵行条带在黑色人种中很常见,在白种人中比较少见。

- 40~70岁人群患病风险最大。

- 甲部位的黑色素瘤可以出现于任何位置,包括甲周或甲板下。

- 甲黑色素瘤很少见,占白种人黑色素瘤总发病率<1%。但在深色人种中是最常见的黑色素瘤类型。

- 皮损可以表现为逐渐增宽的色素性条带,且在甲上皮侧宽度更宽。色调在阴影处可呈不规则。

- 这种条带的自发出现应引起大多数医生的注意,必要时需立即活检。

- 甲板开裂、变形或营养不良应当立即活检。也可出现溃疡和出血,且通常是无痛的。

- 良性甲下痣在白种人中非常少见。所以在白种人中出现甲下痣样损害或红色的甲周结节应当首先考虑恶性,直到最后病理确诊。

- Hutchinson征是指棕黑色色素沉着条带的甲周延伸,即从纵向甲黑线扩展至近端和侧端甲襞。它是甲下黑色素瘤的重要提示。

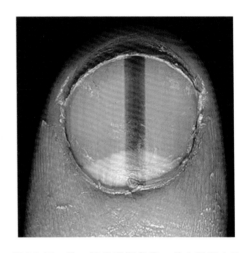

图20.42 单一线状纵行条带。单个甲板上的黑色条带需进一步的活检检查,因为需要与黑色素瘤相鉴别。

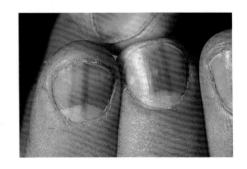

图20.43 药物可以引起甲线状条带,且可累及多个指甲。该例为米诺环素引起,诊断是纵行黑甲。

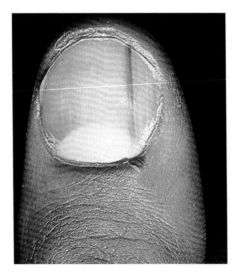

图20.41 发生于甲母质的交界痣导致的纵行条带。

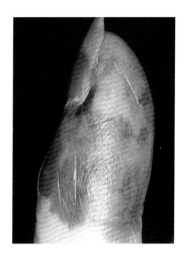

图 20.44　Hutchinson 征。色素带扩展至甲襞，是甲下黑色素瘤的典型改变。

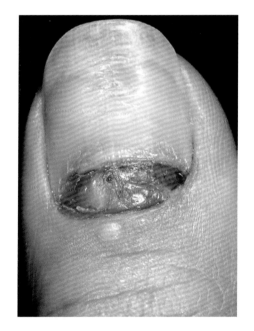

图 20.45　无色素性黑色素瘤出现于近端甲襞区域。红色肿物的生长已经破坏了甲板的正常生长。肿物生长缓慢，且无疼痛感。

甲真菌感染

描述

- 甲真菌病是手指或脚趾甲板的真菌感染。

- 致病菌包括多种不同种类的真菌，最常见的是红色毛癣菌。10%~20%由念珠菌引起，少数是由非皮肤真菌(支顶孢霉、镰刀菌、帚霉菌)感染导致。

- 甲真菌病出现后，很难治疗。如果甲板变形，可能造成社交障碍和疼痛。

病史

- 甲真菌感染的发病率随着年龄增加。

- 40~60 岁人群中的感染率为 15%~20%。在老年人群中，感染率约为 60%。

- 往往终生患病，无自愈性。

- 穿过短、过紧的鞋引起的外伤容易导致感染。相关风险因素包括：足癣、甲外伤、糖尿病、银屑病、年龄较大、周围血管病变、免疫抑制和个人或家族甲真菌病病史。

- 增厚的甲板及甲下碎屑组成的团块可能会引起穿鞋不适。

皮肤表现

- 甲真菌感染有 4 种不同类型，几种类型可以同时出现于同一甲板。

- 远端甲下型甲真菌病是最常见的类型。真菌侵犯甲床远端区域。由于角化过度的碎屑堆积，远端甲板变黄或变白，并引起甲板上抬，与下方的甲床分离。

- 白色浅表型甲真菌病是由于甲板的表浅感染引起的，多数是由须毛癣菌感染引起。甲板表面变软、干燥，呈粉末状，易于刮去。甲板并没有增厚，仍黏附于甲床。

- 在近端甲下型甲真菌病中，微生物进入后方甲上皮区域，并从下方侵入甲板。甲板表面仍完整，角化过度的碎屑导致甲板分离。红色毛癣菌是最常见的病因。该类型亦为 HIV 感染患者中最常见的类型。

- 在念珠菌感染引起的甲真菌病中，白色念珠菌引起的甲板感染几乎仅见于慢性皮肤黏膜念珠菌病这一罕见的疾病中。通常累及几乎全部手指甲，出现甲板增厚与黄棕色变。

- 甲真菌感染可以伴有手癣或足癣，亦可是单独出现。

- 应当检查所有指(趾)甲和皮肤，排查类似甲真菌病的其他疾病。

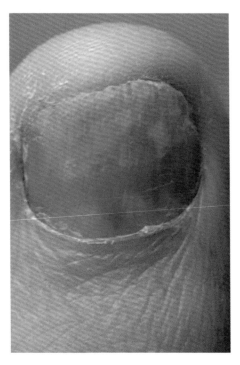

图 20.46　远端甲下型甲真菌病是最常见的甲真菌感染。真菌侵犯远端甲，引起甲板下角化过度。可以通过修剪甲后用 PAS 染色证实感染。

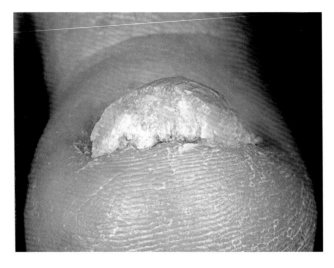

图 20.47　甲下角化过度厚度超过 2mm 对于甲真菌病的治疗是预后不佳的因素之一。

病原学

- 大多数指甲和趾甲的感染均由皮肤真菌红色毛癣菌和须毛癣菌引起。
- 曲霉菌、头孢子菌、镰刀菌和帚霉菌通常被认为是污染菌或非致病菌，但也可以感染甲板。
- 单一甲板可以出现多种病原真菌。

实验室检查

- 任何累及甲板改变的情况都容易被认为是甲真菌感染，但其实很多皮肤疾病都可以引起甲结构的改变。约50%甲板增厚的情况并不是真菌感染。
- 甲下碎屑和甲板的氢氧化钾湿片，可用于检查菌丝结构。部分剪下的指甲病理活检用 PAS 染色可以明确诊断，且敏感性好。
- 口服抗真菌药之前需鉴定菌种。培养可以证实皮肤真菌感染，以及其对伊曲康唑(斯皮仁诺)、特比萘芬(疗霉舒)和氟康唑(大扶康)的敏感性。培养

需要 4~6 周。

- 尚无明确的指南对特比萘芬、伊曲康唑或氟康唑治疗的患者进行监测。一种较为谨慎的方法是在治疗前和开始治疗后 6 周对患者进行全血细胞计数及肝功能检查。使用伊曲康唑(斯皮仁诺)冲击治疗的患者并不需要实验室检查的监测。
- 如果氢氧化钾涂片和培养结果阴性，但临床高度怀疑，可以将部分剪下的

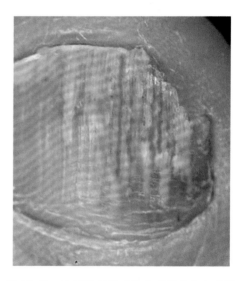

图 20.49　这例甲真菌感染中可见黄白色或橙棕色条纹,是治疗预后不佳的指征。

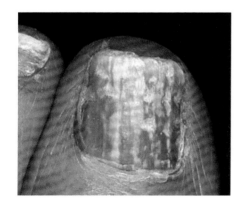

图 20.48　甲下型甲真菌病。>50%甲板受累是治疗预后不佳的因素之一。

框 20.1　系统抗真菌治疗预后不佳因素

1. >50%甲板面积受累
2. 严重侧向受累
3. 甲下角化过度>2mm
4. 甲板出现黄白色或橙棕色条纹
5. 全甲营养不良性甲真菌病(累及甲母质)
6. 非敏感类型真菌(例如柱顶孢霉)
7. 免疫抑制患者
8. 外周循环差

指甲做组织活检。组织学检查和 PAS 染色结果对于明确诊断非常重要。

鉴别诊断

- 银屑病最常与甲真菌病混淆（这两种疾病也可以同时存在）。银屑病甲可以为独立现象,不伴有皮肤损害。唯一区别点在于,银屑病甲具有顶针样凹点,而甲真菌感染没有该特征。
- 白甲是甲近端出现的白点或白色条带,随着指甲生长而外延,可能由轻微外伤引起。
- 湿疹或习惯性剔近端甲襞也可以使甲板出现波纹状起伏不平和甲纵嵴。
- 甲剥离在长指甲女性中很常见,是由于甲板和甲床分离引起。发黄晦暗的分离甲板形似真菌感染。

治疗

- 局部抗真菌药膏效果不佳。
- 口服治疗对于手指甲和年轻患者的甲真菌感染治愈率最高。

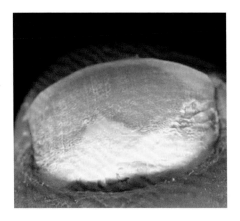

图 20.50　近端甲下型甲真菌病。真菌菌丝从近端甲襞下方侵犯近端甲板。

- 口服药物治疗甲真菌病显效后,继续持续使用局部抗真菌药物,例如环吡酮(Penlac)甲保护胶,可以防止再感染。
- 系统治疗有效率在 50%~80% 以上。1 年内复发率为 15%~20%。
- 系统治疗的选择必须要考虑药物之间的相互作用和同时合并的其他疾病。
- 治疗的适应证包括甲增厚引起的疼痛、功能受限、继发细菌感染和外观受累。
- 特比萘芬 (疗霉舒)250mg/d 治疗手指甲真菌感染需 6 周,治疗脚指甲感染需 12 周。250mg/d 冲击治疗 1 周,暂停 3 周,重复 1~2 个疗程,也是选择方案之一(如果完成 4 个冲击治疗疗程,治愈率为 54%)。但冲击治疗并未得到 FDA 批准。特比萘芬的治愈率最高,缓解时间最长,但其对于某些念珠菌感染效果不佳。
- 伊曲康唑 (斯皮仁诺)200mg/d 治疗手指甲真菌感染需 6 周,治疗脚指甲感染需 12 周。12 周治愈率为 14%。200mg 每天 2 次,冲击治疗 1 周,暂停 3 周,也是选择方案之一,对指甲真菌感染的治愈率为 47%。指甲真菌感染需要 2~3 个冲击治疗疗程,趾甲真菌感染需要 3~4 个冲击治疗疗程。
- 氟康唑治疗甲真菌病并未获得 FDA 批准。超适应证的治疗方案是每周一次,每次 150~450mg,连续治疗 6 个月。随着剂量增大,疗效也增加。
- 灰黄霉素在大剂量使用数月时有效,

框 20.2　甲真菌病的治疗

1. 在系统治疗之前需明确诊断(例如培养、甲活检)
2. 识别预后不良的症状表现:甲板增厚、全甲营养不良、低灌注、免疫抑制状态、糖尿病
3. 修剪去除增厚的甲板
4. 治疗足癣,因其常常是复发原因
5. 每天在鞋子中使用抗真菌喷雾或粉末
6. 家庭密切接触成员同时治疗
7. 保持足部干爽,在游泳池、更衣室要穿拖鞋(不要裸露足)
8. 偶尔使用系统药物冲击或强化治疗,以减少复发或再感染的机会。例如,针对顽固的趾甲病变,可在传统 3 个月系统治疗后的第 6 个月和第 9 个月再次行强化治疗
9. 穿适合的鞋:宽头鞋,不要穿高跟鞋或头太窄的鞋,因其可以对正常甲屏障造成或大或小的损伤,破坏甲板和甲床之间的黏合
10. 定期修剪脚指甲,甲游离缘水平修剪,不要剪成圆形或 V 字形
11. 不要与他人共用指甲剪和锉刀

Adapted from Daniel CR III, Jellinek NJ. Commentary: the illusory tinea unguium cure. *J Am Acad Dermatol* 2010;62:415–417.

但其他药物疗效更佳。

- 口服药物治疗第 6 周和治疗结束时需进行监测。每次复诊时,感染的甲板都应进行清理和修剪。
- 大多数病例在 12 周时甲板并没有恢复正常。可以告知患者药物仍将存在于甲板数月时间,并将持续发挥抗真菌作用。
- 局部外用 0.8% 环吡酮外用溶液(Penlac 甲保护漆)已证明对甲半月不

受累的指(趾)甲真菌感染有效。它与系统性抗真菌药物联合使用可以增加治愈率。

- 带钳子柄的指甲钳可用于去除大量质硬增厚的甲碎屑。其尖端应尽可能地插入病甲和甲床之间的空隙。
- 去除感染的甲板可以提高治愈率,并延长缓解期。

(周城 马寒 译　张慧明 张成锋 审校)

第 21 章
新生儿皮肤病

James G. H. Dinulos

新生儿毒性红斑

描述

- 新生儿毒性红斑是新生儿期常见的良性自限性脓疱疹。

病史

- 与早产儿和低出生体重儿相比，健康足月儿更容易出现新生儿毒性红斑。
- 新生儿毒性红斑的病因尚不清楚。

皮肤表现

- 新生儿毒性红斑皮疹表现为由"斑点"状斑疹发展成浅表的粉红色丘疹和脓疱，呈"蚤咬"状外观。
- 斑疹可以融合形成粉红色斑块，上面可有数个到数百个脓疱。
- 新生儿毒性红斑可发生于皮肤任何部位，但面部、手臂、臀部和躯干最常见，手掌和足底很少累及。
- 总体而言，新生儿毒性红斑可此起彼伏、成批发生。皮疹可在数小时内消退，也可持续长达 2 周。

非皮肤表现

- 无系统性疾病的症状。

实验室检查和活检

- 疱液涂片(瑞氏或吉姆萨染色)可见大量嗜酸粒细胞和少量中性粒细胞。
- 对于非典型病例可行皮肤活检，可见角层下脓疱，疱内含嗜酸粒细胞。

鉴别诊断

- 细菌感染(金黄色葡萄球菌、B 组链球菌、铜绿假单胞菌、单核细胞增生李斯特菌、流感嗜血杆菌、肺炎克雷白杆菌)。
- 真菌感染(念珠菌)。
- 病毒感染(单纯疱疹、水痘)。
- 新生儿暂时性脓疱性黑变病。
- 疥疮。

病程及预后

- 新生儿毒性红斑在 3 周内消退，无任何不良反应。

治疗

- 无须治疗。
- 做好宣教,消除患儿家长的疑虑。

大理石样皮肤

描述

- 大理石样皮肤是一种暂时性良性皮肤斑纹,复温后皮疹可以消退。

病史

- 大理石样皮肤是一种常见的正常血管反应,可见于足月和早产的新生儿。
- 患有唐氏综合征、18 三体综合征、甲状腺功能减退症、新生儿红斑狼疮和感染性休克的婴儿可能会出现血管斑纹,这种斑纹在复温时不会消退。
- 大理石样皮肤被认为是核心体温降低后的血管过度收缩反应。

皮肤表现

- 大理石样皮肤表现为苍白色斑纹或花边样红斑,复温后可消退。
- 发生在躯干和四肢。

实验室检查和活检

- 无须实验室检查或组织活检。

鉴别诊断

- 先天性毛细血管扩张性大理石样皮肤是一种罕见的血管畸形,表现为伴皮肤萎缩的网状血管。

- 网状青斑是新生儿红斑狼疮中常见的大理石样皮肤表现。

治疗

- 复温可以使红斑完全消退。
- 做好宣教,消除患儿家长的疑虑。

痱

描述

- 痱是指由于外泌汗腺导管阻塞引起的白色或红色丘疹(包括白痱、红痱、深部痱)。

病史

- 痱常见于"包裹过紧"或处于温热环境中的新生儿及婴幼儿。
- 在新生儿中,白痱是最常见的类型,汗管阻塞发生于角质层,温度升高和包裹过紧可导致白痱。
- 红痱("汗疹"或"热疹")是由于表皮内的汗管阻塞,导致汗管周围的汗液外渗以及局部炎症介质的释放。红痱常影响 1 周龄以上的婴儿。
- 深部痱是由于真皮–表皮交界处的汗管阻塞所致,在新生儿中很少见。
- 目前,痱的病因尚不清楚。有研究表明,表皮葡萄球菌产生的胞外多糖可能导致了汗管阻塞。

皮肤表现

- 白痱和红痱易发于间擦部位,如颈部

褶皱。其他常见的部位包括面部(尤其是前额)和躯干。

- 白痱的特征性表现为大量细小的"露滴"状水疱。水疱非常表浅,轻擦易破。
- 红痱表现为非毛囊性脓疱和水疱。
- 深部痱为发生于躯干、四肢的非红斑性丘疹和脓疱。

非皮肤表现

- 发热的婴儿有患痱的风险。

实验室检查和活检

- 通常不需要皮肤活检。

鉴别诊断

- 新生儿毒性红斑。
- 念珠菌病。
- 昆虫叮咬。

病程及预后

- 痱可持续数小时或数天。

治疗

- 仅需清爽的沐浴和避免包裹过紧。

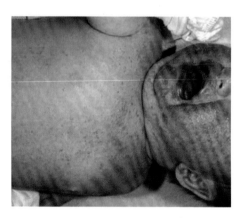

图 21.1 白痱是痱的最常见类型,由于角质层水平的汗管阻塞所致。

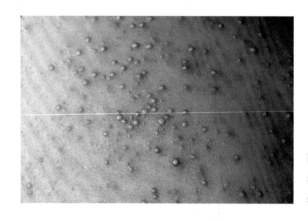

图 21.2 红痱("汗疹"或"热疹")是由于表皮内汗管阻塞,导致汗管周围的汗液外渗以及局部炎症介质的释放。

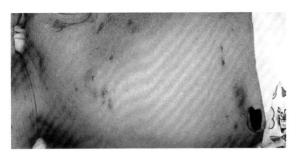

图 21.3　新生儿毒性红斑。出生后 2 周的婴儿躯干散在分布的丘疹和水疱。瑞氏染色显示大量的嗜酸粒细胞。

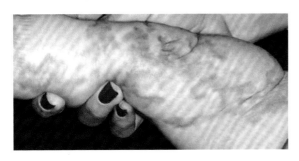

图 21.4　先天性毛细血管扩张性大理石样皮肤。这种罕见的表现可视为综合征的一部分，但更常被视为一种孤立性畸形。这是一种伴有萎缩的网状青斑，随着年龄的增长，萎缩趋于改善。

（罗勇奇　译　于世荣　审校）

第 **22** 章
系统性疾病的皮肤表现

M. Shane Chapman

获得性皮肤副肿瘤综合征

描述

- 某些皮肤表现具有很强的特异性,一旦出现则提示应注意排查隐匿的恶性肿瘤。

- 获得性皮肤副肿瘤综合征包括与内在恶性肿瘤相关的或伴发的皮肤表现。

- 本章将讨论瘙痒症、皮肌炎、Sweet 综合征、类癌综合征、胰高血糖素瘤综合征、副肿瘤性天疱疮,以及 Leser–Trélat 征。

表 22.1 皮肤病变和内在的恶性肿瘤:副肿瘤综合征*		
综合征	临床表现	恶性肿瘤
巴泽综合征 (副肿瘤性肢端角化症)	三个阶段:①指(趾)尖的银屑病样皮损;②手足的皮肤角化病;③局部皮损扩大,膝部、小腿、大腿、手臂出现新的皮损	食管、舌、下唇、肺上叶的癌
匐行性回状红斑	迅速移行的条状蜡样红斑,呈匐行性轮廓,排列似木板花纹	乳腺、肺、胃、膀胱、前列腺的癌症,肾移行细胞癌
泛发性皮肤乳头瘤病	与常见的病毒性疣难以区分的瘙痒性丘疹,皮损首先出现在手背和手腕伸侧,然后扩展到累及躯干,偶尔可累及面部	胃腺癌和其他腹腔内恶性肿瘤,乳腺、肺、淋巴结的恶性肿瘤
获得性毫毛增多症	眉部附近以及前额、双耳、鼻部出现多毛,呈胎毛样纤细、柔软的毛发,容易拔出;部分患者可有更广泛的受累部位	肺实性肿瘤(包括小细胞癌和非小细胞癌)、结直肠肿瘤、乳腺恶性肿瘤
获得性鱼鳞病	泛发性的脱屑,鳞屑呈菱形,主要累及躯干与四肢,屈侧通常不受累	霍奇金病;其他淋巴增生性恶性疾病;肺癌、乳腺癌、宫颈癌

(待续)

表 22.1(续)

综合征	临床表现	恶性肿瘤
多中心性网状组织细胞增生症	红褐色丘疹性皮损,与进行性发展的严重残毁性关节炎相关;皮损多发生在面部、双手、双耳和前臂;约50%有口腔黏膜受累	约 1/3 的患者并发恶性肿瘤,如乳腺、肺、肌肉、胃肠道、泌尿生殖道以及血液系统的恶性肿瘤
掌跖角化症(胼胝症)	掌跖部皮肤增厚,导致皮肤呈不规则、鹅卵石样外观	乳腺、肺、胃的恶性肿瘤,白血病、淋巴瘤
黑斑息肉综合征(Peutz–Jeghers 综合征)	口唇及口腔黏膜的色素性斑疹;小肠多发息肉	胃、十二指肠、结肠的腺癌
牛肚掌	手掌呈天鹅绒样外观,伴有明显的皮肤褶皱,常与其他副肿瘤综合征表现同时存在,75%的牛肚掌患者并发黑棘皮病	胃肠道及肺的恶性肿瘤(最常见);头颈以及泌尿生殖系统(卵巢)肿瘤

* 其他例子见正文。

瘙痒症

病史

- 瘙痒是许多炎症性皮肤病的共同表现。
- 在缺乏皮肤表现的情况下，全身瘙痒可能提示隐匿的恶性肿瘤。
- 与恶性肿瘤相关的瘙痒症更常见于胃肠道肿瘤与淋巴增生性肿瘤。

皮肤表现

- 瘙痒可以是非特异性的，可能与明显的原发性皮肤改变无关。
- 患者在睡眠或检查中可能会不自觉地摩擦或搔抓。
- 搔抓会引起线性水肿改变、风团样皮损、抓痕、皮肤苔藓化或增厚。
- 可见局灶性出血点或出血斑。
- 部分患者可能表现为全身脱屑和干燥,无其他炎症性改变。
- 瘙痒症并发胃肠道症状、精神萎靡、体重减轻、夜间盗汗或贫血时,应警惕是否为恶性肿瘤相关性瘙痒症。

实验室检查

- 肝脏、胆道、胰腺和肾脏疾病的血清学检查是有助于早期筛查的实验室检查项目。
- 常规全血细胞计数可为系统性疾病或淋巴增生性疾病及骨髓肿瘤提供线索。

病程及预后

- 临床病程及预后通常取决于伴发的内

在恶性肿瘤。

- 瘙痒症可通过外用类固醇制剂治疗（封包或不封包），并且联合紫外线光疗。

- 可选用口服类固醇的全身性治疗，但可能会干扰免疫系统的功能和恶性肿瘤的治疗。

鉴别诊断

- 泛发性瘙痒的病因十分复杂。

- 鉴别诊断包括但不限于特应性皮炎、接触性皮炎、银屑病、疥疮、肾病、肝病、淋巴增生性疾病。

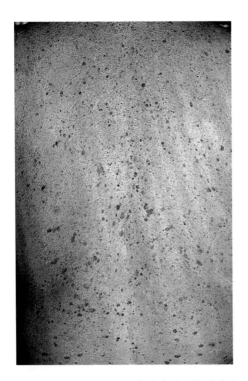

图 22.1　Leser-Trélat 征（作为内脏恶性肿瘤之征象的发疹性脂溢性角化病）。已有报道提示，非炎症性皮肤上突然出现脂溢性角化病或原有脂溢性角化病皮损数量及大小突然增加，是内脏恶性肿瘤的一个征象。

- 当评估无明确原因泛发性瘙痒的患者时，应考虑到所有可能病因。

治疗

- 通常，瘙痒症会随着相关恶性肿瘤的治疗而改善。

- 抗组胺药、外用类固醇制剂、润肤剂（例如凡士林）和止痒洗剂（例如 Sarna）都有帮助，但疗效有限。

- 紫外线光疗对多数患者有效。

- 可以口服皮质类固醇药物予以系统治疗，但可能会影响免疫系统功能和恶性肿瘤的治疗。

皮肌炎

病史

- 皮肌炎是一种罕见的皮肤和肌肉疾病，可能与潜在的恶性肿瘤有关。

- 成人皮肌炎比儿童皮肌炎患恶性肿瘤的概率高。

- 患病率为 5%~50%，老年患者发病率最高。

- 部分患者皮肌炎与肿瘤同时被诊断。

- 最常见的并发肿瘤有卵巢癌、乳腺癌、肺癌和胃肠道恶性肿瘤。

皮肤表现

- 皮肌炎的皮肤表现包括手背和指关节伸侧的紫红色丘疹（Gottron 征），甲周毛细血管扩张，眶周紫红色或淡紫色水肿性红斑，肩、颈、胸部光敏性紫红色皮疹(披肩征),手掌炎症性脱屑(技工手),泛发性和局限性的皮肤异色症。

皮肤外表现

- 皮肌炎可伴有四肢近端肌肉无力 (多肌炎)。
- 部分皮肌炎患者可能有肌肉钙化。
- 对于尚未发现合并肿瘤的皮肌炎患者,如出现发热、夜间盗汗、体重下降等可疑征象时,应仔细排查肿瘤。

实验室检查

- 皮肤病理表现为界面性皮炎伴皮肤粘蛋白增加。
- 检测血清抗 Jo-1 自身抗体。
- 怀疑多肌炎存在时,应完善肌肉活检、肌肉电生理学检查(肌电图)、肌酸磷酸激酶水平检测。

- 女性应特别注意排查卵巢癌与乳腺癌。

病程及预后

- 临床病程和预后通常取决于相关的内脏肿瘤。
- 皮肌炎的体征和症状可在病程中出现加重或减轻,不取决于恶性肿瘤的状态,但皮肌炎的复发或加重可能提示恶性肿瘤的复发。
- 伴发恶性肿瘤的风险在皮肌炎确诊后的每一年都会递减。

鉴别诊断

- 皮肌炎易与红斑狼疮、湿疹样皮炎、脂溢性皮炎、多形性日光疹相混淆。

治疗

- 恶性肿瘤的治疗依据恶性肿瘤的类型

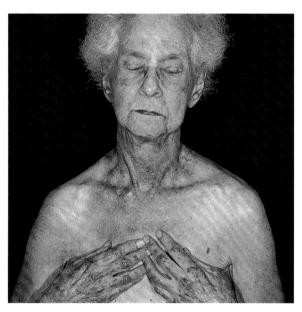

图 22.2　皮肌炎:眼睑淡紫红斑(淡紫红色),Gottron 丘疹 (指关节和指两侧紫红色扁平丘疹),分布于指关节而不累及手指非关节部位的紫红斑, 以及分布于面、颈、背和手臂曝光区域的紫红色斑。

进行。

- 对皮肌炎患者应首先进行恶性肿瘤筛查。

- 皮肌炎患者应避免强烈的阳光照射,因为这会引发和加重症状。

- 一些较轻的皮肌炎可以用外用类固醇和润肤剂治疗。

- 皮肌炎可以系统性地使用免疫抑制剂治疗,包括系统性使用类固醇、霉酚酸酯、环孢素、硫唑嘌呤和甲氨蝶呤。

- 对于晚期和治疗较困难的患者可以应用环磷酰胺和利妥昔单抗。

Sweet 综合征

病史

- Sweet 综合征也被称为急性发热性嗜中性皮病。

- 通常表现为反复发作的,有时是疼痛的皮疹,伴有发热、白细胞计数升高和关节炎。

- 女性比男性更易受感染。

- Sweet 综合征可能与急性感染或淋巴增生性恶性肿瘤有关。

- 急性粒细胞性白血病是最常见的恶性肿瘤。

皮肤表现

- Sweet 综合征的皮损可呈红色、水肿性、伴有假性水疱的融合性丘疹和斑块。

- 皮损大小为 0.5~5.0cm,触诊时可有痛感,皮损可有疼痛或无症状。

- Sweet 综合征的皮损好发于面部和手背,可呈局灶性或泛发性。

皮非肤表现

- 可能与急性感染有关,此类病例常有发热、肌痛等前驱症状。

- 泛发性非特异性关节炎可与该综合征伴发。

实验室检查

- 组织学检查显示真皮内有大量中性粒

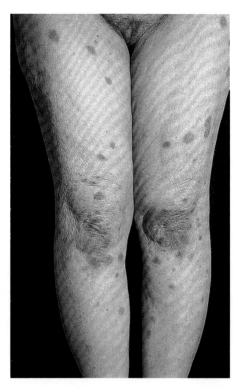

图 22.3 Sweet 综合征。头部、颈部、腿部、手臂,尤其是手背和手指伸侧,出现急性、触痛性的红斑、斑块、假性水疱,偶有环状或弧形排列的水疱。特别是当皮损严重或血液学指标异常时,需进行系统评估。约 20%的病例与恶性肿瘤有关。

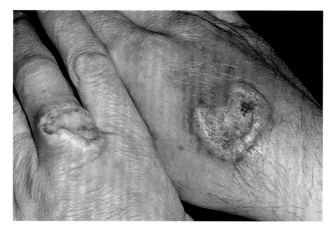

图 22.4　Sweet 综合征。圆形水肿性化脓性斑块,中央糜烂。手背部是 Sweet 综合征皮损的常见部位。

细胞浸润,没有血管炎的改变。

病程及预后

- 临床病程和预后通常取决于伴发的内在恶性肿瘤。
- 恶性肿瘤可在 Sweet 综合征发生后 3 个月内出现。
- 没有并发症的 Sweet 综合征,2~3 周后病变趋于消退。

鉴别诊断

- Sweet 综合征可以模仿坏疽性脓皮病、多形红斑、叮咬反应、狼疮和感染的临床表现。

治疗

- Sweet 综合征对系统应用类固醇药物反应敏感,但通常容易复发。
- 使用类固醇药物前应排除恶性肿瘤和感染。

类癌综合征

病史

- 类癌综合征是一种发作性的,发生在面部、颈部和身体上半部分的显著潮红。
- 它是由神经内分泌肿瘤释放血管活性介质(如 5-羟色胺)进入循环系统引起的。
- 大多数类癌发生在小肠,通常是在阑尾。
- 通常,这些肿瘤释放的血管活性介质在进入循环系统之前在肝脏被灭活。
- 当类癌转移到肝脏时,血管活性介质进入循环系统。
- 类癌也可以发生在肺部,由此,也可以释放血管活性介质进入循环系统。

皮肤表现

- 类癌综合征表现为身体上半部分突然出现的皮肤潮红、变热,尤其见于面部、颈部和胸部。
- 潮红持续约 30 分钟,常伴发呼吸困难、腹部绞痛和腹泻。

非皮肤表现

- 大多数类癌发生在小肠,通常是阑尾。
- 通常,这些肿瘤释放的血管活性介质在进入循环系统之前在肝脏被灭活。
- 当类癌肿瘤转移到肝脏,血管活性介质将会进入循环系统。
- 类癌肿瘤也会转移到肺部,因此也会释放血管活性介质进入循环系统。

实验室检查

- 24 小时尿液中 5-羟吲哚乙酸升高,血液中 5-羟色胺升高。
- 患者皮肤表现提示可能有类癌时,应仔细评估、排查恶性肿瘤。
- 影像学检查如计算机断层扫描(CT)或磁共振成像(MRI)可用于跟踪这些肿瘤的进展。

病程及预后

- 临床病程及预后通常取决于类癌肿瘤的大小和发病部位。

鉴别诊断

- 类癌综合征可能和玫瑰痤疮、接触性皮炎、丹毒、蜂窝织炎、糙皮病(烟酸缺乏症)相混淆。

治疗

- 治疗基于就诊时类癌的大小和部位。
- 类癌的治疗没有太多可供选择的方法,对于潮红发作也没有有效的预防措施。
- 手术切除是唯一有效的治愈选择,但经常很难实现。

胰高血糖素瘤综合征

病史

- 本病是一种罕见的临床上以泛发性皮疹、坏死松解性游走性红斑为特征的症候群,与胰岛 α 细胞肿瘤分泌过量的胰高血糖素有关。

皮肤表现

- 胰高血糖素瘤综合征的皮疹改变为坏死松解性游走性红斑。
- 皮损泛发,在腹股沟、臀部、腿部的褶皱部位更为显著。
- 在亮红色多环状斑片基础上演变为松弛的大疱和表皮剥脱,留下皮肤糜烂面和大量脱屑。
- 皮损呈动态变化,逐日发展、扩大。

皮肤外表现

- 胰高血糖素瘤综合征与胰岛 α 细胞肿瘤有关。
- 血糖水平升高可引起胰岛素抵抗和糖尿病。

实验室检查

- 坏死松解性游走性红斑的组织病理学表现为特征性的表皮浅层水样变性，伴有细胞内水肿。

病程及预后

- 临床病程和预后通常取决于相关的胰高血糖素瘤。

鉴别诊断

- 坏死松解性游走性红斑的临床表现可能与癣、念珠菌病、湿疹样皮炎、刺激性皮炎或肠病性肢端皮炎相似。

治疗

- 胰高血糖素瘤需要手术治疗。
- 奥曲肽已经被用于抑制胰高血糖素的释放。
- 坏死松解性游走性红斑的皮肤改变随着肿瘤切除而消失。

副肿瘤性天疱疮

病史

- 副肿瘤性天疱疮是一种疼痛的、可累及黏膜的免疫性大疱性疾病。
- 副肿瘤性天疱疮是内在恶性肿瘤的一个皮肤黏膜征象，特别是对于淋巴增生性质的恶性肿瘤。
- 慢性淋巴细胞性白血病是最常见的恶性肿瘤。
- 大多数患者死于副肿瘤天疱疮的并发症或潜在的恶性肿瘤。

皮肤表现

- 副肿瘤性天疱疮表现为眼部炎症、口腔糜烂、泛发性多形红斑样大疱性损害、皮肤糜烂及结痂。

非皮肤表现

- 副肿瘤性天疱疮常伴有淋巴增生性或血液系统恶性肿瘤。
- 慢性淋巴细胞性白血病、非霍奇金淋巴瘤、Castleman 病是最常伴发的恶性

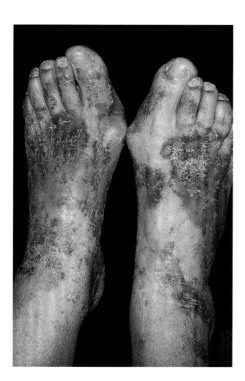

图 22.5　胰高血糖素瘤综合征（坏死松解性游走性红斑）。皮炎开始表现为红斑，进展为浅表水疱，并逐渐向四周扩大（"游走"），皮损中央则结痂、愈合，之后遗留色素沉着（从最初的红斑到色素沉着出现，历时 7~14 天）。

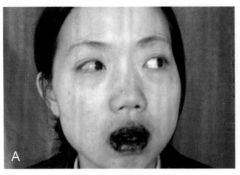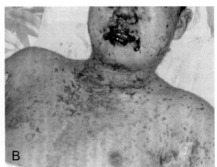

图 22.6 副肿瘤性天疱疮。(A,B)结膜反应和全身多形性皮损是其突出特征。(Courtesy of Professor Xuejun Zhu, MD, Department of Dermatology, Peking University First Hospital.)

肿瘤。

实验室检查

- 皮肤活检可见基底层上棘层松解细胞,类似寻常型天疱疮。
- 在皮肤(直接免疫荧光)和血清(间接免疫荧光)中可以发现针对角质形成细胞蛋白和真皮–表皮交界处蛋白的抗体。
- 针对桥粒芯糖蛋白(Dsg)1 和 3、桥粒蛋白、壳斑蛋白、周斑蛋白的血清抗体。

病程及预后

- 临床病程及预后取决于伴发的内在恶性肿瘤。

鉴别诊断

- 副肿瘤性天疱疮类似于其他大疱性疾病,如寻常型天疱疮和化疗引起的黏膜炎。

Leser–Trélat 征

病史

- 突然出现大量的脂溢性角化病皮损,可能提示内脏恶性肿瘤。
- 这种极为罕见而且预兆不祥的征象被称作 Leser–Trélat 征。
- 胃肠道腺癌是最常伴发的恶性肿瘤类型。

皮肤表现

- 全身泛发的脂溢性角化病。皮损较小,形态单一,分布广泛。

实验室检查

- Leser–Trélat 征的脂溢性角化病,皮损组织病理学表现类似于其他的炎症性脂溢性角化病。

病程及预后

- 临床病程和预后通常取决于伴发的恶

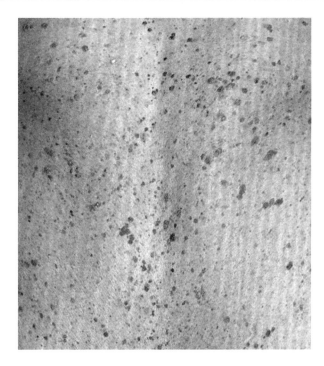

图 22.7　副肿瘤综合征：Leser–Trélat 征。突发的大量脂溢性角化病皮损，可能伴发内脏恶性肿瘤。

性肿瘤。

- 最常见的是胃、肝脏、胰腺和结直肠的腺癌。
- 其他不太常见的相关癌症有乳腺癌、肺癌和泌尿道恶性肿瘤。

鉴别诊断

- 不伴恶性肿瘤的多发性脂溢性角化病。
- 湿疹样皮炎、疥疮和其他炎症性脂溢性角化病。

治疗

- 潜在恶性肿瘤的治疗。
- 炎性的脂溢性角化病皮损可用冷冻治疗或者电灼法和刮除术去除。

小贴士

- 认识这一皮肤表现是十分重要的，因

为尽早发现可能伴发的恶性肿瘤才能提供最佳预后。

遗传性皮肤副肿瘤综合征

描述

- 遗传性皮肤副肿瘤综合征是一组遗传或基因决定的疾病，包括皮肤表现及其他症候，具有较高患恶性肿瘤的风险。
- 这一章节讨论 Cowden 综合征、Gardner 综合征以及 Muir-Torre 综合征。

病史

- 多种皮损可能与内脏恶性肿瘤相关。

表 22.2　伴有皮肤表现的遗传性肿瘤综合征

肿瘤	皮损	综合征
结直肠	皮脂腺癌或腺瘤、角化棘皮瘤	遗传性非息肉病性结直肠癌中的 Muir-Torre 型
肠息肉	皮肤黏膜色素沉着	Peutz-Jeghers 综合征
结直肠癌伴息肉	表皮囊肿、纤维瘤、脂肪瘤、毛母质瘤	家族性腺瘤性息肉病(加德纳综合征)
肾癌(肾嫌色细胞癌、杂交性嗜酸细胞/嫌色细胞癌)	三联征包括纤维性毛囊瘤、毛盘瘤和软纤维瘤	Birt-Hogg-Dubé 综合征
肾细胞癌 (Ⅱ型乳头状肾细胞癌)	皮肤平滑肌瘤	遗传性平滑肌瘤病、肾细胞瘤
泌乳素瘤	血管纤维瘤、胶原瘤、浅褐色斑疹、皮下脂肪瘤	多发性内分泌肿瘤综合征 1 型
甲状腺髓样癌、嗜铬细胞瘤、原发性甲状旁腺增生	苔藓样皮肤淀粉样变病	多发性内分泌肿瘤综合征 2A 型
甲状腺髓样癌、嗜铬细胞瘤	带蒂结节、黏膜神经瘤、角膜神经瘤、潮红	多发性内分泌肿瘤综合征 2B 型 (Wagenmann-Frobosese 综合征)
乳腺癌、滤泡状甲状腺癌、子宫内膜癌	面部毛根鞘瘤、肢端角化症、口腔黏膜乳头瘤病	Cowden 综合征(PTEN 错构瘤综合征)
基底细胞癌	软纤维瘤、掌/足底凹、表皮囊肿、痣	痣样基底细胞癌综合征(Gorlin 综合征)

Adapted from Winship IM, Dudding TE. Lessons from the skin: cutaneous features of familial cancer. *Lancet Oncol* 2008;9(5):462–472.

- 识别这些征象对恶性肿瘤的预防、早期检测及治疗有所帮助。
- 一些遗传性皮肤病会增加恶性肿瘤发生的风险。
- 加强对此类遗传疾病的监测对此类遗传疾病患者有益。
- 基因检测和遗传咨询对患者及其家属非常重要。

Cowden 综合征

描述

- Cowden 综合征,又称多发性错构瘤综合征,是一种常染色体显性遗传病,累及多个器官系统。
- 患者会出现良或恶性肿瘤、皮肤损害和其他器官的肿瘤。

- >30%的女性患者会并发乳腺导管癌。
- 患甲状腺癌和子宫癌的风险也会增加。
- 毛根鞘瘤是该病的特征性皮肤表现。

皮肤表现

- 特征性的面部和口腔丘疹发生在成年早期。
- 最典型的面部丘疹是毛根鞘瘤。
- 毛根鞘瘤的直径一般在 1~3mm，表面光滑,肤色,通常集中在眼、鼻、颧骨和口周围。
- 口腔黏膜丘疹直径为 1mm,表面光滑，白色，有时在舌和牙龈上融合成鹅卵石路样外观。
- 约 50%的患者在掌跖部位可见点状角化。

非皮肤表现

- Cowden 综合征可合并有多种良、恶性肿瘤。
- 多数患者伴有巨颅和器官距离增宽。
- 女性患者发生乳腺导管瘤的风险显著增加。
- 患者可伴发小脑错构瘤 (Lhermitte-Duclos 病)。

实验室检查

- 毛根鞘瘤的组织学表现为对称的丘疹,由富含糖原的透明细胞构成,周边的细胞成栅栏状排列，与上覆的上皮相连。
- 目前已知该综合征与肿瘤抑制基因 PTEN 的突变有关。

- 其他的一些相关综合征，包括 Bannayan-Riley-Ruvalcaba 综合征和 Lhermitte-Duclos 病,也发现很多相似的特征以及 PTEN 的突变。

病程及预后

- 预后取决于恶性程度、诊断时的分期和治疗。

治疗

- 对于有伴发肿瘤风险的遗传性皮肤病，需要对家庭成员进行筛查和遗传咨询。
- 怀疑患有该病的女性患者应该定期进行乳房检查、乳房 X 线检查以及密切随访。
- 部分患者建议预防性行双侧乳房切除术。

Gardner 综合征

描述

- Gardner 综合征是一种常染色体显性遗传病,由多发性的表皮样囊肿、皮肤和皮下组织纤维瘤以及相关的肠息肉病组成。
- 肠息肉的恶变率为 50%。
- 通常有结肠癌家族史。

皮肤表现

- Gardner 综合征患者会出现多发性表皮样囊肿,多见于面部和头皮。

- 皮肤散在的纤维瘤是少见的症状。
- 不要把多发性毛发囊肿与 Gardner 综合征相混淆。

非皮肤表现

- X 线下可见 Gardner 综合征患者头部膜状骨出现骨瘤。
- 90% 的患者眼底可见色素性病变。
- 眼底病变通常发生于婴儿期,是一项有意义的筛查指标。
- 多生牙和颌骨骨瘤也是此综合征的一部分。

实验室检查

- 在 Gardner 综合征,组织学检查证实头皮囊肿是表皮囊肿而不是毛发囊肿。

- Gardner 综合征是由 APC 基因突变引起的,并被认为是家族性腺瘤息肉病的一部分。

病程及预后

- 预后取决于恶性程度、确诊时的分期和治疗。

治疗

- 家庭成员的筛查和遗传咨询适用于恶性风险增加的遗传性皮肤病。
- 疑似患有 Gardner 综合征的患者应行结肠镜检查。
- 通常推荐 Gardner 综合征患者行预防性的结肠切除术。

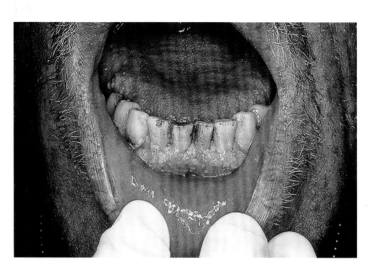

图 22.8 Gardner 综合征(多发性错构瘤综合征)。这是一种常染色体显性疾病,表型多变。>90% 的患者有皮肤和黏膜错构瘤。女性的乳腺癌以及两性中甲状腺癌发病率增加, 其他恶性肿瘤也有报道。图示为口腔黏膜乳头状瘤,位于牙龈、唇、腭面, 为 1~3mm 大小白色光滑丘疹,丘疹融合呈鹅卵石样外观。肢端角化和掌跖角化病常见。

Muir-Torre 综合征

描述

- Muir-Torre 综合征是一种常染色体显性遗传病，其主要表现为多发性良性皮肤皮脂腺肿瘤和结肠息肉，具有较高的恶变风险。

皮肤表现

- 一般认为 Muir-Torre 综合征表现为多发性良性皮脂腺肿瘤，包括皮脂腺腺瘤和皮脂腺上皮瘤，以及皮脂腺癌。
- 在这些肿瘤中，皮脂腺腺瘤是 Muri-Torre 综合征最特异的类型。
- 患有 Muri-Torre 综合征也会出现皮脂腺分化明显的多发性角化棘皮瘤。
- 皮脂腺增生在健康人中常见，一般不认为其是 Muir-Torre 综合征的一部分。

非皮肤表现

- 很多泌尿生殖道恶性肿瘤已在 Muir-Torre 综合征中描述，出现这些肿瘤的概率低。
- 最常见的恶性肿瘤是结肠癌，通常位于脾曲近端。
- 疑似患有 Muir-Torre 综合征的人应行结肠镜检查。

实验室检查

- 皮脂腺腺瘤是 Muir-Torre 综合征最具特征性的皮损。
- 这些皮损可类似角化棘皮瘤的结构。
- MLH1 和 MLH2 基因受 DNA 错配修复影响。

病程及预后

- 预后取决于恶性程度、诊断分期和治疗。

治疗

- 疑似患有 Muri-Torre 综合征的患者应行结肠镜检查。

讨论

- 家庭成员的筛查和遗传咨询适用于恶性风险增加的遗传性皮肤病。
- 患有遗传性皮肤病的患者可受益于对可能的皮肤及内脏肿瘤的严密监测。
- 患者家庭可能受益于筛查和遗传咨询。

小贴士

- 患有多发性毛根鞘瘤的患者应注意患 Cowden 综合征的可能性。
- 面部、头皮多发性表皮囊肿的患者应怀疑 Gardner 综合征。
- 皮肤活检示皮脂腺腺瘤或伴皮脂腺分化的角化棘皮瘤提示 Muri-Terre 综合征。

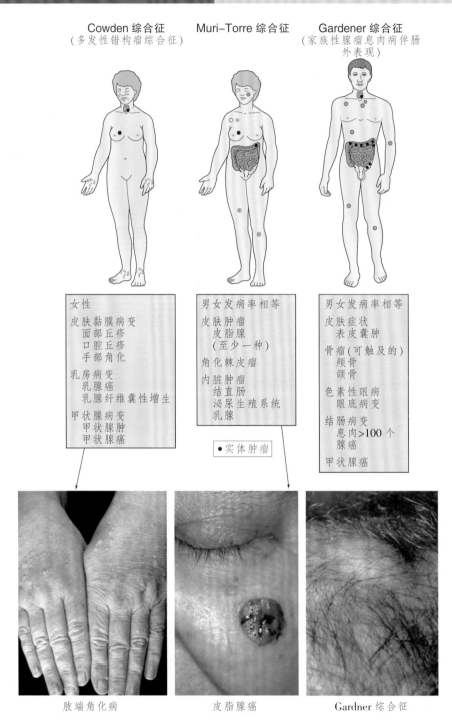

图 22.9 Cowden 综合征、Muri-Torre 综合征、Gardner 综合征。每种综合征都有其特征性的皮肤改变,在做出这些特征性皮肤改变诊断时,应考虑到发生相关综合征的可能。

黑棘皮病

描述

- 黑棘皮病是好发于屈侧皮肤(如颈部、腋窝和腹股沟等),以色素沉着和天鹅绒样增生为特征的一种疾病。
- 黑棘皮病通常与肥胖、糖尿病和其他内分泌疾病相关。
- 与药物治疗和隐匿性恶性肿瘤相关的黑棘皮病较少见。

病史

- 患者常自述在皮肤皱褶部位出现无自觉症状的"脏污"外观,且无法通过洗涤去除。
- 与糖尿病和肥胖相关的黑棘皮病通常是缓慢加重的。
- 与恶性肿瘤相关的黑棘皮病常突然发生,且发展较快。
- 摩擦、刷洗无法去除黑棘皮病的皮肤改变。
- 可能有家族史。

皮肤表现

- 呈对称性天鹅绒样棕褐色皮肤增厚。
- 表面粗糙,呈疣状或乳头瘤状。
- 腋窝、颈部最常见。
- 小腿皱褶部位、皮带线处、指背、脐部、口腔、乳晕也可受累。
- 严重程度从轻度到广泛性分布不等。
- 通常无症状。

非皮肤表现

- 黑棘皮病是组织胰岛素抵抗的皮肤标记。
- 如果循环胰岛素水平较高或对外源性胰岛素反应受损,患者即使没有糖尿病也可出现黑棘皮病表现。
- 肥胖、多毛、高雄激素或胰岛素抵抗的女性其外阴也可出现黑棘皮病改变。
- HAIR-AN 综合征以高雄激素过多症、胰岛素抵抗和黑棘皮病为特征。

实验室检查

- 血糖水平可能升高,但目前部分研究并没有将血糖水平纳入黑棘皮病的常规测定项目内。
- 循环胰岛素水平升高。
- 对外源性胰岛素反应受损。

讨论

- 黑棘皮病可由药物 (如雌激素、烟酸等)引起。
- 胃肠道和子宫腺癌是与黑棘皮病关系最密切的内脏恶性肿瘤。
- 尽管不常见,但肺、前列腺、乳腺和卵巢的肿瘤也可能与黑棘皮病相关。
- 其他内分泌紊乱性疾病,如松果体肿瘤等,也可导致黑棘皮病的发生。

治疗

- 黑棘皮病通常无症状,因此可不治疗。
- 减少浸渍区域的肥厚皮损可以减少异味,提升患者的舒适度。

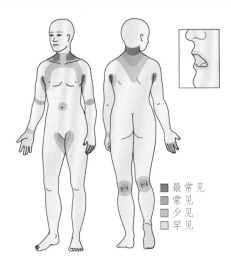

图 22.10　黑棘皮病分布示意图。

图例:
最常见
常见
少见
罕见

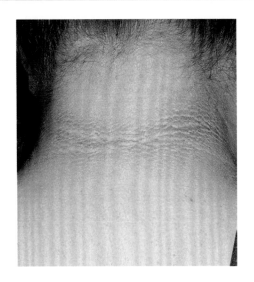

图 22.12　黑棘皮病。最常见的受累部位是腋窝,但颈部、腹股沟、皮带线处、指背、口腔、乳房和脐周等部位也可发生黑棘皮病。

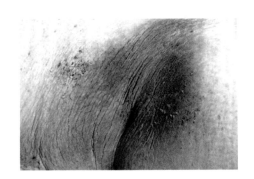

图 22.11　黑棘皮病。腋窝是黑棘皮病的常见发病部位,表现为隆起性、粗糙的天鹅绒状的色素沉着斑。其他皮肤皱褶部位也可受累,特别是后颈部。

- 12%乳酸乳膏、维 A 酸乳膏或凝胶可用于减少黑棘皮病的皮损厚度。
- 目前还没有一种治疗方法能彻底根除黑棘皮病的皮肤变化。

小贴士

- 黑棘皮病最好发于腋窝和颈部。
- 青春期或成年初期出现黑棘皮病的患者通常有胰岛素抵抗。

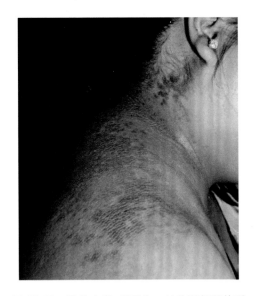

图 22.13　黑棘皮病。图示为一处从颈部延伸到肩部的对称性、粗糙性、肥厚性褐色皮损。随着时间的推移,该皮损还会继续进展,最终形成皮革样、疣状或乳头瘤状外观。

- 突然发病和泛发性黑棘皮病应引起重视，必须评估是否发生了内脏恶性肿瘤，如胃腺癌等。

神经纤维瘤病

描述

- 神经纤维瘤病是一种皮肤与中枢神经系统的遗传性疾病，至少有 7 种临床亚型。
- 神经纤维瘤病 1 型是最常见的临床类型。
- 本病又称 von Recklinghausen 病。

历史

- 本病为常染色体显性遗传，但 50% 的患者源于新的突变。
- 本病发病率约为 1/3000，发病无显著的性别差异。
- 通常认为其发病机制源于神经纤维瘤蛋白基因的缺陷。
- 神经纤维瘤蛋白是原癌基因 ras 表达产物的抑制因子，其缺失导致肿瘤发生。
- 神经纤维瘤病临床上以牛奶咖啡斑、神经纤维瘤、腋窝或腹股沟区雀斑、虹膜 Lisch 结节及发育障碍为特征。

皮肤表现

- 皮肤神经纤维瘤为粉红色或肤色质软的带蒂丘疹，数个至成百上千不等。
- 真皮与皮下组织神经纤维瘤可以在 5 岁左右出现，但通常在青春期发病，数

量随年龄增长而增多，妊娠期加重。
- 牛奶咖啡斑分布不规则，棕褐色斑在出生后 5 年内变大且增多，6 个以上直径 >5mm 的牛奶咖啡斑对神经纤维瘤病 1 型有诊断意义。
- 腋窝或腹股沟处雀斑（Crowe 征）是本病的特征。
- 丛状神经纤维瘤沿周围神经分布，形成大且质软的结节或界限不清的肿块，通常伴有色素沉着与多毛症。20% 的神经纤维瘤病患者有丛状神经纤维瘤，它的出现高度提示神经纤维瘤病。
- 2% 的患者可发生皮肤神经肿瘤的恶变，但 40 岁之前少见。

非皮肤表现

- Lisch 结节为无症状性虹膜错构瘤，可见于超过 90% 的 >6 岁的患者，需用裂隙灯检查。
- 2/3 的患者可发生视神经胶质瘤，通常无症状，可导致失明。
- 其他较常发生的中枢神经系统肿瘤包括星形细胞瘤、脑膜瘤、前庭神经鞘瘤（听神经瘤）和室管膜瘤。
- 患者可有癫痫、学习障碍、共济失调和脑积水表现。
- 发展为神经纤维瘤病 1 型的非中枢神经系统肿瘤包括神经纤维肉瘤、横纹肌肉瘤、嗜铬细胞瘤和肾母细胞瘤。
- 肾血管畸形可包括肾动脉狭窄。
- 骨骼畸形包括身材矮小、脊柱侧凸、蝶骨发育不良和大头畸形。
- 社交和心理调节通常是青春期主要问

题。

实验室检查

- 脑与脊髓 MRI 可发现各种中枢神经系统肿瘤。
- 神经纤维瘤组织病理学上由神经纤维和梭形神经鞘细胞聚集而成，边界清晰，无包膜，真皮可见波形结构的细胞核。
- 可行基因检测。

病程及预后

- 疾病的严重程度有很大差异。
- 中枢神经系统肿瘤可能损害视力与认知功能。
- 中枢神经系统肿瘤通常在青春期开始发生，而非儿童期。
- 肿瘤数量与大小随患者年龄增长而增加。
- 危及生命的并发症包括癫痫发作、颅内压增高、高血压引起的血管病变和恶性肿瘤。

讨论

- 应与纤维性骨营养不良综合征、Noonan 综合征和 Proteus 综合征相鉴别。
- 1987 年美国国立卫生研究院制订了诊断标准，诊断本病需以下标准中的 2

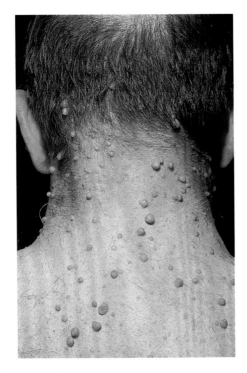

图 22.14 神经纤维瘤病。肿瘤从青春期开始出现，而非儿童期。随着年龄的增长，肿瘤的数量和大小均增加。

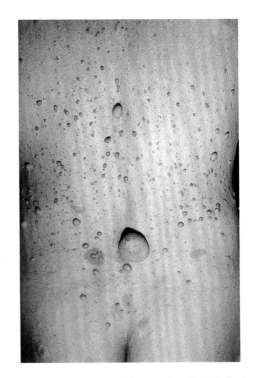

图 22.15 神经纤维瘤病。最常见的肿瘤为无蒂或有蒂。肿瘤早期质软，圆顶丘疹或结节，具有独特紫斑。多为良性。

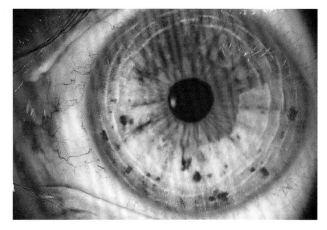

图 22.16　神经纤维瘤病。Lisch 结节是虹膜的黑色素细胞错构瘤,随着年龄增长而增加,且无症状。所有 ≥21 岁的神经纤维瘤病患者都有 Lisch 结节。裂隙灯检查是区分虹膜雀斑或痣的必要检查。

条或 2 条以上:

- ≥6 个的牛奶咖啡斑在青春期前儿童中最大直径>5mm,而成年后最大直径应>15mm;
- ≥2 个任何类型的神经纤维瘤或一个丛状神经纤维瘤;
- 腋窝或腹股沟区雀斑;
- 视神经胶质瘤;
- ≥2 个 Lisch 结节;
- 明显骨损害,如蝶骨发育不良,伴或不伴有假性关节的长骨皮质变薄;
- 直系亲属(父母或兄弟姐妹)确诊神经纤维瘤病 1 型。

■ Lisch 结节在普通人群中罕见,因此在>6 岁的人群中发现这种结节应高度怀疑神经纤维瘤病。

治疗

■ 理想的治疗护理计划应由初级保健医生、眼科医生、神经科医生和皮肤科医生等多学科医生共同制订且定期随访。

儿童注意事项

- 本病的确诊可能需要到青春期。
- 牛奶咖啡斑和神经纤维瘤并非诊断神经纤维瘤病所必需,除非与其他临床症状相关,且达到了先前讨论的诊断标准。
- 对无症状神经纤维瘤病患者行神经系统影像学检查存在争议,患者若发生癫痫、高血压和肌肉骨骼的改变则可能有必要在疾病早期进行影像学检查。
- 有多发牛奶咖啡斑,但不符合神经纤维瘤病 1 型临床诊断标准的儿童应每年进行以下检查:
  - 在患儿 10 岁前进行视力检查(寻找视神经胶质瘤)。
  - 发育评估。
  - 脊柱侧凸的检测。
  - 全面的神经系统检查。
  - 血压监测。

- 儿童期严密监测头围与血压。
- 儿童发生高血压可能提示肾动脉狭窄，成人高血压则提示嗜铬细胞瘤。
- 如前所述，应将患者推荐至骨科医生、精神科医生和神经外科医生处就诊。
- 应筛查一级亲属是否有神经纤维瘤病的皮肤与眼部表现。
- 建议对患者及其家属进行遗传咨询。
- 在接近 100% 外显率的情况下，有 50% 的概率遗传。遗传该基因的患者表现为神经纤维瘤病 1 型。

小贴士

- 眼科医生应进行裂隙灯检查 Lisch 结节，Lisch 结节是神经纤维瘤病 1 型的高度特异性表现。
- 应鼓励患者及家属联系当地的神经纤维瘤病支持小组。

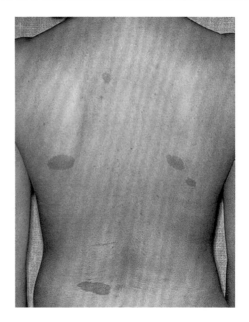

图 22.17 牛奶咖啡斑是神经纤维瘤病最早的表现。咖啡色斑可在婴儿期出现并在 2 岁以后变大。其大小不一，边界清晰或模糊。牛奶咖啡斑可为患者的单一表现。结节性硬化症、Fanconi 贫血和纤维性骨营养不良综合征也可有该表现。

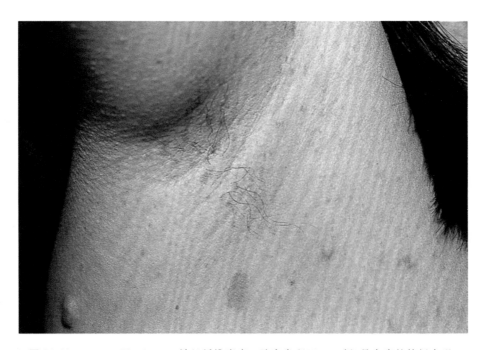

图 22.18 Von Recklinghausen 神经纤维瘤病。腋窝雀斑（Crowe 征）是本病的特征表现。

结节性硬化症

描述

- 结节性硬化症是一种少见的侵犯皮肤、中枢神经系统及其他多种脏器的遗传性皮肤病。
- 结节性硬化症又称 Bourneville 病。
- 本病由 TSC1 和 TSC2 基因突变引起，两者分别编码错构瘤蛋白和薯球蛋白。
- 这两种基因均为肿瘤抑制基因，参与调节细胞的生长和分化。当这些基因发生突变时，任何器官均可发生细胞的病态增殖，最终形成各种类型的肿瘤。

病史

- 本病发病率约为 1/10 000，发病无明显的性别差异。
- 高达 75% 的病例来源于自发性突变，常染色体显性遗传占 25%。
- 有提议认为结节性硬化症临床表现的多样性可用"二次打击假说"来解释。

皮肤表现

- 皮损常于出生时或出生后不久出现。
- 条叶状的色素减退斑是本病最早出现的皮肤表现，多位于躯干或四肢。
- 色素减退斑见于 >50% 的结节性硬化症患儿，但有 0.2%~0.3% 的正常新生儿也可出现类似皮损。
- 色素减退斑还可呈多角形、纸屑样改变，这种改变常位于胫前黏液性区域。
- 条叶状色素减退斑在伍德灯下表现更为明显。
- 面部血管纤维瘤，又称皮脂腺瘤，是一种良性的错构瘤。常在儿童早期出现，青春期加重。表现为直径 1~5mm 的粉红色丘疹，表面光滑、质地坚韧，多位于鼻唇沟、面颊及下颌部。
- 鲨鱼皮样斑见于 80% 的患者，是一种结缔组织痣，常位于腰骶部，表现为直径 1~5cm 的黄白色斑块，表面粗糙呈鹅卵石样外观。
- 甲周纤维瘤，也称 Koenen 瘤，表现为手指或足趾后侧甲襞处的圆锥形粉红色丘疹，质地坚韧。皮损多于青春期出现并持续存在。组织病理符合血管纤维瘤样改变。
- 有时可在前额出现散在的皮色纤维性斑块，也是结节性硬化症的特征性表现。

非皮肤表现

中枢神经系统

- 头部影像学检查可见由星形胶质细胞和巨细胞构成的皮质结节、侧脑室钙化、室管膜下错构瘤和星形细胞瘤。
- 伴有中枢神经系统病变的患者，约 75% 可表现为癫痫。
- 其他神经系统症状包括婴幼儿肌痉挛和智力障碍。
- >50% 的患者有学习障碍。

肾脏

- \>60%的患者可能伴有肾血管平滑肌脂肪瘤，并可出现血尿。
- 20%~30%的患者可出现多发肾囊肿，可能与多囊肾相关，并最终导致肾衰竭。

心脏

- 心脏横纹肌瘤是一种良性的横纹肌肿瘤，见于50%的结节性硬化症患者，超声心动图具有诊断价值。
- 胎儿的心脏横纹肌瘤可在妊娠后期发现，部分病例可完全消退。
- 患者可表现为心律失常和心脏杂音。

肺

- 肺囊肿和淋巴管肌瘤病可通过胸片发现，偶可引起自发性气胸。

其他脏器

- 眼底检查可发现视网膜错构瘤、灰色或白色斑。
- 口腔检查可发现牙釉质凹痕和牙龈纤维瘤。
- 手部X线片可发现指骨囊肿和骨膜增厚现象。

实验室检查

- 面部血管纤维瘤（皮脂腺瘤）的组织病理学表现符合血管纤维瘤样改变。
- 灰叶斑的皮肤组织学表现为黑色素细胞存在而黑色素含量减少，可与黑色素细胞被破坏的白癜风相鉴别。
- 鲨鱼皮样斑组织病理表现为胶原纤维束增生，符合结缔组织痣样改变。

- 头部超声、CT和MRI检查可发现各种良恶性中枢神经系统病变。
- 脑电图可见癫痫活动灶。
- 超声心动图可显示横纹肌瘤、血管脂肪瘤和肾囊肿。
- 眼底检查可证实视网膜错构瘤的存在。
- 疑诊的妊娠女性和新生儿患者需完善超声心动图和肾脏超声检查。
- 遗传学检查可用于检测9号染色体*TSC1*基因和16号染色体*TSC2*基因的缺失突变。

病程及预后

- 约40%的患者智力正常，而其余患者均有轻微或轻度的智力障碍。
- 皮肤损害与智力无明显相关性。
- 少数患者可因癫痫持续状态或脑恶性肿瘤导致过早死亡。

鉴别诊断

- 色素减退斑。
- 白癜风、贫血痣、伊藤色素减少症、特

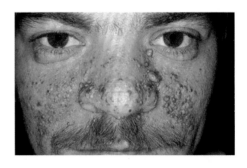

图22.19 皮脂腺瘤是结节性硬化症最常见的皮肤表现。皮损表现为直径1~5mm、黄红色、平滑坚韧的毛细血管扩张性丘疹。

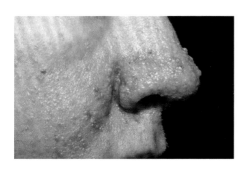

图 22.20　皮脂腺瘤。血管纤维瘤一般位于鼻唇沟、面颊及下颌部,偶可累及前额、头皮及双耳。丘疹数量不等,少至不易察觉,多可聚集成簇。出生时少见,多于 2~3 岁时出现,青春期加重。

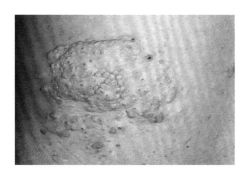

图 22.21　鲨鱼皮样斑。多单发,少数可多发。表现为质软的皮色或黄色斑块,表面似猪皮样凹凸不平。皮损由真皮结缔组织构成,多位于腰骶部。

发性点状色素减少症。

- 鲨革斑。
- 先天性色素痣、其他类型错构瘤。
- 皮脂腺瘤。
- 痤疮、Cowden 综合征、多发性内分泌瘤病、多发性毛发上皮瘤、Birt-Hogg-Dubé 综合征。

治疗

- 由首诊医生进行全面的体格检查和定期随访。
- 完善影像学检查,排除心脏、肾脏及中枢神经系统肿瘤。
- 小儿神经科医师协助诊治癫痫并进行长期的随访观察。
- 完善基础眼科检查。
- 面部血管纤维瘤可通过二氧化碳激光或磨削术治疗以改善外观。
- 必要时可为患者制订专门的教育计划以帮助患者达到最大的治疗潜能。
- 一级亲属也需进行皮肤、神经系统等相关检查和寻求遗传学咨询。
- 目前暂无基因治疗或特效药物,但动物实验表明西罗莫司可提高学习能力。

👥 儿童注意事项

- 皮脂腺瘤和面部血管纤维瘤是结节性硬化症中常见的皮肤表现,有时可被误诊为痤疮。可通过美容方法去除。
- 色素减退斑是结节性硬化症中最早出现的皮损,临床易漏诊,可通过伍德灯协助诊断。
- 确诊后需完善头部影像学检查以排除室管膜下结节的存在。有时室管膜下结节难以与星形细胞瘤相鉴别。
- 患者及家属可在地方和国家支持小组(如结节性硬化症协会网站 http://www.tsalliance.org)中获取疾病相关信息。

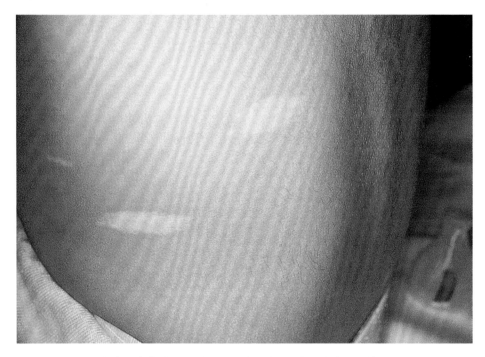

图 22.22 结节性硬化症。色素减退斑(卵圆形或条叶状,点彩样或碎纸屑样)随机聚集分布于躯干四肢,是结节性硬化症中最早出现的皮肤表现。

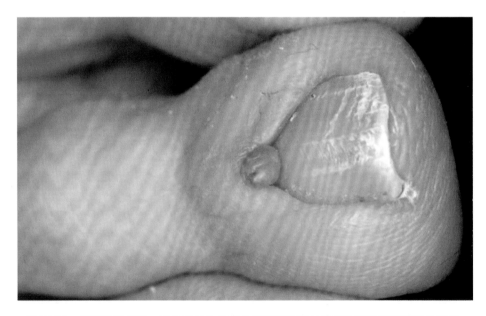

图 22.23 结节性硬化症。手指及足趾的多发甲周纤维瘤是结节性硬化症的特征性表现。

环状肉芽肿

描述

- 环状肉芽肿是一种主要累及真皮的肉芽肿样皮肤病,呈慢性进展,具有自限性。
- 环状肉芽肿以圆形或环状斑块为特征, 最初形态与癣类似, 随时间的推移,皮损可自行消退或复发。
- 环状肉芽肿存在多种临床亚型或变异,包括局限型、泛发型(少见)、皮下型(罕见)等。

病史

- 男女比例为 1:2。
- 单个皮损持续时间各异, 大多数可自行缓解。
- 约 70% 的患者<30 岁,40% 的患者<15 岁。
- 约 50% 的患者可在 2 年内痊愈, 但近 40% 的患者在相同部位复发。
- 皮损通常无伴随症状。
- 当皮损泛发于多个部位、数量较多且呈进展性时,患者常感焦虑。

皮肤表现

- 环状肉芽肿始于无症状的肉色丘疹,其中央可逐渐自愈。
- 肉色或紫红色坚实小丘疹逐渐演变成环状斑块。
- 最终形成一个同心圆环状斑块, 直径缓慢增至 1~5cm。

- 局限型常见于手足的侧面或背面及手臂和腿的伸侧。
- 单个皮损可持续数年, 消退后将于相同或不同部位复发。
- 播散型或泛发型环状肉芽肿见于成人,皮损为大量肉色或紫红色丘疹,部分形成圆环状斑块。曝光部位皮损加重。病程不一,可持续数年。

非皮肤表现

- 环状肉芽肿与糖尿病的关系存在争议。
- 大多数局限型环状肉芽肿患者无糖尿病的临床与实验室证据。
- 播散型环状肉芽肿与糖尿病之间的相关性已有报道,但(两者同时发生的)频率尚不清楚。

实验室检查

- 临床表现具有特征性, 可能不需要活检。

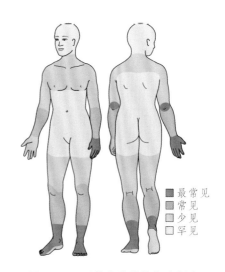

图 22.24 环状肉芽肿分布示意图。

- 组织学检查可见特征性胶原纤维变性、慢性炎症及纤维化。
- 取标本后滴加氢氧化钾溶液进行真菌镜检，用于排除癣。

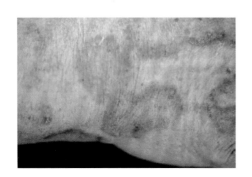

图 22.25 红棕至紫红色环状肉芽肿斑块边界清晰、隆起，中央轻度色素减退，常见于手足的背面。环状肉芽肿易与癣混淆。

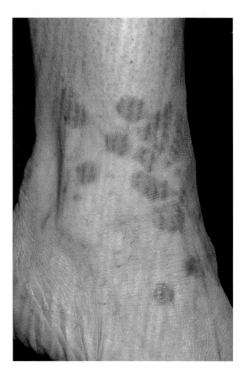

图 22.27 环状肉芽肿。环状肉芽肿始于无症状的肉色丘疹，丘疹可出现中央自行消退。踝关节为好发部位之一。

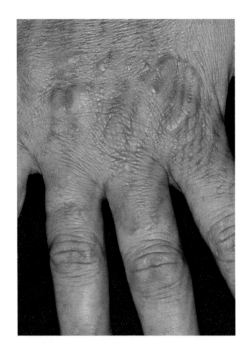

图 22.26 环状肉芽肿。融合的丘疹形成堤状隆起的边缘。患者可能认为是"癣"。皮疹在数月内可向外围扩展，常在 2~3 年内自行消退。

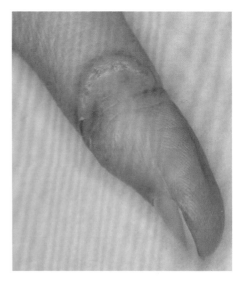

图 22.28 环状肉芽肿。皮损质地较为致密，使手指关节的活动受限。

鉴别诊断

- 癣。
- 类脂质渐进性坏死。
- 钱币状湿疹。

治疗

- 局限型皮损无症状,通常不予治疗。
- 某些情况下,间隔 2~3 周连续每日使用超强效外用类固醇有效。
- 使用弱效外用类固醇可予以短时间封包。
- 皮损隆起边缘内注射曲安奈德 2~5mg/mL 有效,并可诱导长时间缓解,局部萎缩是潜在的副作用。
- 偶有报道播散型环状肉芽肿对氨苯砜 100~200mg/d 治疗有反应,亦有报道其对异维 A 酸、羟氯喹及 1.5g/d 烟酰胺治疗有反应。

小贴士

- 环状肉芽肿最初常因癣样外观而被误诊为癣。
- 环状肉芽肿边缘无鳞屑,而癣边缘常附着鳞屑。
- 环状肉芽肿可能与糖尿病相关,但与类脂质渐进性坏死不同。

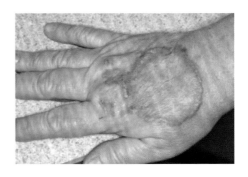

图 22.30　环状肉芽肿以质地坚实的肉色或红色小丘疹构成的环状皮损为特征。

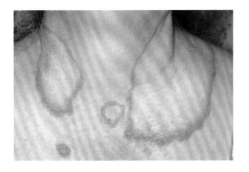

图 22.29　环状肉芽肿。图示为不常见的环状肉芽肿类型。该患者的斑块已出现数月,其边界隆起,中央消退。炎性边缘隆起的活检证实了环状肉芽肿的诊断。

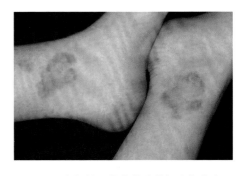

图 22.31　脚踝是环状肉芽肿的好发部位之一。

类脂质渐进性坏死

描述

- 类脂质渐进性坏死是一种以胶原纤维变性为特征的炎症性疾病。
- 类脂质渐进性坏死的发生常与糖尿病相关，故又称糖尿病性类脂质渐进性坏死。
- 然而，仅 1% 的糖尿病患者出现类脂质渐进性坏死。

病史

- >50% 类脂质渐进性坏死患者同时患有胰岛素依赖型糖尿病。
- 皮损可先于糖尿病发病数年出现。
- 皮损初始常无伴随症状，且进展缓慢。
- 任何年龄均可发病，最常见于 30~40 岁之间。
- 约为 75% 的患者为女性。

皮肤表现

- 皮损常局限于胫前，亦可见于小腿、大腿、手臂、手、足及头皮等部位。
- 皮损最初为圆形紫红色斑片，随后缓慢扩展。
- 向外扩张的皮损边界呈红色，皮损中央则由特征性的橙黄变为棕褐色。
- 皮损中央区域萎缩，显现为有光泽的蜡样表面及明显的毛细血管扩张。
- 约 15% 的患者可能发生溃疡，尤其是外伤后，可伴剧烈的触痛，难以愈合。

非皮肤表现

- 因相当一部分患者无糖尿病，术语"类脂质渐进性坏死"较"糖尿病性类脂质渐进性坏死"更适用于全部病例。

实验室检查

- 临床特点较典型，一般无须活检，尽管某些情况下活检可能有所帮助。
- 活检之前需权衡活检的风险和切口愈合方面的困难，因为该病皮损所累及部位(常为小腿胫前)的切口通常不易愈合，而且皮损本身可使切口较难愈合。
- 由于糖尿病性类脂质渐进性坏死可能是糖尿病的一种表现，故可考虑行糖耐量试验或 HbA1c 水平测定。

病程和预后

- 糖尿病性类脂质渐进性坏死的病程不一，难以预测。

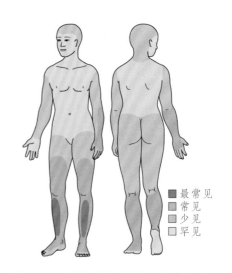

■	最常见
■	常见
■	少见
□	罕见

图 22.32 类脂质渐进性坏死分布示意图。

■ 皮损或溃疡的数量及严重程度与糖尿病的控制程度无相关性。

■ 皮损可愈合并遗留萎缩性瘢痕，但愈合过程较为缓慢，且可复发。

治疗

■ 外用和皮损内注射类固醇可抑制炎症，亦可导致进一步萎缩。

■ 中强效的皮质类固醇可短期封闭使用。

■ 如病情活跃、症状严重，可考虑短期内口服皮质类固醇，但这种情况较为罕见。

■ 己酮可可碱对某些患者有帮助，联合小剂量阿司匹林可用于治疗溃疡型类脂质渐近性坏死。

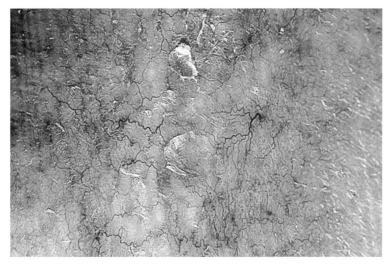

图 22.33　类脂质渐近性坏死。皮疹最初为椭圆形紫红色斑片，随后缓慢扩张。向外扩张的边界呈红色，中央区域则变为黄棕色。中央区域萎缩，呈蜡样外观，可见明显的毛细血管扩张。

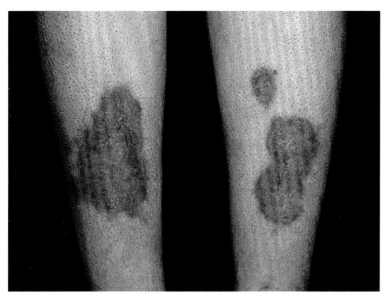

图 22.34　类脂质渐进性坏死。>50%类脂质渐进性坏死患者伴胰岛素依赖。患者大部分为女性，且皮损多局限于胫前。

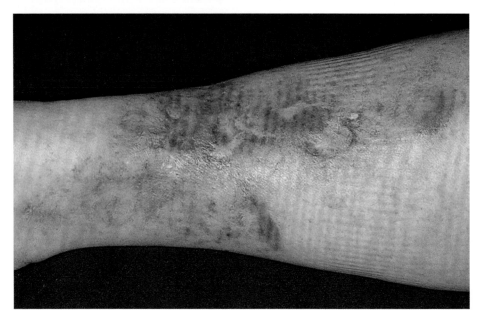

图 22.35 类脂质渐近性坏死。慢性炎症与溃疡愈合后遗留的凹陷性瘢痕。皮损内注射皮质类固醇有助于控制疾病活动性。

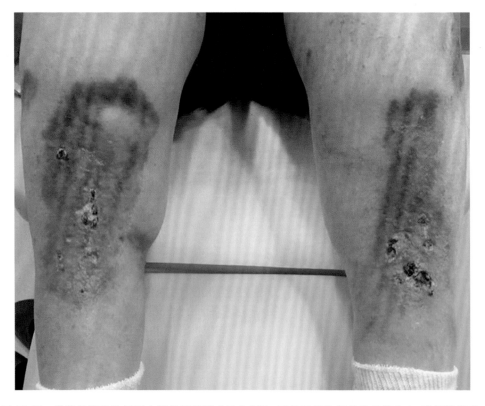

图 22.36 类脂质渐进性坏死皮损扩展后形成的大斑块，可见特征性橘黄色萎缩中心、糜烂及溃疡。

- 植皮术对于面积较广泛的皮损有效，但移植存活率无法保证。
- 保守、简单的治疗可能是最好的处理方法。

小贴士

- 无显性糖尿病的类脂质渐进性坏死患者应定期评估有无新发糖尿病的出现。

坏疽性脓皮病

描述

- 坏疽性脓皮病是一种以腿部迅速进展性溃疡为特征的炎症性、坏死性、非感染性、溃疡性皮肤病。

病史

- 皮损为自发性，或发生于外伤部位。
- 好发年龄为 25~55 岁。
- 坏疽性脓皮病罕见于儿童。
- 坏疽性脓皮病常与炎性肠病、克罗恩病、溃疡性结肠炎或类风湿性关节炎伴发。
- 少数患者可伴发慢性活动性肝炎、单克隆免疫球蛋白血症、骨髓增生异常、副蛋白血症、髓系白血病、多发性骨髓瘤及各种实体瘤。
- 创伤可诱发皮损加重，即针刺反应阳性，是坏疽性脓皮病的一大特点。
- 术后坏疽性脓皮病可能与伤口裂开或感染高度相似。

皮肤表现

- 坏疽性脓皮病的典型皮肤表现为边缘卷曲或潜行性的疼痛性溃疡。
- 皮损最常见于小腿、臀部及腹部。
- 坏疽性脓皮病罕见于上半身与面部，但亦可累及。
- 最初皮损为鲜红或暗红色疼痛性斑疹、丘疹、脓疱、结节或大疱。
- 脓疱或鲜红色结节溃烂后形成边界清晰、基底覆盖脓性或纤维素样物的溃疡，可见紫红色边缘带。
- 溃疡边缘特征性卷曲或隆起（破坏），伴炎症。
- 溃疡边缘可见小脓疱。
- 溃疡可在几天内迅速进展。
- 进展至充分阶段的典型溃疡性皮损常可达 3~10cm。
- 皮损常多发。
- 后期小的皮损可融合成含弹坑样孔洞及诸多小瘘管的较大溃疡。
- 皮损逐渐愈合后遗留不规则的筛状或星状瘢痕。
- 坏疽性脓皮病分为脓疱型、大疱型、溃疡型及增殖型四种类型，每种类型均可共存于同一患者，且可从一种类型演变为另一种类型。

非皮肤表现

- 约为 30% 的坏疽性脓皮病患者伴发炎性肠病、溃疡性结肠炎及克罗恩病等系统性疾病。
- 既往无炎性肠病病史与胃肠道症状的

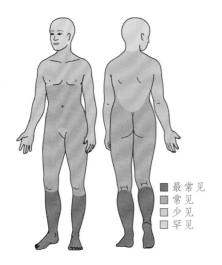

图 22.37　坏疽性脓皮病分布示意图。

■ 最常见
■ 常见
■ 少见
■ 罕见

坏疽性脓皮病患者，仍可在结肠镜检查时发现肠壁呈炎性改变。

■ 坏疽性脓皮病亦可伴关节炎、多发性骨髓瘤及其他丙种球蛋白血症。

■ 内脏恶性肿瘤相关的坏疽性脓皮病患者大部分合并有某种已知的恶性肿瘤，如尚未明确，亦应注意排查内脏恶性肿瘤。

实验室检查

■ 坏疽性脓皮病并不能仅凭组织病理学检查来确诊。(译者注:但是,组织病理学检查有助于鉴别诊断)。

■ 皮损进展期的边缘部位取材活检,组织病理检查可见出血、坏死、血管炎及凝血等特征性改变。皮损内可见以中性粒细胞为主的大量炎性细胞浸润,故坏疽性脓皮病被认为是一种嗜中性皮肤病。

■ 可予以结肠镜检查以排查可能合并的炎性肠病,即使没有相关临床症状。

■ 血清蛋白电泳可用于排查潜在的丙种球蛋白病。

■ 应考虑到可能伴随的疾病并排除感染。

鉴别诊断

■ Sweet 综合征。

■ 系统性血管炎。

■ 白塞病。

■ 蜘蛛咬伤。

■ 感染。

治疗

系统药物治疗

■ 重症患者通常需住院后进行镇痛与系统用药治疗。

■ 大多数患者需多种系统性免疫抑制剂联合治疗来缓解炎症与减少复发。

■ 初始应使用大剂量口服或静脉注射类固醇以短期内迅速抑制免疫反应。

■ 环孢素是一种非甾体免疫抑制剂,治疗坏疽性脓皮病有效, 可与系统性类固醇联合应用于部分患者。

■ 霉酚酸酯、氨苯砜、米诺环素、氯法齐明及沙利度胺等药物可作为类固醇的替代选择。

■ IVIG(静脉球蛋白治疗)为治疗坏疽性脓皮病的另一药物,临床疗效不一。

■ 生物制剂 TNF-α 拮抗剂,如英夫利昔单抗、阿达木单抗及依那西普,可用于前述治疗无效的患者, 现已出现疾病早期应用这些药物的主张, 以减少类

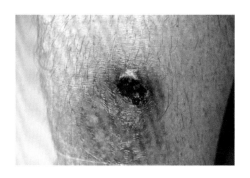

图 22.38　坏疽性脓皮病处于进展期的小溃疡，可伴剧烈疼痛。溃疡边缘质实，伴局部淤血，环绕以红晕，具特征性，有助于与其他溃疡相区分。

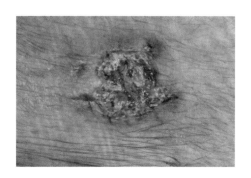

图 22.41　坏疽性脓皮病。有些情况下与其他可引起溃疡的疾病较难鉴别。恶性肿瘤可出现与该图外观完全相同的溃疡，因此活检是有必要的。

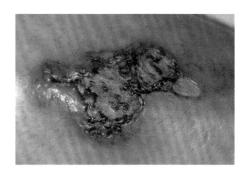

图 22.39　坏疽性脓皮病典型的大面积、疼痛性溃疡，边界清楚、非对称性，具有潜行性边缘。溃疡表面覆有黄色纤维素样坏死物质，溃疡中间可见灶性分布的肉芽肿组织。

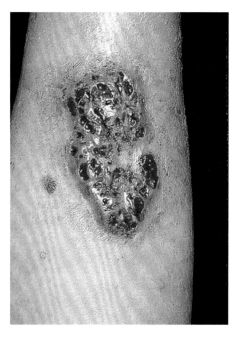

图 22.42　坏疽性脓皮病。腿部为最常见的部位。在创伤部位出现新的类似皮损，这种现象被称为"针刺反应"阳性。新的皮损远大于最初创伤所诱发的病灶。

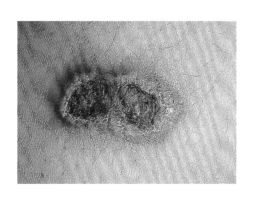

图 22.40　坏疽性脓皮病。皮损最初为散在的小脓包，环绕以炎症性红晕，继而破溃形成溃疡。

固醇及其他免疫抑制剂的使用风险。(译者注：对于合并类风湿性关节炎或炎性肠病的坏疽性脓皮病患者，抗TNF-α 生物制剂目前已成为一线治疗选择。)

外用药治疗

■ 皮损内注射类固醇可用于单个或较小的皮损，但需注意不要损伤正常皮肤。

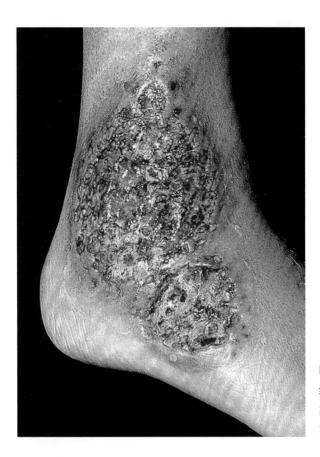

图 22.43　坏疽脓皮病。一处皮损最终发展成为多个火山口样溃疡，具有高度特征性。皮损内有诸多小瘘管，可挤出脓液。

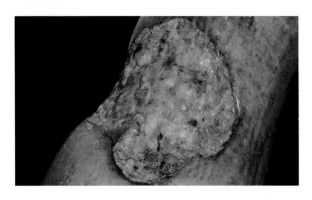

图 22.44　坏疽性脓皮病。图示为一巨大溃疡伴特征性紫红色边缘带。皮损最常见于腿部，但可发生于任何部位。

- Burrow 溶液或硝酸银局部湿敷（对于干燥皮损不适用），每天 2~3 次。
- 超强效外用类固醇与 0.1% 普特彼软膏可能有效。

病程及预后

- 通常，许多坏疽性脓皮病患者即使得到适当治疗，也会出现慢性复发。

- 虽然根除疾病是治疗的最终目标，但大多数治疗方案的目的在于控制疾病进展与复发，以及减少或停止类固醇的使用。

（周婧　乔建军　龙海　译
龙海　周婧　乔建军　审校）

第 **23** 章
皮肤病的激光治疗

M. Shane Chapman

简介

- 激光(Laser)是受激辐射光放大(Light amplification by the stimulated emission of radiation)的英文首字母缩写。
- 激光是能量的一种形式，它具有单色性(波长单一)、相干性(相位相同)和准直性(光束平行)。
- 激光能量可以被皮肤中的色素基团所吸收，包括水分子、黑色素、氧合血红蛋白和特定的文身颜料。
- 如今，更现代的激光技术通过选择性光热作用提高了疗效，并能减少热损伤和潜在的瘢痕。

激光在皮肤科中的应用

色素

- 常用在面部和手部等曝光部位出现的雀斑或日光性黑子。

血管

- 面部的毛细血管扩张，特别是在颧颊区患有玫瑰痤疮的患者群体中。
- 无论瘤体大小，对血管瘤均可以使用激光技术进行治疗。
- 鲜红斑痣可以使用脉冲染料激光进行治疗。

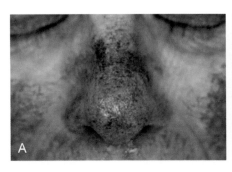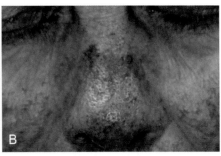

图 23.1 激光在皮肤科的应用。鼻部暗红色到紫罗兰色的毛细血管扩张，在脉冲染料激光 3 次治疗前(A)、后(B)。

- 完全或近似完全的祛除往往需要进行多次治疗。

脱毛

- 金绿宝石激光、二极管激光和强脉冲光都可以用来破坏毛囊。
- 浅肤色人群的粗大、深色毛发可以通过激光祛除。
- 须部假性毛囊炎可以使用 Nd:YAG 激光进行治疗，在减少毛发的同时而不破坏皮肤的色素。
- 浅色、金色、红色、白色和灰色毛发无法通过激光技术祛除。

祛文身

- 一些文身墨水或色素，特别是深色色素，可以通过激光祛除。
- 常常需要进行多次治疗，而且一些浅色的文身色素颗粒可能无法通过激光清除。
- 皮秒激光产生的脉冲可对墨水颗粒产生足够的压强而使其碎裂成更小的颗粒。这种激光可以祛除更深色或更浅色的文身。

皱纹与皱褶(皮肤紧致)

- 细纹、皱纹及皱褶的减少和整体的皮肤紧致可以通过几种不同的激光器来实现。
- 重建性或剥脱性的 CO_2 点阵激光和铒激光，通过剥脱或加热皮肤表皮层导致真皮的损伤，从而刺激真皮胶原的形成,降低细纹的可见性,最终紧致皮肤。
- 表皮重建术本质上是剥脱性的，可能导致色素脱失、起疱甚至瘢痕,因此这类激光具有较高的风险。

破坏与剥脱

- 剥脱性 CO_2 激光以水为靶色基，可以用来破坏疣体、良性肿瘤和皮肤癌症。

波长

- 308 nm:高剂量的靶向性激光,近似于窄谱的紫外线光，可以用来治疗银屑

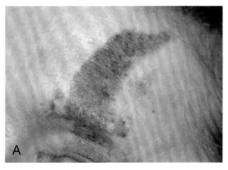 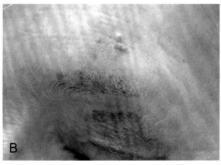

图 23.2　激光在皮肤科的应用。左前额长期存在的鲜红斑痣,在脉冲染料激光 2 次治疗前(A)、后(B)。

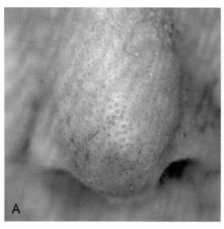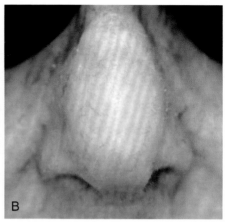

图 23.3　激光在皮肤科的应用。(A)基底细胞癌患者接受 Mohs 手术后，其鼻尖的缺损通过旁正中前额皮瓣进行了覆盖。皮瓣上长出深色头皮终毛，被患者刮除后的表现。(B)使用金绿宝石激光进行 5 次治疗后，毛发被完全祛除。

病和白癜风。

- 500~1200nm：强脉冲光是一种波长在 500~1200nm 范围的光源，它具有多种用途，包括浅层黑色素颗粒的祛除、脱毛和毛细血管扩张的祛除。
- 532nm：KTP(磷酸钛钾)激光具有 Nd：YAG 激光双倍的频率，可以治疗各种血管性皮损，包括鲜红斑痣。
- 585~595nm：脉冲染料激光可以用来治疗各种血管性皮损，包括毛细血管扩张症、血管瘤和鲜红斑痣。
- 755nm：金绿宝石激光可以用于浅肤色人群粗大、深色毛发的祛除。
- 1064nm：Nd：YAG 激光可以用来治疗一些蜘蛛痣和为深肤色人群进行脱毛。
- 10 600nm：CO_2 激光可以剥脱或重建皮肤，可用于皮肤紧致、祛除皱纹、剥脱

疣体及其他良、恶性肿瘤。
- 点阵激光：这种激光技术可以在皮肤内产生点阵状排列的微小柱状剥脱，与传统的剥脱性激光相比，可以达到同样的效果，且恢复速度更快、停工期更短，比非剥脱性激光具有更好的疗效。

并发症与局限性

- 一旦能量过高，任何激光类型或激光技术都有可能造成烫伤和瘢痕形成。
- 色素改变，包括色素减退和色素沉着，都可在激光手术后发生。
- 有些类型的激光可导致视网膜和虹膜色素的剥脱、破坏或烫伤。
- 有些类型的激光可导致深色皮肤或晒黑皮肤出现烫伤或水疱。

表 23.1　皮肤激光表

激光类型	波长 (nm)	用途
强脉冲光	500~1200	多种用途：祛色素、脱毛、祛血管、光子嫩肤
KTP(磷酸钛钾)激光	532	一些血管皮损、文身
脉冲染料激光	595	血管性皮损
金绿宝石激光	755	浅肤色人群脱毛
Nd:YAG(掺钕钇铝石榴石)激光	1064	血管性皮损、深肤色人群脱毛、文身
二氧化碳(CO_2)激光	10 600	皮肤重建、皮肤组织破坏

（尹恒 译　陈瑾 审校）

第**24**章
利什曼病

James G. H. Dinulos

描述

- 利什曼病是由节肢动物叮咬传播的寄生性原生动物感染性疾病，发生于热带和亚热带地区。

病史

- 利什曼病是由利什曼原虫引起的细胞内感染。

- 全世界大约有 1200 万人感染利什曼病，每年新发病例约为 150 万人，近一半的新发病例为儿童。

- 发病率逐年增高，主要与旅行、战争、对白蛉等传播媒介及哺乳动物宿主缺乏有效控制等原因相关。

- 利什曼病好发于南美洲、亚洲、非洲和地中海盆地的热带以及亚热带地区。

- 根据地域、利什曼原虫种属、节肢动物媒介及临床表现对利什曼病进行分类。

- 旧大陆型利什曼病(发生于欧洲、亚洲和非洲)由热带利什曼原虫、埃塞俄比亚利什曼原虫、硕大利什曼原虫、婴儿利什曼原虫和杜氏利什曼原虫引起，通过白蛉属传播。

- 新大陆型利什曼病(发生于美洲)由墨西哥利什曼原虫、亚马孙利什曼原虫、皮法诺利什曼原虫、委内瑞拉利什曼原虫、巴西利什曼原虫、圭亚那利什曼原虫、秘鲁利什曼原虫、巴拿马利什曼原虫、盖氏利什曼原虫、哥伦比亚利什曼原虫和恰氏利什曼原虫引起，通过罗蛉属传播。

- 利什曼病包括四种临床类型：皮肤利什曼病(仅限于皮肤)、黏膜皮肤利什曼病(皮肤及黏膜表面)、弥漫性皮肤利什曼病以及内脏利什曼病（即黑热病，侵犯网状内皮系统）。

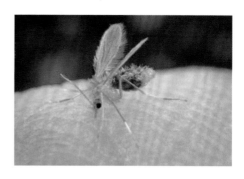

图 24.1 旧大陆型利什曼病传播媒介——白蛉属。（© World Health Organization, 2010. All rights reserved.）

作为病原体的利什曼原虫，在传播媒介白蛉的中肠部位寄生时，处于前鞭毛体阶段，其在雌性白蛉叮咬人时传播至人类宿主。

■ 利什曼原虫前鞭毛体在巨噬细胞中转化为无鞭毛体，并通过二分裂进行增殖，然后播散至宿主体内其他巨噬细胞。

■ 白蛉通过叮咬（吸食血液）已感染利什曼原虫的人类宿主而吞食受感染的巨噬细胞，从而获得利什曼原虫病原体。

■ 从白蛉叮咬到出现临床症状的潜伏期一般为 1~24 个月。

■ 利什曼病的临床表现取决于宿主体内细胞介导的免疫反应。

■ 快速有效的免疫应答可将感染局限于皮肤，并加速感染的消退。

■ 免疫缺陷者易发生黏膜和内脏受累。

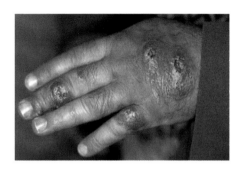

图 24.2　手背部的皮肤利什曼病活动期皮损。手背部紫红色隆起性斑块，中央溃疡形成。（ⓒ World Health Organization, 2010. All rights reserved.）

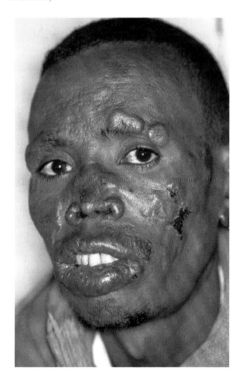

图 24.3　黏膜皮肤利什曼病。唇黏膜广泛受累，伴有鼻软骨的破坏。（ⓒ World Health Organization, 2010. All rights reserved.）

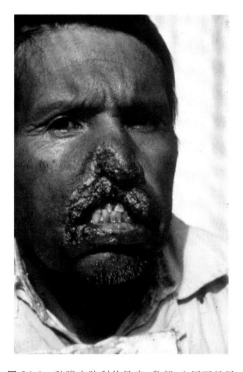

图 24.4　黏膜皮肤利什曼病。鼻部、上唇可见局部破坏显著。（ⓒ World Health Organization, 2010. All rights reserved.）

皮肤表现

皮肤利什曼病

- 最常见类型，也是旧大陆型利什曼病的特点。
- 白蛉叮咬的部位逐渐形成 2~4mm 的红色无痛性丘疹。
- 多处叮咬产生多个皮损。
- 典型皮损在 2~3 个月内缓慢增大，形成 2~4cm 的斑块，中央溃疡、结痂、边界隆起、坚实，呈紫红色，可持续数月。
- 常可见卫星状丘疹，但沿区域淋巴管分布的皮下结节比较少见。
- 斑块可自行愈合，愈后形成萎缩性瘢痕。

黏膜皮肤利什曼病

- 皮肤损害累及鼻咽组织。
- 黏膜皮肤利什曼病（新大陆型利什曼病）可与皮肤利什曼病共存或皮肤损害消退数年后出现。
- 特征性的痛性炎症和出血导致口、鼻黏膜损毁，因此该类型也称为鼻咽黏膜利什曼病。

弥漫性皮肤利什曼病

- 多个卫星状丘疹逐渐演变成瘢痕疙瘩样非溃疡性结节。
- 对病原体的细胞免疫反应较弱的患者更易发展为弥漫性皮肤利什曼病。

非皮肤表现

内脏利什曼病（黑热病）

- 黑热病影响骨髓、肝脏和脾脏。

- 潜伏期为 1~36 个月，可呈快速进展或慢性病程。
- 患者常表现为发热、疼痛、淋巴结肿大和肝脾大。
- 也可能出现全血细胞减少。

实验室检查

- 吉姆萨、Brown-Hopps、革兰或利什曼染色能够提高利什曼原虫的检出率，是快速、实用的检测方法。
- 皮损边缘或溃疡处活检显示，真皮巨噬细胞内有 2~4μm 的无鞭毛体存在，吉姆萨染色有助于发现无鞭毛体。
- PCR 是一种高度灵敏和快速的检测方法。
- 感染部位皮损采用 Novy-MacNeal-Nicolle 培养基进行组织培养，21 天后会产生前鞭毛体，可鉴定病原体的种类。
- 检测血清中针对利什曼病重组 K39 抗原的抗体是诊断活动期内脏利什曼病的敏感方法（敏感性 95%~100%）。

病程及预后

- 局限性皮肤利什曼病的预后优于弥漫性皮肤利什曼病。
- 细胞免疫受损者预后不良。

鉴别诊断

- 坏疽性脓皮病。
- 鳞状细胞癌。
- 麻风。
- 银屑病。

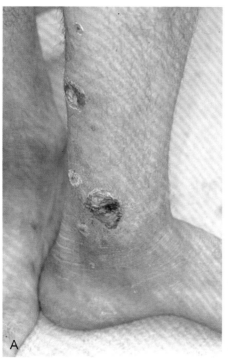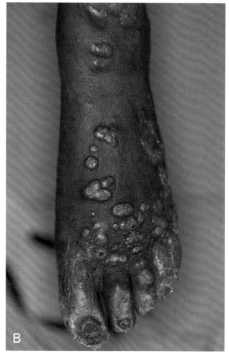

图 24.5　(A)右下肢皮肤利什曼病。中央干性溃疡、结痂,周围可见卫星状丘疹。(B)左下肢弥漫性皮肤利什曼病。多发性肉芽肿性丘疹,中央溃疡形成。

- 海洋分枝杆菌感染。

治疗

- 硕大利什曼原虫(可见于伊拉克)具有自限性,一般 12 个月内愈合,愈后留有瘢痕。通常大部分病例不需要治疗。
- 热带利什曼原虫(可见于阿富汗)可引起侵袭性或慢性疾病,往往需要治疗。
- 局部治疗可选择的方法包括冷冻疗法(液氮)、温热疗法(局部温度控制在 40℃~42℃, 例如使用 ThermoMed 设备)、外用巴龙霉素(可有多种外用制剂类型),以及皮损内局部注射锑酸葡胺或葡萄糖酸锑钠。
- 系统治疗可选择五价锑剂 (如锑酸葡胺、葡萄糖酸锑钠)。
- 其他系统治疗包括两性霉素 B 脂质体、唑类抗真菌药、氨苯砜、利福平和别嘌呤醇。
- 上述某些药物的获取及药物毒性监控可能需要求助于传染病学专业人士及疾病预防控制中心。

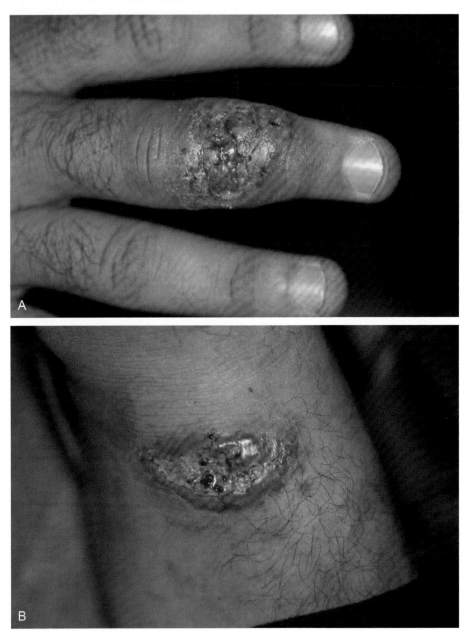

图 24.6 (A,B)皮肤利什曼病新发皮损。隆起性肉芽肿、潜行性边缘、中央溃疡。皮损边缘活检后可行吉姆萨染色,证实真皮巨噬细胞内含有寄生虫。

小贴士

▪ 应考虑将患者转诊至有资质的感染病学专科医师，特别是对于免疫系统受损或怀疑有内脏受累的患者。

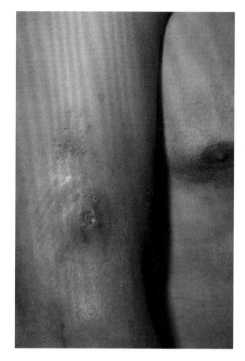

图 24.7　利什曼病可引起假上皮瘤样增生，模仿鳞状细胞癌的表现。患者应提供详尽的旅游史。

（于世荣　译　满孝勇　审校）

第 **25** 章
麻风(汉森病)

M. Shane Chapmen

描述

■ 麻风,也称汉森病,是由麻风分枝杆菌引起的一种慢性传染性疾病。

■ 该病主要累及皮肤和神经系统,患者出现皮损和手指、脚趾的残损,导致残疾和社交障碍。

■ 作为一种常见的传染性疾病,该病主要分布于亚洲、非洲和中南美洲地区,影响着数百万人的正常生活。

病史

■ 麻风的历史可追溯到公元前 600 年。

■ 基因组比对研究表明,该病起源于东非。

■ 古埃及、古中国、古印度和古日本文明中都有该病的相关记载。

■ 据推测,亚历山大大帝将麻风从印度带到了希腊和罗马帝国。

■ 麻风在中世纪曾流行于欧洲。

■ 15、16 世纪的大航海探险将该病传到了美洲。

■ 在西方国家,Danielssen 和 Boeck 第一次描述麻风。

■ Gerhard Henrik Armauer Hansen 收集了麻风样本组织并进行了广泛的临床、流行病学和微生物学研究,并将该

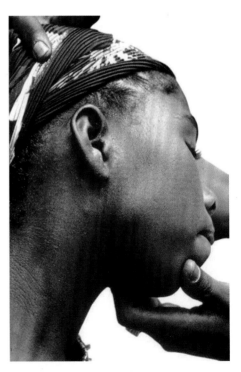

图 25.1 麻风。此年轻女性患者可见耳前一处肿胀的结节或易于触及的周围神经,这是麻风的常见特征。(© World Health Organization, 2010. All rights reserved.)

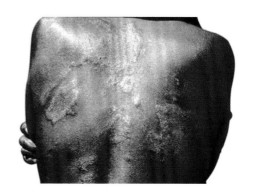

图 25.3　麻风。该患者背部有略隆起的、色素减退性斑块，他的诊断最可能是多菌型麻风或界线类麻风。(© World Health Organization, 2010. All rights reserved.)

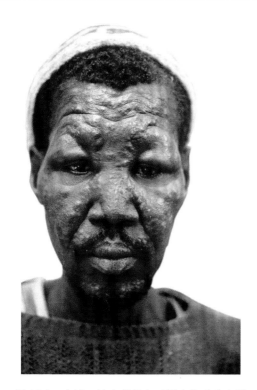

图 25.2　麻风。该患者整个面部多发丘疹和结节。这种多发的丘疹和结节通常见于比较严重的感染或瘤型麻风。肉芽肿性浸润可累及黏膜和皮肤。患者可见明显的毛发脱落，尤其是侧眉，也是麻风典型的临床特征。(© World Health Organization, 2010. All rights reserved.)

病进行现代命名(19 世纪 70 年代)。

- Mitsuda 设计了第一个麻风皮肤试验(1919 年)。
- Faget 记录了磺胺类药物在麻风治疗中的有效性。
- Rabello 提出麻风两极类型的概念(1938 年)。
- Ridley 和 Jopling 创建了基于两极类型的麻风分型系统(1966 年)。
- 世界卫生组织(WHO)将麻风分为少

菌型和多菌型(1997 年)。

皮肤表现

- 麻风皮损表现成谱状分布，根据疾病所处阶段和宿主的免疫状态，可分为瘤型、界线类偏瘤型、中间界线类、界线类偏结核样型、结核样型麻风。

瘤型麻风

- 由于麻风分枝杆菌的数量最多且细胞免疫应答能力最差，瘤型麻风仕仕是炎症浸润及病情最严重的亚型。
- 瘤型麻风表现为炎症性斑片、丘疹、结节和斑块，对称分布于面部、耳、手腕、肘部、膝盖和臀部等部位。
- 麻风分枝杆菌喜好偏冷区域，因此当作组织液涂片时，耳部、肘部和膝盖等部位可能含有大量的麻风分枝杆菌。
- 这些皮损可有麻木感和色素减退。
- 狮面表现为前额和下颜面部的广泛浸润性皮损。

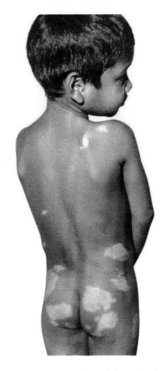

图 25.4 麻风。男童患者躯干部散在扁平、麻木、色素减退性斑片;这类皮损在少菌型或结核样型麻风中最为常见。(ⓒ World Health Organization, 2010. All rights reserved.)

- 鞍鼻、睫毛脱落、鼻出血、耳垂肥大、瘢痕睾丸、男性女型乳房和鱼鳞病等也会发生于该类型麻风中。
- 该临床类型归类为多菌型麻风。

界线类麻风

- 界线类麻风是麻风最常见的类型。
- 该类麻风的皮损表现根据机体免疫反应的强度而有所差异,有的更偏向于瘤型麻风,有的则更偏向于结核样型麻风。
- 皮损与结核样型麻风相似,但皮损数量更多、更大,且存在周围神经系统病

变。
- 该类型麻风是较为不稳定的,能够进展为结核样型麻风,也可以进展为更严重的瘤型麻风。

结核样型麻风

- 结核样型麻风的皮损通常为一些略隆起斑片或斑块,伴有色素减退或色素沉着,以及麻木或感觉减退。
- 皮损通常发生于躯干和四肢。
- 疼痛、手足肌肉无力、皮肤干燥及神经(尤其是尺神经和腓神经)粗大是常见的临床表现。
- 常见手指和脚趾的缺失。
- 可伴发目盲。
- 该类型被归类为少菌型麻风。

非皮肤表现

- 可触及粗大的周围神经,其中耳大神经、尺神经、桡神经、腓总神经和胫后神经等神经粗大,具有特征性,有助于临床诊断。
- 常见痛觉、温觉和触觉减退。
- 肌肉萎缩、手指挛缩(尤其是第四指和第五指)。
- 干眼症和鼻黏膜干燥。

实验室检查

- 皮肤活检显示肉芽肿性浸润和周围神经的累及。
- 特异性抗酸染色可检测麻风分枝杆菌,但有时很困难且不稳定。
- 可在耳垂、肘部和膝盖等处进行组织液涂片,适当染色后能够检测到麻风

分枝杆菌，但在某些结核样型麻风患者中灵敏度欠佳。

- 麻风分枝杆菌不能在实验室培养，只能注射到其他动物体内培养。小鼠足垫培养麻风分枝杆菌是研究这种疾病时一种常用的培养方法。

病程及预后

- 根据宿主对麻风分枝杆菌的免疫应答情况，未经治疗的麻风患者病程可在结核样型麻风、界线类麻风、瘤型麻风之间转换。

- 皮肤受累后可能出现麻木的斑片、斑块和结节；手指和足趾神经受累后可导致手指和足趾麻木，因而容易在患者本人并未觉察到痛感的情况下发生局部外伤或创伤，最终导致手指和足趾软组织、骨质的破坏及瘢痕形成。

- 目盲、脱发、口腔与鼻腔破坏、睾丸萎缩和活动障碍是未经治疗的麻风患者的其他常见临床表现。

- 如果用氨苯砜、利福平和氯法齐明联合化疗(MDT)方案治疗，可以有效阻止患者感染的进程。

- 麻风反应是麻风急性神经损伤和导致残疾的主要原因。麻风反应是由免疫状态改变而引起的。可分为两型：可逆反应，Ⅰ型；麻风结节性红斑，Ⅱ型反应。

- 麻风反应通常发生在开始化疗后 6 个月内，少菌型和多菌型麻风均可发生，但最常见于多菌型麻风。

- 一些患者在诊断时发现有麻风反应，麻风反应也可能是患者的首发表现。

麻风反应也可发生在 MDT 完成之后，特别是当采取短期化疗方案时。

鉴别诊断

- 麻风的色素减退斑需与白癜风鉴别。

- 狮面可能与进行性浸润的皮肤 T 细胞淋巴瘤的临床表现相似。

- 在历史上，患有癣、银屑病和湿疹的患者常被误诊为麻风。

治疗

- 20 世纪 40 年代，氨苯砜成为治疗麻风的有效药物。

- 将氨苯砜作为单一疗法治疗麻风，杀菌效力较弱。患者需要长期服用，易产生耐药性。

- 20 世纪 60 年代，利福平和氯法齐明开始与氨苯砜联合应用。

- 这 3 种药物的 MDT 方案至今仍在使用。

- 使用这 3 种药物治疗多菌型麻风的 12 个月化疗方案，以及使用氨苯砜和利福平治疗少菌型麻风的 6 个月化疗方案，是标准治疗方案。

- 在严重的麻风反应中，泼尼松和沙利度胺可用于治疗炎症性免疫反应。

- 对于仅有单一皮损的某些麻风患者，采用单次剂量的利福平、米诺环素或氧氟沙星治疗即可。

讨论

- 麻风持续传染数百万人，其中大部分是生活在发展中国家拥挤环境中的低收入者。

- 麻风是人类历史上最饱受歧视的疾病。
- 过去，成千上万或上百万的麻风患者被驱逐出境，或者强行圈禁在偏远地区，远离社会，永远无法回归。现在，尽管已经有了治疗麻风的方法，但一些麻风村依然存在，生活在麻风村的麻风治愈者由于残疾、污名而无法重新回归社会。
- 研究表明，麻风患者在细胞免疫方面存在缺陷，从而导致对该病的易感性增加。世界上仅有 5%~10% 的人口易感此病。

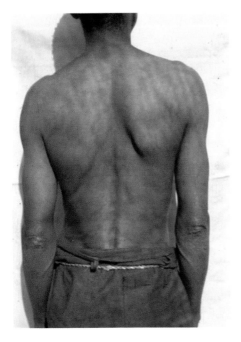

图 25.5　麻风。一例结核样型麻风患者的躯干部可见散在分布的色素减退性斑疹、斑片，覆少许鳞屑。这些斑疹、斑片具有特征性的感觉障碍。（ⓒ World Health Organization, 2010. All rights reserved.）

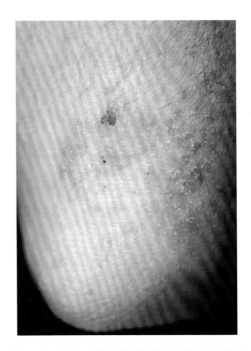

图 25.6　麻风。图中所示淡粉色或肤色的斑片是一例结核样型麻风患者的皮损，其与湿疹或银屑病的临床表现类似，可能造成误诊，以致正确诊断延迟。

（刘红 译　刘洁 审校）

皮肤科常用药品简明信息表

（注：OTC，非处方药；Rx，处方药）

（注：1 盎司 ≈ 28.35g，1 加仑（美）≈ 3.785L，1 磅 ≈ 0.4536kg）

治疗痤疮的药物——维 A 酸类药物			
药名/商品名	剂型	浓度/活性成分	包装规格
维 A 酸（通用名）	乳膏	0.025%，0.05%，0.1%	20g/管，45g/管
	凝胶	0.01%，0.025%	15g/管，45g/管
Retin-A Micro（蕾婷-A 微球体）	凝胶	0.1%/0.04%维 A 酸	20g/管，45g/管
	凝胶	0.04%维 A 酸	50g/管/泵瓶
Tazorac（罗肤格）	凝胶	0.1%，0.05%他扎罗汀	30g/管，100g/管
	乳膏	0.1%，0.5%他扎罗汀	30g/管，60g/管
Fabior	泡沫剂	0.1%他扎罗汀	50g/管，100g/罐
阿达帕林（通用名）	乳膏	0.1%，0.3%	45g/管
	凝胶	0.1%	45g/管（OTC：达芙文）
	乳液	0.1%	45g/管
Epiduo	凝胶	0.1%阿达帕林/0.25%过氧苯甲酰	45g/管
Epiduo Forte	凝胶	0.3%阿达帕林/2.5%过氧苯甲酰	15g/管，30g/管，45g/管，60g/管，70g/管
Veltin	凝胶	1.2%克林霉素/0.025%维 A 酸	30g，60g/管

治疗痤疮的药物——外用抗生素		
药名/商品名	浓度/剂型	包装规格尺寸
Aczone	7.5%氨苯砜凝胶	30g/泵瓶，60/泵瓶 g，90g/泵瓶
Benzaclin	1%克林霉素/5%过氧苯甲酰凝胶	25g/管，50g/管
		35g/泵瓶，50g/泵瓶
Benzamycin（必麦森）	3%红霉素/5%过氧苯甲酰凝胶	23.3g/瓶，46.6g/瓶
克林霉素（通用名）	1%凝胶	30g/管，60g/管
	1%乳液	60mL/瓶
	1%溶液	30mL/瓶，60mL/瓶
	1%泡沫	50g/罐，100g/罐
	2%乳膏	40g/管

（待续）

治疗痤疮的药物——外用抗生素（续）

药名/商品名	浓度/剂型	包装规格尺寸
Duac	1.2%克林霉素/5%过氧苯甲酰凝胶	45g/管
磺胺醋酰/硫（通用名）	10%/5%洁面乳	6 盎司/瓶,8 盎司/瓶,12 盎司/瓶（泵瓶）
	10%/5%乳液	25g/管,30g/管,60g/管
	10%/5%泡沫	60g/罐
磺胺醋酰钠（通用名）	10%洁面乳	180mL/瓶,355mL/瓶,480mL/瓶
	10%软膏	3.5g/管
	10%凝胶	355mL/瓶
	10%乳液	118mL/瓶

治疗痤疮的药物——过氧苯甲酰洁面乳 *

产品	浓度与剂型	包装规格
Brevoxyl Creamy Wash	4%液体	6 盎司/管
Brevoxyl Creamy Wash	8%液体	6 盎司/管
PanOxyl 5 bar(OTC)	5%皂块	4 盎司/块
PanOxyl 10 bar(OTC)	10%皂块	4 盎司/块

* 通用名药物产品众多,浓度各不相同。

治疗痤疮的药物：口服抗生素

药物通用名	制剂	成人剂量
多西环素	50/75/100/150mg	1~2 次/天
米诺环素	50/75/100mg	1~2 次/天
米诺环素缓释片	55/65/80/105/115mg	1 片/天[1mg/(kg·d)]

日光性角化病的外用药治疗

商品名/剂型	浓度/活性成分	包装规格
Aldara(艾达乐)乳膏	5%咪喹莫特	6 包/盒,12 包/盒,24 包/盒
Efudex 溶液	2%氟尿嘧啶	10mL/瓶
	5%氟尿嘧啶	10mL/瓶
Efudex 乳膏	5%氟尿嘧啶	40g/管
Picato 凝胶	0.015%巨大戟醇	3 管/盒（面部）
	0.05%巨大戟醇	2 管/盒（躯干、四肢）
Zyclara 乳膏	2.5%咪喹莫特	7.5g/泵瓶
	3.75%咪喹莫特	7.5g/泵瓶;28 包/盒

止痒乳膏/乳液：市售非处方药

商品名	活性成分	包装规格
优色林（Eucerin）止痒喷雾	0.15%薄荷脑	6.8 盎司，喷雾剂
露得清（Neutrogena）止痒保湿霜	0.1%樟脑，0.1%二甲硅油	10.1 盎司
普莫卡因（Pramoxine）	1%普莫卡因乳膏/凝胶/乳液/喷雾	4 盎司
Sarna original	0.5%薄荷脑/0.5%樟脑	7.5 盎司/瓶
Sarna 敏感肌止痒乳液	盐酸普莫卡因	7.5 盎司
Sarna Ultra 止痒霜	0.5%薄荷脑与普莫卡因	2 盎司
Zonalon	5%多塞平	45g

皮肤漂白剂与脱色剂

药名	活性成分	包装规格
氢醌	4%氢醌	1 盎司/瓶，2 盎司/瓶
Tri-Luma（三璐玛）	0.01%醋酸氟轻松/0.05%维 A 酸/4%氢醌	30g/管，乳膏

生殖器疣

商品名/剂型	药物及浓度	包装规格
酚瑞净（Veregen）软膏	15%绿茶儿茶素（sinecatechins）	15g/管
慷定来（Condylox）溶液	0.5%普达非洛（鬼臼毒素）	3.5mL/瓶
慷定来（Condylox）凝胶	0.5%普达非洛（鬼臼毒素）	3.5g/管
艾达乐（Aldara）乳膏	5%咪喹莫特	12 包/盒，24 包/盒
Zyclara 乳膏	3.75%咪喹莫特	28 包/盒

银屑病——维生素 D_3 衍生物外用制剂

商品名/剂型	药物浓度	包装规格
达力士乳膏	0.005%卡泊三醇	60g/管，120g/管
Sorilux 泡沫	0.005%卡泊三醇	60g/罐，120g/罐
Vectical 软膏	0.0003%骨化三醇	100g/管
Taclonex 软膏	0.005%卡泊三醇+0.064%倍他米松	60g/管，100g/管
Taclonex 悬液	0.005%卡泊三醇+0.064%倍他米松	60g/瓶，100g/瓶
Enstilar 泡沫	0.005%卡泊三醇+0.064%倍他米松	60g/罐，120g/罐

治疗玫瑰痤疮的药物

药物	浓度/剂型	包装规格
磺胺醋酰钠/硫(通用名)	10%/5%洁面乳	6 盎司/瓶,8 盎司/瓶,12 盎司/瓶
	10%/5%泡沫	60g/罐
	10%/5%乳膏	28g/管,57g/管
	10%/5%凝胶	45g/管
	10%/5%乳液	25g/管,30g/管,60g/管
Azelex	20%壬二酸乳膏	30g/管,50g/管
Finacea	15%壬二酸凝胶	50g/管
	15%壬二酸泡沫	50g/罐
Klaron	10%磺胺醋酰钠乳液	118mL/瓶
甲硝唑(通用名)	0.75%乳膏	45g/管
	0.75%乳液	59mL/瓶
Metrogel	1%甲硝唑凝胶	60g/管,55g/管 凝胶/泵瓶
Noritata	1%甲硝唑乳膏	60g/管
舒立达(Soolantra)	1%伊维菌素	30g 乳膏
Mirvaso	0.33%酒石酸溴莫尼定	30g 凝胶
Rhofade	1%盐酸羟甲唑啉	30g 乳膏

耐甲氧西林金黄色葡萄球菌(MRSA)感染患者的口服抗生素经验治疗方案

抗生素	剂量(成人)
甲氧苄啶–磺胺甲恶唑(复方新诺明、TMP–SMX)	每天 2 次,每次 1 倍或 2 倍标准剂量(甲氧苄啶 160mg,磺胺甲恶唑 800mg)
克林霉素	每天 3 次,每次 300~450mg
多西环素	每天 2 次,每次 100mg
米诺环素	起始量 200mg,之后每 12 小时 100mg

外用抗感染药物

通用名	浓度与剂型	包装规格
杆菌肽锌/多粘菌素 B(Polysporin)	OTC 软膏	3.5g/管
硫酸新霉素/硫酸多粘菌素 B/杆菌肽锌 (Neosporin,即新斯波林)	OTC 软膏	3.5g/管
壬二酸	20%乳膏	30g/管,50g/管
杆菌肽	500 单位/g,软膏	3.5g(500 单位/g)
		1g(500 单位/g)
磷酸克林霉素	1%凝胶或 1%乳液	30g/管,60g/管
	1%溶液	60mL/瓶

(待续)

外用抗感染药物(续)

通用名	浓度与剂型	包装规格
红霉素	2%凝胶	30g/管,60g/管
	2%溶液	60mL/瓶
	0.5%软膏	1g/管,3.5g/管
庆大霉素	0.1%软膏,乳膏	15g/管,30g/管
	0.35 软膏	3.5g/管
甲硝唑	0.75%凝胶,乳膏	45g/管
	0.75%乳液	59mL/瓶
	1%凝胶	60g/管
莫匹罗星(百多邦)	2%乳膏	15g/管,30g/管
	2%软膏	22g/管
瑞他帕林(Altabax)	1%软膏	15g/管,30g/管

异维 A 酸(存在多种不同品牌的通用名药):Accutane 是其首个品牌药

剂量规格/剂型	商品名
10mg 胶囊	Absorica,Amnesteem,Claravis,Myorisan,Zenatane
20mg 胶囊	Absorica,Amnesteem,Claravis,Myorisan,Zenatane
25mg 胶囊	Absorica
30mg 胶囊	Absorica,Claravis
35mg 胶囊	Absorica
40mg 胶囊	Absorica,Amnesteem,Claravis,Myorisan,Zenatane

按体重计算异维 A 酸的剂量

体重		剂量(mg/d)	
千克	磅	0.5mg/kg	1mg/kg
40	88	20	40
50	110	25	50
60	132	30	60
70	154	35	70
80	176	40	80
90	198	45	90
100	220	50	100

抗皱霜

产品	活性成分	包装规格
0.02% Renova(瑞诺瓦)润肤剂	维 A 酸	40g
Retin-A(蕾婷 A)	维 A 酸	多种剂量:参见治疗痤疮的药物
0.1 Avage 霜	他扎罗汀	30g

外用抗真菌药物

药物(通用名)	浓度/剂型	包装规格
盐酸布替萘芬	1%乳膏	15g/管,30g/管
环吡酮	0.77%乳膏,乳液,混悬剂	30g/管,45g/管,100g/管;30mL/瓶,60mL/瓶
克霉唑	1%乳膏,软膏,溶液	15g/管,30g/管,45g/管
硝酸益康唑	1%乳膏	15g/管,35g/管,85g/管
艾氟康唑溶液(Jublia)(用于趾甲)	10%溶液	40mL/瓶,80mL/瓶
酮康唑	2%乳膏,泡沫	15g/罐,30g/罐,60g/罐;50g/罐,100g/罐
硝酸咪康唑(OTC)	2%乳膏	1 盎司/管
盐酸萘替芬	1%乳膏	15g/管,30g/管,60g/管,90g/管
	2%乳膏	30g/管,45g/管,60g/管
制霉菌素	10 万单位/克 乳膏,软膏,粉剂	15g/瓶,30g/瓶;15g/瓶,30g/瓶,60g/瓶
硝酸奥昔康唑	1%乳膏	30g/管,60g/管,90g/管
硝酸硫康唑	1%乳膏,溶液	15g/管,30g/管,60g/管;3mL/瓶
特比萘芬(Lamasil)	1%乳膏	1 盎司/管
托萘酯	1%乳膏,粉剂,气溶胶喷雾	多种规格的 OTC

口服抗真菌药

商品名	通用名	包装规格
Diflucan(大扶康)	氟康唑	50mg,100mg,150mg,200mg
Grifulvin V	灰黄霉素微粒	500mg;4 盎司瓶装,125mg/5mL
Gris-PEG	灰黄霉素超微粒	125mg,250mg
Mycostatin	制霉菌素	50 万单位、100 万单位 胶囊 10 万单位/mL 混悬剂
Nizoral(仁山利舒)	酮康唑	200mg
Lamisil(疗霉舒)	特比奈芬	250mg
Sporanox(斯皮仁诺)	伊曲康唑	100mg
Mycelex 含片(用于口腔念珠菌病)		10mg/片;70 片/瓶或 140 片/瓶;口腔含化,5 片/天,持续 14 天

抗组胺药——H1 受体拮抗剂

药物	初始剂量(成人)	最大剂量(成人)	液体规格	片剂规格
非镇静类				
非索非那定	180mg/d	每天 2 次，每次 180mg	——	30mg,60mg,180mg
（Allegra）				
地氯雷他定	5mg	10mg	——	5mg
（Clarinex）				
氯雷他定	10mg/d	每天 2 次，每次 20mg	5mg/mL	10mg
（开瑞坦）				
西替利嗪	10mg/d	每天 2 次，每次 10mg	5mg/mL,1mg/mL	5mg,10mg
（仙特明）				
镇静类				
羟嗪(安泰乐)	每天 4 次，每次 10mg	每天 4 次，每次 50mg	混悬剂 10mg/5mL,25mg/5mL	10mg,25mg,50mg,100mg
苯海拉明	每天 2 次，每次 25mg	每天 4 次，每次 50mg	酏剂 12.5mg/5mL；糖浆 6.25mg/5mL	25mg,50mg；咀嚼片 12.5mg
（苯那君）				
赛庚啶	每天 4 次，每次 4mg	每天 4 次，每次 8mg	2mg/5mL	4mg
（Periactin）				

止汗剂

商品名	活性成分	包装规格
CertainDri(OTC)	氯化铝(六水合物)	1 盎司或 2 盎司 滚珠式,泵式喷雾器(非气溶胶)
Drysol(Rx)	20%氯化铝(六水合物)溶于 93%乙醇中	35mL/瓶(带涂布器)；37.5mL/瓶
Hypercare	20%氯化铝(六水合物)溶于 93%乙醇中	37.5mL/瓶；35mL/瓶,60mL/瓶(带涂布器)
Lazerformalyde 溶液(Rx)	10%甲醛	3 盎司/滚珠式
Formaldehyde-10 喷雾	10%甲醛	2 盎司/喷雾瓶
Xerac AC(Rx)	6.25%氯化铝(六水合物)溶于 96%乙醇中	35mL/瓶,60mL/瓶(带涂布器)

抗病毒药(单纯疱疹和带状疱疹)

商品名(通用名)	规格/剂型
Abreva(二十二醇)	2g 片剂(OTC)
Denavir(喷昔洛韦)	1.5g 软膏
泛维尔(泛昔洛韦)	125mg,250mg,500mg 片剂
维德思(伐昔洛韦)	500mg,1g 胶囊
Zovirax(阿昔洛韦)	200mg,400mg,800mg 胶囊；200mg/5mL 混悬剂

遮盖剂(美容遮瑕剂)

商品名	基质	包装规格	色号(shades)
Covermark(珂芙缦)*	乳膏	多种产品	9~10
Dermablend 遮瑕膏 *	乳膏	多种产品	21

* 防水遮瑕化妆品

毛发再生产品

商品名	活性成分	规格/剂型
保发止	非那雄胺	1mg/片
其他通用名药	非那雄胺	5mg(将 5mg 药片分成 4 份)；较经济实惠
Avodart	度他雄胺	0.5mg(未经 FDA 批准)
落健	米诺地尔溶液	溶液/泡沫，2%男女通用，5%用于男性

免疫调节剂(外用)
非激素类外用抗炎制剂

药名	活性成分	包装规格
Elidel(爱宁达肤乐得)乳剂	1%吡美莫司	15g/管，30g/管，100g/管
0.1%普特波软膏	0.1%他克莫司	30g/管，60g/管，100g/管
0.3%普特波软膏	0.3%他克莫司	30g/管，60g/管，100g/管

抗脂溢制剂

商品名	活性成分	规格
Loprox 凝胶	环吡酮	45g/管
仁山利舒乳膏	酮康唑	15g/管，30g/管，60g/管
Ovace 乳液	10%磺胺醋酰钠	6 盎司/瓶，12 盎司/瓶
Ovace 泡沫	10%磺胺醋酰钠	50g/罐，100g/罐
Carmol 头皮治疗乳液	10%磺胺醋酰钠	90g/瓶
Promiseb 乳剂	蓖麻油,乙二胺四乙酸二钠(EDTA 二钠),PEG-30	30g/管

皮质激素与煤焦油头皮外用制剂

商品名	活性成分	基质	包装规格
Derma-Smoothe/FS(Rx)	0.01%醋酸氟轻松	花生油	120mL
含 10%煤焦油灰溶液的 Nivea (妮维雅)油 *	煤焦油灰溶液;8 盎司, 16 盎司	Nivea(妮维雅)油	凭处方

* 由药房配置

含煤焦油的沐浴油(或直接用于皮损处)

商品名	浓度	包装规格
Balnetar	2.5%煤焦油	240mL
Cutar 乳液	7.5%煤焦油灰溶液(LCD)	6 盎司,1 加仑
多克油(Doak Oil)	2%焦油馏出物	240mL
强效多克油(Doak Oil Forte)	5%焦油馏出物	120mL
保丽娜(Polytar)沐浴剂	25%煤焦油	240mL
泽它(Zetar)乳液	30%全煤焦油	177mL(6 盎司)

治疗疥疮的药物

商品名	浓度/通用名/剂型	包装规格
Elimite	5%氯菊酯乳膏	60g/管
克威尔(Kwell)	1% Lidane(林丹)乳液	16 盎司/瓶
克威尔(Kwell)	1% Lidane(林丹)洗发香波	60mL/瓶
Sulfur	5%~10%硫软膏	多种剂量
Stromectol	3mg 伊维菌素	3mg/片

灭虱剂

商品名	通用名	包装规格
NIX cream rinse	扑灭司林(氯菊酯)	2 盎司
Ovide	0.5%马拉硫磷	2 盎司乳液
RID(OTC)	0.3%除虫菊酯	2 盎司,4 盎司;1 加仑液体
Sklice	0.5%伊维菌素	117g/管
多杀菌素(Spinosad)	0.9%多杀菌素	120mL

获 FDA 批准用于银屑病的生物制剂及相关药物

通用名(商品名)	机制	给药途径	剂量与用法
英夫利昔单抗 (类克)	TNF-α 阻断剂	静脉注射	100mg 瓶装,现配现用 诱导缓解期:5mg/kg,第 0、2、6 周各给药 1 次 维持期:5mg/kg,每 8 周给药 1 次

依那西普
(Enbrel)
	TNF-α 阻断剂	皮下注射	50mg 注射笔或预充式注射器;
			诱导缓解期:50mg/次,每周 2 次,连续 3 个月;维持期:50mg/次,每周 1 次或 2 次
			4~17 岁慢性中重度斑块型银屑病患者,无须使用诱导缓解期剂量
			按体重计算 1 周用量:
			    <138 磅(63kg)=0.8mg/kg
			    ≥138 磅(63kg)=50mg
			按体重计算选择注射方法:
			    <68 磅=25mg 瓶装
			    68 磅至<138 磅=25mg 瓶装或预充式注射器
			    ≥138 磅=25mg 瓶装,25mg 或 50mg 预充式注射器,或 SureClick 自动注射器

阿达木单抗 (Humira)	TNF-α 阻断剂	皮下注射	40mg 注射笔或预充式注射器 诱导缓解期:第 1 天 80mg,第 8 天 40mg,第 22 天 40mg 维持期:40mg/次,每 2 周注射 1 次
乌司奴单抗 (Stelara)	IL-12/23 抑制剂	皮下注射	45mg(≤220 磅)或 90mg(>220 磅) 预充式注射器可方便在办公室使用 诱导缓解期:第 0、28 天注射 1 支 维持期:每 12 周注射 1 支
苏金单抗 (Cosentyx)	IL-17A 抑制剂	皮下注射	150mg 注射笔或预充式注射器 诱导缓解期:300mg/次,第 0、1、2、3 周各 1 次 维持期:300mg/次,每 4 周注射 1 次
Ixekizumab (Taltz)	IL-17A 抑制剂	皮下注射	80mg/注射笔或预充式注射器 诱导缓解期:第 0 周首次给药 160mg,然后在第 2、4、6、8、10、12 周各 1 次给药 80mg 维持期:80mg/次,每 4 周注射 1 次
阿普斯特 (Otezla)	磷酸二酯酶(PDE) -4 抑制剂	口服	滴定给药期:(使用预充袋) 第 1 天:早晨 10mg 第 2 天:早晨 10mg 和晚上 10mg 第 3 天:早晨 10mg 和晚上 20mg 第 4 天:早晨 20mg 和晚上 20mg 第 5 天:早晨 20mg 和晚上 30mg 第 6 天及以后:每天 2 次,每次 30mg 维持期:每天 2 次,每次 30mg

(待续)

获 FDA 批准用于银屑病的生物制剂及相关药物(续)

通用名(商品名)	机制	给药途径	剂量与用法
Broadlumab (SILIQ)	IL-17A 抑制剂	皮下注射	210mg 预充式注射器 诱导缓解期:210mg/次,第 0、1、2 周各 1 次 维持期:210mg/次,每 2 周注射 1 次
Guselkumab (Tremfya)	IL-23 阻断剂	皮下注射	100mg 预充式注射器 诱导缓解期:100mg/次,第 0、4 周各 1 次,之后每 8 周 1 次 维持期:100mg/次,每 8 周注射 1 次

生物制剂治疗之前以及治疗过程中需考虑的检查

结核——PPD 皮试或 γ-干扰素释放试验——外周血

基础代谢检查——血清或血浆

全血细胞计数及分类计数——外周血

肝功能检查——血清或血浆

乙型肝炎病毒、丙型肝炎病毒;HIV

FDA 批准用于治疗特应性皮炎的新药

通用名(商品名)	机制	给药途径	剂量与用法
Dupilumab (Dupixent)	IL-4/IL-13 抑制剂	皮下注射	300mg 预充式注射器 诱导缓解期:600mg/次,首日 1 次 维持期:300mg/次,每 2 周注射 1 次
Crisaborole (Eucrisa)	磷酸二酯酶(PDE) -4 抑制剂	外用	60g/管,100g/管,2% 软膏 薄薄一层涂于患处,每天 2 次

处方信息更新提供者:Shyla M. Stone,CMA,M.ED.

膳食方面的建议

为预防与改善:

- 痤疮;
- 抑郁症;
- 血管性疾病;
- 痴呆和阿尔茨海默病。

推荐摄入

- 每周吃 6 份或更多的绿叶蔬菜(约为每天一份蔬菜沙拉)。
- 每天至少吃一份其他的蔬菜。
- 每周吃 2 份以上的浆果。
- 每周吃 5 份以上的坚果 (试着将其当作日常零食)。

- 用特级初榨橄榄油代替黄油作为主要食用油。
- 每天吃 3 次以上的全谷物。
- 每周至少吃一餐没有炸过的鱼。
- 每周吃 3 顿以上的豆类（即约每隔一天吃一次豆类）。
- 每周吃 2 顿以上家禽肉。

限制摄入

- 每天少于一汤匙黄油。
- 每周少于一份奶酪。
- 每周少于 4 餐红肉。
- 每周少于一份油炸和快餐食品。
- 每周少于 5 次糖果和糕点。
- 痤疮患者：还需限制牛奶与奶制品的摄入，尤其是脱脂牛奶。

附录 2

外用皮质类固醇药物一览表

外用皮质类固醇药物一览表

级别 *	商品名(或通用名)	药物浓度(%)	通用名	规格 **
I	Clobex 喷雾	0.05	丙酸氯倍他索	59mL,125mL
	Clobex 乳液	0.05	丙酸氯倍他索	59mL,118mL
	Cordran 胶带	4μg/cm²	氟氢缩松	3×24/卷,3×80/卷
	Cormax 乳膏	0.05	丙酸氯倍他索	15g,30g,45g
	Cormax 软膏	0.05	丙酸氯倍他索	15g,30g,45g
	Cormax 头皮洗剂	0.05	丙酸氯倍他索	515mL,500mL
	Ultravate 乳膏	0.05	丙酸卤倍他索	15g,50g
	Ultravate 软膏	0.05	丙酸卤倍他索	15g,50g
	软膏	0.05	增效二丙酸倍他米松	15g,45g
	乳膏	0.05	增效二丙酸倍他米松	15g,45g
	乳液	0.05	增效二丙酸倍他米松	60mL
	Olux 泡沫	0.05	丙酸氯倍他索	50g/罐,100g/罐
	Olux−E	0.05	丙酸氯倍他索	50g/罐,100g/罐
	索康霜(Psorcon)软膏	0.05	二氟拉松双醋酸酯	15g,30g,60g
	Topicort 喷雾	0.25	去羟米松	30mL,50mL,100mL
	Vanos	0.1	氟轻松醋酸酯	30g,60g,120g
II	软膏	0.1	安西奈德	60g
	软膏	0.05	二丙酸倍他米松	15g,45g
	乳膏	0.05	二丙酸倍他米松	15g,45g
	乳液(Lotion)	0.05	二丙酸倍他米松	60mL
	Halog 乳膏	0.1	哈西奈德	15g,30g,60g
	Halog 软膏	0.1	哈西奈德	15g,30g,60g
	Kenalog 软膏	0.5	曲安奈德	15g
	乳膏	0.05	氟轻松醋酸酯	15g,30g,60g
	润肤剂	0.05	氟轻松醋酸酯	15g,30g,60g
	凝胶	0.05	氟轻松醋酸酯	15g,30g,60g
	软膏	0.05	氟轻松醋酸酯	15g,30g,60g

(待续)

外用皮质类固醇药物一览表(续)

级别 *	商品名(或通用名)	药物浓度(%)	通用名	规格 **
II	溶液	0.05	氟轻松醋酸酯	60mL
	索康霜(Psorcon)软膏	0.05	二氟拉松双醋酸酯	15g,30g,60g
	Topicort 乳膏	0.25	去羟米松	15g,60g,100g
	Topicort 凝胶	0.05	去羟米松	15g,60g
	Topicort 软膏	0.25	去羟米松	15g,60g,100g
III	乳膏	0.5	曲安奈德	15g
	克廷肤(Cutivate)软膏	0.005	丙酸氟替卡松	30g,60g
	洗剂	0.1	安西奈德	60mL
	乳膏	0.1	安西奈德	15g,30g,60g
	乳膏	0.05	二丙酸倍他米松	15g,45g
	洗剂	0.05	二丙酸倍他米松	60mL
	软膏	0.05	二丙酸倍他米松	15g,45g
	Elocon 软膏	0.1	糠酸莫米松	15g,45g
	口腔用糊剂	0.5	曲安奈德	5g
IV	乳膏	0.1	安西奈德	15g,30g,60g
	Elocon 乳膏	0.1	糠酸莫米松	15g,45g
	Elocon 洗剂	0.1	糠酸莫米松	30mL,60mL
	Kenalog 软膏	0.1	曲安奈德	15g,80g,453.6g
	Luxiq 泡沫	0.12	戊酸倍他米松	50g/罐,100g/罐,150g/罐
	Synalar 软膏	0.025	醋酸氟轻松	15g,60g,120g
	乳膏	0.05	去羟米松	15g,60g
	软膏	0.05	去羟米松	15g,60g
	Westcort 软膏	0.2	氢化可的松	15g,45g,60g
V	乳膏	0.1	戊酸倍他米松	15g,45g
	软膏	0.1	戊酸倍他米松	15g,45g
	乳液(Lotion)	0.1	戊酸倍他米松	60mL
	Clodem 乳膏	0.1	氯可托龙戊酸酯	45g/管,90g/管
	Clodem 乳膏	0.1	氯可托龙戊酸酯	30g/泵,75g/泵
	Cutivate 乳膏	0.05	丙酸氟替卡松	30g,60g
	Dermatop 乳膏	0.1	泼尼卡酯	15g,60g
	DesOwen 软膏	0.05	地奈德	60g
	Kenalog 乳膏	0.1	曲安奈德	15g,60g,80g,454g
	Kenalog 软膏	0.025	曲安奈德	15g,80g
	Kenalog 洗剂	0.1	曲安奈德	60mL
	Kenalog 喷雾	0.147mg/g	曲安奈德	63g/罐,100g/罐
	来可得(Locoid Lipocream)	0.1	丁酸氢化可的松	45g,60g

(待续)

外用皮质类固醇药物一览表(续)

级别 *	商品名(或通用名)	药物浓度(%)	通用名	规格 **
V	Locoid 乳膏	0.1	丁酸氢化可的松	15g,45g
	Locoid 软膏	0.1	丁酸氢化可的松	15g,45g
	Locoid 洗剂	0.1	丁酸氢化可的松	59mL,118mL
	Locoid 溶液	0.1	丁酸氢化可的松	60mL
	仙乃乐 (Synalar)乳膏	0.025	醋酸氟轻松	15g,60g,120g
	Westcort 乳膏	0.2	氢化可的松	15g,45g,60g
VI	乳膏	0.05	丙酸阿氯米松	15g,45g,60g
	软膏	0.05	二丙酸阿氯米松	15g,45g,60g
	Kenalog 乳膏	0.025	曲安奈德	15g,80g
	Kenalog 洗剂	0.025	曲安奈德	60mL
	Capex 香波	0.01	醋酸氟轻松	120mL
	Derma-Smoothe FS	0.01	醋酸氟轻松	40 盎司
	DesOwen 乳膏	0.05	地奈德	60g
	DesOwen 洗剂	0.05	地奈德	59mL,118mL
	Verdeso 泡沫	0.05	地奈德	50g/罐,100g/罐
	溶液	0.01	醋酸氟轻松	60mL
VII	乳膏	2.5	氢化可的松	20g,30g,453.6g
	Texacort 溶液	2.5	氢化可的松	30mL
	软膏	2.5	氢化可的松	1 盎司
	OTC	1.0	氢化可的松	多品牌
	OTC	0.5	氢化可的松	多品牌

* 各药物按照强度级别依次列出: I 级为最强效。

** 通用名药物可有多种不同规格的产品。

(贺丽婷 张慧明 译 龙海 审校)

儿童与成人口服抗生素的标准剂量

儿童与成人口服抗生素的标准剂量						
药物/体重(kg)	5~9	9.1~15	15.1~20	20.1~30	30.1~40	>40
阿莫西林(每天 25~60mg/kg)	100mg,每8小时,2mL (250mg/5mL)	150mg,每8小时,3mL (250mg/5mL)	250mg,每8小时,5mL (250mg/5mL)	350mg,每8小时,7mL (250mg/5mL)	500mg,每8小时(胶囊:500mg)*	500mg,每8小时(胶囊:500mg)*
阿莫西林(大剂量)用于急性中耳炎	每剂40~45mg/kg,每12小时					
阿莫西林/克拉维酸(每天20~45mg/kg;基于阿莫西林)	75mg,每8小时,3mL (156mg/5mL)	125mg,每8小时,5mL (156mg/5mL)	200mg,每8小时,4mL (312mg/5mL)	250mg,每8小时,5mL (312mg/5mL)	375mg,每8小时7.5mL (312mg/5mL)	625mg,每8小时(片剂:625mg)*
复方新诺明[磺胺甲噁唑/甲氧苄啶,SMZ/TMP](TMP)(每天6~13mg/kg;基于TMP)	32mg,每12小时,4mL (40mg/5mL)	60mg,每12小时,75mL (40mg/5mL)	80mg,每12小时,10mL (40mg/5mL)	100mg,每12小时,12.5mL (40mg/5mL)	160mg,每12小时(片剂:160mg TMP)*	160mg,每12小时(片剂:160mg TMP)*
头孢丙烯(每天15~33mg/kg)	75mg,每12小时,1.5mL (250mg/5mL)	125mg,每12小时,25mL (250mg/5mL)	250mg,每12小时,5mL (250mg/mL)	300mg,每12小时,6mL (250mg/5mL)	500mg,每12小时,10mL (250mg/mL)	500mg,每12小时(片剂:500mg)

(待续)

儿童与成人口服抗生素的标准剂量

药物/体重(kg)	5~9	9.1~15	15.1~20	20.1~30	30.1~40	>40
头孢氨苄(每天 50~100mg/kg)	150mg,每8小时,6mL (125mg/5mL)	300mg,每8小时,6mL (250mg/5mL)	500mg,每8小时,10mL (250mg/5mL)	500mg,每8小时,10mL (250mg/5mL)	500mg,每8小时(片剂:500mg)*	500mg,每8小时(片剂:500mg)*
克林霉素(每天 10~30mg/kg)	45mg,每8小时,4.5mL (10mg/mL)	90mg,每8小时,9mL (10mg/mL)	150mg,每8小时,15mL (10mg/mL)	200mg,每8小时,20mL (10mg/mL)	300mg,每8小时(胶囊:150mg)*	450mg,每8小时(胶囊:150mg)*
氯唑西林(每天 50~110mg/kg)	125mg,每6小时,5mL (125mg/5mL)	250mg,每6小时,10mL (125mg/5mL)	375mg,每6小时,15mL (125mg/5mL)	500mg每6小时,20mL (125mg/5mL)	500mg,每6小时(胶囊:250mg)*	500mg,每6小时(胶囊:250mg)*
甲硝唑（每天 15~33mg/kg）	50mg,每8小时,2mL (125mg/5mL)	100mg,每8小时,4mL (125mg/5mL)	150mg,每8小时,6mL (125mg/5mL)	200mg,每8小时,8mL (125mg/5mL)	500mg,每8小时(片剂:250)*	500mg,每8小时(片剂:250)*
青霉素 V(苯氧甲基青霉素)（每天 25~60mg/kg）	100mg,每8小时,2mL (250mg/5mL)	150mg,每8小时,3mL (250mg/5mL)	250mg,每8小时,5mL (250mg/mL)	325mg,每8小时,6.5mL (250mg/5mL)	500mg,每8小时(片剂:250)*	500mg,每8小时(片剂:250)*

1kg≈2.205 磅;1 磅≈0.4536kg

From Aseeri MA:The Impact of a pediatric antibiotic standard dosing table on dosing errors. J Pediatr Pharmacol Ther 18(3): 220–226, 2013. PMID: 24052785

阅读助手，帮您高效阅读本书

皮肤疾病专业知识
交流与学习

建议配合二维码一起使用本书

本书配有读者交流群：

入群可与同读本书的读者交流阅读过程中的心得体会，分享实践经验

提升专业水平，马上扫码加入！

入群步骤：

❶ 第一步：微信扫码

❷ 第二步：根据提示，加入交流群

❸ 第三步：群内回复关键词"推荐读物"，获取相关图书信息

❹ 第四步：可在群内发表读书心得，与其他读者交流医学知识

微信扫描二维码
加入本书读者交流群